# NOLTE –
# FUNDAMENTOS
## DE
# NEUROANATOMIA

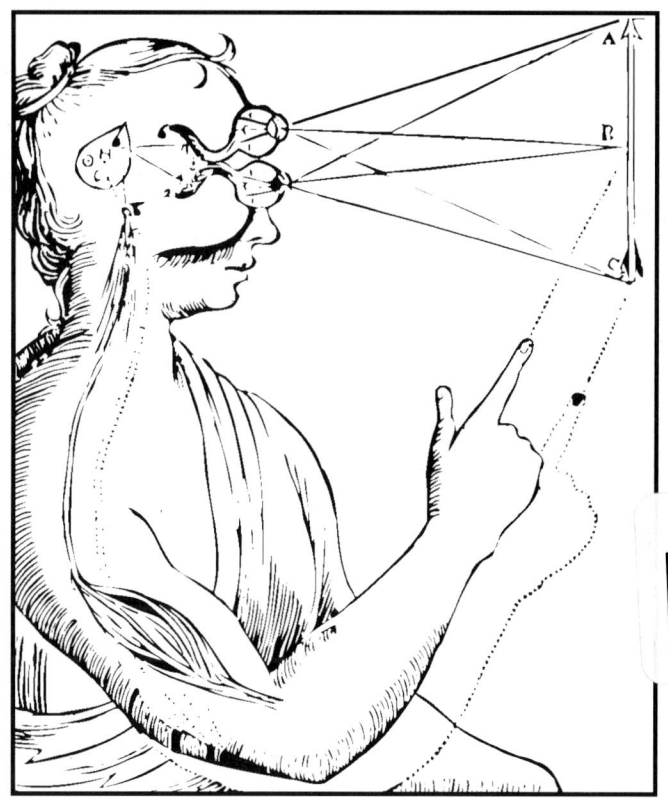

Reprodução de um desenho de René Descartes em *De Homine*, 1662. Descartes achava que a glândula pineal era a sede da alma, monitorando o movimento dos "espíritos animais" pelos nervos sensitivos e controlando o movimento por meio dos nervos motores.

# 2ª EDIÇÃO
# NOLTE –
# FUNDAMENTOS
# DE
# NEUROANATOMIA

## Todd W. Vanderah, PhD

Professor and Department Head of Pharmacology
Joint Appointment in Neurology and Anesthesiology
The University of Arizona College of Medicine
Tucson, Arizona

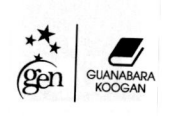

© 2019 Elsevier Editora Ltda.

Todos os direitos reservados e protegidos pela Lei 9.610 de 19/02/1998.

Nenhuma parte deste livro, sem autorização prévia por escrito da editora, poderá ser reproduzida ou transmitida sejam quais forem os meios empregados: eletrônicos, mecânicos, fotográficos, gravação ou quaisquer outros.

ISBN: 978-85-352-9264-0

ISBN versão eletrônica: 978-85-352-9265-7

NOLTE ' S ESSENTIALS OF THE HUMAN BRAIN, 2ND EDITION

**Copyright © 2019 by Elsevier, Inc. All rights reserved.**

This translation of Nolte ' S Essentials Of The Human Brain, 2nd Edition, by Todd W. Vanderah was undertaken by Elsevier Editora Ltda. and is published by arrangement with Elsevier Inc.

Esta tradução de Nolte ' S Essentials Of The Human Brain, 2nd Edition, de Todd W. Vanderah foi produzida por Elsevier Editora Ltda. e publicada em conjunto com Elsevier Inc.

ISBN: 978-0-323-52931-0

**Capa**

Bruno Gomes

**Editoração Eletrônica**

Thomson Digital

**Elsevier Editora Ltda.**
**Conhecimento sem Fronteiras**

Rua da Assembleia, n° 100 – 6° andar – Sala 601

20011-904 – Centro – Rio de Janeiro – RJ

Av. Doutor Chucri Zaidan, n° 296 – 23° andar

04583-110 – Brooklin Novo – São Paulo – SP

Serviço de Atendimento ao Cliente

0800 026 53 40

atendimento1@elsevier.com

Consulte nosso catálogo completo, os últimos lançamentos e os serviços exclusivos no site www.elsevier.com.br

CIP-BRASIL. CATALOGAÇÃO NA PUBLICAÇÃO
SINDICATO NACIONAL DOS EDITORES DE LIVROS, RJ

V315n
2. ed.

Vanderah, Todd W.
     Nolte - fundamentos de neuroanatomia / Todd W. Vanderah ; [tradução Soraya Imon] ... [et al.]. - 2. ed. - Rio de Janeiro : Elsevier, 2019.
     : il. ; 27 cm.

     Tradução de: Nolte ' s essentials of the human brain
     Inclui índice
     ISBN 9788535292640

     1. Neuroanatomia. 2. Sistema nervoso - Anatomia. I. Soraya Imon II. Título.

19-57525          CDD: 611.8
                  CDU: 611.8

Vanessa Mafra Xavier Salgado - Bibliotecária - CRB-7/6644

05/06/2019 06/06/2019

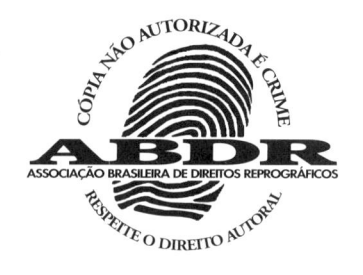

# REVISÃO CIENTÍFICA E TRADUÇÃO

## REVISÃO CIENTÍFICA

### Paulo Laino Cândido

Professor Adjunto da Disciplina de Anatomia da Faculdade Santa
Marcelina (FASM)
Mestre em Ciências Morfofuncionais pela Universidade de São
Paulo (USP)

## TRADUÇÃO

### Andrea Delcorso

Graduada em Língua e Literatura Inglesa, Modalidade Tradução,
pela Pontifícia Universidade Católica (PUC) de São Paulo
Sócia Diretora da Del'Cor Traduções Técnicas

### Denise Rodrigues

Tradutora pela Universidade de Brasília – UnB

### Luiz Queiroz

Tradutor – The British Medical Journal, London, UK

### Patricia Lydie Voeux

Tradutora e Graduada em Biologia pela UFRJ

### Soraya Imon de Oliveira

Bacharel em Ciências Biolóicas - mod. médica pelo IBB/UNESP-Botucatu, SP
Doutora em Ciências - Imunologia pelo ICB/USP-São Paulo, SP

### Sueli Toledo Basile

Tradutora Inglês/Português pelo Instituto Presbiteriano
Mackenzie e Cell – LEP

# PREFÁCIO

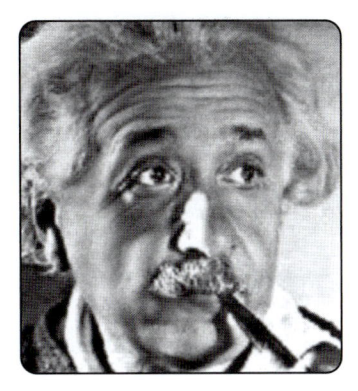

*Tudo deve ser feito da maneira mais simples possível, mas não simples demais.*

**Albert Einstein**

Este é um livro para estudantes, sobretudo aqueles que estão tentando rever neurociência ou selecionar fatos e conceitos importantes da neurociência humana. Incorporei um pouco de neuropatologia e farmacologia para reforçar conceitos de aprendizagem por suas relações com as diferentes partes do sistema nervoso. Embora esta obra não exija a leitura do livro *The Human Brain* (Elsevier/Mosby, sétima edição, 2015) para que tenha sentido, ele faz um paralelo com *The Human Brain* em sua organização e deve ser particularmente útil quando usado em conjunto com esse livro. Cada capítulo começa com um sumário e inclui quadros com conceitos-chave distribuídos pelo texto; coletivamente, são muito semelhantes ao sumário no início do capítulo análogo em *The Human Brain*, embora alguns detalhes tenham sido omitidos. Para manter *Fundamentos* sucinto, alguns assuntos básicos foram deixados de fora, portanto pode não ser produtivo ler o livro sem conhecimento prévio do assunto. No final de cada capítulo há uma lista de perguntas que trata especificamente do conteúdo desse capítulo. Nas seções finais do livro, o Apêndice 1 oferece uma lista mais extensa de perguntas que muitas vezes abrangem vários tópicos. Sempre que a resposta a uma pergunta não for uma simples definição ou fato, o Apêndice 2 inclui uma breve explicação. As questões clínicas são fictícias e destinadas a ilustrar conceitos neurobiológicos; elas não pretendem ter acurácia clínica ou esclarecer doenças neurológicas. Além disso, há uma seção de figuras em branco no final do livro como Apêndice 3; você pode achá-las úteis para desenhar vias e conexões.

Os tópicos do livro *Fundamentos* utilizam a lista de objetivos de aprendizagem que abordam os tópicos neurobiológicos utilizados no curso que dirijo e leciono na Faculdade de Medicina da Universidade do Arizona. É bem provável que minha lista não seja exatamente igual à de outros, mas deve coincidir de modo substancial. Nem toda a neuropatologia ou farmacologia pode ser incorporada, ainda que muitos tópicos principais sobre patologia e medicamentos estejam incluídos. Os medicamentos são apresentados como nomes genéricos e encontram-se em verde para rápida identificação.

Minha esperança é de que os sumários dos capítulos e os conceitos-chave definam claramente o tema central, que o texto explique esse tema com lucidez e as perguntas no final de cada capítulo e as explicações no final do livro o permitam avaliar seu nível de compreensão com alguma confiança. Comentários de alunos ou professores sobre conteúdo ou formato serão bem-vindos para que a próxima versão possa ser quase transparente.

Como sempre, dedico especial gratidão a John Nolte, o criador da série de livros Nolte e um grande amigo com quem tive muitos momentos prazerosos, ensinando e aprendendo neuro. Além disso, gostaria de agradecer aos muitos alunos que fizeram meus cursos nos últimos anos por ajudarem a aprimorar e esclarecer o conteúdo. Os antigos e atuais colegas professores, especialmente Jay Angevine, Ray Carmody, Naomi Rance, Kati Gothard, Scott Sherman, Jordana Smith, Diana Darnell, Alex Hishaw e Steve Wright, contribuíram com informações que de alguma forma me escapavam. A Elsevier teve a gentileza de me emprestar ou simplificar muitas figuras do *The Human Brain* para uso neste livro. Um agradecimento especial à minha maravilhosa esposa, Toni, que aguentou meus intermináveis dias de trabalho em livros didáticos.

**Todd W. Vanderah, PhD**
*Tucson, Arizona, Janeiro de 2017.*

# SUMÁRIO

# Introdução ao Sistema Nervoso

O encéfalo parece desconcertantemente complexo nas primeiras vezes que o observamos. Uma forma de amenizar essa complexidade é ter uma visão geral sobre terminologia e princípios de organização, o que os três primeiros capítulos deste livro tentam fornecer. O Capítulo 1 é uma introdução rápida sobre as partes do sistema nervoso e as células que o constituem; o Capítulo 2 traz uma visão geral de como as partes se organizam no decorrer do desenvolvimento; e o Capítulo 3 traz uma visão mais detalhada das principais partes e dos princípios de conexão subjacentes às suas interconexões. Ao longo do texto você encontrará breves introduções à patologia e à farmacologia.

## O SISTEMA NERVOSO TEM AS PARTES CENTRAL E PERIFÉRICA

O sistema nervoso é dividido em parte central, situada principalmente no crânio e na coluna vertebral, e parte periférica, encontrada sobretudo fora do crânio e das vértebras. O sistema nervoso periférico (SNP) é composto por uma variedade de nervos que alcançam praticamente todas as partes da cabeça e do restante do corpo, coletando informação sensorial e distribuindo mensagens para as partes do corpo ou neurônios periféricos encontrados no tubo digestório (i. e., sistema nervoso entérico). O sistema nervoso central (SNC) é constituído pelo encéfalo e pela medula espinal. O encéfalo, por sua vez, é composto por cérebro (prosencéfalo),[1] cerebelo e tronco encefálico (Fig. 1.1, Tabela 1.1). O cérebro, sem dúvida o maior componente, é constituído por dois hemisférios cerebrais e o diencéfalo (do grego "intercérebro", assim denominado por estar interposto aos hemisférios cerebrais e ao tronco encefálico).

Cada hemisfério cerebral tem uma cobertura de córtex cerebral e encerra uma variedade de grandes núcleos. Alguns desses núcleos (lentiforme e caudado) são componentes dos núcleos da base, que ajudam a controlar o movimento; outro (corpo amigdaloide) é parte do sistema límbico, que trata dos impulsos e das emoções. O córtex cerebral é uma estrutura essencial para a percepção, a iniciação do movimento voluntário e para as funções consideradas tipicamente humanas – como a linguagem e o raciocínio. Correspondendo a essas diversas funções existem áreas corticais primariamente relacionadas com a sensação, outras com o movimento e ainda outras com atividades mais complexas. Em virtude dessa divisão de funções, é possível que uma lesão cortical comprometa algumas capacidades, enquanto outras são relativamente preservadas.

O diencéfalo inclui o tálamo, uma estação retransmissora de informação em sua via para o córtex cerebral, e o hipotálamo, que controla o sistema nervoso autônomo e muitos aspectos do comportamento relacionado com os impulsos. O tronco encefálico, que é subdividido em mesencéfalo, ponte e bulbo (medula oblonga), contém a maioria dos núcleos de nervos cranianos, bem como os tratos longos que se estendem para ou do cérebro. O cerebelo está interconectado com muitas outras partes do SNC e, assim como os núcleos da base, ajuda a controlar/ajustar o movimento.

## OS PRINCIPAIS ELEMENTOS CELULARES DO SISTEMA NERVOSO SÃO OS NEURÔNIOS E A NEURÓGLIA

Exceto por alguns elementos extrínsecos como o sangue, os vasos sanguíneos (Cap. 6) e as meninges (Cap. 4), o sistema nervoso como um todo é constituído por apenas duas categorias gerais de células: neurônios e neuróglia (ou células gliais). Cada categoria pode ser dividida em subcategorias, algumas características do SNC e outras do SNP (Tabela 1.2).

### Os Neurônios Exibem Vários Tamanhos e Formatos, mas Todos São Variações do Mesmo Modelo

Apesar das inúmeras variações existentes, um neurônio típico (Fig. 1.2) tem uma coleção de dendritos afilados e um único

---

[1] N. de R.C.: De acordo com a Terminologia Anatômica vigente e dicionários médicos renomados, cérebro é sinônimo de telencéfalo (um componente do prosencéfalo), portanto não inclui o diencéfalo (outra parte do prosencéfalo).

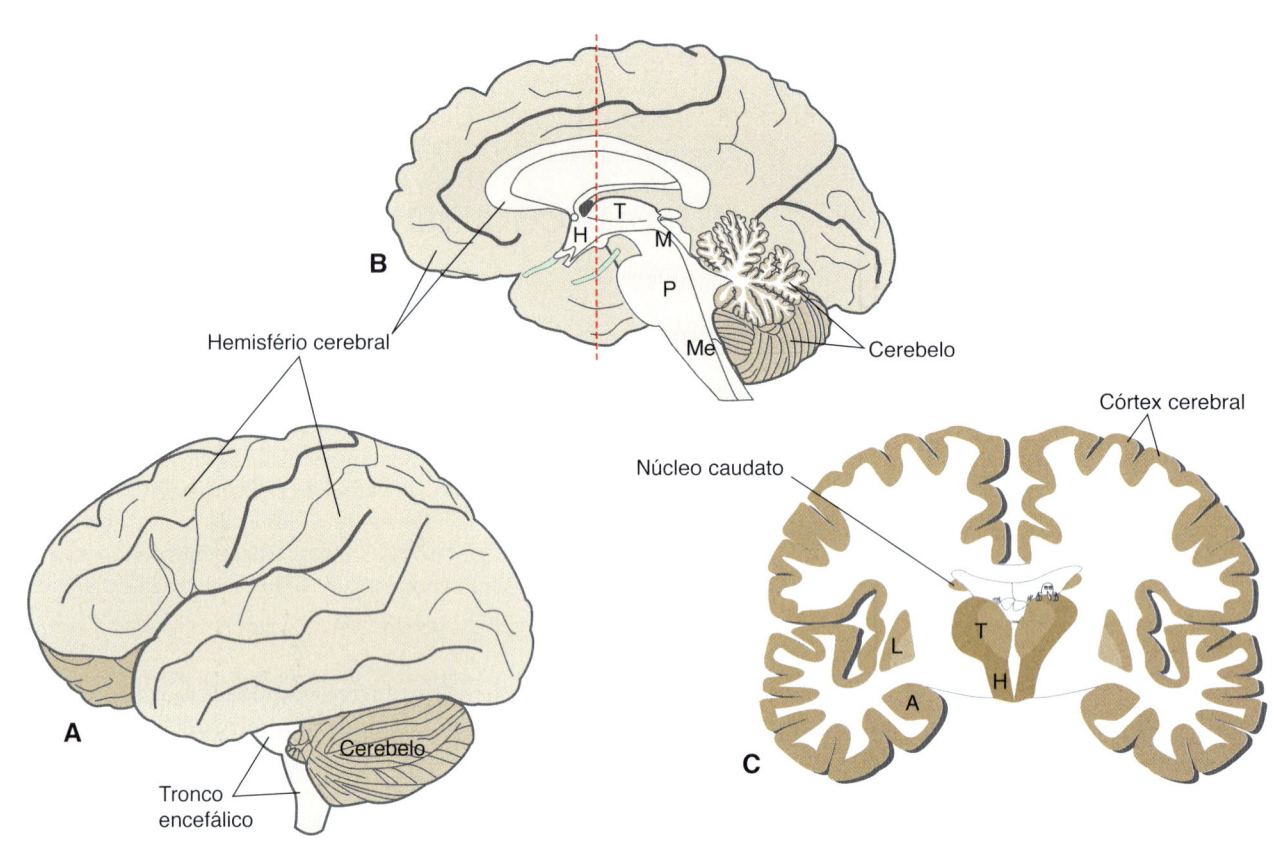

**FIG 1.1** Principais componentes do encéfalo. A medula espinal foi cortada em sua junção com o tronco encefálico. (A) Vista lateral esquerda de um encéfalo; anterior à esquerda. (B) Metade direita de um encéfalo em corte mediano; anterior à esquerda. (C) Corte coronal do cérebro no local indicado pela *linha vermelha* em B. *A*, corpo amigdaloide; *H*, hipotálamo; *L*, núcleo lentiforme; *M*, mesencéfalo; *Me*, bulbo (medula oblonga); *P*, ponte; *T*, tálamo.

| TABELA 1.1 | **Principais Divisões do Encéfalo** | |
| --- | --- | --- |
| **Divisão Principal** | **Subdivisão** | **Função Principal** |
| Hemisfério cerebral | Córtex cerebral | Percepção, cognição, memória, movimento voluntário |
| | Núcleo lentiforme (globo pálido e putame) | Parte dos núcleos da base: iniciação do movimento e pensamento |
| | Núcleo caudado | Parte dos núcleos da base: iniciação do pensamento e movimento |
| | Corpo amigdaloide | Parte do sistema límbico: impulsos e emoções |
| Diencéfalo | Tálamo | Retransmite informação para o córtex cerebral |
| | Hipotálamo | Controla o sistema nervoso autônomo |
| Tronco encefálico | Mesencéfalo | Núcleos de nervos cranianos, tratos longos |
| | Ponte | Núcleos de nervos cranianos, tratos longos |
| | Bulbo (medula oblonga) | Núcleos de nervos cranianos, tratos longos |
| Cerebelo | | Coordenação do movimento |

**axônio** cilíndrico, todos emergindo do **corpo celular**. Este é o centro sintetizador de todo o neurônio; enquanto os dendritos recebem a maioria dos *inputs* **(sinapses)** oriundos de outros neurônios, o axônio conduz os impulsos elétricos **(potenciais de ação)** para longe do corpo celular e em direção a outros neurônios, e os terminais axonais liberam **neurotransmissores** em outros neurônios. Dessa forma, a polarização anatômica (dendritos → corpo celular → axônio) corresponde a uma polarização funcional em termos do sentido em que os sinais elétricos são propagados. O corpo celular e os dendritos podem ser vistos quando se utiliza coloração de Nissl (identifica o retículo endoplasmático rugoso [RER]), porém esse método não cora o axônio, que é desprovido de RER.

Quase todos os neurônios são classificados em uma das sete categorias (Fig. 1.3) a seguir:

1. **Neurônios sensitivos:** como os neurônios da raiz posterior dos nervos espinais e dos gânglios de nervos cranianos, levam informação ao SNC. Os corpos celulares residem no SNP, contudo seus processos se estendem ao longo do SNP e do SNC.
2. **Neurônios motores:** têm corpos celulares no SNC e axônios que seguem pelo SNP até alcançarem um músculo esquelético.
3. **Neurônios autônomos pré-ganglionares:** têm corpos celulares no SNC e axônios que seguem pelo SNP até alcançarem os gânglios viscerais.
4. **Neurônios autônomos pós-ganglionares:** têm corpos celulares no SNP (gânglios viscerais) e axônios que seguem

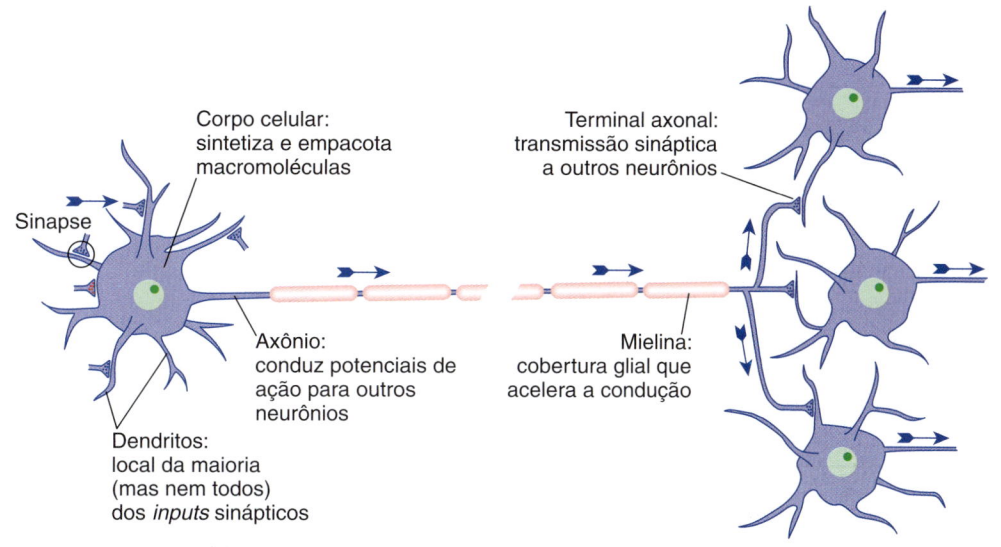

**FIG 1.2** Principais componentes de um neurônio típico.

| TABELA 1.2 | **Principais Tipos Celulares do Sistema Nervoso** | |
|---|---|---|
| **Localização** | **Neurônios Principais** | **Glia Principal** |
| SNC | Neurônios motores (→ músculo esquelético via SNP) | Astrócitos (suporte metabólico, resposta à lesão) |
| | Neurônios autônomos pré-ganglionares (→ gânglios viscerais via SNP) | Oligodendrócitos (mielina) |
| | Interneurônios | Células ependimárias (revestem ventrículos, secretam LCE) |
| | Interneurônios locais | Micróglia (resposta à lesão) |
| | Neurônios de projeção | |
| SNP | Neurônios sensitivos primários (gânglios sensitivos de nervos espinais cranianos e gânglios entéricos) | Células de Schwann (mielina, células satélite) |
| | Neurônios autônomos pós-ganglionares (gânglios simpáticos, parassimpáticos e entéricos) | |

*SNC*, sistema nervoso central; *LCE*, líquido cerebroespinal; *SNP*, sistema nervoso periférico.

pelo SNP até alcançarem a musculatura lisa, miocárdio e glândulas.

5. **Neurônios entéricos:** têm corpos celulares nas paredes do tubo digestório e axônios que seguem pelas camadas de músculo liso. O sistema nervoso entérico apresenta muitas conexões com o sistema nervoso autônomo.

6. **Interneurônios locais:** estão completamente contidos no SNC e possuem axônios curtos que se estendem para áreas adjacentes no SNC.

7. **Neurônios de projeção:** também estão completamente contidos no SNC, mas possuem axônios longos que se estendem em feixes para áreas distantes no SNC.

É um pouco arbitrário decidir qual comprimento um axônio deve ter para qualificá-lo como parte de um neurônio de projeção, contudo os interneurônios locais e os neurônios de projeção representam mais de 99% de todos os nossos neurônios.

## Os Corpos Celulares e os Axônios dos Neurônios Estão Amplamente Segregados no Sistema Nervoso

O SNC é predominantemente separado em áreas de **substância cinzenta**, contendo corpos celulares e dendritos de neurônios, e áreas de **substância branca**, que contêm axônios. A maioria das sinapses (junção entre dois neurônios) é formada pela relação de um axônio com os dendritos e corpos celulares de neurônios, de modo que a substância cinzenta contém os locais

de processamento de informação neural e a substância branca atua como cabos telefônicos que interconectam esses locais.

Uma área específica de substância cinzenta é geralmente denominada **núcleo** (p. ex., o núcleo motor do trigêmeo contém neurônios motores para os músculos da mastigação); quando a substância cinzenta forma uma superfície de cobertura, pode ser referida como **córtex** (p. ex., córtex cerebral, córtex cerebelar). O **gânglio** ("nódulo") geralmente se refere a um grupo de corpos celulares de neurônios no SNP, mas também é usado, algumas vezes, em referência a massas de substância cinzenta do SNC (p. ex., gânglios basais)[2]. Existe ainda uma variedade de outros nomes baseados na aparência ou localização de uma área de substância cinzenta (p. ex., tálamo, que, em grego, significa "câmara interna").

Grupos específicos de fibras em áreas de substância branca são muitas vezes denominados **tratos** e, de modo geral, têm nomes compostos por duas partes que indicam a origem e a terminação das fibras. Por exemplo, o trato corticoespinal consiste em axônios que se estendem a partir de corpos de neurônios situados no córtex cerebral e terminam na medula

---

[2]N. de R.C.: Por conceito e de acordo com a terminologia anatômica, gânglio é um componente do sistema nervoso periférico e núcleo do sistema nervoso central, por isso utiliza-se o termo núcleos da base em vez de "gânglios basais".

espinal. Vários outros termos são usados para se referir a áreas nas quais estruturalmente predomina a substância branca; os mais comuns são **fascículo, lemnisco** e **pedúnculo**.

## As Organelas dos Neurônios Estão Distribuídas em um Padrão que Contribui para a Função Neuronal

### CONCEITOS-CHAVE

Os corpos celulares dos neurônios sintetizam macromoléculas.
Os dendritos recebem *inputs* sinápticos.
Os axônios transmitem sinais elétricos a longas distâncias.
As organelas e macromoléculas são transportadas nos dois sentidos, ao longo dos axônios.
Os contatos sinápticos medeiam a transferência de informação entre neurônios.

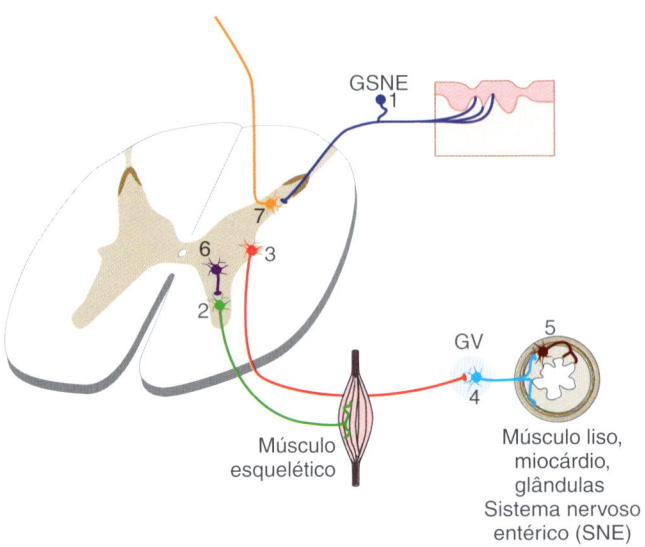

**FIG 1.3** Categorias de neurônios no sistema nervoso, exemplificadas na medula espinal. Alguns neurônios não se enquadram adequadamente em uma dessas categorias (p. ex., bastonetes e cones da retina), ao contrário do que ocorre com a maioria deles. *1*, Neurônios sensitivos, neste caso uma célula de um gânglio sensitivo de nervo espinal (*GSNE*); *2*, neurônios motores; *3*, neurônios autônomos pré-ganglionares; *4*, neurônios autônomos pós-ganglionares, com corpos celulares nos gânglios viscerais (*GV*); *5*, sistema nervoso entérico na parede do tubo digestório; *6*, interneurônios locais; *7*, neurônios de projeção.

Os neurônios enfrentam as mesmas demandas que as outras células, usando as mesmas organelas (Fig. 1.4), entretanto algumas dessas demandas são acentuadas em decorrência da estrutura e função especializadas dos neurônios:

1. Os neurônios são máquinas de sinalização elétrica (Caps. 7 e 8), por isso necessitam controlar os gradientes de concentração iônica bombeando na direção oposta à dos íons que entram ou saem pela membrana. Isso exige bastante energia e numerosas mitocôndrias.

2. Muitos neurônios são enormes em sua dimensão longitudinal por causa de seus axônios longos e dendritos extensos, porém contêm apenas um corpo celular e um núcleo. Por isso o corpo celular está constantemente sintetizando enzimas, outras proteínas e organelas para o restante do neurônio, o que também demanda muita energia e muitas mitocôndrias, bem como uma grande quantidade de retículo endoplasmático e ribossomos (identificados como **corpos de Nissl**). A difusão de elementos como proteínas e organelas ao longo de um axônio seria demasiadamente lenta, por isso existem mecanismos ativos para transportá-las. As substâncias solúveis percorrem alguns milímetros a cada dia por **transporte axonal lento**. Os componentes associados à membrana deslocam-se por **transporte axonal rápido** (cerca de 100 vezes mais rápido) por meio de **microtúbulos**, como trens sobre trilhos, e proteínas carreadoras especiais (p. ex, cinesina e dineína).

3. Os neurônios, como outras células, são basicamente sacos de água contida por uma delgada membrana microscópica, por isso a manutenção de seus formatos elaborados é um truque. Para tanto, essas células apresentam um citoesqueleto formado a partir de proteínas filamentosas – microtúbulos, **neurofilamentos** (filamentos neuronais intermediários) e **microfilamentos** (actina).

4. Os neurônios transmitem sinais elétricos a outros neurônios, liberando pequenas quantidades de substâncias químicas (neurotransmissores) sobre eles, o que requer um processo secretório especializado rapidíssimo nas sinapses.

## As Células de Schwann São as Principais Células Gliais do SNP

### CONCEITO-CHAVE

Os axônios do SNP podem ser mielinizados ou não mielinizados.

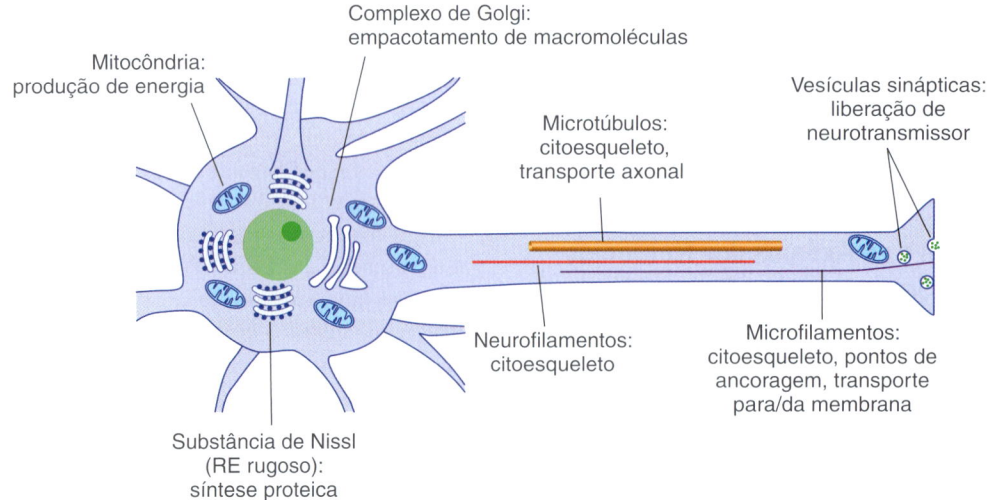

**FIG 1.4** Principais organelas de um neurônio típico. *RE*, retículo endoplasmático.

**Várias Doenças Podem Levar a uma Neuropatia Periférica Desmielinizante.** As **células de Schwann** (neurolemócitos), derivadas das células da crista neural de origem neuroectodérmica, envolvem neurônios do SNP e seus axônios de três formas distintas. Algumas células de Schwann são achatadas como **células-satélites** que circundam células ganglionares do SNP. Outras têm múltiplas endentações, cada uma delas encerrando parte de um pequeno axônio (**não mielinizado**). Por fim, muitas dispõem-se em espiral ao redor de cada grande axônio, formando **bainhas de mielina** que permitem aos axônios conduzir os potenciais de ação de maneira mais rápida (Cap. 7). Cada axônio mielinizado parece um cordão de linguiças, em que cada uma representa um segmento do axônio recoberto pela mielina formada por uma única célula de Schwann. As constrições entre as linguiças correspondem aos **nodos de Ranvier** (nós da neurofibra), que são hiatos na mielina onde os impulsos nervosos são regenerados.

**Doenças Desmielinizantes Periféricas.** A lesão ou uma doença genética de células de Schwann pode resultar em falta de suporte a neurônios periféricos e/ou perda da condução neuronal eficiente. A **polirradiculopatia desmielinizante inflamatória aguda (PDIA)** é um distúrbio autoimune em que o sistema imune ataca os nervos, frequentemente danificando as células de Schwann, resultando em enfraquecimento, entorpecimento, dor e disfunção autônoma, incluindo insuficiência respiratória. A PDIA mais comum é a **síndrome de Guillain-Barré (SGB)**. Similar à SGB, porém tendendo a ser mais instável, é a **polirradiculopatia desmielinizante inflamatória crônica (PDIC)**, que, como diz o nome, consiste em um ataque imunológico crônico à mielina periférica. Os tratamentos para SGB e PDIC incluem **plasmaférese**, para ajudar a remover os anticorpos que atacam as células de Schwann, e a administração de **imunoglobulinas**, para neutralizar os anticorpos danosos. Corticosteroides ou imunossupressores também podem ser usados, embora sejam menos efetivos, em especial na SGB.

A doença de **Charcot-Marie-Tooth** é uma neuropatia desmielinizante periférica hereditária que afeta tanto neurônios sensitivos como motores em consequência de um defeito que envolve algumas proteínas e falta de mielina apropriada e cujo tratamento é realizado com fisioterapia e atividade moderada.

A **doença de Krabbe** é uma patologia de armazenamento lisossomal hereditária (*i.e.*, os pacientes têm deficiência da enzima galactocerebrosidase) em que há um metabolismo disfuncional de esfingolipídios resultando na destruição da mielina normal que pode ocorrer no SNP e no SNC. A doença de Krabbe é diagnosticada em 3-6 meses após o nascimento e resulta em morte, mas também pode ocorrer mais tardiamente na vida e de forma branda. Outra doença de armazenamento lisossomal hereditária que afeta tanto o SNP como o SNC é a **leucodistrofia metacromática**, caracterizada pelo acúmulo de sulfatídeos que destroem a mielina (*i.e.*, os pacientes têm deficiência da enzima arilsulfatase A). A doença de Krabbe e a leucodistrofia metacromática não têm cura conhecida, podendo o transplante de medula óssea ser uma alternativa terapêutica.

Pode haver proliferação anormal das células de Schwann resultando em disfunção de nervos (p. ex., **schwannoma vestibular**) (Fig. 1.5). O tratamento para a proliferação cancerosa

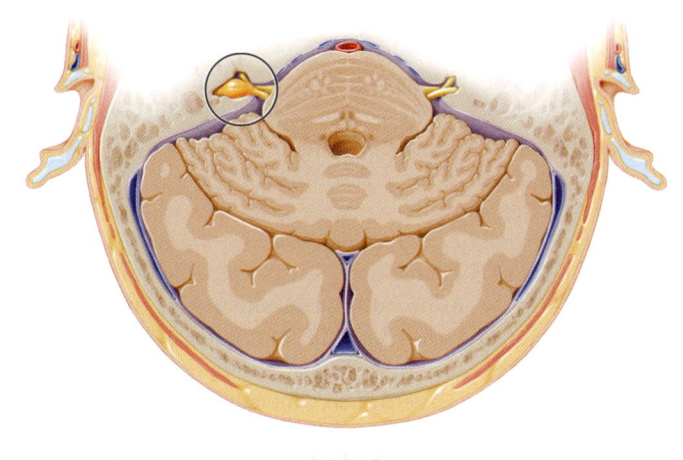
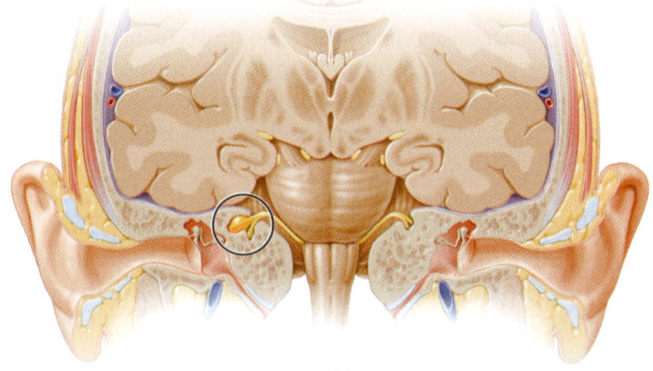
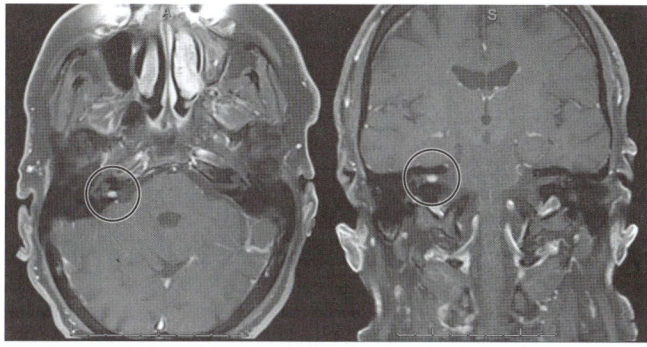

**FIG 1.5** Imagem por ressonância magnética de um tumor (schwannoma vestibular – *seta*) do VIII nervo craniano. Esquerda, imagem axial; direita, imagem coronal. O tumor de células de Schwann está fora do SNC e é referido como extra-axial. (Imagens de cortesia do Dr. Raymond F. Carmody, Professor of Medical Imaging, UofA.)

das células de Schwann inclui cirurgia para remoção do tumor, quando possível, e/ou radioterapia.

## A Neuróglia no SNC Inclui Oligodendrócitos, Astrócitos, Células Ependimárias e Células Microgliais

### CONCEITOS-CHAVE

Alguns axônios do SNC são mielinizados por oligodendrócitos, enquanto outros não são mielinizados.

Os astrócitos fornecem suporte estrutural e metabólico aos neurônios.

As células ependimárias revestem os ventrículos.

As células microgliais respondem à lesão no SNC.

**Várias Doenças Podem Levar à Desmielinização dos Neurônios no SNC.** Os oligodendrócitos se derivam da neuroectoderme e formam bainhas de mielina no SNC. Em contraste com as células de Schwann, cada oligodendrócito apresenta vários prolongamentos que terminam como um segmento de mielina ao redor de axônios distintos.

Os astrócitos derivam da neuroectoderme e desempenham várias funções que, de modo geral, são menos conhecidas que as exercidas pelos oligodendrócitos. Seus citoesqueletos fornecem suporte mecânico aos neurônios adjacentes. Os processos do astrócito cobrem as partes dos neurônios que não estabelecem contatos sinápticos e ajudam a regular a composição iônica dos líquidos extracelulares. Além disso, contatam capilares do SNC e ajudam não só a regular o fluxo sanguíneo local (Cap. 6) como também a formar a barreira hematoencefálica. Esses processos auxiliam o metabolismo neuronal de múltiplas maneiras, como ao remover o excesso de neurotransmissor em uma sinapse. Por fim, sofrem hipertrofia em resposta à lesão do SNC e formam um tipo de tecido cicatricial, o que se denomina gliose (Cap. 24). Os astrócitos podem ser corados por meio da utilização de um anticorpo contra a proteína ácida fibrilar glial (GFAP, do inglês *glial fibrillary acidic protein*).

As células ependimárias derivam da neuroectoderme e formam o revestimento de espessura unicelular dos ventrículos (as cavidades cheias de líquido no interior do SNC) (Cap. 5). Em certos locais, especializam-se como um epitélio secretor que produz o líquido cerebroespinal (LCE), fluido que preenche os ventrículos. Recentemente, foi demonstrado que as células ependimárias atuam na neurorregeneração no SNC.

A micróglia, derivada da mesoderme, forma um tipo de sistema imune no interior do SNC. As células microgliais reconhecem o tecido neural danificado e os invasores estranhos, proliferam e limpam tudo. Várias células podem se fundir em um contexto de infecção (p. ex., infecção pelo vírus da imunodeficiência humana [HIV]), de modo similar aos macrófagos periféricos, resultando em células gigantes multinucleadas do SNC. As células microgliais podem ser coradas por meio da utilização de anticorpo dirigido contra a molécula adaptadora ligante de cálcio ionizado-1 (Iba-1), seletivo para micróglia e macrófagos.

**Doenças Desmielinizantes do Sistema Nervoso Central.** As doenças que comprometem a mielina do SNC podem ser agrupadas em duas categorias. A primeira categoria é a das doenças desmielinizantes, que são consideradas condições adquiridas cuja possível causa é um evento imunomediado, infecção viral ou lesão produzida por fármacos ou agentes tóxicos. A esclerose múltipla (EM) é o exemplo mais prevalente de doença desmielinizante autoimune do SNC. As mulheres são duas vezes mais propensas que os homens a apresentarem EM, sendo que pacientes com EM sofrem episódios de recidivas e remissões do comprometimento neurológico. Essas deficiências neurológicas comumente incluem *deficits* motores, perda da visão, nistagmo ("movimento rápido" do olho), disfunções vesical e intestinal, sintomas sensoriais etc. A EM muitas vezes pode ser observada, em uma imagem por ressonância magnética, na forma de placas periventriculares (Fig. 1.6). Um LCE indicativo de EM apresenta altos níveis de IgG e proteína básica

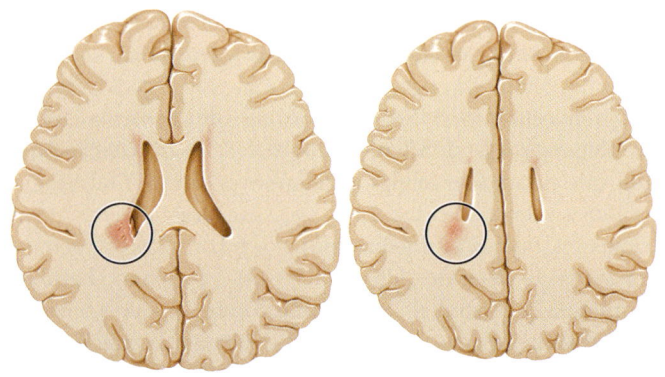
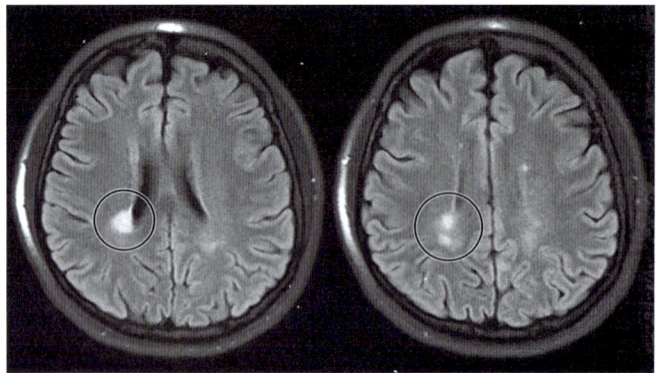

**FIG 1.6** Imagem por ressonância magnética em sequência FLAIR de placas de EM na área periventricular da substância branca *(círculo)*. Esquerda, imagem axial – nível médio; direita, imagem axial – acima do nível médio. *FLAIR, fluid attenuation inversion recovery; EM,* esclerose múltipla. (Imagens de cortesia do Dr. Raymond F. Carmody, Professor of Medical Imaging, UofA.)

da mielina. A EM não tem cura e o tratamento atualmente disponível enfoca o retardo da progressão da doença e o controle dos sintomas. Os tratamentos incluem corticosteroides para as exacerbações agudas e imunomoduladores (p. ex., interferon-beta [IFN-β], natalizumabe, alemtuzumabe etc.) para alterar a progressão da doença.

Entre os outros tipos de doenças desmielinizantes do SNC está a encefalomielite disseminada aguda, cujo aparecimento se dá rapidamente após uma infecção antecedente e que pode ser fatal. Os tratamentos para a encefalomielite disseminada aguda incluem corticosteroides, imunoglobulinas e plasmaférese para ajudar a remover os anticorpos que atacam os oligodendrócitos do SNC.

A mielinólise pontina central resulta, na maioria das vezes, em desmielinização axonal maciça no centro da ponte (parte do tronco encefálico), mais comumente após a rápida correção de hiponatremia e, talvez, pelo edema induzido por alterações súbitas na pressão osmótica. A mielinólise pontina central pode ocorrer em diversos contextos clínicos, incluindo alcoolismo e desequilíbrio eletrolítico/osmolar grave. Os pacientes costumam apresentar quadriplegia em evolução, comprometimento da fala, diplopia e podem até desenvolver a síndrome do "encarceramento". Não há tratamento conhecido e a condição normalmente é controlada com cuidados de suporte. Por fim, a leucoencefalopatia multifocal progressiva (LMP) é representativa de uma doença desmielinizante que ocorre após a reativação do vírus JC em pacientes imunossuprimidos; pode ter progressão rápida e muitas vezes é fatal. O tratamento para LMP inclui plasmaférese, a fim de acelerar a remoção de qualquer agente terapêutico que possa colocar os pacientes em risco de LMP; no caso da LMP associada ao HIV, a imediata iniciação de terapia antirretroviral geralmente beneficia os pacientes.

A segunda categoria é referida como doenças dismielinizantes. Nessas condições, a mielina não se forma adequadamente ou apresenta uma cinética de *turnover* anormal. Essas doenças genéticas geralmente decorrem de um distúrbio em enzimas lisossomais ou peroxissomais e manifestam sintomas clínicos similares em decorrência da falta de mielina normal p. ex., habilidades motoras deficientes, espasticidade, ataxia). Conforme mencionado, no SNP, a **leucodistrofia metacromática** e a **doença de Krabbe** são patologias de armazenamento lisossomal hereditárias que também afetam o SNC. A **adrenoleucodistrofia** é um distúrbio peroxissomal hereditário ligado ao X que resulta em acúmulo de ácidos graxos de cadeia muito longa em áreas como mielina no SNC, glândulas suprarrenais e células intersticiais (de Leydig) do testículo. O tratamento para a adrenoleucodistrofia inclui transplante de células-tronco e uma mistura de duas gorduras extraídas do azeite de oliva e do óleo de semente de uva, chamada óleo de Lorenzo (em homenagem a um menino que sofria da doença). O óleo tende a inibir o alongamento dos ácidos graxos saturados, diminuindo, assim, o acúmulo de ácidos graxos de cadeia muito longa.

## ■ QUESTÕES DE ESTUDO

1. Qual das seguintes opções é provavelmente uma estrutura de substância cinzenta?
   a. Lemnisco lateral
   b. Putame
   c. Fascículo longitudinal medial
   d. Pedúnculo cerebelar superior

Para as questões 2-5, estabeleça a correspondência entre as estruturas na coluna esquerda e as subdivisões do SNC na coluna direita. Uma subdivisão pode ser usada uma vez, mais de uma vez ou nenhuma vez.

2. Núcleo lentiforme
3. Ponte
4. Hipotálamo
5. Corpo amigdaloide

   a. Hemisfério cerebral
   b. Diencéfalo
   c. Tronco encefálico
   d. Cerebelo

Para as questões 6-10, faça a correspondência entre as funções ou estruturas na coluna da esquerda e os tipos celulares na coluna da direita; um tipo celular pode ser usado uma vez, mais de uma vez ou nenhuma vez.

6. Bainhas de mielina do SNC
7. Bainhas de mielina do SNP
8. Fagocitose de microrganismos infecciosos
9. Secreção de líquido cerebroespinal
10. Cobertura glial de axônios não mielinizados no SNP

    a. Astrócitos
    b. Células ependimárias
    c. Células microgliais
    d. Neurônios
    e. Oligodendrócitos
    f. Células de Schwann

Para as questões 11-14, faça a correspondência entre as funções na coluna da esquerda e as partes ou organelas de neurônios na coluna da direita; uma parte ou organela pode ser usada uma vez, mais de uma vez ou nenhuma vez.

11. Substrato para transporte axonal rápido
12. Locais que recebem mais contatos sinápticos
13. Principal local de síntese proteica
14. Principais locais de liberação de neurotransmissor

    a. Axônio
    b. Terminais axonais
    c. Dendritos
    d. Microfilamentos
    e. Microtúbulos
    f. Neurofilamentos
    g. Corpos de Nissl

15. Quais células gliais do SNC não se desenvolvem a partir da neuroectoderme?
    a. Astrócitos
    b. Células ependimárias
    c. Células microgliais
    d. Oligodendrócitos
    e. Células de Schwann

16. Qual das seguintes doenças é considerada dismielinizante?
    a. Mielinólise pontina central
    b. Polirradiculopatia desmielinizante inflamatória crônica
    c. Síndrome de Guillain-Barré
    d. Doença de Krabbe
    e. Esclerose múltipla

17. Esta doença desmielinizante pode resultar em um estado de "encarceramento" decorrente de lesão na ponte.
    a. Mielinólise pontina central
    b. Polirradiculopatia desmielinizante inflamatória crônica
    c. Síndrome de Guillain-Barré
    d. Doença de Krabbe
    e. Esclerose múltipla

# 2

# Desenvolvimento do Sistema Nervoso

Conhecer um pouco da embriologia do encéfalo ajuda a esclarecer como se dá sua organização nos adultos. O sistema nervoso central (SNC) começa como um tubo ectodérmico simples que desenvolve algumas pregas e dilatações. A cavidade do tubo persiste na forma de ventrículos, enquanto as pregas e dilatações determinam o formato e o *layout* de muitas partes do SNC.

## O TUBO NEURAL E A CRISTA NEURAL ORIGINAM O SISTEMA NERVOSO CENTRAL E O SISTEMA NERVOSO PERIFÉRICO

As células da crista neural crescem no ápice de cada prega neural. Quando as pregas neurais se fundem para formar o tubo neural, a crista neural se torna uma camada destacada de células entre o tubo neural e o ectoderma da superfície (Fig. 2.1). As células da crista neural migram para formar a maioria dos neurônios e células gliais do sistema nervoso periférico (SNP) (e muito mais), os quais incluem os neurônios dos gânglios sensitivos dos nervos espinais e da maioria dos nervos cranianos, neurônios autônomos pós-ganglionares e células de Schwann de gânglios e nervos (Fig. 2.2). O tubo neural evolui e forma o SNC.

### O Sulco Limitante Separa as Áreas Sensitiva e Motora da Medula Espinal e do Tronco Encefálico

O sulco limitante é um sulco longitudinal que se desenvolve na parede lateral da medula espinal primitiva do embrião e se estende para dentro do rombencéfalo (o bulbo e a ponte embrionária, como discutido mais adiante). Separa dois grupos de corpos de neurônios, a placa alar (dorsal ao sulco limitante na medula espinal) e a placa basal (ventral ao sulco limitante na medula espinal). As placas alar e basal evoluem para se

tornarem estruturas sensitivas e motoras, respectivamente (Fig. 2.3). A placa alar da medula espinal se transforma no corno posterior, onde terminam os neurônios sensitivos primários. A placa basal da medula espinal torna-se o corno anterior, onde residem os corpos dos neurônios motores.

As paredes do tubo neural se separam no rombencéfalo para formar o assoalho do quarto ventrículo, de modo que, no bulbo e na ponte, a placa alar é *lateral* à placa basal (Fig. 2.4). Entretanto, ocorre o mesmo desenvolvimento em estruturas sensitivas e motoras, de modo que, no tronco encefálico adulto, os núcleos sensitivos de nervos cranianos são laterais aos motores (Fig. 12.2).

### O Tubo Neural Tem uma Série de Dilatações e Flexuras

**CONCEITO-CHAVE**

Existem três vesículas primárias.
Existem cinco vesículas secundárias.
A cavidade do tubo neural persiste como um sistema de ventrículos.

Conforme o tubo neural se fecha, desenvolve-se uma série de três dilatações chamadas vesículas primárias, cujas paredes evoluem para formar todo o encéfalo, e sua cavidade contínua forma o sistema ventricular. Como o SNC preserva grande parte da organização longitudinal do tubo neural, essas vesículas fornecem alguma terminologia funcional útil para diferentes regiões do SNC. A vesícula primária mais rostral é o prosencéfalo (do grego para "encéfalo frontal" ou encéfalo anterior), seguido do mesencéfalo ou encéfalo médio, seguido do rombencéfalo ou encéfalo posterior, que se funde à medula primitiva do embrião. O rombencéfalo é assim denominado pelo formato romboide do quarto ventrículo nele contido.

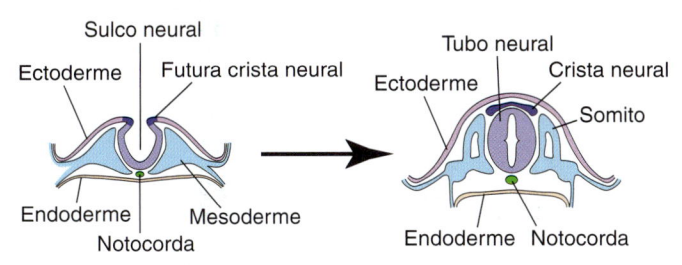

**FIG 2.1** Sulco neural e tubo neural.

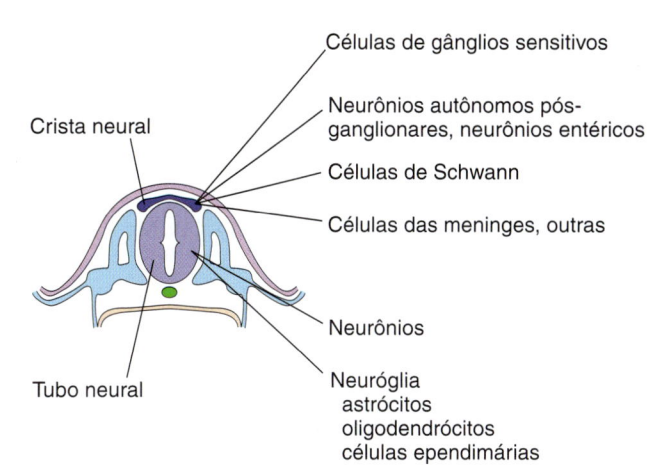

**FIG 2.2** Linhagens celulares no sistema nervoso. (Acredita-se que a micróglia se derive de células-tronco relacionadas com os monócitos de origem mesodérmica e migre para o SNC.)

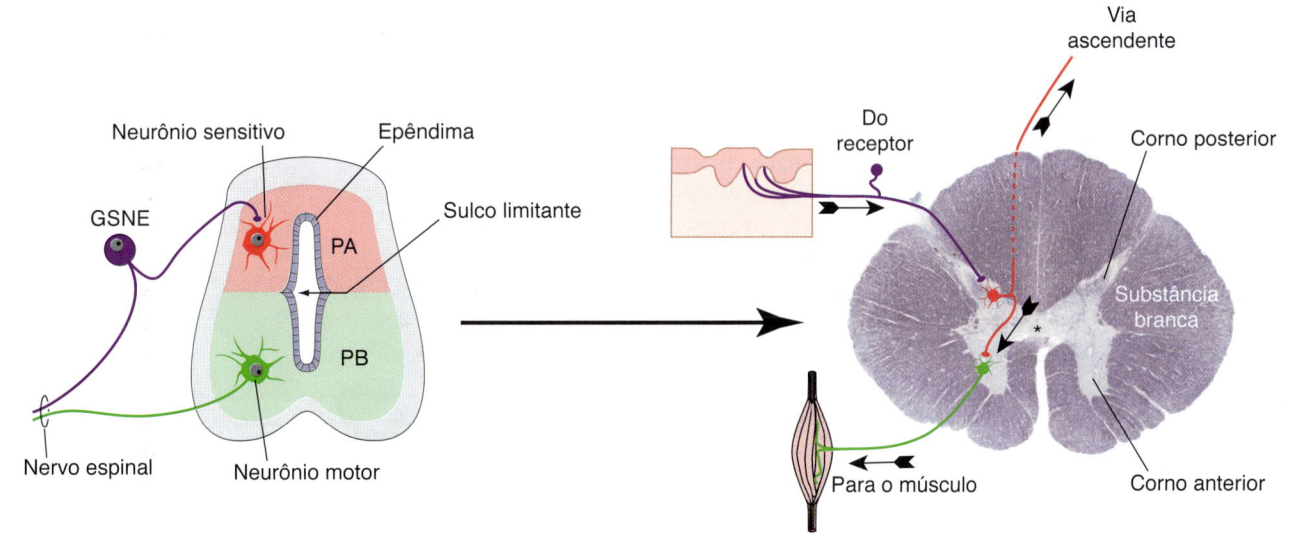

**FIG 2.3** Desenvolvimento das placas alares (*PAs*) e placas basais (*PBs*) da medula primitiva do embrião em áreas sensitivas e motoras da medula espinal madura. *, Canal central da medula espinal (remanescente da cavidade do tubo neural, onde havia o sulco limitante); *GSNE*, gânglio sensitivo de nervo espinal.

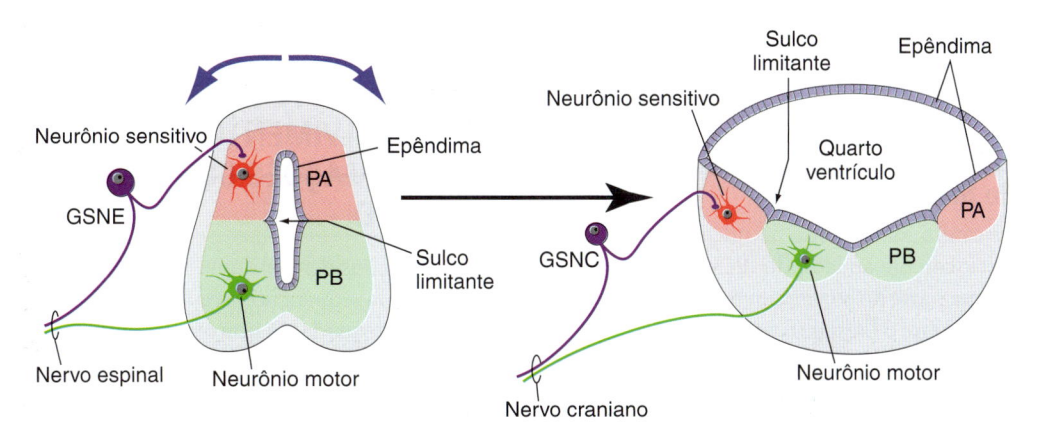

**FIG 2.4** A separação das paredes do tubo neural no bulbo e na ponte resultam em placas alares (*PAs*) e placas basais (*PBs*) dispostas no assoalho do quarto ventrículo. *GSNC*, gânglio sensitivo de nervo craniano; *GSNE*, gânglio sensitivo de nervo espinal.

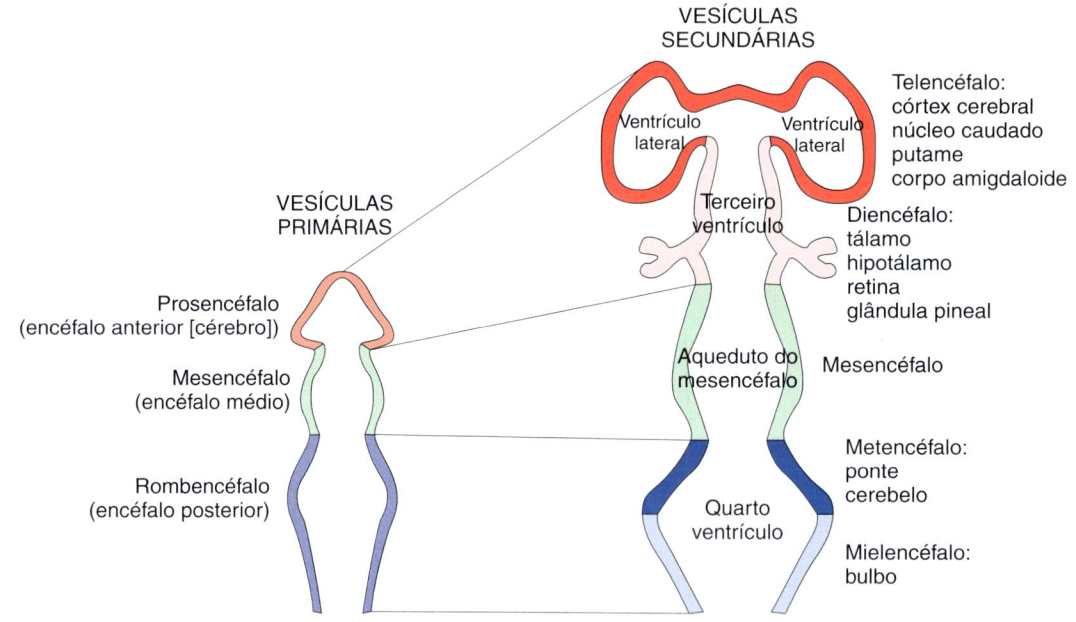

**FIG 2.5** Vesículas do tubo neural e alguns de seus principais derivados. A vista é a de um tubo neural que foi retificado e seccionado longitudinalmente.

O prosencéfalo e o rombencéfalo se dividem, cada um, em duas **vesículas secundárias**, de modo a totalizar cinco vesículas secundárias. O prosencéfalo forma o **telencéfalo** ("encéfalo terminal") e o **diencéfalo** ("intercérebro"). O telencéfalo origina os dois hemisférios cerebrais, cujas cavidades se tornam os **ventrículos laterais**. O diencéfalo origina tálamo, hipotálamo, **retina**, glândula pineal e várias outras estruturas; sua cavidade se torna o **terceiro ventrículo**. O mesencéfalo não se divide e permanece como mesencéfalo; sua cavidade persiste como **aqueduto do mesencéfalo**, que interconecta o terceiro e o quarto ventrículos. O rombencéfalo forma o **metencéfalo** e o **mielencéfalo**, os quais originam, juntos, o cerebelo, bem como as partes do tronco encefálico conhecidas como ponte e bulbo, além de encerrarem o quarto ventrículo. Esse arranjo ventricular é mostrado esquematicamente na Fig. 2.5.

As dobras no tubo neural também determinam alguns aspectos do formato do encéfalo adulto. Duas dobras são particularmente importantes: a **flexura pontina** faz as paredes do tubo neural se separarem e formarem o assoalho do quarto ventrículo (Fig. 2.4); a **flexura cefálica** persiste como a dobra encontrada entre os eixos longos do prosencéfalo (cérebro) e o restante do SNC (Fig. 3.1).

## O Crescimento do Telencéfalo se Sobrepõe ao de Outras Partes do Sistema Nervoso

O telencéfalo cresce muito mais rápido do que as outras vesículas. Dobra-se inferiormente ao lado do diencéfalo, ao qual se funde, enquanto uma parte do córtex cerebral **(lobo insular [ínsula])** se desenvolve sobre o local de fusão (Fig. 2.6). O crescimento subsequente do hemisfério cerebral gira em torno da ínsula, ao redor da qual cresce como um arco em forma de "C" ao longo dos lobos parietal, occipital e temporal. Esse formato em "C" é mais do que uma simples curiosidade anatômica que explica o formato dos ventrículos laterais: em certos casos, as estruturas neurais preservam conexões com locais distantes

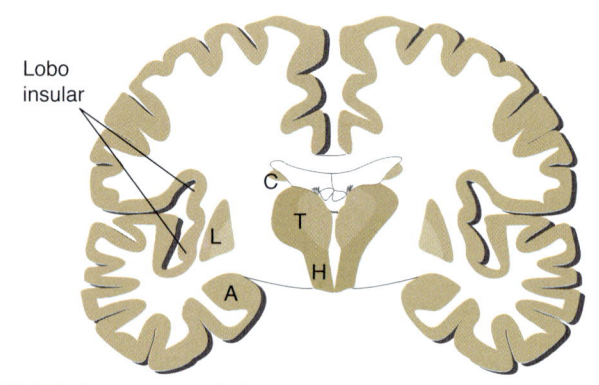

**FIG 2.6** Corte coronal do cérebro mostrando a localização do lobo insular (ínsula), uma área do córtex cerebral fundida com partes dos núcleos da base e do diencéfalo e coberta por outras áreas corticais. *A*, corpo amigdaloide; *C*, núcleo caudado; *H*, hipotálamo; *L*, núcleo lentiforme; *T*, tálamo.

no prosencéfalo, e o resultado disso são os tratos em forma de "C" que o interconectam.

## EVENTOS ADVERSOS DURANTE O DESENVOLVIMENTO PODEM CAUSAR MALFORMAÇÕES CONGÊNITAS DO SISTEMA NERVOSO

Uma série considerável de eventos precisa acontecer no momento exato e na sequência correta para que o SNC seja formado de maneira adequada. Se houver algo de errado, as consequências estarão relacionadas de uma forma razoavelmente sistemática com o estágio particular do processo então interrompido: formação do tubo neural durante o primeiro mês, estabelecimento do formato básico do encéfalo e das características faciais durante o segundo mês e proliferação e migração em massa de neurônios durante os meses subsequentes.

## O Fechamento Defeituoso do Tubo Neural Pode Causar Espinha Bífida ou Anencefalia

A falha no fechamento adequado de parte ou de todo o tubo neural é acompanhada de falha na formação de quase todos os ossos. No caso extremo de o tubo neural não se fechar, as vértebras e a parte posterior do crânio não se formam. O SNC então fica aberto e em continuidade com a pele da parte posterior. A espinha bífida pode se desenvolver de três formas diferentes. A primeira se manifesta como uma abertura do canal vertebral, todavia sem herniação, com as meninges intactas e uma depressão na pele ou um tufo de pelos no dorso, no local do defeito ósseo. Essa variedade é denominada espinha bífida **oculta** e é o tipo mais comum de espinha bífida. O segundo tipo de defeito, em que as meninges, mas não o tecido nervoso, herniam para fora do canal vertebral, é chamado **meningocele**. O terceiro tipo de espinha bífida é denominado **meningomielocele**, em que as meninges e o tecido nervoso herniam pelo defeito ósseo.

Alguns dos **defeitos de tubo neural** mais comuns envolvem falha de fechamento adequado do **neuróporo** rostral ou caudal. Os defeitos rostrais podem resultar em ausência da maior parte do prosencéfalo e da parte posterior do crânio (**anencefalia**). Os defeitos caudais resultam em várias formas de **espinha bífida**, conforme mencionado antes.

Tubos neurais abertos permitem o vazamento de **alfa-fetoproteína**, cujos níveis aumentados podem ser detectados no líquido amniótico ou no soro materno. Os suplementos de **folato** (vitamina B$_9$) no momento do fechamento do tubo neural diminuem a incidência desses defeitos, auxiliando na síntese de DNA e RNA.

## A Neurulação Secundária Defeituosa Pode Causar um Conjunto Característico de Anormalidades

A parte sacral da medula espinal se forma logo após o fechamento do tubo neural por um mecanismo que envolve o prolongamento caudal da cavidade do tubo. Problemas com esse processo podem causar um espectro de anormalidades que envolvem a função da parte sacral da medula espinal, as quais são tipicamente acompanhadas de sinais na pele sobrejacente, mas não um tubo neural aberto.

## O Prosencéfalo Pode se Desenvolver de Modo Anormal Mesmo que o Fechamento do Tubo Neural Seja Completo

Uma vez fechado o tubo neural, os hemisférios cerebrais começam a se ampliar em um processo coordenado com o desenvolvimento facial. Assim como os defeitos de tubo neural são acompanhados de anormalidades dos ossos adjacentes, o desenvolvimento defeituoso das vesículas telencefálicas, ao não formar hemisférios cerebrais separados (um defeito na diverticulação que resulta em **holoprosencefalia**), geralmente é acompanhado de anormalidades faciais. Problemas posteriores no desenvolvimento durante o período de proliferação e migração dos neurônios podem resultar em profundos *deficits* mentais e, portanto, no desenvolvimento normal de face, crânio e vértebras. A **lisencefalia** (encéfalo liso) consiste na ausência de migração neuronal normal das zonas periventriculares de matriz germinativa para as regiões em que passarão a residir na lâmina cortical durante o 3º e o 4º mês de desenvolvimento; esse é o motivo da ausência de sulcos e giros. A **polimicrogiria** (condição caracterizada por múltiplos pequenos giros) e a **microcefalia** (condição que resulta em um encéfalo pequeno e, portanto, em uma cabeça pequena) podem ser causadas por diversas anormalidades durante o desenvolvimento. As malformações de **Arnold-Chiari** são lesões frequentemente consideradas defeitos do tubo neural, uma vez que a lesão clássica quase sempre está associada à meningomielocele. A principal característica da malformação de Arnold-Chiari é o deslocamento da parte caudal do tronco encefálico e de partes inferiores do cerebelo pelo forame magno. A hidrocefalia não comunicante é frequente na Arnold-Chiari, porque o líquido cerebroespinal comumente fica impossibilitado de sair do quarto ventrículo. Por fim, o termo síndrome de **Dandy-Walker** se aplica a um grupo raro de malformações encefálicas congênitas humanas em que há agenesia de uma parte do cerebelo conhecida como verme, muitas vezes resultando em ataxia, ampliação do quarto ventrículo que altera o fluxo de líquido cerebroespinal e aumento da pressão intracraniana.

### ▮ QUESTÕES DE ESTUDO

1. Observou-se que um natimorto apresentava crânio e cérebro macroscopicamente anormais. Os ossos parietais, grande parte do osso occipital e a maior parte dos ossos frontais acima das órbitas estavam ausentes; um remanescente malformado do cérebro, com poucas estruturas neurais reconhecíveis, estava exposto no local do defeito craniano. A causa mais provável dessa formação era um defeito de:
   a. formação ou migração de células da crista neural
   b. fechamento do neuróporo rostral
   c. fechamento do neuróporo caudal
   d. separação das vesículas telencefálicas
   e. proliferação ou migração de neurônios do SNC

2. Um bebê de 7 dias foi avaliado por causa de vômito intermitente que começou um dia após seu nascimento. Um exame de enema de bário realizado no 7º dia demonstrou um estreitamento do cólon em vários centímetros, nas proximidades do reto; e uma extensão do cólon proximal ao estreitamento estava anormalmente distendida. A biópsia da parede do cólon estreitado revelou ausência de células de gânglios viscerais (autônomos). A causa mais provável desse distúrbio era um defeito de:
   a. formação ou migração de células da crista neural
   b. fechamento do neuróporo rostral
   c. fechamento do neuróporo caudal
   d. separação de vesículas telencefálicas
   e. proliferação ou migração de neurônios do SNC

3. Um bebê de 3 meses com face, crânio e cabeça de tamanho normal foi avaliado por apresentar convulsões e retardo do desenvolvimento. Um exame de imagem do SNC revelou que os componentes básicos dos hemisférios cerebrais e do diencéfalo estavam presentes, enquanto o ventrículo lateral e o terceiro ventrículo podiam ser visualizados

facilmente. Entretanto a superfície cerebral era lisa, com uma endentação bilateral no local da ínsula, porém com poucos ou sem outros sulcos ou giros; os ventrículos laterais estavam um pouco aumentados. A causa mais provável dessa malformação é um defeito de:

a. formação ou migração de células da crista neural
b. fechamento do neuróporo rostral
c. fechamento do neuróporo caudal
d. separação das vesículas telencefálicas
e. proliferação ou migração de neurônios do SNC

4. As células da crista neural:
a. desenvolvem-se no teto dos ventrículos
b. destacam-se das pregas neurais à medida que o tubo neural se forma
c. destacam-se de um prolongamento do diencéfalo
d. formam a extremidade rostral do tubo neural

5. Os derivados da crista neural incluem:
a. a maioria dos neurônios motores
b. as células gliais que formam as bainhas de mielina dos axônios do SNC
c. os neurônios sensitivos primários cujos axônios estendem-se pelos nervos espinais
d. o córtex cerebral

Para as questões 6-14, estabeleça a correspondência entre as estruturas listadas na coluna da esquerda e as vesículas do tubo neural listadas na da coluna direita; as escolhas podem ser usadas nenhuma, uma ou mais de uma vez.

6. Cerebelo
7. Tálamo
8. Núcleo caudado
9. Encéfalo médio
10. Retina
11. Hemisférios cerebrais
12. Bulbo
13. Ponte
14. Glândula pineal

a. Diencéfalo
b. Mesencéfalo
c. Metencéfalo
d. Mielencéfalo
e. Telencéfalo

15. Altos níveis de _____ no soro materno são marcadores positivos da existência de um defeito de tubo neural aberto.
a. Alfafetoproteína
b. Líquido cerebroespinal
c. Citocinas
d. Folato
e. TNF-alfa

# Anatomia Macroscópica e Organização Geral do Sistema Nervoso Central

Uma forma útil de começar a estudar o encéfalo é aprender um pouco do vocabulário referente às suas partes principais e conhecê-las superficialmente. Essas partes principais poderão servir, então, de pontos de referência para desenvolver os capítulos subsequentes.

## O LONGO EIXO DO SNC CURVA-SE NA FLEXURA CEFÁLICA

A maioria dos seres vivos se movimenta pelo mundo com suas medulas espinais orientadas na horizontal. Em seres humanos, a flexura cefálica do tubo neural embrionário persiste no encéfalo adulto como uma curvatura de cerca de 80 graus entre o mesencéfalo e o diencéfalo, permitindo ao indivíduo caminhar na posição vertical. Termos como dorsal e ventral, entretanto, são usados como se a flexura não existisse, o sistema nervoso central (SNC) continuasse sendo um tubo reto e os seres humanos fossem tetrápodes. O resultado é que, na medula espinal e no tronco encefálico, o termo "dorsal" tem o mesmo significado que "posterior", mas significa "superior" no prosencéfalo (Fig. 3.1).

## O CORTE MEDIANO DE UM ENCÉFALO REVELA PARTES DO DIENCÉFALO, TRONCO ENCEFÁLICO E SISTEMA VENTRICULAR

Nos seres humanos, os hemisférios cerebrais são tão grandes, que cobrem grande parte do restante do SNC; entretanto a superfície medial de um encéfalo em corte mediano revela todas as principais divisões (Fig. 3.2), ainda arranjadas na mesma sequência que no tubo neural embrionário: hemisfério cerebral-diencéfalo-tronco encefálico/cerebelo-medula espinal.

Dois feixes de fibras interconectam os hemisférios cerebrais. O corpo caloso interconecta a maioria das áreas corticais, estendendo-se de um joelho no lobo frontal ao longo de um tronco até um amplo esplênio no lobo parietal. A comissura anterior, bem menor, exerce uma função similar para partes dos lobos temporais. Inferior ao corpo caloso, em um encéfalo seccionado exatamente no plano mediano, existe uma membrana chamada septo pelúcido. Trata-se de uma membrana pareada (uma por hemisfério) que separa as partes dos ventrículos laterais adjacentes à linha mediana. Na margem inferior de cada septo pelúcido há um feixe curvo, longo e pareado de axônios que conduz a eferência do hipocampo (Fig. 3.6), o qual é denominado fórnice. Cada fórnice segue do hipocampo, localizado no lobo temporal, para estruturas como o hipotálamo, na base do encéfalo.

O corte mediano divide o terceiro ventrículo em metades, expondo o tálamo e o hipotálamo em suas paredes (Fig. 3.3). Cada forame interventricular conecta o terceiro ventrículo ao ventrículo lateral do mesmo lado. O quiasma óptico, em que cerca da metade das fibras de cada nervo óptico cruza a linha mediana, está conectado à base do hipotálamo. A glândula pineal (parte do diencéfalo) está conectada ao teto do terceiro ventrículo, perto da junção diencéfalo-tronco encefálico.

O sistema ventricular continua ao longo do mesencéfalo como aqueduto do mesencéfalo para, então, expandir-se no quarto ventrículo da ponte e da parte rostral do bulbo. A ponte é caracterizada por uma ampla porção basal (parte basilar da ponte) que se salienta anteriormente.

O cerebelo é dividido, do ponto de vista da anatomia macroscópica, em uma porção mediana denominada **verme** (do latim *vermis*) e em dois **hemisférios** muito mais amplos, um de cada lado. Ainda sob esse aspecto anatômico, uma **fissura primária** profunda divide o corpo do cerebelo em um **lobo anterior** e em um **lobo posterior** substancialmente maior. Dessa forma, os lobos anterior e posterior têm ambas as porções, verme e hemisférios. Por fim, existe um pequeno **lobo floculonodular**. A parte pertencente ao verme **(nódulo)** pode ser vista na Figura 3.3. A porção lateral conectada ao nódulo é chamada flóculo, como visto na Figura 20.1.

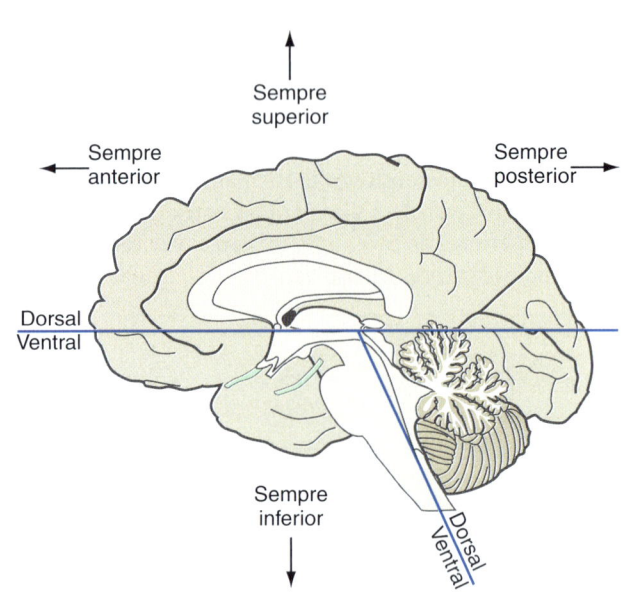

**FIG 3.1** Direções no SNC.

## SULCOS E GIROS COBREM A SUPERFÍCIE CEREBRAL

A superfície de cada hemisfério cerebral é pregueada em uma série de **giros** e **sulcos**, constante de um encéfalo para outro em termos de configuração geral, mas não quanto aos detalhes. Quatro sulcos são particularmente importantes para definir os limites dos lobos do cérebro (Fig. 3.4) – o **sulco latera** (*i.e.*, **fissura de Sílvio**) e o **sulco central** (fissura de **Rolando**) na face superolateral do hemisfério cerebral, e o **sulco parietoccipital** e **sulco do cíngulo**, na face medial.

### Cada Hemisfério Cerebral Inclui Lobos Frontal, Parietal, Occipital, Temporal e Límbico

**CONCEITOS-CHAVE**

O lobo frontal contém áreas motoras.
O lobo parietal contém áreas somatossensitivas.
O lobo temporal contém áreas auditivas.
O lobo occipital contém áreas visuais.
O lobo límbico está interconectado com outras estruturas límbicas situadas no interior do lobo temporal e atua no comportamento emocional.

O **lobo frontal** é superior ao sulco lateral e anterior ao sulco central. O **lobo parietal** é imediatamente posterior ao lobo frontal, e se estende posteriormente até o **lobo occipital** (definido por reparos anatômicos que podem ser visualizados com facilidade na face medial do hemisfério cerebral). O **lobo temporal** é inferior ao sulco lateral. Todos esses quatro lobos continuam na face medial do hemisfério e se estendem até o **lobo límbico**, o qual consiste em um anel de córtex que circunda a junção entre o hemisfério cerebral e o diencéfalo. Além

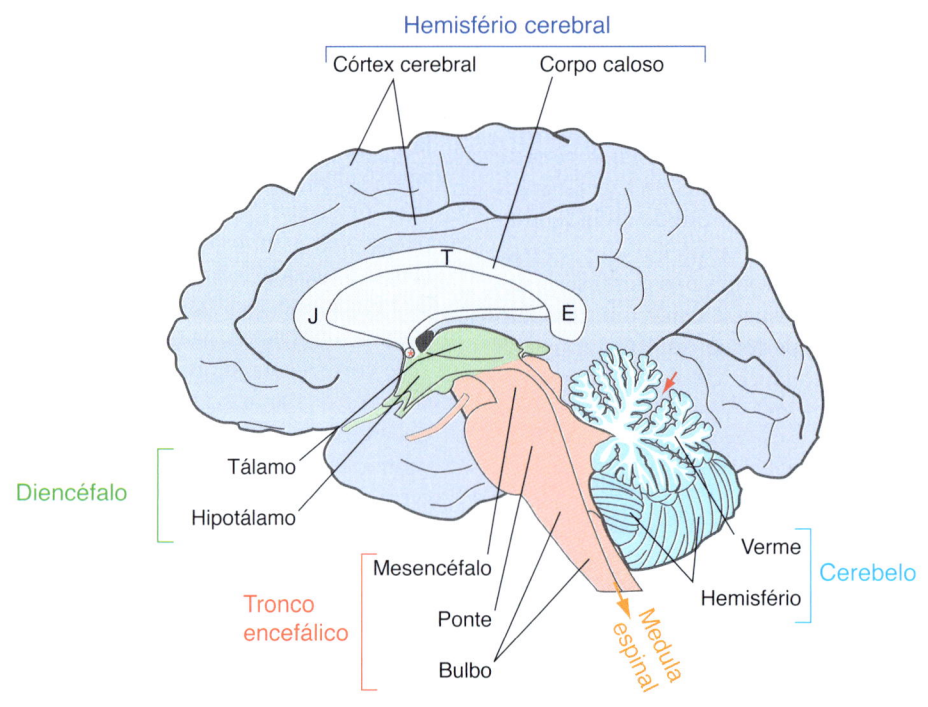

**FIG 3.2** Principais subdivisões do SNC. *Seta,* fissura primária do cerebelo; *, comissura anterior; *T, J, E,* tronco, joelho e esplênio do corpo caloso.

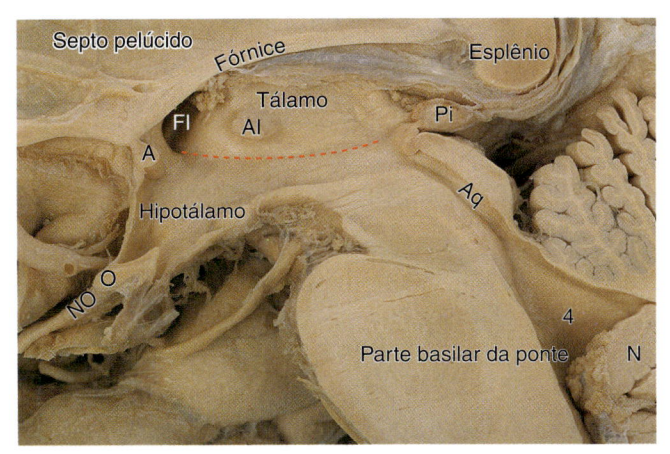

**FIG 3.3** Partes do diencéfalo e estruturas adjacentes vistas em corte mediano de um encéfalo. A *linha tracejada* indica o sulco raso (sulco hipotalâmico) na parede do terceiro ventrículo que separa o tálamo do hipotálamo. *4*, quarto ventrículo; *A*, comissura anterior; *Aq*, aqueduto do mesencéfalo; *AI*, aderência intertalâmica (uma conexão de substância cinzenta entre os dois tálamos, presente na maioria, mas não em todos, dos encéfalos); *FI*, forame interventricular; *N*, nódulo (parte do verme do cerebelo); *O*, quiasma óptico; *NO*, nervo óptico; *Pi*, glândula pineal.

disso, o lobo insular, à parte de qualquer um dos lobos precedentes, está situado profundamente no sulco lateral, coberto por partes dos lobos frontal, parietal e temporal (Fig. 2.6).

A face superolateral do lobo frontal é constituída pelo giro pré-central e pelos giros frontais superior, médio e inferior (Fig. 3.5). O giro pré-central é imediatamente anterior ao sulco central e, em sua maior parte, consiste no **córtex motor primário** (*i.e.*, representa o local de origem de grande parte do trato corticoespinal). Os outros três são giros amplos e paralelos que se estendem anteriormente a partir do giro pré-central. Os giros pré-central e frontal superior continuam na face medial do lobo frontal, onde terminam no sulco do cíngulo. A face inferior (ou orbital) do lobo frontal é constituída por uma série de giros orbitais não nomeados e pelo giro reto, localizado adjacente à linha mediana.

O principal giro do lobo parietal é o giro pós-central, o qual corresponde ao córtex somatossensitivo primário (*i.e.*, o local principal de término das vias somatossensitivas ascendentes), e como o giro pré-central, continua sobre a face medial do lobo parietal. O restante da face superolateral é ocupado pelos lóbulos parietais superior e inferior, separados pelo profundo sulco intraparietal.

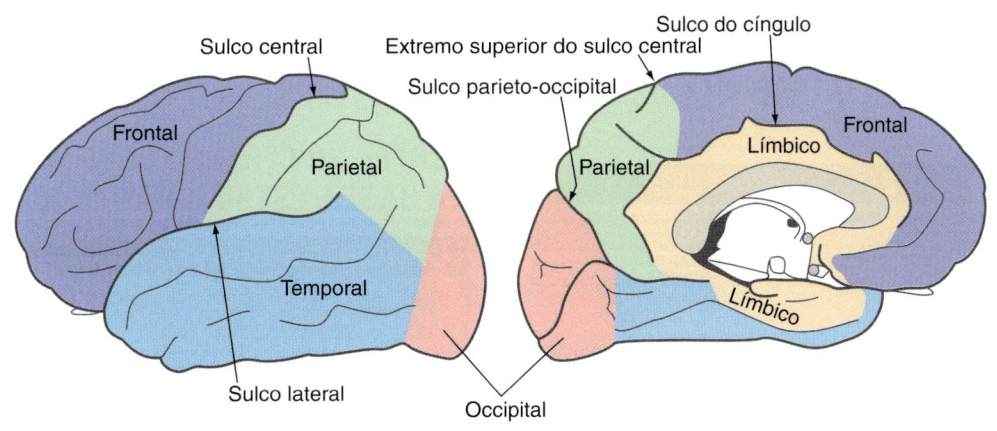

**FIG 3.4** Lobos do cérebro em cada hemisfério.

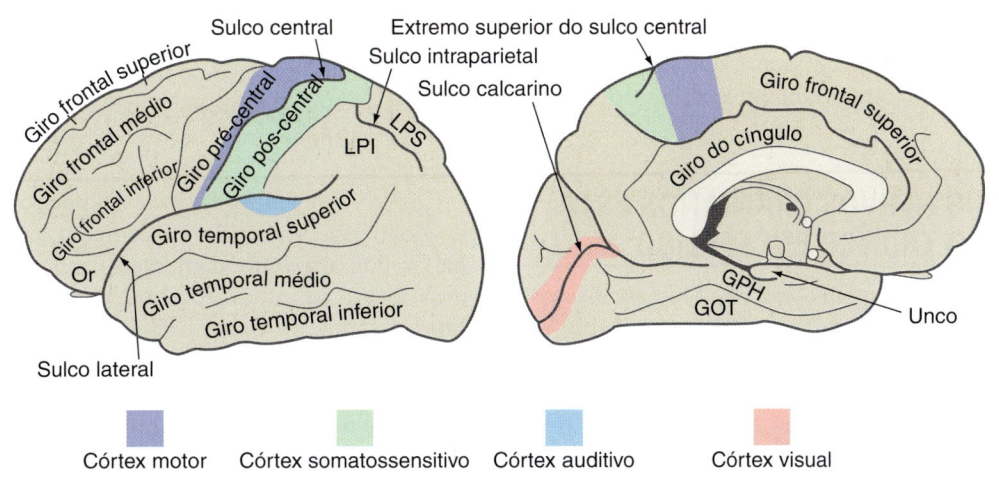

**FIG 3.5** Principais giros e áreas funcionais do cérebro. *LPI*, lóbulo parietal inferior; *Or*, giros orbitais; *GOT*, giro occipitotemporal; *GPH*, giro para-hipocampal; *LPS*, lóbulo parietal superior.

O lobo temporal é coberto por quatro giros longos paralelos. Os **giros temporais superior, médio** e **inferior** são expostos na face superolateral. O giro temporal inferior continua na face inferior e é acompanhado pelo **giro occipitotemporal**. A maior parte do **córtex auditivo primário** está localizada nos giros temporais transversos, na parede do sulco lateral, estendendo-se lateralmente para ocupar uma pequena porção do giro temporal superior.

O lobo occipital não tem giros com nomes comumente usados, entretanto sua face medial é atravessada pelo **sulco calcarino**. O **córtex visual primário** ocupa as paredes desse sulco e continua externamente sobre a face medial.

Os principais componentes do lobo límbico são os **giros do cíngulo e para-hipocampal**. O giro do cíngulo se curva nas adjacências do corpo caloso, interposto entre este e os lobos frontal e parietal. Próximo do esplênio do corpo caloso, o giro do cíngulo está em continuidade com o giro para-hipocampal, que, por sua vez, segue em paralelo com o giro occipitotemporal. Em sua extremidade anterior, o giro para-hipocampal curva-se posteriormente sobre si mesmo e forma uma protuberância denominada **unco**. O giro para-hipocampal recebeu seu nome por estar em continuidade com uma região cortical chamada **hipocampo,** que se apresenta enrolada para dentro do hemisfério e visível somente em cortes (Fig. 3.6).

## O DIENCÉFALO INCLUI O TÁLAMO E O HIPOTÁLAMO

### CONCEITOS-CHAVE

O tálamo transmite informação ao córtex cerebral.
O hipotálamo controla o sistema nervoso autônomo.

Cada região do diencéfalo contém o termo "tálamo" no nome. O **epitálamo** inclui a glândula pineal e algumas pequenas estruturas. O **subtálamo**, completamente circundado por outras partes do SNC, inclui um componente importante dos núcleos da base (Cap. 19). O tálamo e o hipotálamo formam as paredes do terceiro ventrículo. A maioria das vias direcionadas para o córtex cerebral inclui uma sinapse no tálamo (Cap. 16), que controla o acesso ao córtex. O hipotálamo (Cap. 23) controla o sistema nervoso autônomo e se envolve em diversos aspectos dos comportamentos relacionados com o impulso.

## A MAIORIA DOS NERVOS CRANIANOS ESTÁ CONECTADA AO TRONCO ENCEFÁLICO

O tronco encefálico tem três subdivisões longitudinais: mesencéfalo (em continuidade com o diencéfalo), ponte e bulbo (contínuo à medula espinal).

É provável que você imagine a maioria das funções gerais do tronco encefálico – local de origem dos **nervos cranianos III-XII,** com exceção do XI. O tronco encefálico está relacionado com o processamento da informação que chega pelos nervos cranianos (e o envio dela ao tálamo), os **reflexos de nervos cranianos** (p. ex., piscar do olho quando a córnea é tocada) e a saída de comandos motores por esses nervos. Um segundo tipo usual de função está relacionado com o fato de o tronco encefálico estar interposto entre o cérebro e a medula espinal, o que significa que um trato espinotalâmico ou um trato corticoespinal tem que atravessar o tronco encefálico. De modo geral, tais funções são referidas como **funções de trato longo** do tronco encefálico. Por fim, algo que não necessariamente você tenha pensado, o tronco encefálico tem algumas funções próprias mais amplas, como, por exemplo, de um circuito intrínseco (**sistema ativador reticular ascendente**) que regula nosso estado de consciência e é essencial para o ciclo sono-vigília.

## O CEREBELO INCLUI UM VERME E DOIS HEMISFÉRIOS

Existem diferentes formas de dividir o cerebelo (Cap. 20), todavia subdividi-lo em zonas longitudinais (*i.e.*, perpendiculares à maior parte dos sulcos e fissuras transversais) corresponde melhor ao modo pelo qual o cerebelo estabelece suas conexões funcionais. Em um nível macroscópico, o cerebelo pode ser dividido em uma zona longitudinal mediana denominada **verme** (relacionada principalmente com a coordenação dos movimentos do tronco), que é flanqueado de cada lado por um **hemisfério cerebelar** (relacionado sobretudo com a coordenação dos movimentos dos membros).

## CORTES DO CÉREBRO REVELAM OS NÚCLEOS DA BASE E ESTRUTURAS LÍMBICAS

### CONCEITOS-CHAVE

Muitas partes de cada hemisfério cerebral estão dispostas em forma de "C".
O núcleo caudado, o putame, o globo pálido e o núcleo acumbens são os principais componentes dos núcleos da base.
O corpo amigdaloide e o hipocampo são as principais estruturas límbicas.

Diversas estruturas do prosencéfalo estão situadas completamente no interior dos hemisférios cerebrais e podem ser visualizadas apenas quando o encéfalo é seccionado (Fig. 3.6). Os cortes frontais (coronais) exibem o arranjo geral dessas estruturas, enquanto os cortes horizontais ajudam a revelar sua extensão.

Dois componentes principais dos núcleos da base, o **putame** e o **globo pálido** (referidos em conjunto como **núcleo lentiforme**), repousam profundamente à ínsula. Outro componente prosencefálico importante dos núcleos da base, o **núcleo caudado** ("que apresenta uma cauda"), segue pela parede do ventrículo lateral e, como este, tem forma de "C". Estende-se a partir de uma ampla **cabeça** no lobo frontal, ao longo de um **corpo** nos lobos frontal e parietal, até uma delgada **cauda** localizada no lobo temporal. O núcleo acumbens é uma pequena porção dos núcleos da base conectada à parte inferior do putame e da cabeça do caudado, entre eles.

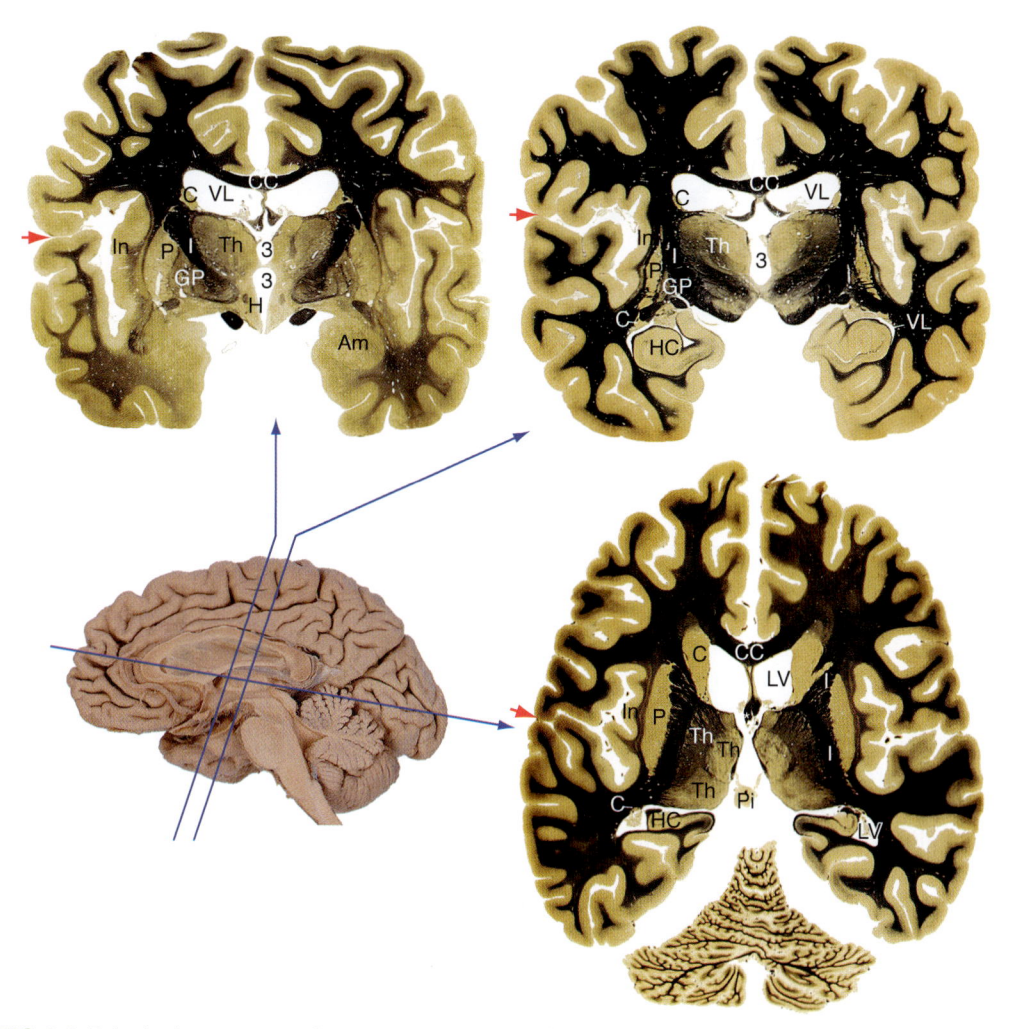

**FIG 3.6** Principais estruturas internas do cérebro. *Setas vermelhas* indicam o sulco lateral, que se estende ao lobo insular (*In*). \*, fórnice; *3*, terceiro ventrículo; *Am*, corpo amigdaloide; *C*, núcleo caudado; *CC*, corpo caloso; *GP*, globo pálido; *H*, hipotálamo; *HC*, hipocampo; *I*, cápsula interna; *VL*, ventrículo lateral; *P*, putame; *Pi*, glândula pineal; *Th*, tálamo.

Um feixe espesso de fibras chamado **cápsula interna** segue por entre o núcleo lentiforme e o tálamo para continuar anteriormente entre o núcleo lentiforme e a cabeça do núcleo caudado. A cápsula interna é a principal via pela qual as fibras se estendem entre o córtex cerebral e os sítios subcorticais. Por exemplo, o trato corticoespinal estende-se pela cápsula interna, do mesmo modo como as fibras somatossensitivas o fazem do tálamo para o córtex. A cápsula interna é uma área importante de chegada e saída de informação, além de ser uma área vulnerável a pequenos infartos lacunares (Cap. 16).

Subjacente ao unco, no mais anterior do dois cortes frontais mostrados na Fig. 3.6, existe um núcleo grande chamado **corpo amigdaloide**, um componente importante do sistema límbico. Posterior a este, no outro corte frontal, está a parte mais anterior do **hipocampo**, uma estrutura cortical que se apresenta dobrada para o interior do lobo temporal e segue posteriormente no giro para-hipocampal do lobo temporal. O hipocampo é outro componente importante do sistema límbico.

## AS PARTES DO SISTEMA NERVOSO ESTÃO SISTEMATICAMENTE INTERCONECTADAS

As vias neurais podem parecer bastante complicadas, mas na verdade existem alguns princípios de conexão que são aplicados com frequência. Cada um tem suas exceções, mas coletivamente podem tornar mais fácil o entendimento dos padrões de conexão.

### Os Axônios dos Neurônios Aferentes Primários e dos Neurônios Motores Inferiores Conduzem Informação para e do SNC

**CONCEITOS-CHAVE**

Os axônios dos neurônios aferentes primários entram no SNC sem cruzar a linha mediana.

Os axônios dos neurônios motores inferiores saem do SNC sem cruzar a linha mediana.

O SNC se comunica com o restante do corpo principalmente por meio de neurônios sensitivos e motores. Os **neurônios**

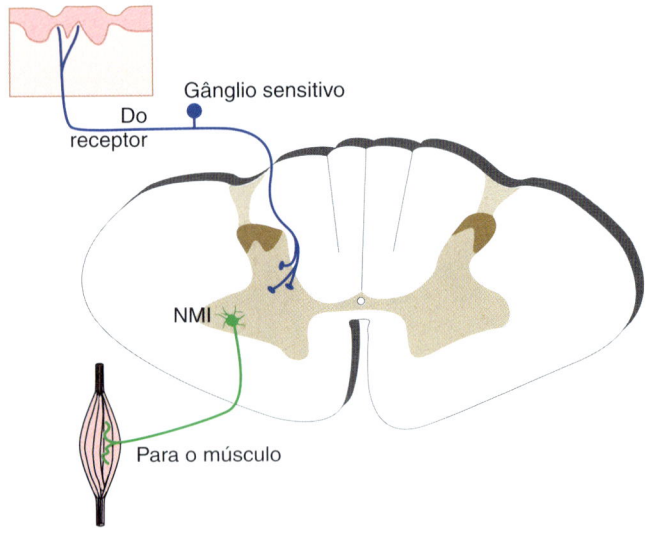

**FIG 3.7** Neurônios aferentes primários e neurônios motores inferiores (NMI).

**aferentes primários** conduzem informação ao SNC; alguns possuem terminações nervosas sensitivas (receptores) especializadas na periferia e outros têm terminações periféricas que se conectam a **células receptoras** distintas. Os corpos celulares dos neurônios aferentes primários normalmente estão situados nos gânglios adjacentes (porém externos) ao SNC, com processos que entram e fazem sinapses no SNC (um neurônio do SNC com o qual um aferente primário faz sinapse é chamado **neurônio de segunda ordem**, que, por sua vez, faz sinapse com um **neurônio de terceira ordem** etc.). Com poucas exceções, os receptores, o corpo celular e os terminais centrais dos neurônios aferentes primários estão, todos, do mesmo lado (Fig. 3.7). Os neurônios motores que inervam músculos esqueléticos (também chamados **neurônios motores inferiores**) têm seus corpos celulares no SNC, seus axônios estendem-se à periferia e, como os aferentes primários, estão quase sempre associados a estruturas **ipsilaterais.**

## Os *Inputs* Somatossensitivos Participam dos Reflexos, Vias para o Cerebelo e Vias para o Córtex Cerebral

A maioria dos tipos de informação sensorial se divide em três fluxos após a entrada no SNC (Fig. 3.8), cada um dos quais consiste geralmente em uma série de ramais paralelos. O primeiro fluxo alimenta as vias reflexas locais, o segundo é dirigido ao córtex cerebral e o terceiro, ao cerebelo. A informação que chega ao córtex cerebral é usada em nossa consciência em relação ao mundo, bem como para decidir sobre respostas comportamentais apropriadas ao que nele acontece. A informação que chega no cerebelo, todavia, é usada no controle motor. Um indivíduo com disfunção cerebelar se move de maneira anormal, mas consegue perceber normalmente seus movimentos anômalos.

Nós temos apenas um conjunto de neurônios aferentes primários e cada um deles tem numerosos ramos no SNC que levam a todos esses fluxos. Sendo assim, cada fibra oriunda

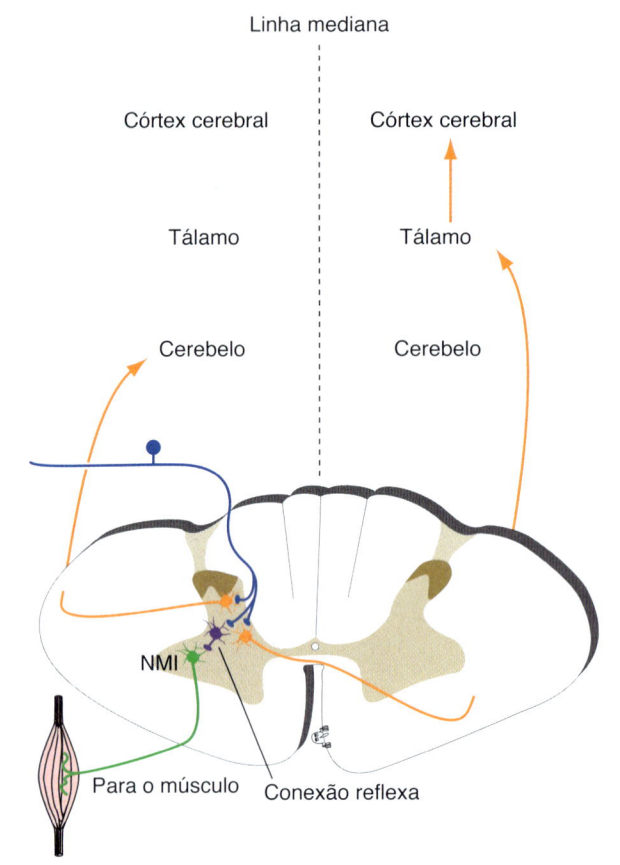

**FIG 3.8** Distribuição de informação somatossensitiva. *NMI,* neurônio motor inferior.

de um receptor de estiramento muscular, por exemplo, tem ramos que alimentam arcos reflexos, outros que alimentam vias para o córtex cerebral e ainda outros que alimentam vias destinadas ao cerebelo.

**As Vias Somatossensitivas para o Córtex Cerebral Cruzam a Linha Mediana e Atravessam o Tálamo.** As vias somatossensitivas para o córtex cerebral contêm pelo menos três neurônios (algumas contêm mais): um aferente primário, um de segunda ordem que se estende ao tálamo e um de terceira ordem que se estende do tálamo ao córtex. No caso da sensibilidade somática, um lado do corpo é representado no córtex cerebral do lado oposto. Em virtude de os neurônios aferentes primários e talamocorticais não possuírem axônios que cruzam a linha mediana, esse cruzamento é realizado pelos neurônios de segunda ordem. Para entender a organização das vias aferentes, é essencial saber a localização dos neurônios de segunda ordem.

**O Córtex Somatossensitivo Contém um Mapa Distorcido do Corpo.** Um tema recorrente no SNC é o mapeamento sistemático – no córtex e até em cortes transversais das vias; em áreas ou fibras adjacentes que representam partes vizinhas do corpo; em locais contíguos no campo visual; ou por frequências sonoras sucessivas. Os mapas geralmente são distorcidos e acentuam áreas de elevada acuidade ou controle fino. Por exemplo, um motivo pelo qual podemos usar as extremidades dos dedos para executar tarefas de alta acuidade, como leitura em Braille, é o fato de essa região apresentar muitos receptores. Assim, há numerosas fibras que representam os dedos nas vias somatossensitivas, e uma área ampla no córtex somatossensitivo onde as extremidades dos dedos também estão representadas.

### Cada Lado do Cerebelo Recebe Informação Ipsilateral do Corpo.
As vias oriundas da periferia com destino ao cerebelo são mais simples, uma vez que não há envolvimento do tálamo. Na forma mais simples, essas vias contêm apenas um neurônio aferente primário e um de segunda ordem que se estende ao cerebelo. Curiosamente, um lado do cerebelo está relacionado com o mesmo lado do corpo. Parte da base para tal situação está no fato de as vias sensoriais para o cerebelo tipicamente não cruzarem a linha mediana.

### Outros Sistemas Sensoriais São Similares ao Sistema Somatossensitivo.
Em muitos aspectos, o sistema somatossensitivo é representativo dos sistemas sensoriais em geral. Outros sistemas alimentam os arcos reflexos, estendem-se ao cerebelo, têm mapas distorcidos e precisam de pelo menos três neurônios para chegar ao córtex cerebral (a única exceção é o sistema olfatório, que se desvia do tálamo). A grande variabilidade está no cruzamento da linha mediana; algumas vias não são cruzadas (p. ex., gustatória, olfatória) e outras são bilaterais. O sistema auditivo, por exemplo, tem projeções bilaterais no nível dos neurônios de segunda ordem (Fig. 14.5), usadas para localizar sons por meio da comparação de informação oriunda das duas orelhas.

### Níveis Superiores do SNC Influenciam a Atividade dos Neurônios Motores Inferiores

Os neurônios motores inferiores recebem *inputs* de múltiplas fontes (do mesmo modo como a informação aferente primária é distribuída a múltiplos locais). Mais detalhes são fornecidos nos Capítulos 10 e 18-20. Entretanto, basicamente, as fontes são os **neurônios motores superiores** do córtex cerebral e do tronco encefálico, aliados às conexões reflexas locais. O cerebelo e os núcleos da base também afetam os neurônios motores inferiores, mas não diretamente.

### Os Axônios Corticospinais Cruzam a Linha Mediana.
Os sinais para a iniciação de movimentos voluntários emanam do córtex cerebral. O tálamo não é um retransmissor nas vias que *saem* do córtex cerebral, e existe um extenso **trato corticoespinal** que se estende diretamente do córtex à medula espinal (e um **trato corticonuclear** análogo que se estende aos núcleos motores dos nervos cranianos). A maioria das fibras corticoespinais, consistente com o padrão no sistema somatossensitivo, cruza a linha mediana (Fig. 3.9), enquanto algumas fibras do trato corticonuclear retransmitem bilateralmente para neurônios motores inferiores.

Assim como alguns sistemas sensoriais se projetam bilateralmente para o tálamo e o córtex, alguns neurônios motores recebem inervação bilateral do córtex cerebral. Isto

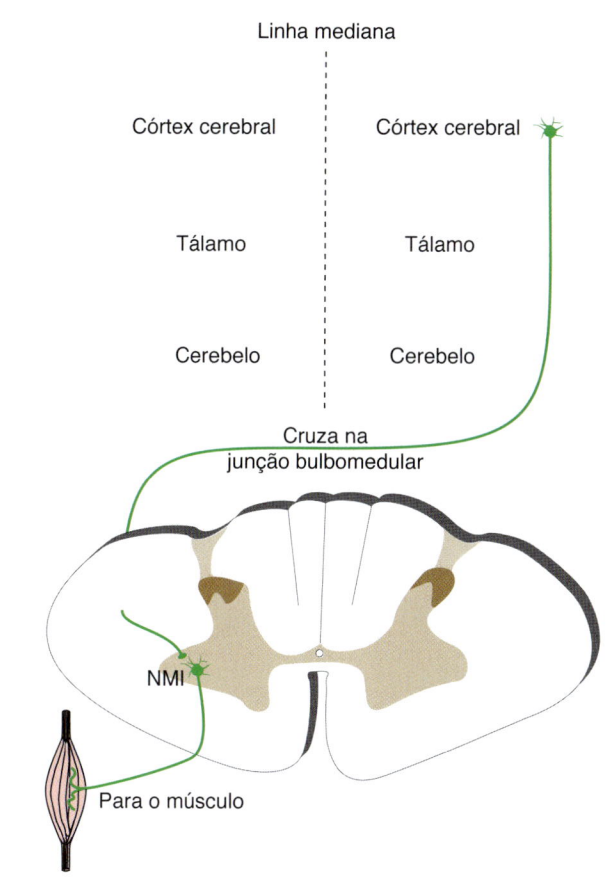

**FIG 3.9** Cruzamento de axônios corticospinais. *NMI*, neurônio motor inferior.

é particularmente válido no caso dos neurônios motores destinados aos músculos localizados nas proximidades da linha mediana, que normalmente atuam juntos, como os músculos da laringe e da faringe. Por outro lado, os neurônios motores para os músculos dos membros recebem inervação corticoespinal quase totalmente cruzada.

### Os Núcleos da Base e o Cerebelo Afetam de Forma Indireta os Neurônios Motores Contra e Ipsilaterais, Respectivamente.
Os núcleos da base e o cerebelo também estão envolvidos no controle do movimento, entretanto, não trabalham influenciando diretamente os neurônios motores, mas afetam sobretudo o efluxo das áreas motoras do córtex. A maior parte das conexões entre os núcleos da base e o córtex cerebral não cruza o plano mediano (Fig. 3.10), portanto uma lesão unilateral aos núcleos da base causa *deficits* contralaterais na iniciação dos movimentos. Por outro lado, as conexões entre o cérebro e o cerebelo são cruzadas (Fig. 3.11), consistente com a observação de que uma lesão cerebelar unilateral causa *deficits* ipsilaterais na coordenação muscular. Na medida em que o cerebelo e os núcleos da base afetam as áreas motoras e não as áreas sensitivas do córtex, uma lesão no cerebelo ou nos núcleos da base não causa alterações na sensibilidade básica nem resulta em enfraquecimento. A fraqueza decorre de lesão dos neurônios motores superiores ou inferiores, bem como do próprio músculo.

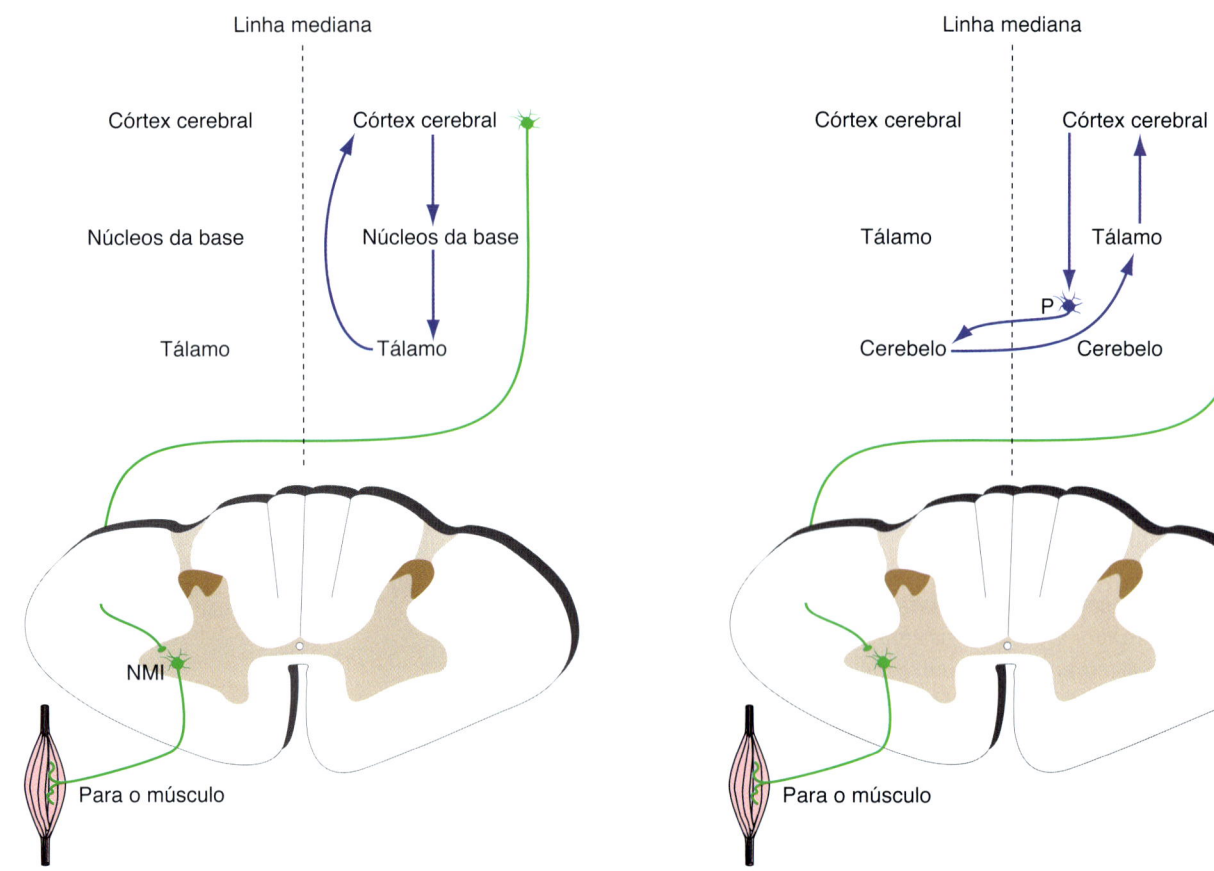

**FIG 3.10** Padrão geral de conexões dos núcleos da base. *NMI*, neurônio motor inferior

**FIG 3.11** Padrão geral de conexões do cerebelo com o cérebro. *P*, neurônio na parte basilar da ponte.

## QUESTÕES DE ESTUDO

Responda às questões 1-5 usando as letras no diagrama a seguir. Uma letra pode não ser usada, ser usada uma vez ou ser usada mais de uma vez.

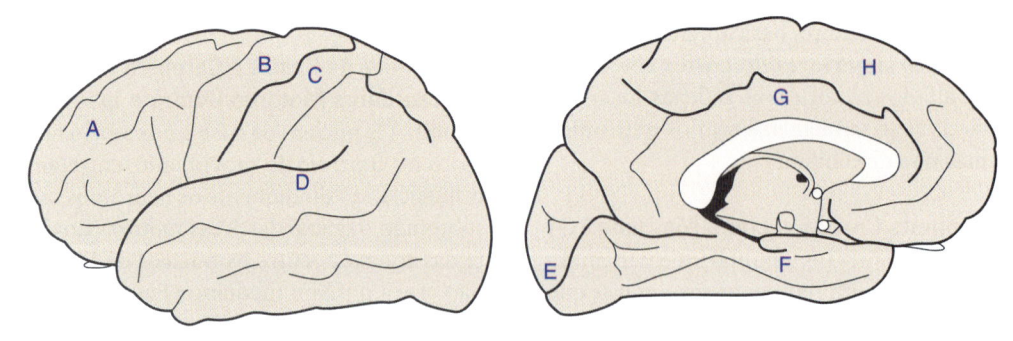

1. Córtex somatossensitivo
2. Giro frontal superior
3. Parte do lobo parietal
4. Córtex visual
5. Giro para-hipocampal

Responda às questões 6-10 usando as letras no diagrama a seguir. Uma letra pode não ser usada, ser usada uma vez ou ser usada mais de uma vez.

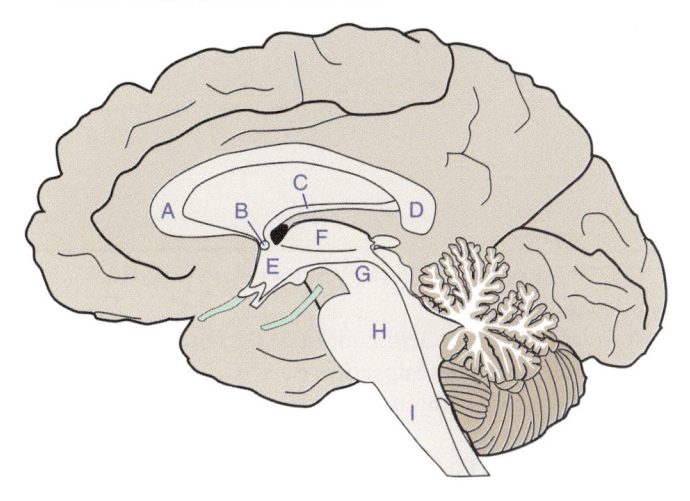

6. Ponte
7. Esplênio do corpo caloso
8. Efluxo do hipocampo
9. Principal retransmissor em vias destinadas ao córtex cerebral
10. Centro de controle para o sistema nervoso autônomo

Responda às questões 11-15 usando as letras no diagrama a seguir. Uma letra pode não ser usada, ser usada uma vez ou ser usada mais de uma vez.

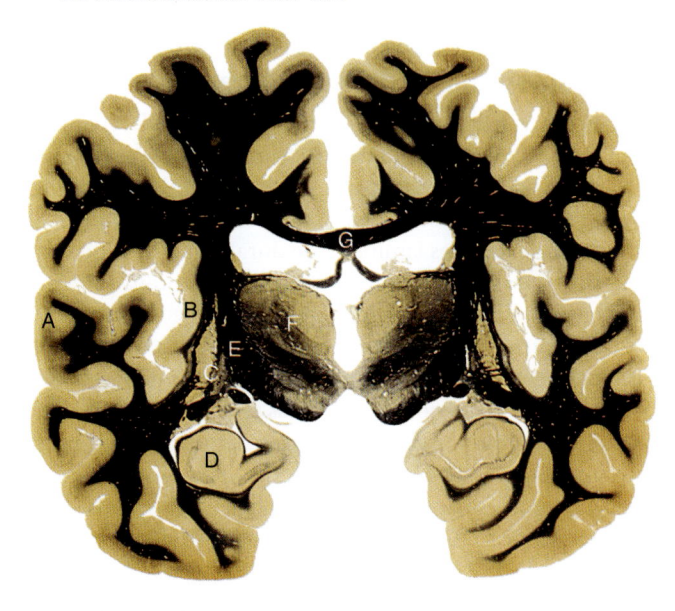

11. Lobo insular
12. Núcleo lentiforme
13. Tálamo
14. Parte dos núcleos da base
15. Hipocampo

16. Os neurônios aferentes primários para tato no hálux têm seus corpos celulares:
    a. na substância cinzenta ipsilateral da medula espinal.
    b. na substância cinzenta contralateral da medula espinal.
    c. nos gânglios ipsilaterais adjacentes à medula espinal.
    d. nos gânglios contralaterais adjacentes à medula espinal.
17. O nervo facial controla os músculos utilizados para franzir a testa, bem como aqueles usados ao sorrir. Uma lesão no córtex motor de um lado comumente causa enfraquecimento dos músculos contralaterais do sorriso, mas não causa fraqueza pronunciada nos músculos da fronte em um lado ou outro. A explicação mais provável para essa observação é:
    a. cada núcleo do nervo facial tem neurônios motores destinados aos músculos da fronte de ambos os lados, porém somente para os músculos do sorriso de um lado.
    b. o córtex cerebral de cada lado envia principalmente projeções cruzadas para alguns neurônios motores faciais e projeções bilaterais para outros.
18. A lesão de uma área sensitiva do córtex cerebral esquerdo causa *deficits* à direita porque:
    a. os neurônios aferentes primários cruzam a linha mediana em seu trajeto para as células de segunda ordem.
    b. as células de segunda ordem têm axônios que cruzam a linha mediana em seu trajeto para o tálamo.
    c. os neurônios talâmicos estendem-se ao córtex cerebral contralateral.
    d. qualquer uma das afirmações anteriores pode explicar o *deficit*, dependendo do sistema sensorial envolvido.
19. Uma lesão no lado direito do cerebelo causa:
    a. falta de coordenação do membro superior direito em decorrência da incapacidade de perceber sua posição.
    b. falta de coordenação do membro superior esquerdo em decorrência da incapacidade de perceber sua posição.
    c. dificuldade de controlar o membro superior esquerdo, com total consciência de seu movimento anormal.
    d. dificuldade de controlar o membro superior direito, com total consciência de seu movimento anormal.
20. Uma lesão nos núcleos da base da direita causa distúrbio do movimento no lado esquerdo porque:
    a. as fibras oriundas dos núcleos da base descem para a medula espinal, cruzando ao longo da via.
    b. as fibras oriundas dos núcleos da base se estendem ao tálamo contralateral, que, por sua vez, projeta para a medula espinal.
    c. as fibras oriundas dos núcleos da base se estendem ao tálamo ipsilateral, que, por sua vez, envia fibras cruzadas para a medula espinal.
    d. os núcleos da base se estendem ao tálamo, que, então, projeta para o córtex motor; todas essas conexões não são cruzadas, porém o córtex motor envia fibras cruzadas para a medula espinal.

# Revestimentos Meníngeos do Encéfalo e da Medula Espinal

As meninges formam uma parte importante do sistema de suspensão mecânica do sistema nervoso central (SNC), necessário para impedir que este se autodestrua enquanto nos movemos pelo mundo. Além disso, uma das meninges participa do sistema de barreiras que isola efetivamente os espaços extracelulares no sistema nervoso dos espaços extracelulares no restante do corpo.

## EXISTEM TRÊS MENINGES: DURA-MÁTER, ARACNOIDE-MÁTER E PIA-MÁTER

A dura-máter é uma membrana espessa de tecido conectivo que também serve de periósteo no interior do crânio (Fig. 4.1). A aracnoide-máter e a pia-máter são membranas colágenas muito mais delgadas. A aracnoide-máter está aposta à face interna da dura-máter, enquanto a pia-máter reveste a superfície externa do SNC. Dessa forma, o único espaço normalmente presente entre ou ao redor da parte encefálica das meninges é o espaço subaracnóideo (com exceção dos seios venosos encontrados junto à dura-máter). O arranjo da parte espinal das meninges é discretamente diferente, conforme será descrito adiante, neste capítulo.

## A DURA-MÁTER CONFERE RESISTÊNCIA MECÂNICA

A espessura e o colágeno abundante da dura-máter a tornam uma conexão mecânica entre o crânio e os delicados filamentos da aracnoide-máter (trabéculas aracnóideas) que suspendem o SNC em seu reservatório de líquido cerebroespinal (LCE). A flutuação parcial do SNC no LCE subaracnóideo, associada à suspensão mecânica pelas conexões crânio-dura-aracnoi-de-trabéculas aracnóideas-pia-SNC (Fig. 4.1), estabiliza o frágil SNC durante os movimentos habituais da cabeça.

## Os Septos Durais Separam Parcialmente os Diferentes Compartimentos Intracranianos

A suspensão crânio-dura-SNC que acabou de ser descrita não evitaria que diferentes partes do encéfalo (p. ex., os dois hemisférios cerebrais, ou o cerebelo e os lobos occipitais) colidissem entre si durante os movimentos da cabeça. Esse problema é resolvido por extensões laminares de dura-máter que formam as reflexões durais ou septos durais, os quais deslocam o sistema de suspensão para dentro. Os dois septos mais proeminentes são a foice do cérebro, entre os dois hemisférios cerebrais, e o tentório do cerebelo, entre o cerebelo, o tronco encefálico (inferiormente) e o prosencéfalo (superiormente). Essas separações não podem ser completas, uma vez que os dois hemisférios cerebrais estão interconectados logo abaixo da foice pelo corpo caloso e o tronco encefálico estende-se superiormente ao longo da incisura do tentório até o diencéfalo. As margens livres dessas reflexões durais são locais onde processos expansivos podem causar herniação de parte do encéfalo de um compartimento para outro.

## A Dura-máter Contém Seios Venosos que Drenam o Encéfalo

Ao longo das margens fixas das reflexões durais (e de algumas margens livres), existe um canal venoso revestido com endotélio no interior da dura-máter denominado seio (venoso) da dura-máter. Os seios mais evidentes são o seio sagital superior (ao longo da fixação da foice do cérebro no crânio); os seios transversos esquerdo e direito (ao longo da fixação do tentório do cerebelo ao crânio); e o seio reto (ao longo da

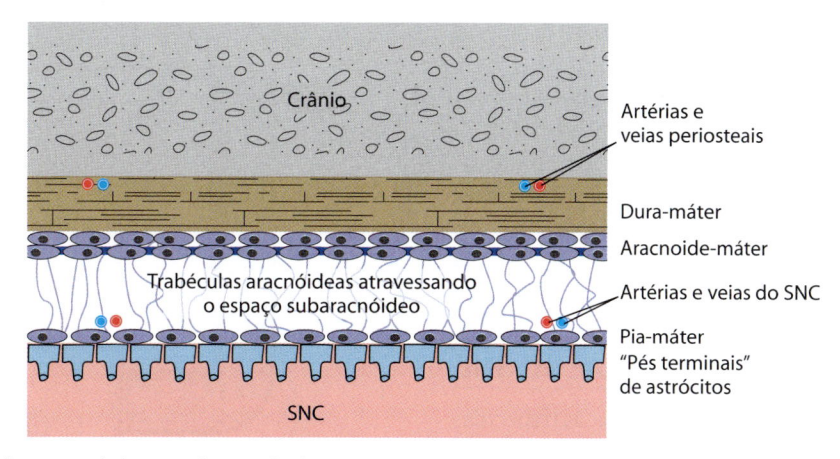

**FIG 4.1** Visão geral das meninges. As barras escuras que interconectam as células mais internas da aracnoide-máter indicam as faixas de junções oclusivas (*tight junctions*) que formam a barreira aracnóidea.

fixação da foice ao tentório). Todos os quatro se encontram na região posterior da cabeça, na **confluência dos seios** (também chamada **torcular**, ou torcular de Herófilo – que em grego significa "prensa de Herófilo"). Ao final, a drenagem venosa, bem como o LCE proveniente do encéfalo, chega a esses seios.

## A Dura-máter Tem seu Próprio Suprimento Sanguíneo

Além dos seios venosos que drenam o encéfalo, a dura-máter possui um conjunto predominantemente distinto de artérias e veias que contribuem com seu papel de periósteo para o crânio (Fig. 4.1). As **artérias meníngeas** podem ser clinicamente importantes, uma vez que a ruptura de uma delas é capaz de causar hemorragia entre o crânio e a dura-máter (hemorragia extradural ou epidural, descrita adiante).

## A Dura-máter é Sensível à Dor

A dura-máter e alguns vasos sanguíneos subaracnóideos são as únicas estruturas intracranianas sensíveis à dor, por isso uma inflamação (p. ex., meningite) ou tração (p. ex., por um processo expansivo) provoca dor de cabeça. O próprio encéfalo é isento de terminações sensíveis à dor.

## A DURA-MÁTER TEM UM REVESTIMENTO ARACNÓIDEO

A aracnoide-máter está unida ao crânio por seus pontos de fixação à dura-máter. A pia-máter está aderida ao SNC, portanto as trabéculas aracnóideas que interconectam a pia e a aracnoide formam um sistema de suspensão mecânica relativamente fraco para o SNC. O SNC fica totalmente imerso no LCE que preenche o espaço subaracnóideo. O efeito de flutuação parcial desse LCE diminui o peso efetivo do SNC de modo que o sistema meníngeo de suspensão consiga sustentar o encéfalo e a medula espinal (Fig. 4.1).

## A Aracnoide-máter Transpõe as Irregularidades de Superfície do SNC, Formando Cisternas

O espaço subaracnóideo é preenchido com LCE, contém as artérias e veias que irrigam e drenam o SNC e é atravessado pelas trabéculas aracnóideas. Grandes expansões de espaço

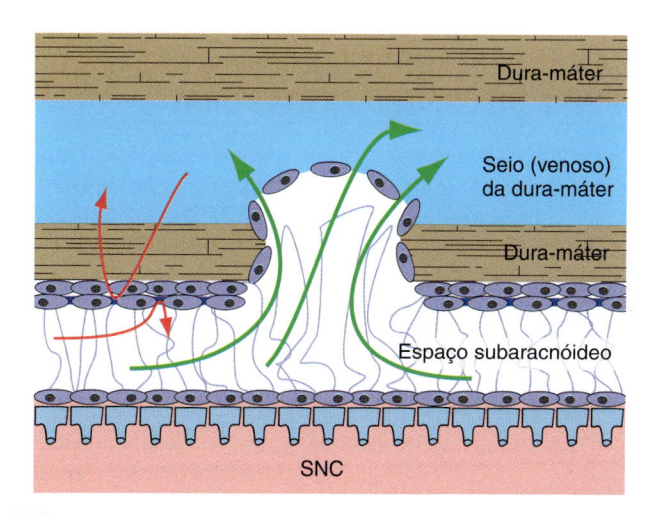

**FIG 4.2** Barreira e vilosidades aracnóideas. O líquido cerebroespinal pode fluir por orifícios funcionais em cada vilosidade aracnóidea e, assim, entrar no sangue venoso, porém os solutos não conseguem atravessar a aracnoide-máter em outros locais.

subaracnóideo correspondem às principais irregularidades na superfície do SNC e são denominadas **cisternas subaracnóideas**. As proeminentes cisternas intracranianas incluem a **cisterna magna** (entre o bulbo e a face inferior do cerebelo) e a **cisterna colicular** (superior ao mesencéfalo).

## O LCE Entra na Circulação Venosa pelas Vilosidades Aracnóideas

Evaginações aracnóideas projetam-se por entre os orifícios nas paredes dos seios da dura-máter, na forma de **vilosidades aracnóideas** (Fig. 4.2). Neste caso, apenas uma camada aracnóidea e uma endotelial separam o LCE do sangue venoso; a barreira aracnóidea (ver a próxima seção) está ausente e o LCE pode fluir diretamente do espaço subaracnóideo para o sangue venoso. As vilosidades aracnóideas atuam como valvas *flap* mecânicas, portanto, quando a pressão do LCE é maior do que a pressão venosa (situação habitual), ele entra no sistema venoso. Ocorrendo a situação inversa, as vilosidades se fecham e o sangue venoso não entra no espaço subaracnóideo.

## A Aracnoide-máter Tem Função de Barreira

A aracnoide-máter inclui uma camada de células conectadas entre si por faixas de junções oclusivas (*tight junctions*) representadas pelas barras escuras nas Figs. 4.1 e 4.2. Isso forma uma das três barreiras à difusão de substâncias extracelulares da dura-máter para o LCE, ou no sentido inverso. A **barreira aracnóidea** faz parte de um sistema, resumido no Capítulo 6, que separa efetivamente os líquidos extracelulares do sistema nervoso daqueles do restante do corpo.

## A PIA-MÁTER RECOBRE A SUPERFÍCIE DO SNC

A delgada pia-máter está conectada, por um lado, às trabéculas aracnóideas e, por outro, aos processos vasculares ("pés terminais") dos astrócitos que cobrem a superfície do SNC. Isso completa o sistema de suspensão mecânica.

## O CANAL VERTEBRAL CONTÉM A PARTE ESPINAL DO ESPAÇO EXTRADURAL

Em princípio, a parte espinal é similar à parte encefálica das meninges: uma dura-máter espessa revestida pela aracnoide-máter, o espaço subaracnóideo preenchido com LCE e interconexões suspensórias entre a aracnoide-máter e a pia-máter (Fig. 4.3). No entanto, no nível do forame magno, a camada periosteal da parte encefálica da dura-máter continua sobre a face externa do crânio, em vez de descer ao longo das vértebras. O resultado é um **espaço extradural** real entre a parte espinal da dura-máter e o periósteo vertebral (em oposição à *potencial* parte encefálica do espaço extradural, que, quando existente, está localizada entre o periósteo e o crânio). Esse espaço é utilizado para administração de anestésicos em casos de dor intensa, como no parto.

As trabéculas aracnóideas são espessas ao redor da medula espinal e formam os **ligamentos denticulados**. A medula espinal é mais curta do que o canal vertebral (Cap. 10), por isso há uma ampla cisterna subaracnóidea, a **cisterna lombar**, que se estende a partir dos níveis vertebrais LI/II a SII.

## UMA HEMORRAGIA PODE REVELAR POTENCIAIS ESPAÇOS MENÍNGEOS

### CONCEITOS-CHAVE

A ruptura de artérias meníngeas pode causar hemorragia extradural (epidural).

A ruptura de veias no local de entrada nos seios da dura-máter pode acarretar uma hemorragia subdural (acúmulo de sangue sob a dura-máter).

Normalmente, não há espaços entre a dura-máter e o crânio ou a aracnoide-máter, porém esses **potenciais espaços extradural (epidural)** e **subdural**[1] podem se revelar em certas condições patológicas (Fig. 4.4). Isso é causado, na maioria dos casos, pelo

---

[1]Embora referido de modo convencional como espaço subdural, a divisão na verdade ocorre na parte mais interna da dura-máter.

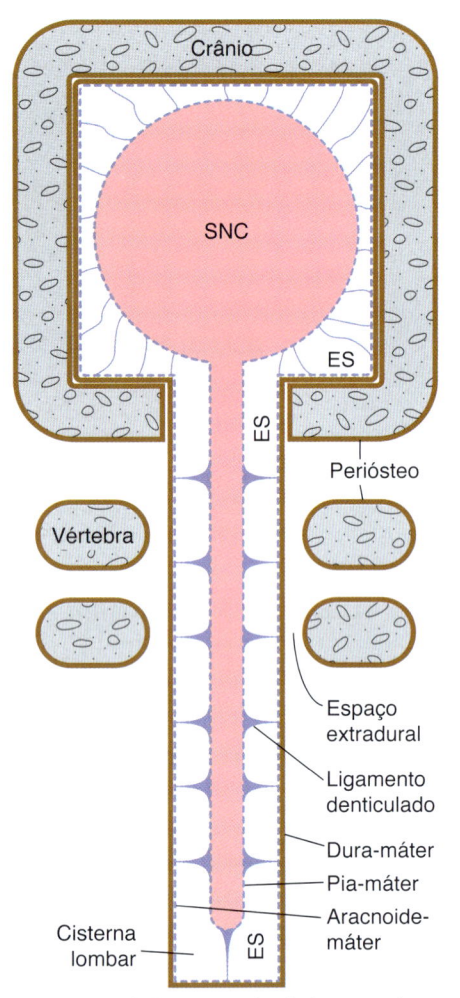

**FIG 4.3** Partes encefálica e espinal das meninges. A parte encefálica da dura-máter é, na verdade, uma bicamada. A camada periosteal continua sobre a face externa do crânio, deixando a parte espinal da dura-máter com uma só camada separada do periósteo vertebral por um espaço extradural real. *ES,* espaço subaracnóideo.

rompimento de uma artéria meníngea (levando à hemorragia extradural) ou de uma veia cerebral próxima à sua abertura em um seio da dura-máter (levando à hemorragia subdural). A ruptura de artérias e veias cerebrais comuns causa hemorragia subaracnóidea, uma vez que esses vasos residem no espaço subaracnóideo. Cada um tem uma aparência característica em imagens clínicas: as hemorragias extradurais em geral são localizadas, têm forma de lente biconvexa e tipicamente não cruzam suturas do crânio; por outro lado, as hemorragias subdurais costumam ser maiores, em forma semilunar, e tipicamente não cruzam as reflexões da dura-máter (*i.e.*, foice do cérebro ou tentório do cerebelo); já a hemorragia subaracnóidea preenche sulcos e cisternas.

## PODE HAVER HERNIAÇÃO DE PARTES DO SNC DE UM COMPARTIMENTO INTRACRANIANO PARA OUTRO

Como os septos durais são resistentes e firmes, enquanto o encéfalo é mole e macio, os processos expansivos (p. ex., hemorragias, tumores) podem causar herniações de partes

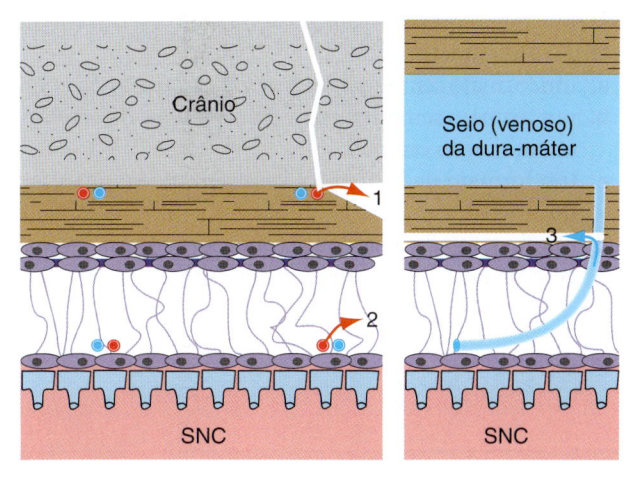

**FIG 4.4** Hemorragia no interior de espaços meníngeos real e potencial. *1*, A ruptura de uma artéria meníngea, em geral decorrente de uma fratura craniana, causa hemorragia extradural; *2*, a ruptura de uma artéria cerebral, como em um aneurisma roto, causa hemorragia subaracnóidea; e *3*, a ruptura de uma veia cerebral que penetra a aracnoide-máter ao seguir para um seio venoso causa hemorragia subdural (que, na verdade, separa as camadas mais internas da dura-máter).

do encéfalo de um lado do septo dural para outro. As mais comuns dessas herniações são aquelas em que o giro do cíngulo hernia sob a foice do cérebro, ou (de modo mais nefasto) em que o unco de um lobo temporal hernia através da incisura do tentório e comprime o mesencéfalo. As herniações do giro do cíngulo podem afetar a irrigação pela artéria cerebral anterior e são consideradas um fator precursor de herniação mais grave, como uma herniação uncal, a qual comprime o tronco encefálico e pode levar a coma e/ou hemorragia de Duret (hemorragia intraencefálica). Um sinal de herniação uncal consiste em perda de movimentos oculares e dilatação pupilar, geralmente decorrente da compressão do III nervo craniano pelo unco, tornando-a inoperável. De modo similar, a presença de um processo expansivo na fossa posterior do crânio pode causar herniação de partes inferiores do cerebelo (**tonsilas do cerebelo**) (Fig. 20.1) pelo forame magno e compressão medular, resultando em perda de consciência, o que é conhecido como **malformação de Chiari**. O tratamento de qualquer tipo de herniação consiste em remover o processo expansivo causal, craniectomia descompressiva por retirada de parte do crânio e permitir a expansão do encéfalo e a diminuição da pressão intracraniana.

## QUESTÕES DE ESTUDO

1. Um jogador de handebol de 39 anos de idade colidiu contra uma parede enquanto corria a toda velocidade e bateu o lado esquerdo da cabeça. Ao longo das 2 horas subsequentes, tornou-se progressivamente desorientado e letárgico, tendo sido levado ao pronto-socorro. Os exames de imagem revelaram fratura craniana, ruptura da artéria meníngea média e hematoma em expansão comprimindo o lado esquerdo do cérebro. Provavelmente essa hemorragia ocorreu no:
   a. espaço extradural
   b. espaço intradural
   c. espaço subdural
   d. espaço subaracnóideo
   e. espaço subpial
2. O espaço real existente dentro do crânio é:
   a. espaço subdural
   b. espaço subaracnóideo
   c. espaço extradural
   d. a e b
   e. nenhuma das anteriores
3. A meninge mais espessa e mecanicamente resistente é:
   a. a dura-máter
   b. a aracnoide-máter
   c. a pia-máter
4. A presença de uma massa no lobo parietal pode causar herniação do giro do cíngulo ipsilateral:
   a. sob a foice do cérebro
   b. através da incisura do tentório
   c. além do tentório do cerebelo
   d. através do forame magno

5. A presença de uma massa no lobo parietal pode causar herniação do unco ipsilateral:
   a. sob a foice do cérebro
   b. através da incisura do tentório
   c. além do tentório do cerebelo
   d. através do forame magno
6. Uma pequena molécula proteica localizada no periósteo interno do crânio que se difunde em direção ao encéfalo encontra uma barreira à difusão:
   a. na dura-máter
   b. em uma camada de células aracnóideas
   c. na pia-máter
   d. em nenhum local
7. O líquido cerebroespinal entra no sangue venoso:
   a. difundindo-se através das paredes dos seios (venosos) da dura-máter
   b. por transporte ativo na aracnoide-máter
   c. passando por orifícios funcionais nas vilosidades aracnóideas
   d. atravessando diretamente as paredes das veias no espaço subaracnóideo
8. Qual dos seguintes fatores é o menos importante na manutenção do formato e na posição do SNC?
   a. trabéculas aracnóideas
   b. ligamentos denteados
   c. rigidez mecânica do SNC
   d. efeito de flutuação parcial do líquido cerebroespinal no espaço subaracnóideo
   e. fixação física da aracnoide-máter à dura-máter

**9.** Uma característica da parte espinal das meninges é:
   **a.** o espaço extradural real existente entre a dura-máter e o periósteo vertebral
   **b.** o espaço extradural potencial entre a dura-máter e o periósteo vertebral
   **c.** a ausência de espaço subaracnóideo
   **d.** um espaço subdural real

**10.** Um dos primeiros sinais de herniação uncal é:
   **a.** a perda de irrigação da porção anterior do cérebro
   **b.** a perda de consciência
   **c.** a perda de movimentos oculares e a dilatação pupilar ipsilateral
   **d.** a perda de movimentos contralaterais

**11.** Hemorragias que ocorrem entre o crânio e a dura-máter têm como característica:
   **a.** um formato semilunar sem cruzar as suturas do crânio
   **b.** um formato semilunar sem cruzar a foice do cérebro e o tentório do cerebelo
   **c.** um formato de lente biconvexa sem cruzar as suturas do crânio
   **d.** um formato de lente biconvexa sem cruzar a foice do cérebro e o tentório do cerebelo

# Ventrículos e Líquido Cerebroespinal

O **sistema ventricular**, remanescente da cavidade mediana do tubo neural embrionário (Fig. 2.5), consiste em uma série de cavidades interconectadas distribuídas ao longo da maior parte do sistema nervoso central (SNC).

## O ENCÉFALO CONTÉM QUATRO VENTRÍCULOS

Existe um par de **ventrículos laterais** no telencéfalo (um para cada hemisfério cerebral), um **terceiro ventrículo** mediano no diencéfalo e um **quarto ventrículo** que se estende além da linha mediana, na ponte e no bulbo. O **líquido cerebroespinal (LCE)** é secretado nos ventrículos, preenchendo-os, e, no quarto ventrículo, flui pelas três aberturas para, em seguida, ocupar o espaço subaracnóideo.

### Um Ventrículo Lateral se Curva ao Longo de Cada Hemisfério Cerebral

Cada ventrículo lateral é basicamente uma estrutura em forma de "C". Esse formato em "C" se curva a partir de um **corno temporal** (inferior) no lobo temporal, ao longo de uma **parte central** no lobo parietal e uma pequena parte do lobo frontal, e termina no **forame interventricular**, onde cada ventrículo lateral se comunica com o terceiro ventrículo. Ao longo desse curso em forma de "C", emergem duas extensões – um **corno occipital** (posterior) que se estende posteriormente no lobo occipital e um **corno frontal** (anterior) que se estende anteriormente no lobo frontal (Fig. 5.1). A área expandida onde a parte central e os cornos temporal e occipital se encontram é chamada **átrio**. Cada ventrículo lateral representa a cavidade de uma vesícula telencefálica embrionária, de modo que estruturas telencefálicas, como o núcleo caudado e o hipocampo, margeiam grande parte dela; o tálamo, um derivado diencefálico, também faz parte de seu assoalho.

### O Terceiro Ventrículo É a Cavidade Mediana do Diencéfalo

O terceiro ventrículo é uma fenda mediana no diencéfalo, cujas paredes são formadas pelo hipotálamo e grande parte do tálamo. Os tálamos se desenvolvem e encontram-se no plano mediano do terceiro ventrículo na maioria dos encéfalos humanos para formar uma **aderência intertalâmica**, de modo que o ventrículo assume o formato de uma "rosca disforme", cujo orifício corresponde à área onde os tálamos se "fundem". O terceiro ventrículo se conecta ao quarto ventrículo pelo pequeno **aqueduto do mesencéfalo,** no interior do tronco encefálico.

### O Quarto Ventrículo se Comunica com as Cisternas Subaracnóideas

O quarto ventrículo se estende do aqueduto do mesencéfalo até um nível médio do bulbo, onde se estreita no **canal central** vestigial (sem uso efetivo após o nascimento) da parte caudal do bulbo e da medula espinal. Atinge sua maior amplitude na junção bulbopontina, onde se prolonga por um **recesso lateral** em cada lado. O teto do quarto ventrículo, em forma de tenda, intromete-se no cerebelo.

O sistema ventricular se comunica com o espaço subaracnóideo por meio de três orifícios do quarto ventrículo, duas **aberturas laterais** na extremidade de cada recesso lateral e uma **abertura mediana** acima do ponto onde o quarto ventrículo se estreita no canal central.

## Os Ventrículos Contêm Apenas uma Fração do LCE

Embora o LCE seja produzido nos ventrículos, está fisicamente localizado, em sua maior parte, no espaço subaracnóideo (cerca de 25 mL nos ventrículos *vs.* ~ 150 mL no espaço subaracnóideo).

## O PLEXO CORIÓIDEO PRODUZ A MAIOR PARTE DO LCE

### CONCEITO-CHAVE

O revestimento ependimário do plexo corióideo diferencia-se em um epitélio secretor.

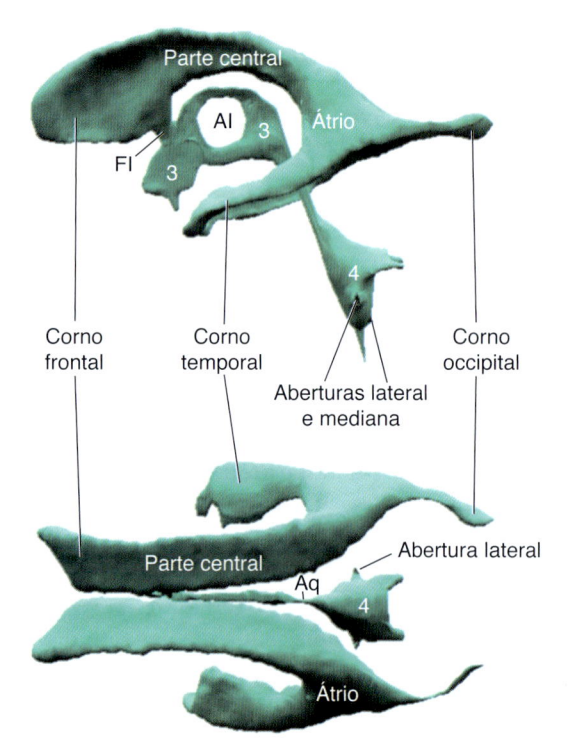

**FIG 5.1** Os ventrículos. *3*, terceiro ventrículo; *4*, quarto ventrículo; *Aq*, aqueduto do mesencéfalo; *AI*, aderência intertalâmica; *FI*, forame interventricular. (Agradecimentos ao Dr. John Sundsten.)

O plexo corióideo é formado em certas áreas onde os revestimentos interno (*i.e.*, epêndima) e externo (*i.e.*, pia-máter) do SNC estão em contato direto, sem tecido nervoso interposto. Nesses locais, as células ependimárias são diferenciadas em um epitélio secretor chamado epitélio corióideo; as células adjacentes desse epitélio são unidas por junções oclusivas e constituem uma das três barreiras de difusão – as outras duas incluem a barreira aracnóidea (Cap. 4) e as células endoteliais dos vasos sanguíneos no parênquima (Cap. 6). O tecido conjuntivo vascular invagina essa membrana pia/epêndima, formando um plexo corióideo multipregueado (Fig. 5.2). Isso significa que, onde houver plexo corióideo, um lado sempre estará voltado para um ventrículo e o outro, para o espaço subaracnóideo.

Um longo cordão de plexo corióideo acompanha o formato em "C" de cada ventrículo lateral, progride pelo forame interventricular e associa-se ao teto do terceiro ventrículo. Cordões separados de plexo corióideo desenvolvem-se no teto do quarto ventrículo, estendem-se lateralmente pelas aberturas laterais e caudalmente para a abertura mediana.

## O LCE É uma Secreção do Plexo Corióideo

Os capilares do plexo corióideo, diferente da maioria dos outros capilares da barreira aracnóidea, são permeáveis aos solutos do plasma, portanto os solutos plasmáticos deixam os capilares, atravessam a camada pial, são detidos pela barreira à difusão do epitélio corióideo e formam o substrato para secreção ativa de LCE para o interior dos ventrículos pelo epitélio corióideo. O LCE resultante é límpido e incolor, pobre em proteínas e similar (sem ser idêntico) ao soro quanto à composição iônica.

## O LCE Circula Através e ao Redor do SNC para Finalmente Ter Acesso ao Sistema Venoso

O LCE secretado pelos plexos corióideos flui pelo sistema ventricular (Fig. 5.3), impelido pelo LCE recém-formado. Ele deixa o quarto ventrículo pelas aberturas laterais e mediana, flui pelo espaço subaracnóideo até chegar às vilosidades aracnóideas (a maioria das quais se projeta para dentro do seio sagital superior) e, por fim, incorpora-se à circulação venosa (Fig. 5.4).

O fluxo através das vilosidades aracnóideas é passivo, determinado pela diferença de pressão hidrostática entre o LCE

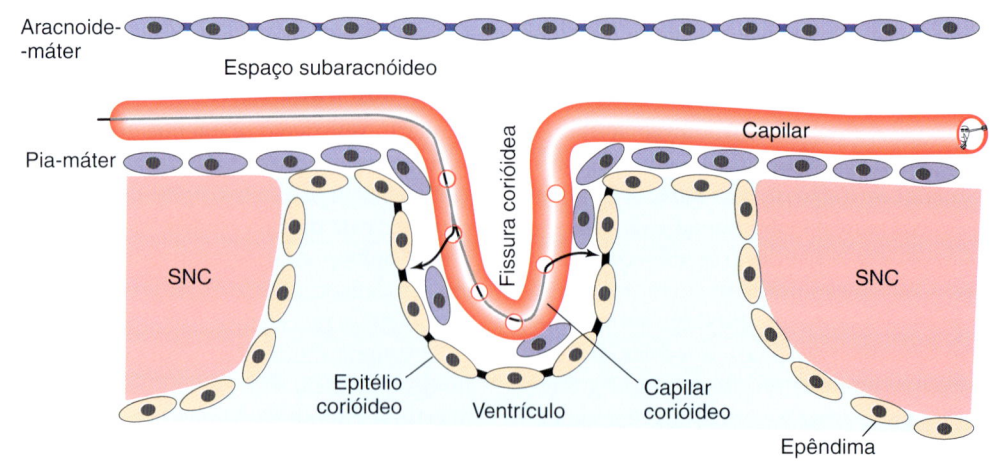

**FIG 5.2** Composição do plexo corióideo.

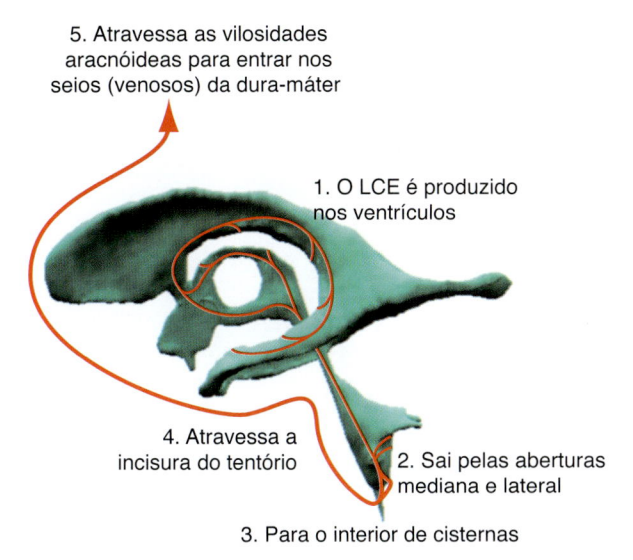

5. Atravessa as vilosidades aracnóideas para entrar nos seios (venosos) da dura-máter

1. O LCE é produzido nos ventrículos

4. Atravessa a incisura do tentório

2. Sai pelas aberturas mediana e lateral

3. Para o interior de cisternas

**FIG 5.3** Circulação de LCE. O LCE deixa o quarto ventrículo para entrar na fossa posterior do crânio, de modo que sua maior parte tem que fluir pela incisura do tentório, junto ao tronco encefálico, para chegar às vilosidades aracnóideas no seio sagital superior e em outros seios. *LCE*, líquido cerebroespinal. (Agradecimentos ao Dr. John Sundsten.)

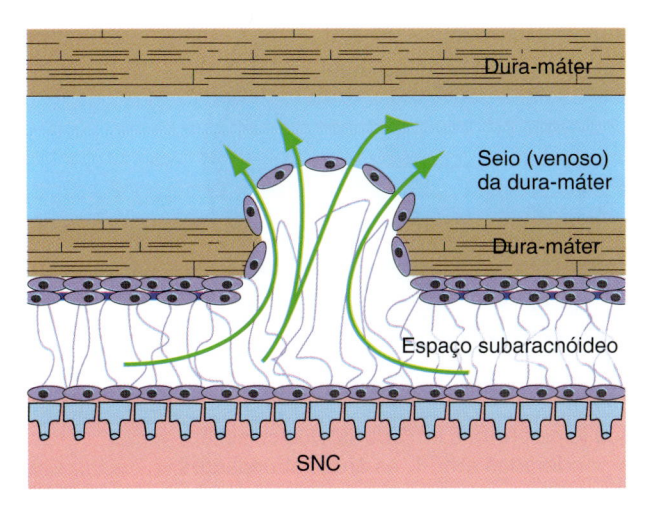

Dura-máter

Seio (venoso) da dura-máter

Dura-máter

Espaço subaracnóideo

SNC

**FIG 5.4** Fluxo do LCE por uma vilosidade aracnóidea. *LCE*, líquido cerebroespinal.

do espaço subaracnóideo e o sangue venoso do seio sagital superior. As vilosidades atuam como pequenas válvulas *flap*, de modo que o fluxo reverso é impedido quando a pressão venosa excede a pressão no LCE.

## O LCE Tem Múltiplas Funções

O LCE tem dois tipos de função – físicas e químicas. Entre as principais funções estão: (1) o SNC quase flutua no LCE subaracnóideo, facilitando a estabilização do SNC pelas meninges no interior da cabeça e da coluna vertebral; e (2) o LCE atua como um "tampão espacial" e uma parte pode ser expelida da cabeça e, assim, possibilitar eventos como os pulsos arteriais. As funções químicas são baseadas na difusão simples entre o LCE e o líquido extracelular ao redor dos neurônios, o que implica que as alterações do LCE (p. ex., modificações nas concentrações iônicas ou níveis hormonais) afetam os neurônios.

## AS TÉCNICAS POR IMAGEM POSSIBILITAM A VISUALIZAÇÃO DO SNC E DO LCE

Encontramos dois grandes problemas ao tentar obter imagens de encéfalo de indivíduos vivos e não violados. Um problema é a geração de contraste (*i.e.*, fazer que crânio, sangue, LCE e encéfalo produzam diferentes quantidades de algum sinal). O outro é obter uma reconstrução 3D a partir de uma imagem 2D. Por muito tempo, esses dois problemas eram abordados de forma um tanto indireta. O contraste era produzido onde em geral inexistia – p. ex., introduzindo-se ar nos ventrículos (**pneumoencefalografia**) ou injetando-se líquidos radiopacos nos vasos sanguíneos (**angiografia**). Imagens eram obtidas a partir de múltiplos ângulos para criar uma reconstrução 3D, porém ainda causavam achatamento de todo o contraste de um objeto sólido em uma imagem 2D.

### A Tomografia Produz Imagens de "Fatias" Bidimensionais

A construção de imagens de "fatias" da cabeça pode contornar ambos os problemas: a representação gráfica da densidade radiográfica ou outro parâmetro em um único plano impede que algumas áreas sejam cobertas, ou que fiquem sobrepostas a outras. Existem vários tipos de tomografia, mas todos dependem de cálculos computadorizados basicamente similares. Dependendo da sonda ou do dispositivo medidor, o processo pode gerar mapas de densidade radiográfica, concentração de água, concentração de pósitron ou algum outro parâmetro. A estratégia para interpretar as imagens tomográficas está em saber de onde vem o contraste.

### A TC Produz Mapas de Densidade Radiográfica

Rotacionar geradores e detectores de raios X em torno da cabeça de um indivíduo e variar sistematicamente o centro de rotação permite construir mapas de densidade radiográfica. (Ainda que toda **tomografia** moderna seja um tipo de tomografia computadorizada, em geral o termo "TC" é usado para indicar uma **TC por raios X**.) Assim como nas radiografias de crânio, o osso é branco e o ar é preto (Fig. 5.5). A substância branca, devido a todo o conteúdo lipídico, é menos radiopaca do que a substância cinzenta, portanto mais escura; o LCE, constituído principalmente por água, é ainda mais escuro.

### A Imagem por Ressonância Magnética Produz Mapas de Concentração de Água

A **imagem por ressonância magnética (RM)** é baseada em cálculos similares e, contudo, um sinal fundamentalmente diferente – a reemissão de ondas de rádio absorvidas por átomos em um forte campo magnético. A fonte mais abundante desses sinais no SNC são os prótons, sobretudo na água, mas também em outras moléculas. Como a concentração de água livre e as concentrações de outras moléculas variam em diferentes partes do SNC e áreas adjacentes, a substância branca, a substância cinzenta e o LCE têm aparência distinta. Constantes de tempo diferentes podem ser usadas para produzir imagens com aparências distintas (Fig. 5.6), entretanto as áreas com poucos prótons, como o osso e as cavidades cheias de ar, emitem pouco sinal.

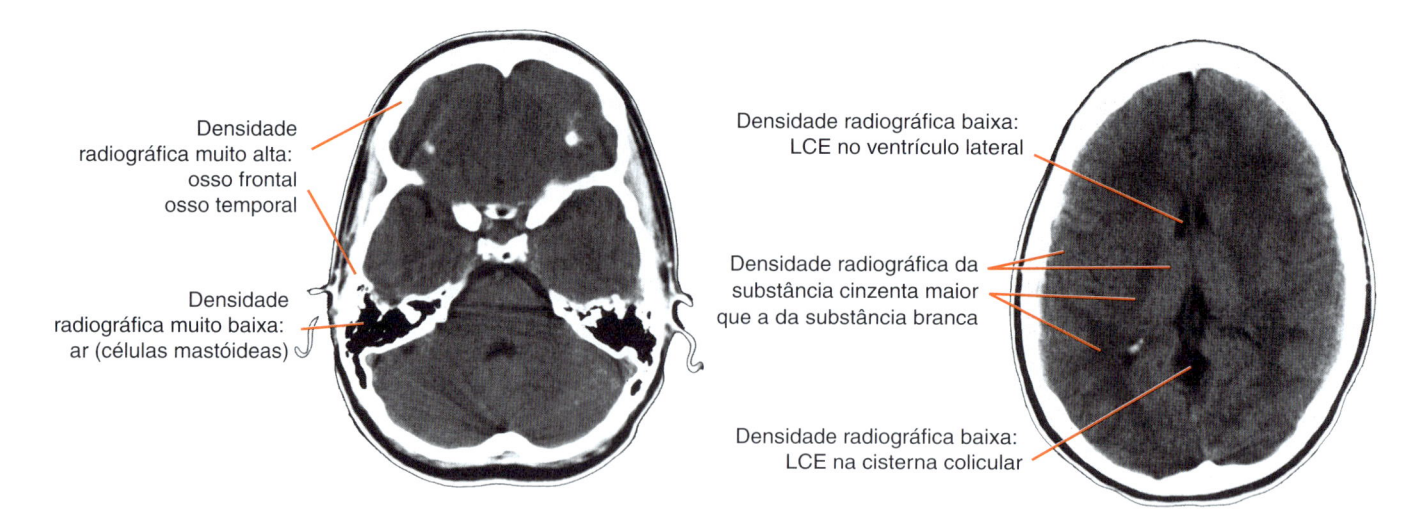

**FIG 5.5** Exame de TC para mapear a densidade radiográfica de estruturas e áreas situadas na cabeça. TC, tomografia computadorizada axial. (Agradecimentos ao Dr. Ray Carmody.)

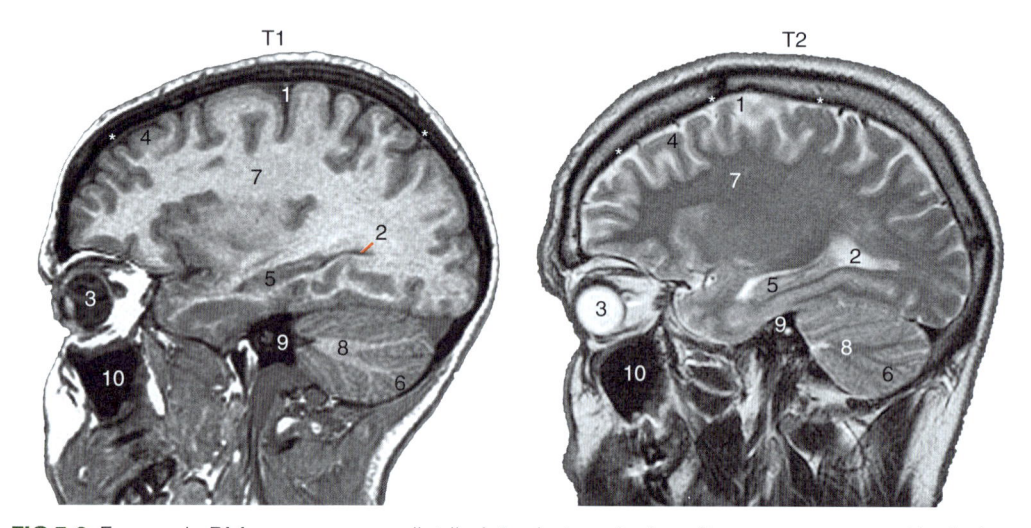

**FIG 5.6** Exame de RM para mapear a distribuição da água (e de prótons em outras moléculas) em estruturas e áreas localizadas na cabeça. Nas imagens ponderadas em T1, as áreas abundantes em água (como *1*, LCE subaracnóideo; *2*, LCE ventricular; e *3*, corpo vítreo do olho) são escuras, enquanto nas imagens ponderadas em T2, são brilhantes. Nas imagens ponderadas em T1, a substância cinzenta (como *4*, córtex cerebral; *5*, hipocampo; e *6*, córtex cerebelar) é mais escura do que a substância branca (como *7*, substância branca profunda do cérebro; e *8*, cerebelo). Nas imagens ponderadas em T2, a substância cinzenta é mais clara do que a substância branca. Em ambos os tipos de imagem, áreas com poucos prótons (como *, a lâmina interna da calvária; *9*, o osso temporal; e *10*, seio maxilar) produzem pouco sinal e são escuras. *LCE*, líquido cerebroespinal; *RM*, ressonância magnética. (Agradecimentos à Dra. Elena Plante e ao Dr. Ray Carmody.)

## A INTERRUPÇÃO DA CIRCULAÇÃO DE LCE PODE CAUSAR HIDROCEFALIA

Existem obstáculos na via de circulação do LCE, tanto dentro como fora do sistema ventricular. Se a circulação for obstruída, a produção de LCE continua inalterada e há desenvolvimento de hidrocefalia. Se a obstrução impedir a comunicação entre alguma parte do sistema ventricular e o espaço subaracnóideo, a hidrocefalia é denominada não comunicante. Se todas as partes do sistema ventricular continuarem se comunicando pelo menos com alguma porção do espaço subaracnóideo, a

hidrocefalia é denominada comunicante. A hidrocefalia não comunicante pode ser causada por processos obstrutivos do forame interventricular, do aqueduto ou das três aberturas do quarto ventrículo. A hidrocefalia comunicante pode ser causada pela obstrução da incisura do tentório (uma vez que o LCE deve atravessá-la em seu trajeto da fossa posterior do crânio para o seio sagital superior) ou pela oclusão das vilosidades aracnóideas; também pode ocorrer, pelo menos teoricamente, em decorrência da superprodução de LCE e uma limitação em sua drenagem do espaço subaracnóideo para o seio sagital superior.

## QUESTÕES DE ESTUDO

1. Um paciente possui um pequeno tumor que obstrui o forame interventricular direito. Qual(is) parte(s) do sistema ventricular provavelmente se expandirá(ão) em decorrência da obstrução pelo tumor?

2. As áreas mais claras observadas em TCs convencionais contêm principalmente:
   a. ar
   b. osso
   c. substância cinzenta
   d. substância branca
   e. água

3. Partes do tálamo limitam:
   a. o ventrículo lateral
   b. o terceiro ventrículo
   c. o quarto ventrículo
   d. (a) e (b) estão corretas
   e. todas as anteriores

4. A abertura mediana é:
   a. o canal pelo qual um ventrículo lateral se comunica com o terceiro ventrículo.
   b. o canal no mesencéfalo pelo qual o terceiro e o quarto ventrículos se comunicam.
   c. uma abertura no teto do terceiro ventrículo próximo à glândula pineal.
   d. uma abertura no teto do quarto ventrículo na porção média do bulbo.
   e. outro termo para o canal central da medula espinal.

5. O plexo corióideo é encontrado em todos os locais a seguir, exceto:
   a. no corno frontal do ventrículo lateral
   b. na parte central do ventrículo lateral
   c. no teto do terceiro ventrículo
   d. no teto do quarto ventrículo

6. Um corante insolúvel em lipídeos injetado em uma artéria que irriga o plexo corióideo:
   a. não atravessa a parede dos capilares corióideos
   b. atravessaria o plexo corióideo, mas é contido pelo revestimento ependimário do ventrículo
   c. atravessa a parede dos capilares corióideos, mas é contido pelo epitélio corióideo
   d. nenhuma das anteriores

7. O principal mecanismo envolvido na formação do LCE é:
   a. a ultrafiltração pelas paredes dos capilares corióideos
   b. a ultrafiltração pela camada pial do plexo corióideo
   c. o transporte ativo de substâncias pelas paredes dos capilares corióideos
   d. o transporte ativo de substâncias pelo epitélio corióideo
   e. o transporte ativo de substâncias pelas paredes das vilosidades aracnóideas

8. A trombose da parte posterior (e não da parte anterior) do seio sagital superior pode causar elevação da pressão intracraniana; alguns chegam a alegar que pode produzir hidrocefalia. Por quê?

9. O _____ deve ser escuro em RMs ponderadas em T1 e em T2.
   a. córtex cerebral
   b. corpo caloso
   c. ventrículo lateral
   d. osso temporal (parte petrosa)
   e. espaço subaracnóideo

10. Uma RM ponderada em T2 da substância cinzenta é _____ a da substância branca.
    a. mais escura do que
    b. mais clara do que
    c. igual

11. Em RMs ponderadas em T1, áreas com grande quantidade de água são _____, quando comparadas com RMs ponderadas em T2.
    a. mais escuras
    b. mais claras
    c. iguais

12. A hidrocefalia não comunincante pode ser causada por:
    a. obstrução da incisura do tentório
    b. obstrução das três aberturas do quarto ventrículo
    c. obstrução do aqueduto do mesencéfalo
    d. qualquer uma das anteriores
    e. (b) ou (c)

13. As células endoteliais dos vasos do sistema circulatório que penetram o parênquima encefálico formam junções oclusivas e, assim, constituem uma das três partes da barreira hematoencefálica. As outras duas consistem:
    a. nas junções oclusivas dos capilares corióideos e na barreira aracnóidea
    b. nas junções oclusivas dos capilares corióideos e na barreira pial
    c. nas junções oclusivas do epitélio corióideo e na barreira aracnóidea
    d. nas junções oclusivas do epitélio corióideo e na barreira pial
    e. nas junções oclusivas do epitélio corióideo e nas junções oclusivas dos capilares corióideos

14. Um paciente de 32 anos relatou incapacidade de jogar golfe devido a uma recente falta de coordenação. Ao exame clínico, demonstrou certo grau de ataxia de membros, perda do equilíbrio e papiledema em ambos os olhos. Ele foi diagnosticado com um tumor cerebelar que se expandiu para o interior do quarto ventrículo. Com base nesses sintomas, o que poderia estar causando o papiledema em seus olhos?
    a. malformação de Chiari
    b. hidrocefalia comunicante
    c. tumor meníngeo dural
    d. hidrocefalia não comunicante
    e. herniação uncal

# Vascularização do Encéfalo

O sistema nervoso central (SNC) é extremamente ativo do ponto de vista metabólico – em relação ao seu peso, usa mais do que compartilha o oxigênio e a glicose disponíveis. Em conformidade com essa atividade metabólica, conta com um suprimento arterial abundante e rigorosamente regulado, bem como um amplo sistema venoso de drenagem. Além disso, para garantir seu funcionamento apropriado, o SNC depende de concentrações iônicas extracelulares cuidadosamente controladas. Parte da base para esse controle consiste em um sistema de barreiras de difusão, entre as quais os vasos sanguíneos cerebrais constituem a parte principal.

## AS ARTÉRIAS CARÓTIDAS INTERNAS E VERTEBRAIS IRRIGAM O CÉREBRO

Dois sistemas arteriais interconectados fornecem suprimento sanguíneo ao encéfalo (Fig. 6.1). Um sistema carótico interno de cada lado supre o hemisfério cerebral ipsilateral, com exceção da face medial do lobo occipital e das faces medial e inferior do lobo temporal. O sistema vertebrobasilar irriga as partes dos lobos occipital e temporal não supridas pelo sistema carótico interno, bem como o tronco encefálico e o cerebelo. O suprimento destinado ao diencéfalo é compartilhado pelos dois sistemas, em que o sistema vertebrobasilar irriga a maior parte do tálamo e o sistema carótico interno, a maior parte do hipotálamo.

### As Artérias Carótidas Internas Irrigam a Maior Parte do Cérebro

#### CONCEITO-CHAVE

Pequenas artérias perfurantes irrigam estruturas cerebrais profundas.

A artéria carótida interna tem dois grandes ramos terminais, as artérias cerebrais anterior (ACA) e média (ACM), que repre-

sentam duas das três artérias que irrigam o córtex cerebral. Em seu trajeto para as áreas corticais irrigadas, ambas originam um grande número de pequenas artérias perfurantes ou centrais que irrigam a maior parte do hipotálamo, núcleos da base e cápsula interna. (Um grupo equivalente oriundo do sistema vertebrobasilar irriga o tálamo e o tronco encefálico.) As artérias cerebrais anterior e média têm amplas áreas terminais de distribuição que, até certo ponto, são referidas pelo nome de cada artéria (Fig. 6.2). Os capilares nas extremidades da ACA e da ACM, bem como da artéria cerebral posterior (ACP), podem formar conexões chamadas anastomoses, que podem se sobrepor nas extremidades distais dos territórios arteriais (denominadas áreas de fronteira) para assegurar o suprimento sanguíneo. Essas áreas de fronteira são, entretanto, vulneráveis à falta de irrigação em situações de hipotensão ou anóxia graves. A lesão nas áreas de fronteira frequentemente é referida como infarto "divisor de águas" (*watershed*).

### O Sistema Vertebrobasilar Irriga o Tronco Encefálico e Partes do Cérebro e da Medula Espinal

As duas artérias vertebrais se fundem próximo ao sulco bulbopontino e formam a artéria basilar única, a qual ascende para o mesencéfalo e termina bifurcando-se nas duas ACPs. Em seu trajeto junto ao tronco encefálico, as artérias vertebral e basilar originam uma série de ramos, cujos nomes indicam sua área de distribuição terminal (p. ex., a artéria cerebelar superior irriga a face superior do cerebelo e as partes laterais do mesencéfalo), os quais emitem ramos perfurantes que irrigam a parte lateral do tronco encefálico ao transpô-lo em seu trajeto rumo ao cerebelo. Por isso conhecer os níveis de origem dos ramos das artérias vertebrais e basilar (Fig. 6.3) fornece uma estimativa da irrigação do tronco encefálico

(p. ex., a **artéria cerebelar inferior anterior** irriga a parte inferoanterior do cerebelo e também as partes laterais da ponte, enquanto a **artéria cerebelar inferior posterior** irriga a área correspondente do cerebelo e as partes laterais do bulbo). As artérias vertebrais e basilar também emitem pequenas artérias perfurantes que nutrem estruturas medianas do tronco encefálico.

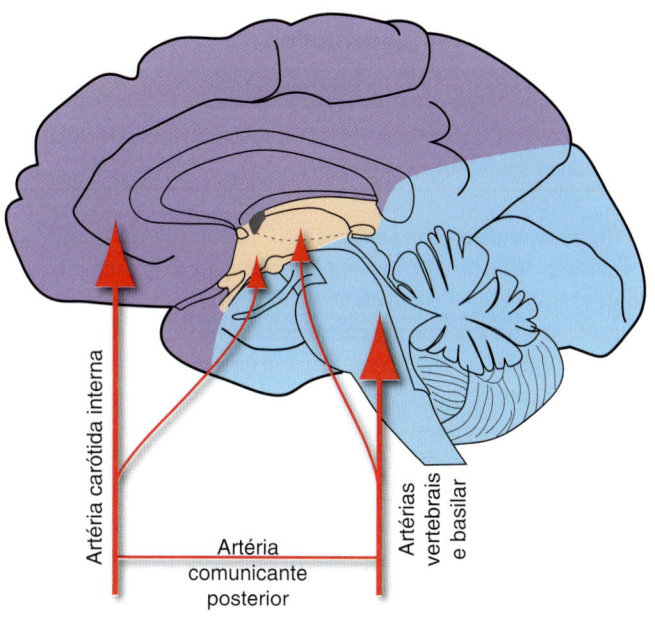

**FIG 6.1** Visão geral do suprimento arterial do SNC.

## O Círculo Arterial do Cérebro Interconecta os Sistemas Carótico Interno e Vertebrobasilar

Os sistemas carótico interno e vertebrobasilar são interconectados por uma **artéria comunicante posterior** em cada lado. Além disso, as duas artérias cerebrais anteriores são interconectadas pela **artéria comunicante anterior**. Essas artérias comunicantes completam o **círculo arterial do cérebro** (de Willis) (Fig. 6.4). As artérias comunicantes costumam ser bastante pequenas e incapazes de transportar muito sangue, entretanto, nos casos em que há desenvolvimento lento de oclusões no círculo arterial ou em artérias que levam a ele, as artérias comunicantes podem expandir-se e proporcionar uma via alternativa relevante para o fluxo sanguíneo.

Os aneurismas ocorrem com frequência nos locais de ramificação no círculo arterial do cérebro. Essas pequenas evaginações cheias de sangue nas paredes arteriais são denominadas aneurismas saculares. As áreas habituais incluem a bifurcação da basilar em ACPs e a artéria comunicante anterior, entretanto qualquer ponto de ramificação é vulnerável a um aneurisma sacular. A ruptura do aneurisma sacular resulta em hemorragia subaracnóidea, causando cefaleia intensa e exigindo reparo imediato. Infelizmente, há alta taxa de mortalidade e/ou incapacitação associada a um aneurisma sacular roto.

As numerosas artérias perfurantes ou centrais que têm origem nas principais artérias na base do encéfalo – muitas do círculo arterial do cérebro, algumas fora dele – têm uma importância desproporcional aos seus tamanhos, porque irrigam estruturas profundas onde estão agrupadas partes de múltiplos sistemas – locais como tronco encefálico, diencéfalo e cápsula interna.

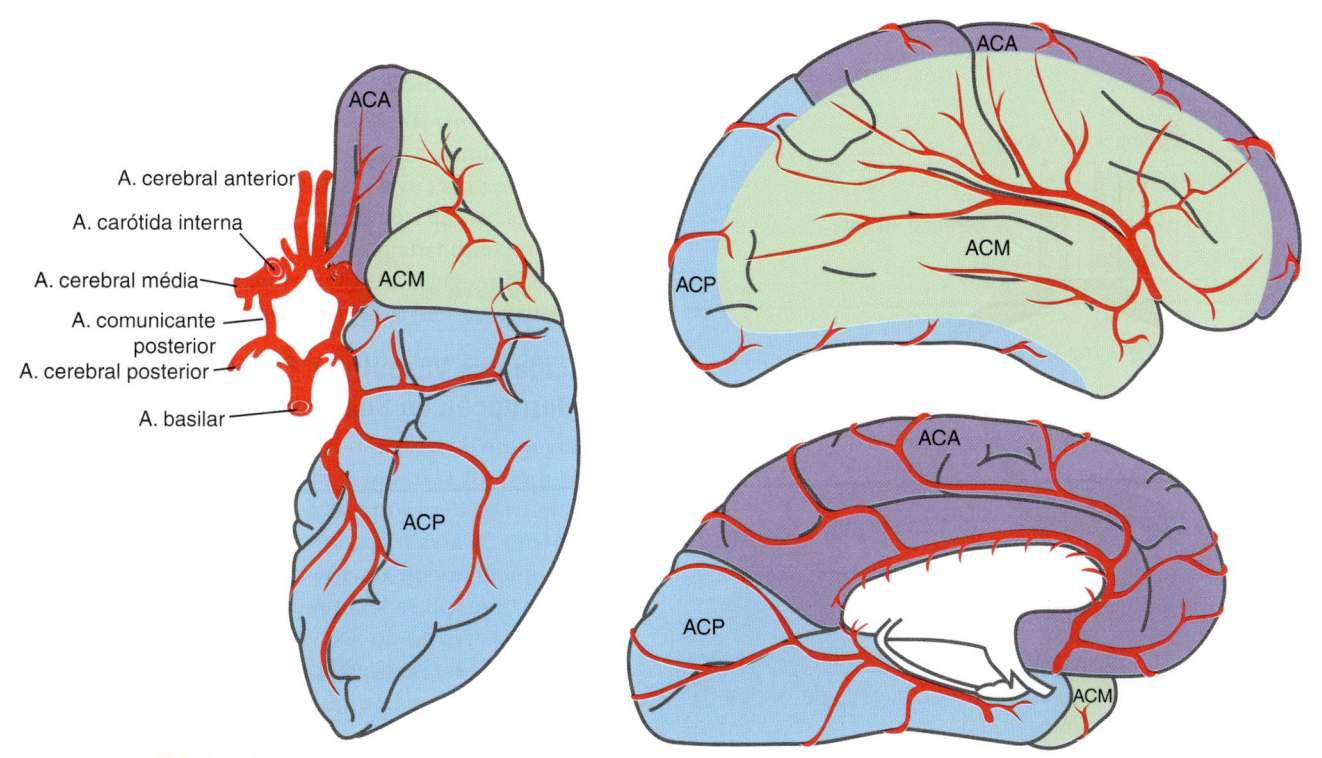

**FIG 6.2** Suprimento arterial do córtex cerebral. *ACA*, *ACM* e *ACP* indicam as áreas supridas pelas artérias cerebrais anterior, média e posterior, respectivamente. (Modificado com permissão de Mettler FA: *Neuroanatomy*, ed 2. St. Louis, Mosby, 1948.)

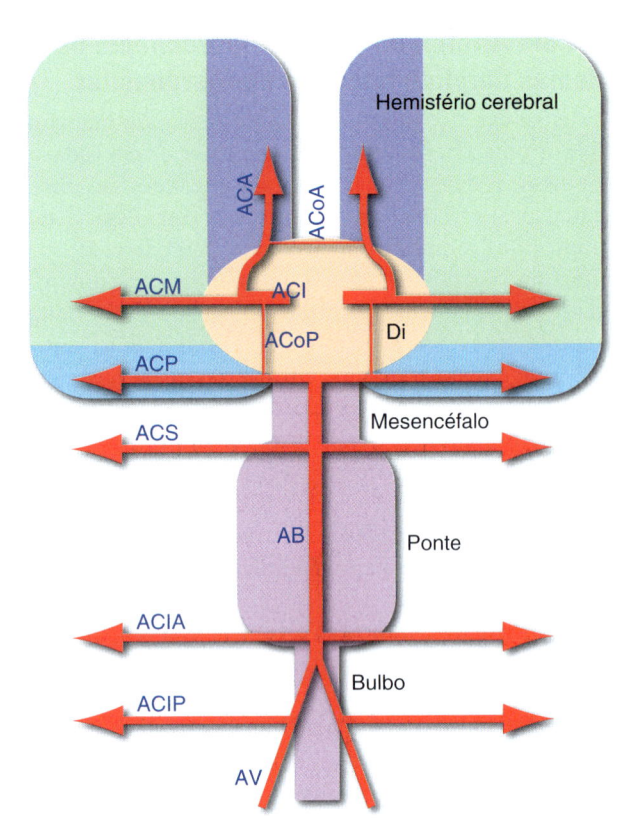

**FIG 6.3** Ramos das artérias vertebral, basilar e carótida interna. *ACA*, artéria cerebral anterior; *ACoA*, artéria comunicante anterior; *ACIA*, artéria cerebelar inferior anterior; *AB*, artéria basilar; *Di*, diencéfalo; *ACI*, artéria carótida interna; *ACM*, artéria cerebral média; *ACP*, artéria cerebral posterior; *ACoP*, artéria comunicante posterior; *ACIP*, artéria cerebelar inferior posterior; *ACS*, artéria cerebelar superior; *AV*, artéria vertebral.

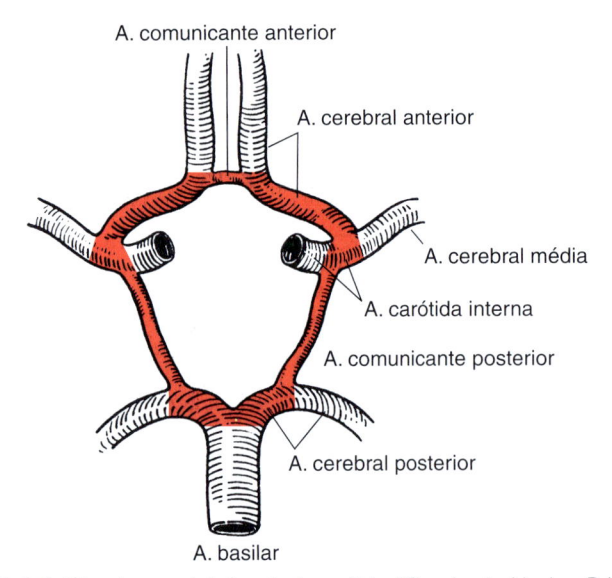

**FIG 6.4** Círculo arterial do cérebro. (Modificado de Hodes PJ et al: *Am J Roentgenol* 70:61, 1953.)

Por exemplo, entre os principais ramos perfurantes que se originam da ACM de ambos os lados, próximo à base do encéfalo, estão as artérias lenticuloestriadas. Cada uma destas pequenas artérias provenientes das amplas ACMs é vulnerável a hemorragias hipertensivas e/ou infartos lacunares isquêmicos (pequenos, < 15 mm) nos núcleos da base e na cápsula interna. A lesão na cápsula interna, por exemplo, pode interromper importantes *inputs* e *outputs* de uma ampla área do córtex cerebral.

## O Fluxo Sanguíneo para o SNC É Rigorosamente Controlado

### CONCEITO-CHAVE

A velocidade de fluxo é constante, mas ocorrem alterações regionais no fluxo sanguíneo.

O fluxo sanguíneo total para o SNC, diferente do fluxo para a maioria dos outros órgãos, permanece quase constante não importando como o encéfalo é utilizado. O fluxo é mantido durante as alterações na pressão arterial por meio de um processo de **autorregulação**. Se a pressão arterial diminui, as arteríolas cerebrais se dilatam, o que compensa a redução de pressão e permite que a mesma quantidade de sangue siga adiante. Por outro lado, quando a pressão arterial sobe, as arteríolas cerebrais constringem.

Apesar de o fluxo total para o encéfalo permanecer constante, grande parte dele segue para áreas encefálicas que estão ativas no momento. Isso representa uma resposta local a alterações nos metabólitos extracelulares e à liberação de neurotransmissor, mediada em grande parte por astrócitos. Há também inervação autônoma de vasos cerebrais, porém a significância fisiológica dessa inervação é indeterminada.

### As Técnicas de Imagem Permitem a Visualização de Artérias e Veias

Aumentar o contraste entre o sangue e o encéfalo por meio de qualquer um dos diversos métodos existentes possibilita a produção de imagens das artérias e veias cerebrais. A injeção de corantes radiopacos destaca os vasos sanguíneos quando a cabeça é examinada por raios X, no entanto a imagem por ressonância magnética (RM) também pode captar o sangue fluindo, mesmo sem a injeção de agentes de contraste.

### Os Acidentes Vasculares Encefálicos Resultam da Interrupção do Suprimento Sanguíneo

A interrupção da irrigação de uma área do SNC por mais que alguns minutos (*i.e.*, um **acidente vascular encefálico**), seja por hemorragia (ruptura de artéria resultando em perda do suprimento da área irrigada) ou por oclusão (infarto isquêmico frequentemente devido a um coágulo aterosclerótico) de uma artéria, causa lesão muitas vezes irreversível. Como as principais artérias do SNC têm distribuições regulares, os acidentes vasculares encefálicos que envolvem artérias específicas produzem sinais e sintomas distintos. Por exemplo, o córtex visual primário ocupa a face medial do lobo occipital, que, por sua vez, é irrigada pela ACP. Assim, a oclusão desta artéria causa *déficits* visuais. De modo similar, a oclusão da ACM, responsável pela irrigação dos giros pré e pós-central,

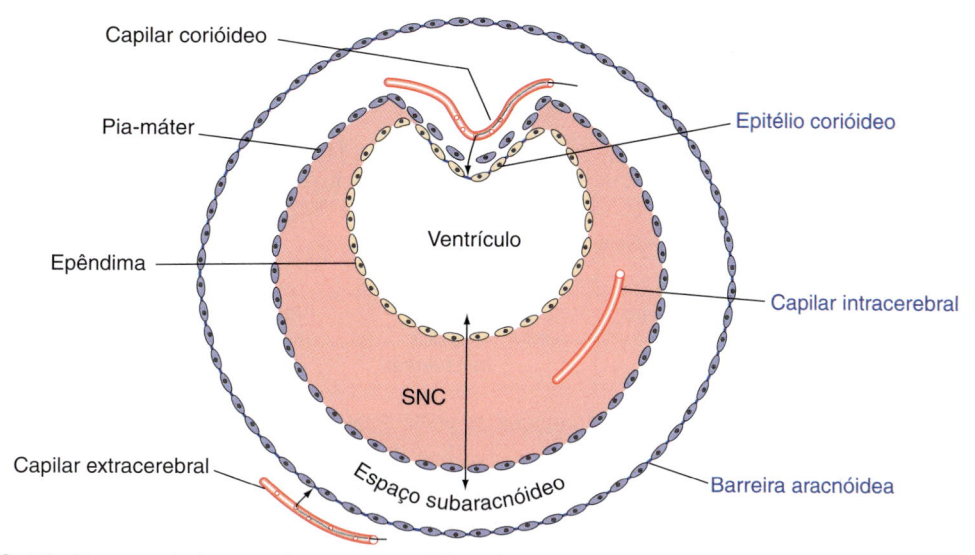

**FIG 6.5** Sistema de barreira hematoencefálica. Os solutos podem se difundir livremente pelos espaços cheios de líquido cerebroespinal e entre os neurônios, porém os componentes do sistema de barreira *(em letras azuis)* controlam o que entra nesses espaços.

causa paresia (enfraquecimento) e *deficits* somatossensitivos na metade contralateral do corpo.

## UM SISTEMA DE BARREIRAS SEPARA PARCIALMENTE O SISTEMA NERVOSO DO RESTANTE DO CORPO

A **barreira aracnóidea** (Cap. 4) impede a difusão de substâncias do exterior do SNC para o espaço subaracnóideo. O **epitélio corióideo** (Cap. 5) regula o que entra no líquido cerebrospinal recém-formado. A última parte do sistema de barreiras entre o SNC e o restante do corpo é um conjunto de junções oclusivas entre as células endoteliais dos capilares do SNC. Essa **barreira hematoencefálica** impede a difusão de substâncias para fora dos capilares do SNC e permite às células endoteliais regularem aquilo que entra no espaço extracelular do SNC. Coletivamente, essas três barreiras (Fig. 6.5) constituem um sistema que separa os espaços extracelulares do SNC dos espaços extracelulares do restante do corpo. Alguns locais discretos nas paredes do terceiro e do quarto ventrículos não têm uma barreira hematoencefálica, o que possibilita que esses **órgãos circunventriculares** monitorem a composição da circulação sistêmica ou adicionem substâncias a ela.

## VEIAS SUPERFICIAIS E PROFUNDAS DRENAM O ENCÉFALO

### CONCEITOS-CHAVE

A maioria das veias superficiais drena para o interior do seio sagital superior.

As veias profundas drenam, em última análise, para o interior do seio reto.

Dois conjuntos de veias ajudam na drenagem do encéfalo (Figs. 6.6 e 6.7). As **veias superficiais**, como seu nome impli-

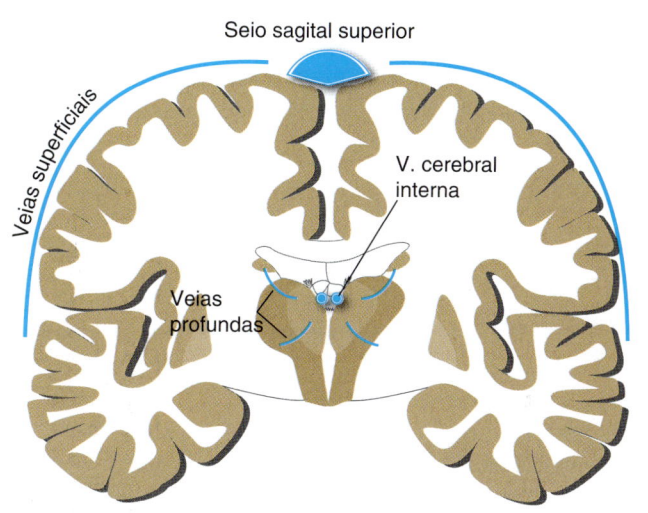

**FIG 6.6** Visão geral da drenagem venosa do SNC.

ca, estendem-se pela superfície de cada hemisfério cerebral e drenam principalmente no sentido superior e posterior para o interior do **seio sagital superior**. Não se esqueça de que o seio sagital superior é um canal venoso dural com revestimento endotelial, isto é, um seio da dura-máter. Em contraste, as **veias profundas** drenam sobretudo estruturas localizadas nas paredes dos ventrículos e afluem para as **veias cerebrais internas** superiormente ao teto do terceiro ventrículo.

As duas veias cerebrais internas se unem para formar a **veia cerebral magna (de Galeno)**, que se une ao **seio reto**. Os sistemas de drenagem superficial e profundo se encontram na **confluência dos seios**, onde os seios sagital superior e reto se unem. Desse local, o sangue flui para os **seios transversos** e, em seguida, aos **seios sigmoides** e **veias jugulares internas**. Todos os seios apresentam estrutura similar à do seio sagital superior e são denominados como seios da dura-máter.

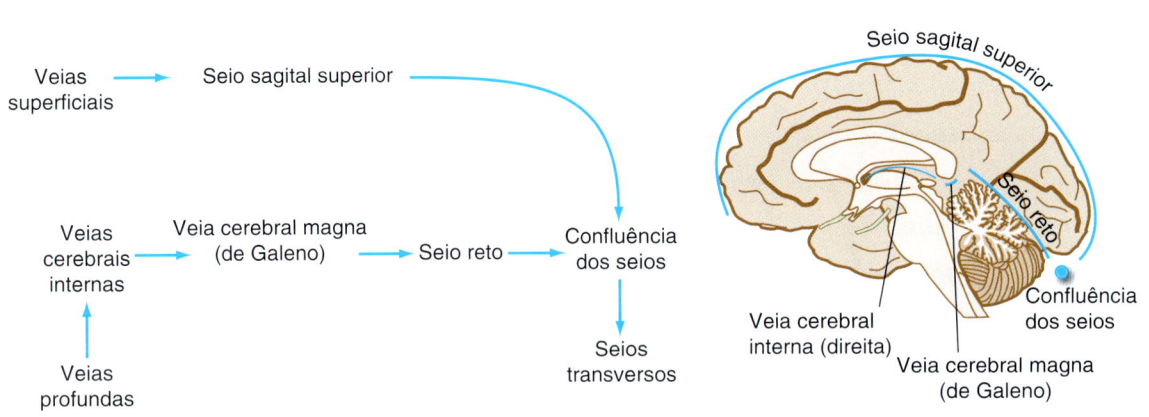

**FIG 6.7** Arranjo e interconexões de veias superficiais e profundas.

## QUESTÕES DE ESTUDO

1. Um adestrador de lagartos de 62 anos, destro, repreendia um basilisco mau comportado quando repentinamente notou o surgimento de cefaleia e enfraquecimento dos membros superior e inferior esquerdos. Ao olhar-se no espelho, notou que o lado esquerdo de sua face tinha começado a cair. Ele se queixava de "dormência" no lado esquerdo do corpo, além de ter constatado diminuição da sensibilidade ao toque e do sentido de posição no mesmo lado. Seus campos visuais estavam intactos e o exame dos nervos cranianos exibia completa normalidade. Uma hora depois, os sintomas haviam desaparecido por completo. A causa mais provável desse *deficit* transitório foi a oclusão temporária da:
   **a.** artéria cerebral anterior esquerda
   **b.** artéria cerebral anterior direita
   **c.** artéria cerebral média esquerda
   **d.** artéria cerebral média direita
   **e.** artéria cerebral posterior esquerda
   **f.** artéria cerebral posterior direita
   **g.** artéria vertebral esquerda
   **h.** artéria vertebral direita

2. As partes laterais da região caudal da ponte recebem grande parte de seu suprimento sanguíneo da:
   **a.** artéria vertebral
   **b.** artéria cerebelar inferior posterior
   **c.** artéria cerebelar inferior anterior
   **d.** artéria cerebelar superior
   **e.** artéria cerebral posterior

3. As estruturas medianas da ponte recebem seu suprimento sanguíneo da artéria:
   **a.** vertebral
   **b.** cerebelar inferior posterior
   **c.** cerebelar inferior anterior
   **d.** cerebelar superior
   **e.** basilar (ramos perfurantes)

4. As partes laterais do bulbo recebem grande parte de seu suprimento sanguíneo da artéria:
   **a.** vertebral
   **b.** cerebelar inferior posterior
   **c.** cerebelar inferior anterior
   **d.** cerebelar superior
   **e.** cerebral posterior

5. O giro do cíngulo recebe grande parte de seu suprimento sanguíneo dos ramos da artéria:
   **a.** cerebral anterior
   **b.** cerebral média
   **c.** cerebral posterior
   **d.** cerebelar superior
   **e.** vertebral

6. Qual(is) das seguintes opções indica(m) uma área que recebe a maior parte de seu suprimento sanguíneo da artéria cerebral média? Se nenhuma das opções for a resposta correta, que outra artéria está envolvida em cada caso?
   **a.** Giro frontal superior
   **b.** Giro reto
   **c.** Giro temporal superior
   **d.** Giro temporal inferior
   **e.** Mesencéfalo
   **f.** Giro pós-central
   **g.** Giro pré-central
   **h.** Face medial do lobo occipital

7. Quais sintomas clínicos você esperaria em consequência da presença de um coágulo sanguíneo a meio caminho na artéria comunicante posterior direita? O que aconteceria se a artéria comunicante posterior esquerda se tornasse ocluída depois de algum tempo?

8. O círculo arterial do cérebro (de Willis) inclui partes de todas as artérias a seguir, *exceto* a:
   **a.** carótida interna
   **b.** cerebral posterior
   **c.** cerebral média
   **d.** cerebral anterior
   **e.** comunicante posterior

9. O giro para-hipocampal recebe a maior parte de seu suprimento sanguíneo dos ramos da artéria:
   **a.** cerebral anterior
   **b.** carótida interna
   **c.** cerebral média
   **d.** cerebral posterior
   **e.** cerebral superior

10. Ao seguir por um ramo distal da artéria cerebral média para a veia jugular interna, um eritrócito atravessa todas as estruturas a seguir, *exceto*:
    a. seio sagital superior
    b. veia cerebral interna
    c. confluência dos seios
    d. seio transverso

11. Os locais onde pequenas moléculas de proteína encontram uma barreira de difusão significativa são:
    a. os capilares no plexo corióideo
    b. a pia-máter sobre a superfície encefálica
    c. uma camada de células na aracnoide-máter
    d. todas as anteriores
    e. nenhuma das anteriores

12. Um jogador de handebol de 39 anos sentou-se no canto da quadra para fazer uma pausa após derrotar 17 adversários em sequência, quando, então, começou a assistir à bola rolando na quadra. Um neurologista novato que estava na arquibancada comentou com um companheiro que o fluxo sanguíneo total para o encéfalo do gladiador de handebol não sofreu alteração significativa quando o jogador começou a observar a bola; em vez disso, o fluxo teria aumentado em algumas áreas (p. ex., áreas visuais) e diminuído em outras. Isso está correto?
    a. Sim
    b. Não

13. A melhor denominação para um acidente vascular encefálico em que há um coágulo com algum sangramento secundário para dentro da área encefálica isquêmica é:
    a. hemorragia
    b. infarto hemorrágico
    c. infarto isquêmico
    d. aneurisma rompido

14. Uma área frequente no SNC onde uma placa embólica resulta em infarto lacunar é(são) o(s):
    a. núcleos da base
    b. cerebelo
    c. lobo frontal
    d. giro pré-central
    e. lobo occipital

15. Uma mulher de 34 anos com história de pressão arterial elevada e tabagismo é levada ao pronto-socorro queixando-se da "pior cefaleia que já teve". Ao ser examinada, a paciente mostra-se letárgica e parece mover mais o lado esquerdo do corpo do que o direito. É mais que provável que essa paciente apresente:
    a. hemorragia extradural
    b. hemorragia intraparenquimatosa
    c. infarto isquêmico
    d. hemorragia subaracnóidea
    e. hemorragia subdural

# 7

# Sinalização Elétrica pelos Neurônios

Os neurônios compartilham muitas propriedades com outras células, incluindo seu conjunto de organelas, um potencial elétrico que atravessa sua membrana celular e uma capacidade para secretar várias substâncias. O que distingue os neurônios são as maneiras pelas quais eles adaptaram essas propriedades comuns a seus papéis como dispositivos de processamento e transmissão de informações. Por exemplo, os neurônios apresentam um arranjo específico de organelas que dão suporte à sua anatomia estendida (Cap. 1). Do mesmo modo, eles têm processos secretórios adaptados para se comunicar uns com os outros de forma rápida e precisa (Cap. 8) e cada neurônio serve-se de alterações em seus **potenciais de membrana** para transmitir informações entre suas várias partes.

Este capítulo traz uma explicação introdutória de (1) como se desenvolvem os potenciais de membrana e como são mantidos, (2) como os neurônios usam **mudanças de potencial relativamente lentas** (**potenciais graduados**) para fins computacionais e para transmitir informações por distâncias curtas e (3) como os neurônios usam **potenciais de ação** maiores e mais breves para transmitir informações por distâncias maiores.

## UMA MEMBRANA LIPOPROTEICA SEPARA OS LÍQUIDOS INTRACELULARES DOS EXTRACELULARES

### CONCEITOS-CHAVE

O componente lipídico da membrana é uma barreira à difusão.
As proteínas de membrana regulam o movimento dos solutos por meio dela.
Os íons se difundem através da membrana pelos canais iônicos – moléculas de proteína com poros.
A quantidade e a seletividade dos canais iônicos determinam o potencial de membrana.

A membrana celular dos neurônios, como a de outras células, é uma camada dupla de moléculas de lipídio com proteínas incorporadas. Do mesmo modo que óleo e água não se misturam bem, a parte lipídica da membrana é impermeável às substâncias hidrossolúveis, incluindo destacadamente os íons, cujo movimento é fundamental para a sinalização elétrica. Subconjuntos de proteínas incorporadas à bicamada lipídica são especializados em permitir ou até mesmo facilitar o movimento de íons através da membrana. Alguns são **canais iônicos** com um poro aquoso central, cujos tamanho e superfície interna carregada determinam que tipos de íons podem passar; outros são **bombas iônicas** que usam energia metabólica para mover íons específicos através da membrana.

Mudanças no fluxo de corrente através da membrana causam alterações no potencial de membrana durante milissegundos, o que é obtido por alterações na conformação de alguns canais iônicos. A maioria ou todos os canais podem alternar entre estados em que os íons conseguem atravessá-los facilmente ("abertos") ou estados em que não conseguem ("fechados"). Alguns canais podem ser induzidos por mudanças no potencial de membrana a permanecer mais tempo em um estado ou outro (**canais dependentes de voltagem**); outros podem ser induzidos pela ligação de alguma substância química ou ligante (**canais dependentes de ligante**).

### O Potencial de Membrana em Repouso dos Neurônios Típicos é Altamente Influenciado, mas Não Completamente Determinado, pelo Gradiente de Concentração de Potássio

A concentração de $K^+$ dentro dos neurônios é muito maior do que fora (devido às bombas de íons descritas um pouco mais adiante) e suas membranas celulares contêm muitos **canais de $K^+$** que nor-

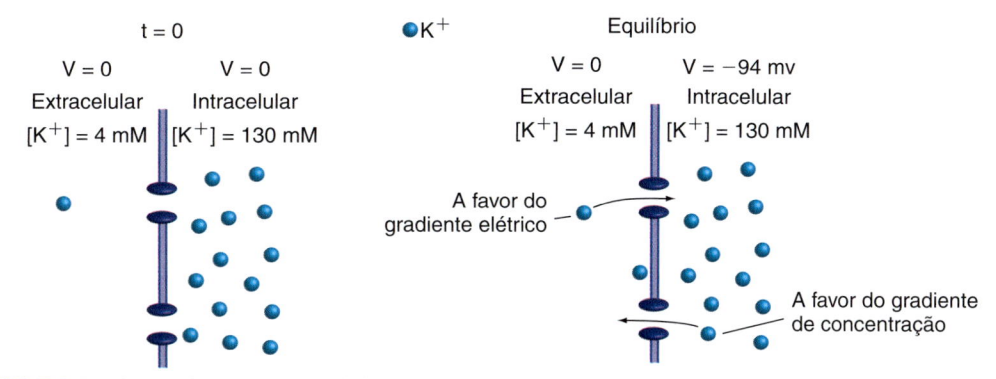

**FIG 7.1** Produção de um potencial de membrana por canais de K⁺ e um gradiente de concentração de K⁺. Pouquíssimos íons precisam se mover para gerar esse potencial, portanto não há alteração significativa na concentração de K⁺ em ambos os lados da membrana

malmente estão no estado aberto. Se esses fossem os únicos canais iônicos na membrana, o **gradiente de concentração** levaria os íons K⁺ para fora pelos canais, criando um *deficit* de cargas positivas dentro da célula. Cargas opostas se atraem, portanto, após uma quantidade muito pequena de íons K⁺ ter saído, a negatividade intracelular resultante traria os íons K⁺ de volta para o interior da célula. Em algum momento, o gradiente de concentração e o **gradiente elétrico** compensariam precisamente um ao outro e os íons K⁺ entrariam e sairiam em taxas iguais (Fig. 7.1). O sistema ficaria em **equilíbrio**, sem movimento efetivo de K⁺ em qualquer direção e sem gasto energético para assim se manter. O potencial transmembrana em que isso ocorre, o **potencial de equilíbrio do potássio** ou $V_K$, é uma função logarítmica do gradiente de concentração e determinado pela **equação de Nernst**. À temperatura corporal, uma mudança de 10 vezes na concentração de K⁺ em um lado da membrana causa uma mudança e 62 mV no $V_K$.

Os canais de K⁺, entretanto, não são de fato 100% seletivos para K⁺ e nem todos os canais em uma membrana em repouso são de K⁺. Como consequência, os íons Na⁺ também são capazes de fluir através da membrana. A concentração de Na⁺ fora dos neurônios é muito maior do que dentro, portanto o Na⁺ entra na célula em decorrência do gradiente de concentração e da negatividade intracelular. O resultado é o fluxo antagônico de íons (Fig. 7.2) – o influxo de Na⁺ tentando levar o potencial de membrana para $V_{Na}$ e o efluxo de K⁺ tentando levar o potencial de membrana para $V_K$. Um **estado estacionário** é determinado pelo íon ao qual a membrana é mais permeável e ocorre em um potencial entre $V_{Na}$ e $V_K$, por isso esses dois potenciais são **valores limite** do potencial de membrana e as mudanças na **permeabilidade** da membrana ao Na⁺ ou K⁺ fazem que o potencial de membrana se aproxime de um ou de outro; essa é a base usual para a sinalização elétrica pelos neurônios. As membranas da maioria dos neurônios, na maior parte do tempo, são mais permeáveis ao K⁺ do que ao Na⁺, portanto o potencial da membrana em repouso é próximo de $V_K$.

## Os Gradientes de Concentração São Mantidos pelas Proteínas de Membrana que Bombeiam Íons

Uma diferença importante entre a hipotética membrana seletiva para K⁺ e a membrana real que é permeável tanto ao K⁺ quanto ao Na⁺ reside no fato de que é necessário gastar energia para manter o gradiente de concentração através das

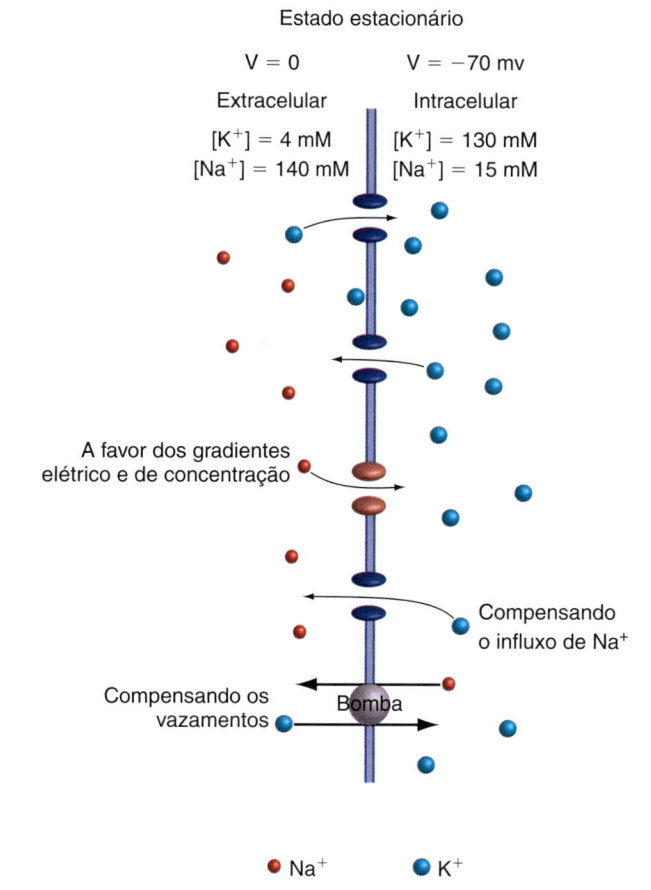

**FIG 7.2** Desenvolvimento do potencial de membrana de estado estacionário.

membranas reais. Se o K⁺ fluísse continuamente para fora e o Na⁺ fluísse continuamente para dentro, os gradientes de concentração iônica através da membrana desapareceriam e o potencial de membrana cairia para zero. Isso é evitado por outra classe de proteínas transmembrana, as bombas de íons, que usam a energia liberada pela hidrólise do trifosfato de adenosina (ATP) para bombear os íons no sentido oposto e, assim, manter os gradientes de concentração. O exemplo mais conhecido é a **bomba de Na⁺-K⁺** que bombeia Na⁺ para fora e K⁺ para dentro, compensando o vazamento em estado estacionário através dos canais.

## OS *INPUTS* PARA OS NEURÔNIOS CAUSAM LENTAS ALTERAÇÕES LOCAIS DE POTENCIAL

Os *inputs* para os neurônios, seja nas **sinapses** (Cap. 8) ou na porção receptiva dos **receptores sensitivos** (Cap. 9), fazem que os canais iônicos se abram ou se fechem por milissegundos ou mais. Como consequência, o fluxo de corrente pelos canais aumenta ou diminui e o potencial de membrana no local de *input* se move na direção de $V_{Na}$ (**despolarização**) ou $V_K$ (**hiperpolarização**). Os fluxos de corrente e as alterações de voltagem se propagam passivamente pelas partes adjacentes do neurônio de uma maneira que depende das propriedades elétricas dessas partes.

### A Capacitância e a Resistência da Membrana Determinam a Velocidade e o Alcance da Resposta para um Pulso de Corrente

> **CONCEITOS-CHAVE**
>
> As membranas têm uma constante de tempo que permite a somação temporal.
> Os processos neuronais de diâmetro maior têm constantes de comprimento maiores.

As membranas biológicas se comportam eletricamente como combinações de **capacitores** (a bicamada lipídica) e **resistores** (os canais iônicos). As combinações capacitor/resistor mudam o curso de tempo dos sinais elétricos, desacelerando-os e dissipando-os com o tempo. Então, abrir abruptamente e depois fechar um canal iônico causa não uma mudança na onda quadrada da voltagem, mas uma alteração que cresce exponencialmente quando o canal abre e depois cai exponencialmente quando o canal fecha. Embora inicialmente isso pareça uma maneira terrível de criar um sistema de sinalização, na realidade tem vantagens computacionais, pois permite que os neurônios somem múltiplos sinais que não são exatamente simultâneos (**somação temporal**). A frequência em que a voltagem varia (a **constante de tempo**) determina o grau de somação temporal.

A corrente que entra em um neurônio em um determinado ponto se propaga em todas as direções disponíveis e em pouco tempo tudo isso vaza, seja ao passar por outros canais iônicos, seja ao mudar a carga na capacitância da membrana. A distância pela qual se propaga (*i.e.*, a **constante de comprimento**) depende de fatores como o diâmetro do processo neuronal em questão. A corrente percorre a via de menor resistência e, quando todos os demais fatores são iguais, é mais fácil que ela se propague longitudinalmente mediante um processo de grande diâmetro do que passar pelos restritos canais iônicos. Por isso os dendritos e axônios de grande diâmetro têm constantes de comprimento longas e os de pequeno diâmetro, constantes de comprimento pequenas. Essa disseminação passiva permite a **somação espacial** de sinais graduados de *input* neuronal que surgem em locais ligeiramente diferentes.

## OS POTENCIAIS DE AÇÃO TRANSMITEM INFORMAÇÕES POR LONGAS DISTÂNCIAS

As constantes de comprimento não são muito longas e os sinais elétricos graduados que se disseminam de modo passivo até mesmo nos axônios e dendritos mais compridos se extinguiriam em poucos milímetros. Os neurônios comumente precisam transmitir mensagens por distâncias iguais a centenas ou milhares de constantes de comprimento e usam **potenciais de ação** (também chamados **picos** ou **impulsos nervosos**) para fazê-lo. Os potenciais de ação são fundamentalmente diferentes dos **potenciais pós-sinápticos** e dos **potenciais de receptores** graduados em vários aspectos: eles são grandes, breves e sempre despolarizam, têm um **limiar** e são **propagados** ativamente ao longo de axônios em vez de se extinguirem.

### A Abertura e o Fechamento dos Canais de Sódio e Potássio Dependentes de Voltagem São a Base do Potencial de Ação

Os potenciais de ação são produzidos pela atividade coordenada de **canais** especiais **de $Na^+$ e $K^+$ dependentes de voltagem** (Fig. 7.3); as áreas de membrana que têm quantidades suficientes desses canais são excitáveis eletricamente (*i.e.*, são capazes de produzir potenciais de ação). Em outras palavras, um potencial de ação só ocorre onde muitos canais de $Na^+$ dependentes de voltagem conseguem abrir ao mesmo tempo (conhecido como **zona de gatilho**). A despolarização de uma área de membrana como essa (p. ex., por um fluxo de corrente despolarizante de uma sinapse vizinha) faz que os canais de $Na^+$ dependentes de voltagem comecem a abrir, o que despolariza ainda mais a membrana. Se a quantidade de canais abertos pela despolarização inicial for suficiente (*i.e.*, a despolarização alcançar o limiar), essa abertura de canais de $Na^+$ se acumula explosivamente até que a maioria dos canais esteja aberta; a permeabilidade ao $Na^+$ torna-se maior do que ao $K^+$ e o potencial de membrana se aproxima do $V_{Na}$. Essa despolarização, entretanto, tem vida curta, pois os canais de $Na^+$ entram espontaneamente em um estado **inativado**, fechado, e não conseguem reabrir até serem "redefinidos" (**reativados**) ao fazer que o potencial de membrana retorne a um valor próximo do nível de repouso.

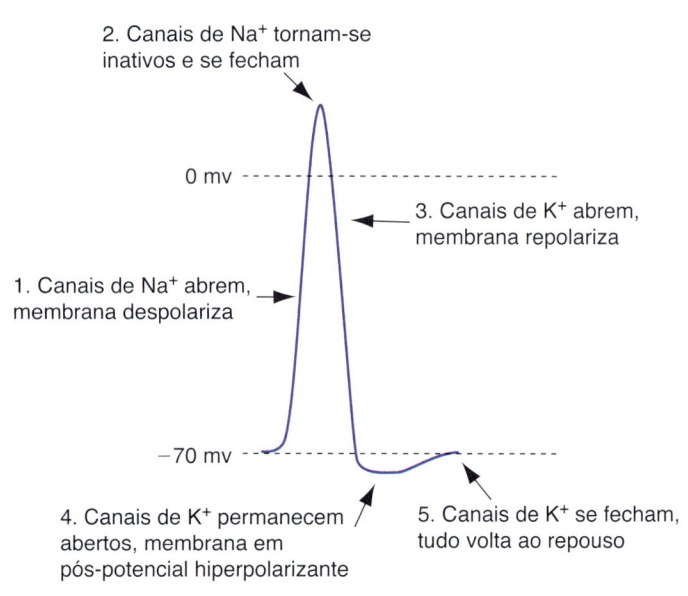

**FIG 7.3** Produção de um potencial de ação pela abertura e fechamento coordenados dos canais de $Na^+$ e de $K^+$, ambos dependentes de voltagem.

Os canais de $K^+$ dependentes de voltagem são mais lentos do que os canais de $Na^+$ e abrem apenas à medida que o potencial de ação se aproxima do pico. Sua abertura, junto com a inativação dos canais de $Na^+$, move o potencial de membrana de volta para $V_K$. Os canais de $K^+$ permanecem abertos por um tempo, mesmo depois de todos os canais de $Na^+$ terem fechado, causando uma fase de pós-hiperpolarização durante a qual o potencial de membrana é ainda mais próximo de $V_K$ do que o normal.

## Os Potenciais de Ação São Seguidos por Breves Períodos Refratários

### CONCEITOS-CHAVE

Os períodos refratários limitam a frequência de repetição dos potenciais de ação.

A inativação dos canais de $Na^+$ dependentes de voltagem tem consequências importantes para a produção de potenciais de ação subsequentes. Por um breve período após o pico de um potencial de ação, muitos canais estão inativados a ponto de outro potencial de ação não poder ser gerado. Esse é o **período refratário absoluto**, que passa para um **período refratário relativo** durante o qual nem todos os canais estão disponíveis. Como consequência, o limiar é elevado porque uma porcentagem maior dessa população reduzida deve ser ativada para produzir outro potencial de ação. Como um potencial de ação e o período refratário absoluto subsequente duram um ou dois milissegundos, a taxa máxima de disparo dos neurônios é de aproximadamente 1 kHz. O período refratário relativo garante que mesmo este alto limiar raramente seja alcançado.

## Os Potenciais de Ação São Propagados sem Declínio ao Longo dos Axônios

### CONCEITOS-CHAVE

Os períodos refratários garantem que os potenciais de ação propaguem-se em apenas uma direção.
A propagação é contínua e relativamente lenta nos axônios não mielinizados.
Os potenciais de ação saltam rapidamente de um nodo para o seguinte nos axônios mielinizados.

Os neurônios têm caracteristicamente uma zona de gatilho com limiar baixo, perto de onde o axônio emerge do corpo celular e onde são iniciados os potenciais de ação (Fig. 7.4). Os *inputs* para os dendritos e o corpo celular se somam temporal e espacialmente, disseminam-se de modo passivo (eletrotônico) para a zona de gatilho e iniciam um ou mais potenciais de ação se o limiar for alcançado. Uma vez iniciado, um potencial de ação se propaga passivamente tanto pelo axônio quanto de volta para o corpo celular. Os corpos celulares normalmente não possuem uma quantidade suficiente de canais de $Na^+$ dependentes de voltagem para gerar potenciais de ação, portanto é o fim da história nessa direção. O axônio, por outro lado, tem muitos canais, e com isso a propagação do potencial de ação nessa direção leva as regiões vizinhas até o limiar e ele se propaga pelo axônio. Ao chegar à extremidade do axônio, o potencial de ação não consegue voltar e se propagar em direção ao corpo celular, pois as regiões recém-atravessadas são refratárias.

Os canais de $Na^+$ dependentes de voltagem estão distribuídos ao longo de axônios não mielinizados, pelos quais se

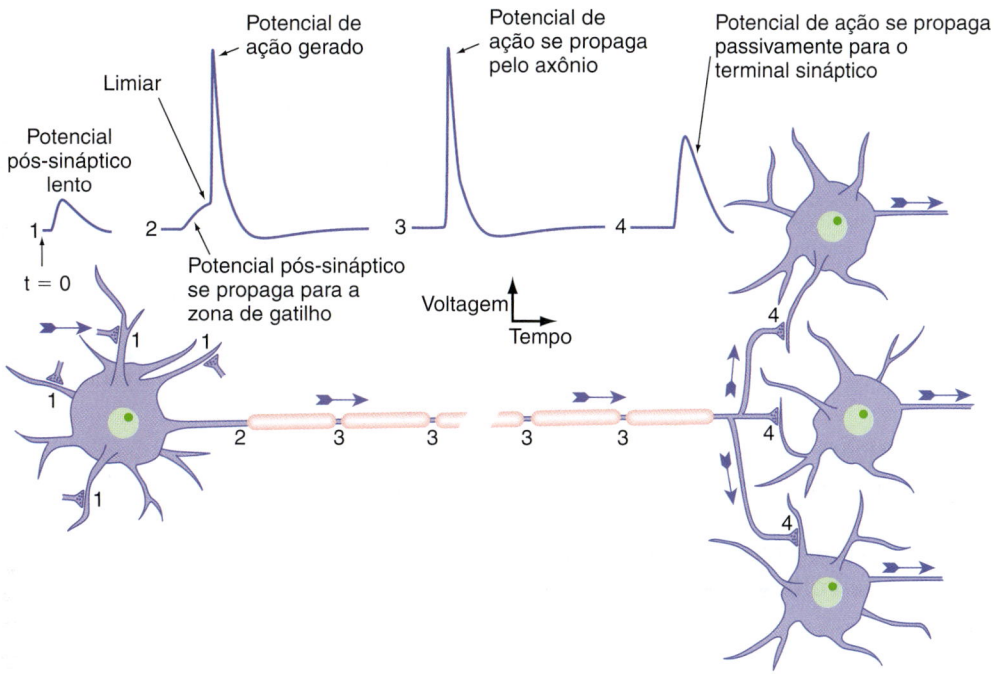

**FIG 7.4** Visão geral da sinalização elétrica pelos neurônios.

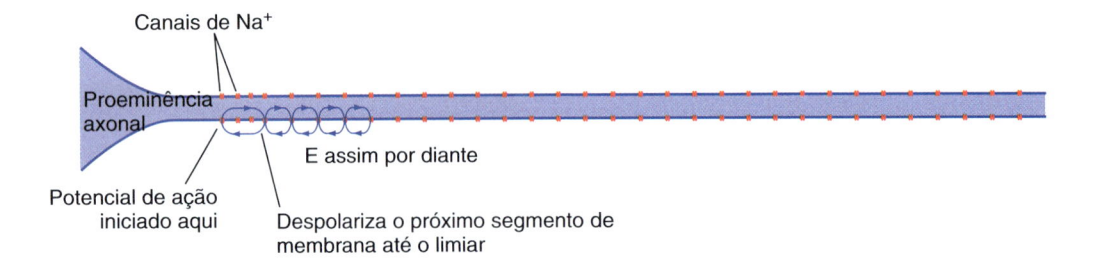

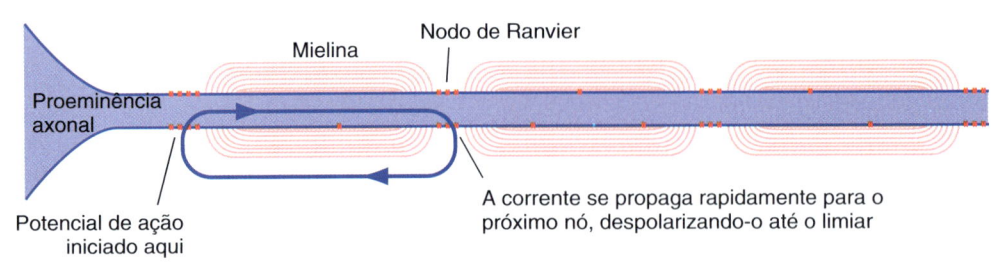

**FIG 7.5** Propagação de potenciais de ação ao longo dos axônios não mielinizados e mielinizados.

propaga o potencial de ação que despolariza cada área sucessiva de membrana até o limiar (Fig. 7.5). Leva tempo até os canais se abrirem, portanto a velocidade de condução dos potenciais de ação nos axônios não mielinizados é limitada pela distância pela qual se propaga a corrente despolarizante no axônio (*i.e.*, pela constante de comprimento do axônio). Por isso, quanto maior o diâmetro de um axônio não mielinizado, maior a velocidade de condução. Mesmo assim, nossos maiores axônios não mielinizados são bem lentos e conduzem a aproximadamente 2,5 m/s. Os axônios mielinizados conduzem com muito mais rapidez, pois os segmentos internodais de mielina isolante impedem o vazamento de corrente. Por causa disso, os potenciais de ação fluem com muita rapidez de um nodo de Ranvier para o próximo (eles possuem grandes quantidades de canais de $Na^+$ dependentes de voltagem e conseguem regenerar o potencial de ação). Os canais de $Na^+$ dependentes de voltagem dos axônios mielinizados estão concentrados nos nodos, portanto um que se sucede é despolarizado até o limitar e seus canais são abertos (a etapa demorada). Por isso o potencial de ação salta de um nodo para o próximo (condução saltatória) e a condução pode ser tão rápida quanto 100 m/s. A maior constante de comprimento dos axônios de grande diâmetro permite que o espaçamento entre seus nodos seja maior, portanto, neste caso, axônios bem maiores conduzem com mais rapidez.

## OS POTENCIAIS DE AÇÃO PODEM SER ALTERADOS POR MEDICAMENTOS

### Os Medicamentos Atuam como Canais de Sódio e Potássio Dependentes de Voltagem para Diminuir a Atividade Neuronal

Uma maneira de inibir a condução dos potenciais de ação é usar um antagonista de canal de $Na^+$ dependente de vol-

tagem, como um anestésico local. Os membros da família de anestésicos locais terminam sempre com "caína" (p. ex., lidocaína, bupivacaína, mepivacaína, procaína, tetracaína, cocaína) e todos são usados para inibir os neurônios responsáveis pela condução de impulsos de dor. Naturalmente, outras células além dos neurônios que conduzem impulsos de dor usam canais de $Na^+$ dependentes de voltagem, portanto, quando se administra um anestésico local a um paciente, ele também perde a sensibilidade tátil (*i.e.*, sente dormência), e, em altas doses, pode até mesmo perder a atividade motora. O uso sistêmico de anestésicos locais pode ser muito perigoso, portanto devem ser utilizados localmente.

Existem outros tipos de medicamentos que alteram os estados refratários do canal de $Na^+$ dependente de voltagem. Por exemplo, os medicamentos habitualmente utilizados como antiepilépticos (p. ex., topiramato, carbamazepina, ácido valproico, lamotrigina, zonisamida e fenitoína) tendem a prolongar o período refratário dos canais de $Na^+$ dependentes de voltagem, resultando em diminuição da taxa de disparo dos potenciais de ação. Outro tipo de antiepiléptico inclui medicamentos como a retigabina (ezogabina), que aumentam a duração do tempo de abertura dos canais de $K^+$ dependentes de voltagem, resultando em hiperpolarização mais longa e mais uma vez em diminuição na taxa de disparo dos potenciais de ação.

# QUESTÕES DE ESTUDO

Para as questões 1 a 5, use a seguinte lista de possibilidades:
   a. despolarização
   b. hiperpolarização
   c. nenhuma alteração

Qual seria o efeito de cada uma das seguintes condições no potencial de membrana de um neurônio típico?

1. Fechamento dos canais de $K^+$
2. Fechamento dos canais de $Na^+$
3. Aumento da concentração extracelular de $Na^+$
4. Diminuição da concentração extracelular de $K^+$
5. Aplicação de um medicamento que bloqueie a bomba de de $Na^+$-$K^+$ por várias horas
6. Um dendrito, com qual das seguintes combinações de propriedades teria a maior constante de comprimento?
   a. Diâmetro grande, poucos canais abertos
   b. Diâmetro grande, muitos canais abertos
   c. Diâmetro pequeno, poucos canais abertos
   d. Diâmetro pequeno, muitos canais abertos

Para as questões 7 a 9, faça a correspondência entre os tratamentos experimentais listados e as mudanças previstas na forma de onda do potencial de ação.

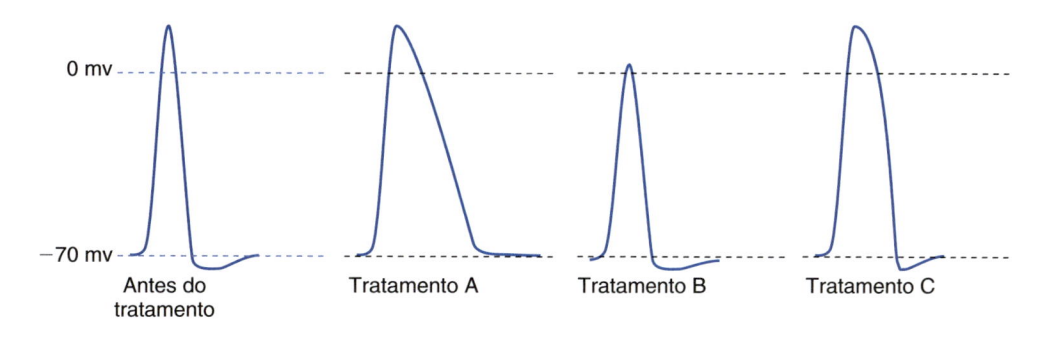

7. Diminuição da concentração extracelular de $Na^+$
8. Aplicação de um medicamento que impeça a abertura dos canais de $K^+$ dependentes de voltagem
9. Aplicação de um medicamento que desacelere a inativação dos canais de $Na^+$ dependentes de voltagem
10. Qual dos seguintes axônios provavelmente teria a maior velocidade de condução?
    a. 0,5 µm de diâmetro, mielinizado
    b. 0,5 µm de diâmetro, não mielinizado
    c. 1,5 µm de diâmetro, mielinizado
    d. 1,5 µm de diâmetro, não mielinizado
11. Um medicamento que reconhecidamente bloqueia os canais de sódio dependentes de voltagem é:
    a. a aspirina
    b. a carbamazepina
    c. a lidocaína
    d. a retigabina
    e. o ácido valproico

12. Um anestésico local utilizado com frequência para cirurgias na cavidade nasal e que também reduz a pressão arterial por sua capacidade de provocar vasoconstrição inclui:
    a. aspirina
    b. bupivacaína
    c. cocaína
    d. lidocaína
    e. mepivacaína
13. Muitos antiepilépticos que prolongam os canais de sódio dependentes de voltagem podem causar teratogenicidade (defeitos congênitos). Qual medicação antiepiléptica poderia ser prescrita para uma mulher em idade fértil?
    a. Carbamazepina
    b. Lamotrigina
    c. Retigabina
    d. Topiramato
    e. Ácido valproico

# Transmissão Sináptica Entre Neurônios

## SUMÁRIO DO CAPÍTULO

Em comparação com o modo pelo qual a informação se propaga *no interior* dos neurônios na forma de sinais elétricos, *entre* neurônios ela é habitualmente transmitida por meio da liberação de neurotransmissores em junções especializadas denominadas sinapses. Além disso, ao contrário dos potenciais de ação invariáveis e sempre despolarizantes, uma ampla variedade de potenciais graduados lentos pode ser produzida nas sinapses de um neurônio – alguns despolarizantes, alguns hiperpolarizantes, alguns com duração de milissegundos e outros com duração de segundos, minutos ou até mesmo horas. Essa flexibilidade da sinapse química (mediada por neurotransmissores) possibilita uma comunicação neuronal avançada.

## EXISTEM CINCO ETAPAS NA TRANSMISSÃO SINÁPTICA QUÍMICA CONVENCIONAL

Os elementos fundamentais de uma sinapse química (Fig. 8.1) consistem em um terminal pré-sináptico, a partir do qual ocorre a liberação de um neurotransmissor, uma fenda sináptica pela qual o neurotransmissor se difunde, e um elemento pós-sináptico que contém moléculas receptoras, às quais o neurotransmissor se liga. Embora o terminal pré-sináptico seja habitualmente um terminal axonal e o terminal pós-sináptico seja, em geral, um dendrito, qualquer parte de um neurônio pode ser pré-sináptica para qualquer parte de outro neurônio. Os processos essenciais que ocorrem nas sinapses químicas consistem em síntese, acondicionamento e liberação pré-sinápticas do neurotransmissor, ligação a receptores pós-sinápticos e finalização da ação do neurotransmissor.

## Os Neurotransmissores São Sintetizados nos Terminais Pré-sinápticos e nos Corpos Celulares dos Neurônios

Conforme descrito adiante, os neurotransmissores são, em sua maioria, pequenas moléculas (p. ex., aminoácidos) ou peptídeos. As pequenas moléculas transmissoras são sintetizadas no citoplasma pré-sináptico por enzimas solúveis que chegam a esse local por transporte axonal lento. Os transmissores peptídicos são sintetizados no corpo celular, acondicionados em vesículas e enviados até os terminais pré-sinápticos por transporte axonal rápido.

## Os Neurotransmissores São Acondicionados em Vesículas Sinápticas Antes de Sua Liberação

Os neurotransmissores são acondicionados para serem liberados dos terminais pré-sinápticos em conjuntos de vesículas sinápticas. Todos os terminais pré-sinápticos contêm um agregado de pequenas vesículas, com transportadores específicos em suas paredes que preenchem essas vesículas com pequenas moléculas transmissoras.

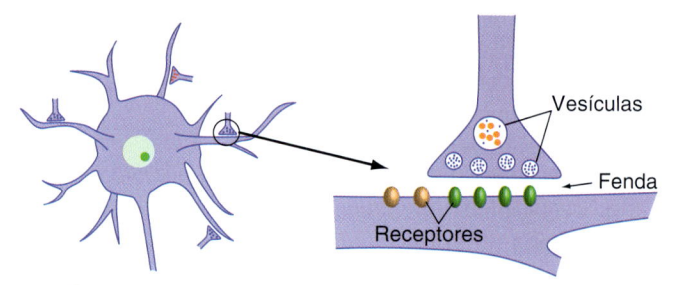

**FIG 8.1** Representação de uma sinapse química típica.

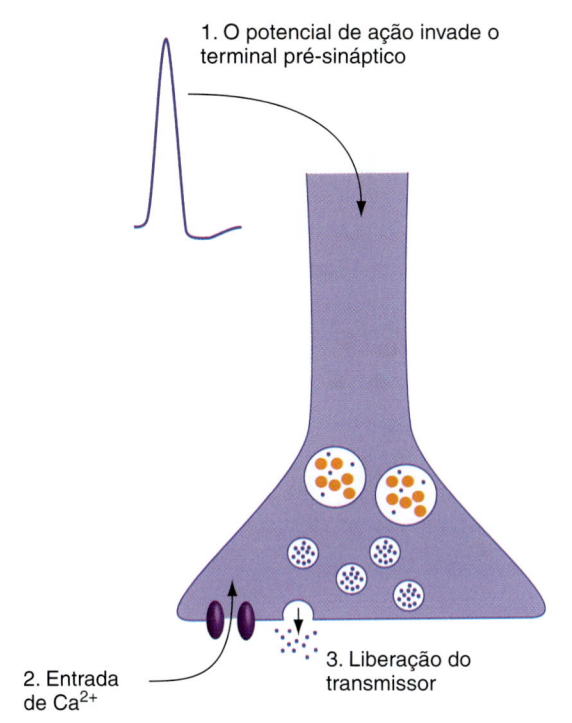

1. O potencial de ação invade o terminal pré-sináptico

2. Entrada de $Ca^{2+}$

3. Liberação do transmissor

**FIG 8.2** Liberação de neurotransmissor estimulada por cálcio.

Muitos terminais pré-sinápticos também contêm algumas vesículas grandes menos numerosas que contêm peptídeos provenientes do corpo celular; uma ou mais pequenas moléculas transmissoras são frequentemente acrescentadas ao conteúdo dessas grandes vesículas. As pequenas vesículas estão localizadas próximo à membrana pré-sináptica, enquanto as grandes vesículas encontram-se habitualmente a uma distância de alguns milímetros.

## Os Terminais Pré-Sinápticos Liberam Neurotransmissores na Fenda Sináptica

A liberação do neurotransmissor é um processo secretor desencadeado por um aumento na concentração pré-sináptica de $Ca^{2+}$. As membranas dos terminais pré-sinápticos contêm canais de $Ca^{2+}$ dependentes de voltagem, que se abrem quando um potencial de ação se propaga no terminal (Fig. 8.2). O influxo de $Ca^{2+}$ faz que uma ou mais vesículas sofram fusão com a membrana pré-sináptica e liberem o seu conteúdo de neurotransmissores na fenda sináptica. Como as pequenas vesículas estão próximas à fenda sináptica, são as primeiras a liberar o seu conteúdo. Por outro lado, como as grandes vesículas estão mais distantes, a liberação de seu conteúdo exige maior entrada de $Ca^{2+}$ (portanto mais potenciais de ação pré-sinápticos) e mais tempo.

## Os Medicamentos Podem Inibir a Liberação de Neurotransmissores pela Alteração da Função dos Canais de $Ca^{2+}$ Dependentes de Voltagem.
O controle dos canais de $Ca^{2+}$ dependentes de voltagem pode determinar a quantidade liberada de neurotransmissor. Vários medicamentos podem modular esses canais, como, por exemplo, aqueles utilizados para aliviar a dor crônica, como gabapentina e pregabalina, os quais reduzem o número desses canais na membrana. Isso resulta em diminuição da quantidade de cálcio e, por conseguinte, há uma redução na liberação dos neurotransmissores para dor. De modo semelhante, os narcóticos opioides (p. ex., morfina, codeína, oxicodona,

hidrocodona, Oxycontin, hidromorfona, fentanila etc.) atuam, em sua maioria, indiretamente por meio de um receptor acoplado à proteína G (receptor *mu*) para bloquear a função dos canais de $Ca^{2+}$ dependentes de voltagem do lado intracelular, reduzindo mais uma vez a entrada de cálcio e a liberação dos neurotransmissores para dor. Os medicamentos antiepilépticos, como a etossuximida, a zonisamida e a trimetadiona, que são utilizados para as crises de ausência, também atuam por meio do bloqueio dos canais de $Ca^{2+}$ dependentes de voltagem localizados no tálamo, de modo a reduzir a liberação de neurotransmissores.

## Os Neurotransmissores Difundem-se pela Fenda Sináptica e Ligam-se a Receptores Pós-sinápticos

Os efeitos dos neurotransmissores são mediados por receptores situados nas membranas pós-sinápticas ou próximo a elas. Os receptores para os neurotransmissores acondicionados em pequenas vesículas estão localizados, em sua maior parte, no lado imediatamente oposto da fenda sináptica e, dessa forma, contribuem para a rápida ação desses transmissores. Os receptores para os peptídeos contidos em grandes vesículas estão geralmente localizados na periferia da fenda sináptica e, assim, contribuem para a lentidão dos efeitos das vesículas grandes.

## A Ação do Neurotransmissor Termina com a Sua Captação, Degradação ou Difusão

Um esforço conjunto é feito para remover o neurotransmissor logo após a sua liberação, de modo que o elemento pós-sináptico possa estar preparado para liberações subsequentes. Além da difusão simples do neurotransmissor, são utilizados vários mecanismos diferentes, em que diversos tipos de sinapse evidenciam diferentes mecanismos. Em geral, o transmissor é captado de volta pelo terminal pré-sináptico (recaptação) ou capturado por células gliais adjacentes por meio de transportadores seletivos. Todos os principais neurotransmissores do sistema nervoso central (SNC), isto é, serotonina, norepinefrina, dopamina, glutamato e ácido γ-aminobutírico (GABA), utilizam transportadores seletivos como mecanismo de terminação. A acetilcolina (outro neurotransmissor importante do SNC), todavia, não utiliza transportador para sua recaptação. O término da ação de alguns neurotransmissores ocorre pela degradação realizada por enzimas presentes na fenda sináptica. As enzimas comuns incluem monoamina oxidase (MAO), catecol-*O*-metiltransferase (COMT) e acetilcolinesterase. A MAO metaboliza a serotonina, a norepinefrina e a dopamina, enquanto a COMT só metaboliza a norepinefrina e a dopamina. A acetilcolinesterase é necessária para a inibição da acetilcolina, visto que esse neurotransmissor não possui transportador seletivo para sua recaptação.

## Os Medicamentos se Beneficiam Desses Transportadores e Enzimas.
Como a função dos neurotransmissores se encerra em decorrência de sua recaptação e/ou degradação enzimática, a inibição desses transportadores ou enzimas deve resultar em função mais prolongada do transmissor. No caso da depressão grave, em que os níveis de serotonina e norepinefrina no SNC podem estar baixos, os pacientes são tratados com medicamentos que bloqueiam a recaptação do neurotransmissor serotonina, bem como da norepinefrina. Os medicamentos que bloqueiam seletivamente a recaptação de serotonina são

denominados inibidores seletivos da recaptação de serotonina (ISRSs) e incluem medicamentos como fluoxetina, paroxetina, sertralina, fluvoxamina e citalopram. Os fármacos que bloqueiam a recaptação de serotonina e norepinefrina são denominados antidepressivos tricíclicos (ATCs) ou inibidores da recaptação de serotonina e norepinefrina (IRSNs), com base na sua estrutura química. Os ATCs incluem medicamentos como imipramina, amitriptilina, desipramina e clomipramina, bem como ATCs de nova geração, como a bupropiona, que promovem a inibição da recaptação de parte da dopamina. Os IRSNs incluem medicamentos como a venlafaxina e a duloxetina.

Conforme assinalado anteriormente, o metabolismo enzimático constitui uma forma comum para interromper a neurotransmissão. Existem medicamentos que inibem a atividade enzimática da MAO e consequentemente aumentam os níveis de serotonina, norepinefrina e dopamina; esses medicamentos são utilizados para a depressão grave. Esses inibidores da MAO incluem a fenelzina, a tranilcipromina e a selegilina. Os medicamentos que inibem a COMT e, portanto, aumentam os níveis de norepinefrina e dopamina, incluem a tolcapona e a entacapona; esses medicamentos são utilizados mais frequentemente para a doença de Parkinson. Por fim, existem vários medicamentos que inibem a acetilcolinesterase e são utilizados para o tratamento de determinadas doenças, como a miastenia grave e a doença de Alzheimer; esses medicamentos incluem neostigmina, piridostigmina, edrofônio, donepezil e rivastigmina.

## A TRANSMISSÃO SINÁPTICA PODE SER RÁPIDA E DIRETA OU LENTA E, COM FREQUÊNCIA, DIFUSA

As respostas pós-sinápticas à ligação do transmissor podem ser despolarizantes ou hiperpolarizantes. Como esses dois eventos aproximam ou afastam a membrana pós-sináptica do limiar, são designados potenciais excitatórios pós-sinápticos (PEPSs) e potenciais inibitórios pós-sinápticos (PIPSs), respectivamente. Dependendo da sinapse e do transmissor, tanto o PEPS quanto o PIPS podem ser rápidos (com duração de alguns milissegundos) ou lentos.

### A Transmissão Sináptica Rápida Envolve Canais Iônicos Dependentes de Transmissores

Os PEPSs e PIPSs rápidos são produzidos pela ligação de um neurotransmissor ao receptor, representado por um canal iônico dependente de ligante (Fig. 8.3); em virtude do acoplamento direto para o fluxo de íons, esses receptores são também designados receptores ionotrópicos. A mudança de permeabilidade induzida pela ligação do transmissor determina a resposta pós-sináptica. Alguns receptores tornam-se permeáveis ao $Na^+$ e ao $Ca^{2+}$ e causam despolarização (PEPS), enquanto outros tornam-se permeáveis ao $K^+$ ou $Cl^-$ e produzem hiperpolarização (PIPS).

### A Transmissão Sináptica Lenta Envolve Habitualmente Receptores Pós-sinápticos Ligados à Proteína G

Os PEPSs e PIPSs lentos são produzidos por um processo com múltiplas etapas que envolve alterações na concentração pós-sináptica de um segundo mensageiro. Normalmente começam com a ligação de um neurotransmissor a um receptor acoplado a uma proteína ligante de nucleotídeo guanina (proteína G)

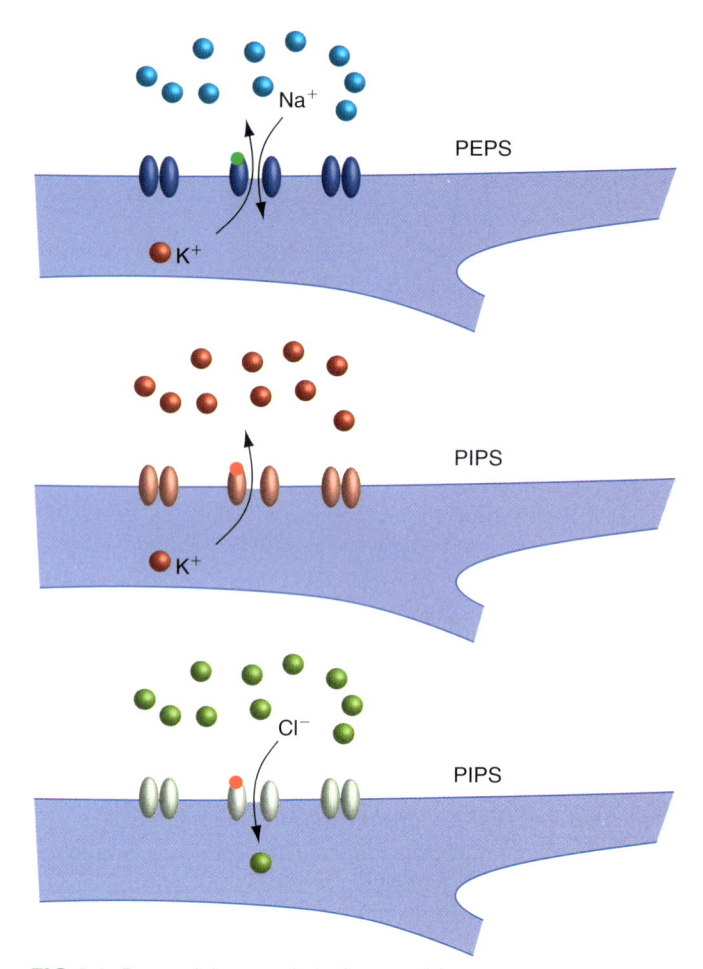

**FIG 8.3** Potenciais pós-sinápticos rápidos mediados pela ligação de pequenas moléculas transmissoras a canais iônicos dependentes de ligante. *PEPS*, potencial excitatório pós-sináptico; *PIPS*, potencial inibitório pós-sináptico.

adjacente. Em seguida, a proteína G dissocia-se e uma de suas subunidades desencadeia as etapas subsequentes. No caso mais simples, a subunidade da proteína G atua como segundo mensageiro e liga-se a um canal iônico dependente de ligante (Fig. 8.4). Na maioria dos casos, entretanto, a subunidade da proteína G aumenta ou diminui a atividade de uma enzima, que, por sua vez, provoca alterações na concentração de mensageiros intracelulares. Em virtude das etapas metabólicas intermediárias, os receptores envolvidos em PEPSs e PIPSs lentos são também designados receptores metabotrópicos.

### O Receptor Pós-sináptico Determina o Efeito de um Neurotransmissor

Embora alguns neurotransmissores exerçam habitualmente efeitos excitatórios ou inibitórios, a natureza da resposta pós-sináptica a um transmissor é, na verdade, determinada pelo receptor pós-sináptico. Por isso um determinado neurotransmissor pode produzir PEPSs em algumas sinapses e PIPSs em outras, ou potenciais pós-sinápticos lentos em algumas sinapses e rápidos em outras, de acordo com o receptor presente. Por exemplo, a acetilcolina, primeiro neurotransmissor descoberto, produz PEPSs rápidos nas junções neuromusculares (por meio de sua ligação a receptores nicotínicos: *canais iônicos dependentes de ligante*) e PEPSs ou PIPSs lentos em outras sinapses (pela sua ligação a receptores muscarínicos: *receptores acoplados à proteína G*).

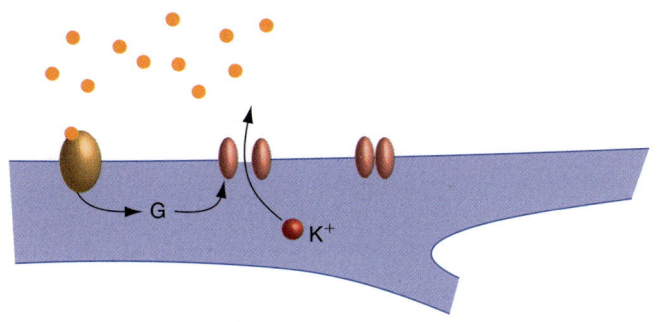

**FIG 8.4** Potenciais pós-sinápticos lentos geralmente mediados pela ligação de pequenas moléculas transmissoras ou peptídeos a receptores acoplados à proteína G e dissociação subsequente das proteínas G. As subunidades da proteína G (*G*) podem exercer uma variedade de efeitos. Esses efeitos podem ser tão simples como a abertura de um canal (ilustrada), todavia são habitualmente mais complexos e envolvem a atividade de uma enzima ou até mesmo a alteração da expressão gênica.

## O Tamanho e a Localização de um Terminal Sináptico Influenciam a Magnitude de Seus Efeitos

Todas as sinapses químicas possuem os elementos básicos anteriormente descritos, entretanto ocorrem em uma variedade de configurações, com diferentes características funcionais. Por exemplo, os terminais pré-sinápticos no SNC são, em sua maioria, minúsculos, contêm vesículas agrupadas para liberação em apenas uma ou algumas zonas ativas e produzem potenciais pós-sinápticos muito pequenos em resposta a um potencial de ação pré-sináptico. Por outro lado, os terminais das junções neuromusculares e alguns terminais pré-sinápticos especializados no SNC contêm muitas zonas ativas e produzem grandes potenciais pós-sinápticos em resposta a um potencial de ação pré-sináptico. A proximidade de uma sinapse em relação à zona de gatilho para a produção de um potencial de ação também possui implicações importantes para os efeitos da liberação do transmissor. Os potenciais pós-sinápticos iniciados em local longínquo em um dendrito irão, em grande parte, desaparecer à medida que se propagam passivamente em direção à zona de gatilho, enquanto aqueles iniciados próximo à zona de gatilho irão alcançá-la com pouco decremento.

### Os Terminais Pré-sinápticos Podem se Tornar Pós-sinápticos.
As sinapses mencionadas até agora exercem efeitos sobre todo o neurônio pós-sináptico, aumentando ou diminuindo a probabilidade de disparo. Outro tipo mais seletivo de sinapse é aquele em que um terminal pré-sináptico recebe *inputs* sinápticos de outros terminais axonais, suprimindo ou facilitando a entrada de $Ca^{2+}$ no terminal. A inibição pré-sináptica ou a facilitação pré-sináptica resultantes constituem um mecanismo inteligente para afetar seletivamente apenas *outputs* selecionados de um neurônio para outro.

## A FORÇA SINÁPTICA PODE SER FACILITADA OU DEPRIMIDA

A quantidade liberada de transmissor por um terminal pré-sináptico em resposta a um potencial de ação que o invade não é constante, porém depende da história de atividade desse terminal. Existem vários processos de curta duração que resul-

tam na liberação de um maior ou menor número de vesículas (potenciação e depressão, respectivamente). Outros processos com duração de vários dias ou mais envolvem a inserção ou a remoção de receptores pós-sinápticos. Acredita-se que a potenciação de longo prazo ou a depressão de longo prazo resultantes possam desempenhar um papel fundamental na aprendizagem e na memória.

## OS MEDICAMENTOS E AS TOXINAS PODEM INFLUENCIAR A QUANTIDADE LIBERADA DE NEUROTRANSMISSOR

Existem medicamentos que influenciam a quantidade de neurotransmissor reciclado e que retorna às vesículas intracelulares. Por exemplo, no caso da doença de Huntington, em que o objetivo é reduzir a atividade da dopamina, em razão dos movimentos coreiformes causados pela doença, utiliza-se o medicamento tetrabenazina, que inibe a entrada da dopamina nas vesículas e, portanto, causa depleção dos níveis de dopamina disponível. A toxina botulínica é utilizada para vários distúrbios, incluindo espasmo muscular e cefaleia tensional, e atua por meio da inibição da liberação de acetilcolina dos terminais pré-sinápticos dos neurônios colinérgicos. Naturalmente, existem medicamentos antiepilépticos que também utilizam esse método de inibir a liberação de neurotransmissor excitatório dos terminais pré-sinápticos. Os medicamentos levetiracetam e brivaracetam atenuam a atividade convulsiva ao bloquear a liberação de glutamato do terminal pré-sináptico. A toxina tetânica não tem aplicação clínica, porém ela também bloqueia a liberação de GABA dos terminais pré-sinápticos e, por esse motivo, resulta em paralisia espástica (rígida) e pode até mesmo causar morte. Por fim, a toxina encontrada em aranhas viúvas-negras, a α-latrotoxina, não bloqueia, porém provoca a liberação independente de $Ca^{2+}$ e descontrolada de neurotransmissores, o que resulta em atividade convulsiva.

### As Mensagens Também Atravessam as Sinapses em Sentido Retrógrado

A transmissão sináptica descrita até agora é o mecanismo utilizado para converter a atividade elétrica em um neurônio em atividade elétrica em outros neurônios, entretanto também há sinalização química em sentido oposto, que é eletricamente silenciosa e que não depende de vesículas sinápticas. Os endocanabinoides derivados da membrana, os gases como o óxido nítrico e o monóxido de carbono, além de grandes moléculas que atuam como fatores de crescimento, podem ser liberados por neurônios pós-sinápticos e exercer efeitos sobre os terminais ou neurônios pré-sinápticos.

## OS NEUROTRANSMISSORES SÃO, EM SUA MAIORIA, PEQUENAS MOLÉCULAS DE AMINA, AMINOÁCIDOS OU NEUROPEPTÍDEOS

**CONCEITOS-CHAVE**

A acetilcolina medeia a transmissão rápida e direta no SNP.
Os aminoácidos medeiam a transmissão rápida e direta no SNC.
As aminas e os neuropeptídeos medeiam a transmissão lenta e difusa.

Quase todos os neurotransmissores são pequenas moléculas (aminas ou aminoácidos) ou neuropeptídeos. Existem dezenas de transmissores neuropeptídicos conhecidos ou suspeitados, porém um número muito menor de transmissores importantes constituídos de pequenas moléculas, cada um deles com função mais ou menos distinta (Tabelas 8.1 e 8.2). A acetilcolina medeia a transmissão excitatória rápida e direta no SNP. O glutamato e o GABA medeiam transmissões rápidas excitatória e inibitória, respectivamente, no SNC. As aminas e os neuropeptídeos medeiam, quase sem exceção, os efeitos lentos de segundos mensageiros no SNC e no SNP.

**TABELA 8.1    Principais Transmissores Constituídos por Pequenas Moléculas**

**Aminas**
Acetilcolina
Monoaminas
  Serotonina
  Catecolaminas
    Dopamina
    Norepinefrina

**Aminoácidos**
Glutamato
GABA (ácido γ-aminobutírico)

**TABELA 8.2    Estruturas, Localizações e Ações dos Principais Transmissores Constituídos de Pequenas Moléculas**

| Transmissor | Principais Neurônios que o Utilizam | Principal Ação[a] |
|---|---|---|
| Acetilcolina | Neurônios motores inferiores | Excitatória rápida |
| | Neurônios autônomos pré-ganglionares | Várias |
| | Neurônios parassimpáticos pós-ganglionares | Segundo mensageiro |
| | Núcleos da base (Cap. 11) | Segundo mensageiro |
| | Outros locais do SNC | Segundo mensageiro |
| Glutamato | Neurônios sensitivos primários | Excitatória rápida[b] |
| | Muitos interneurônios no SNC | Excitatória rápida[b] |
| | Muitos neurônios de projeção no SNC | Excitatória rápida[b] |
| Ácido γ-aminobutírico (GABA) | Muitos interneurônios no SNC | Inibitória rápida |
| | Células de Purkinje (Cap. 20) | Inibitória rápida |
| | Outros neurônios de projeção no SNC | Inibitória rápida |
| Dopamina[c] | Substância negra (Caps. 11 e 19) | Segundo mensageiro |
| | Área tegmental ventral (Caps. 11 e 23) | Segundo mensageiro |
| Norepinefrina[c] | Neurônios simpáticos pós-ganglionares | Segundo mensageiro |
| | *Locus ceruleus* (Cap. 11) | Segundo mensageiro |
| Serotonina | Núcleos da rafe (Cap. 11) | Segundo mensageiro |

[a]Principal, porém sem incluir todas as ações. Por exemplo, existem receptores metabotrópicos de glutamato e GABA.
[b]Exceção importante: o receptor $N$-metil-D-aspartato (NMDA) possui propriedades dependentes de voltagem adicionais.
[c]A parte azul é o grupo catecol a partir do qual as catecolaminas receberam o seu nome.

## AS JUNÇÕES COMUNICANTES (*GAP JUNCTIONS*) MEDEIAM O FLUXO DIRETO DE CORRENTE DE UM NEURÔNIO PARA OUTRO

Uma minoria de conexões sinápticas ignora completamente os neurotransmissores e consistem em junções comunicantes (*gap junctions*), nas quais a corrente pode seguir um fluxo direto de um neurônio para outro (Fig. 8.5). Essas sinapses elétricas são úteis para grupos de neurônios que precisam disparar de modo sincrônico, bem como para redes de neurônios destinados a propagar a informação lateralmente, com pouca computação, mas, por outro lado, sua presença é bastante rara no

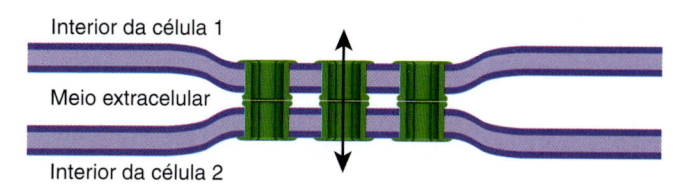

**FIG 8.5** Junção comunicante (*gap junction*), o substrato das sinapses elétricas.

SNC de mamíferos. São encontradas nas células de Schwann do SNP. Essas junções comunicantes possibilitam a conexão citoplasmática entre as bicamadas lipídicas das células de Schwann à medida que se enrolam em torno dos axônios periféricos.

## ■ QUESTÕES DE ESTUDO

1. Neurotransmissores do grupo das monoaminas incluem todos os seguintes, *exceto*:
   a. Acetilcolina
   b. Dopamina
   c. Norepinefrina
   d. Serotonina
2. Os neuropeptídeos e as pequenas moléculas transmissoras são, *ambos*, sintetizados em grande quantidade nos:
   a. Corpos celulares dos neurônios
   b. Terminais pré-sinápticos
   c. (a) e (b)
   d. Nenhuma das opções anteriores está correta

Associe as afirmativas 3-11 à lista a seguir. Cada item pode ser utilizado uma ou mais vezes ou não ser utilizado.

   a. Acetilcolina
   b. Dopamina
   c. Norepinefrina
   d. Serotonina
   e. Glutamato
   f. GABA
3. Liberado(a) por neurônios motores nas junções neuromusculares
4. Transmissor utilizado pelas células de Purkinje, que conduzem o *output* inibitório do córtex cerebelar
5. Liberado(a) por neurônios autônomos pré-ganglionares
6. O principal transmissor excitatório do SNC
7. Liberado(a) por pequenos interneurônios inibitórios no córtex cerebral
8. Neurotransmissor com efeitos de segundo mensageiro liberado por neurônios da substância negra
9. Liberado(a) pelos terminais centrais dos neurônios sensitivos primários
10. Liberado(a) pelos núcleos da rafe do tronco encefálico
11. Liberado(a) pelo *locus ceruleus*
12. A estimulação do córtex motor gera potenciais de ação nos axônios corticoespinais e PEPSs nos neurônios motores nos quais terminam. A base desses PEPSs é normalmente a abertura dos:
   a. Canais de Cl⁻ dependentes de ligante
   b. Canais de K⁺ dependentes de ligante
   c. Canais de Na⁺/K⁺ dependentes de ligante
   d. Canais de Cl⁻ dependentes de voltagem
   e. Canais de K⁺ dependentes de voltagem
   f. Canais de Na⁺/K⁺ dependentes de voltagem
13. Um medicamento utilizado no tratamento das crises de ausência pela sua ação de inibição dos canais de $Ca^{2+}$ do tipo T dependentes de voltagem é a:
   a. Entacapona
   b. Etossuximida
   c. Desipramina
   d. Selegilina
   e. Tetrabenazina
14. Uma mulher de 45 anos de idade é diagnosticada com depressão grave. Embora tenha sido uma fervorosa jogadora de golfe e pintora no passado, ela não sente mais prazer com esses passatempos. Qual é o antidepressivo mais apropriado para o tratamento de sua depressão?
   a. Bupropiona
   b. Edrofônio
   c. Fluoxetina
   d. Paroxetina
   e. Selegilina
15. Um jovem de 19 anos de idade apresenta fadiga em torno do meio-dia, diplopia (visão dupla) e fraqueza nos membros inferiores e superiores. Ele relata que, desde que foi infectado pelo vírus influenza, há vários meses, nunca mais foi a mesma pessoa. Qual é o provável diagnóstico?
   a. Doença de Alzheimer de início precoce
   b. Doença de Huntington
   c. Miastenia grave
   d. Doença de Parkinson
   e. Depressão grave
16. Com base no seu diagnóstico do paciente da Questão 15, que medicamento você utilizará para tratá-lo?
   a. Toxina botulínica
   b. Desipramina
   c. Piridostigmina
   d. Tetrabenazina
   e. Tolcapona

# 9

# Receptores Sensitivos e o Sistema Nervoso Periférico

O fluxo neural de/para o sistema nervoso central (SNC), **percorre** os **nervos**. As fibras aferentes desses nervos têm terminações que respondem a estímulos físicos (tornando-as **aferentes primárias** que também são **receptores sensitivos**) ou conduzem informações de células receptoras sensitivas distintas na periferia. As fibras eferentes terminam nas fibras musculares, gânglios viscerais ou glândulas.

## OS RECEPTORES CODIFICAM A NATUREZA, LOCALIZAÇÃO, INTENSIDADE E DURAÇÃO DOS ESTÍMULOS

O trabalho global dos receptores sensitivos é gerar sinais elétricos que representam todos os aspectos relevantes dos estímulos – o tipo de estímulo, sua localização, intensidade, e em que momento inicia e termina. Às vezes um único receptor consegue fazer tudo isso, mas muitas vezes são necessárias uma ou mais populações de receptores.

### Cada Receptor Sensitivo Tem um Estímulo Adequado, Permitindo-lhe Codificar a Natureza de um Estímulo

Os receptores sensitivos **transduzem** ("convertem") algum aspecto do ambiente externo ou interno em um sinal elétrico graduado (um **potencial receptor**). Cada receptor é mais sensível a um tipo de estímulo – seu **estímulo adequado** – do que outros. Por isso, existem **quimiorreceptores**, **fotorreceptores**, **termorreceptores** e **mecanorreceptores**, e a identidade de determinados receptores que respondem a um estímulo fornece alguma informação inicial sobre a natureza desse estímulo. Cada tipo de receptor incluído nessas diversas classes, normalmente é otimizado para determinados aspectos de uma categoria de estímulo, fornecendo ainda mais informação

sobre a natureza de um estímulo. Por exemplo, embora todos os mecanorreceptores da orelha interna sejam muito parecidos entre si, alguns são concebidos para responder melhor às vibrações sonoras, outros à posição da cabeça (Cap. 14).

### Muitos Receptores Sensitivos Têm um Campo Receptivo, Permitindo-lhes Codificar a Localização de um Estímulo.
Alguns receptores são otimizados não só para seu estímulo adequado, mas também para a localização do estímulo. Obviamente, todos os receptores podem responder apenas aos estímulos que os alcançam, mas alguns receptores e suas conexões centrais são especializados em preservar informações sobre localização. Por exemplo, cada receptor cutâneo responde apenas a estímulos que afetam áreas da pele onde suas terminações estão presentes e o SNC analisa a quais receptores deve responder para determinar a localização de um toque ou beliscão. Uma área do corpo ou do mundo exterior na qual os estímulos causam alterações elétricas em um receptor é denominada **campo receptivo** deste receptor e, como a informação espacial é preservada nas vias sensoriais, os neurônios que ocupam a posição mais central nessas vias também têm campos receptivos.

Para outros receptores, os campos receptivos são menos relevantes ou o conceito simplesmente não se aplica. Como exemplos, temos os vários **receptores viscerais** que monitoram processos, como a pressão arterial ou a concentração de glicose, ou os receptores vestibulares que monitoram a posição da cabeça.

### Os Potenciais Receptores Codificam a Intensidade e Duração dos Estímulos

A princípio, os receptores codificam a intensidade e duração dos estímulos pelo tamanho e duração dos potenciais receptores que eles produzem (Fig. 9.1). No entanto, há de fato um pouco mais do que isso, pois, em alguns sistemas, a intensidade

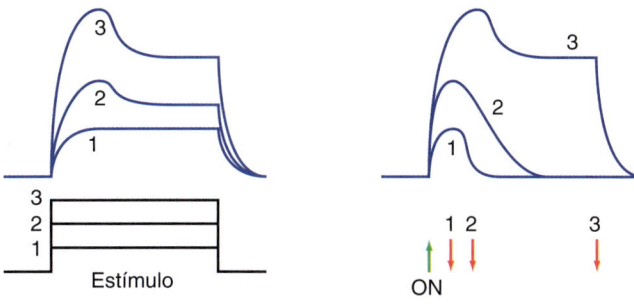

**FIG 9.1** Codificação da intensidade (esquerda) e duração (direita) dos estímulos pelos potenciais receptores de um receptor sensitivo genérico. Como acontece com a maioria dos receptores, a resposta adapta-se (declina) durante os estímulos intensos ou prolongados. ON representa a aplicação do estímulo e os números indicam a magnitude diferente de estímulo; as setas vermelhas indicam quando o estímulo é removido (desligado).

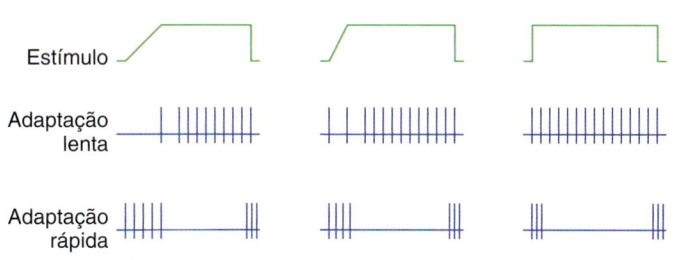

**FIG 9.2** Séries de potenciais de ação produzidas por receptores de adaptações lenta e rápida.

crescente é sinalizada por recrutamento de receptores menos sensíveis (p. ex., bastonetes para luz fraca e cones para luz forte). Além disso, alguns receptores sinalizam apenas o início e o fim de um estímulo e não respondem aos estímulos mantidos.

### A Maioria dos Receptores Sensitivos se Adapta a Estímulos Constantes, Alguns Mais Rapidamente do que Outros.
Alguns receptores produzem uma resposta sustentada a um estímulo constante e, portanto, são chamados receptores de **adaptação lenta**. Outros receptores apresentam uma resposta que decresce e pode desaparecer totalmente durante um estímulo constante; eles são chamados receptores de **adaptação rápida**. Portanto, os receptores de adaptação rápida podem agir como diferenciadores em miniatura, produzindo uma resposta constante a um estímulo em mudança constante. O exemplo clássico de um receptor de adaptação rápida é o **corpúsculo lamelar (de Pacini)**, que responde apenas brevemente no início e no fim de um estímulo mecânico constante, mas responde continuamente à vibração.

A maioria dos receptores, ao contrário dos dois exibidos na Figura. 9.2, está, na verdade, em algum ponto entre os extremos das adaptações lenta e rápida. A resposta pode ser exagerada no início (ou no final) de um estímulo, mas é mantida até certo ponto durante todo o estímulo (Fig. 9.1).

### Todos os Receptores Sensitivos Compartilham as Mesmas Características Organizacionais
Os receptores sensitivos, como os neurônios em geral, têm partes especializadas em receber estímulos (nesse caso, sensitivos e não sinápticos) e partes especializadas em transmitir informações para outros neurônios. Além disso, apresentam normalmente

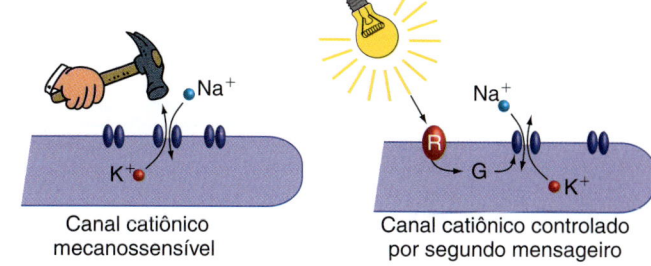

**FIG 9.3** Os dois tipos gerais de mecanismos de transdução. Os canais diretamente sensíveis aos estímulos são representados pelos canais diretamente mecanossensíveis encontrados em uma ampla variedade de receptores, incluindo aqueles sensíveis ao tato, som e osmolalidade. O exemplo de um mecanismo associado à proteína G exibido aqui é um fotorreceptor da retina (um bastonete), no qual o fotopigmento (rodopsina, R) está intimamente relacionado com um receptor pós-sináptico de noradrenalina; no entanto, outros receptores, como os olfatórios, também usam mecanismos associados à proteína G.

| TABELA 9.1 Mecanismos de Transdução Utilizados por Diferentes Tipos de Receptores Sensitivos | |
|---|---|
| **Canais Dependentes de Estímulo** | **Mecanismos Associados à Proteína G** |
| A maioria dos receptores somatossensitivos | Alguns receptores de dor Fotorreceptores |
| Células ciliadas (nervo craniano VIII) | Receptores olfatórios |
| Alguns receptores gustatórios | Alguns receptores gustatórios |
| Alguns receptores viscerais | Alguns receptores viscerais |

muitas mitocôndrias próximas à área receptiva, ao que tudo indica, para fornecer energia aos processos de transdução.

### Os Receptores Sensitivos Usam Mecanismos Ionotrópicos e Metabotrópicos para Produzir Potenciais Receptores.
Os mecanismos de transdução utilizados pelos receptores sensitivos são gratificantemente similares aos mecanismos utilizados na produção de potenciais pós-sinápticos (Fig. 9.3). Alguns são despolarizantes, outros hiperpolarizantes; alguns usam alteração direta dos canais iônicos, outros usam mecanismos associados à proteína G (Tabela 9.1). Muitas moléculas receptoras utilizadas pelos receptores sensitivos estão, na realidade, intimamente relacionadas com as moléculas receptoras pós-sinápticas, mas apresentam configuração simples de modo que respondem a um estímulo em vez de a um neurotransmissor.

### Todos os Receptores Sensitivos Produzem Potenciais Receptores, mas Alguns Não Produzem Potenciais de Ação.
Os potenciais receptores não se propagam de forma ativa; em vez disso, como os potenciais pós-sinápticos, eles decaem a uma curta distância. Portanto, os receptores que sinalizam em longas distâncias devem gerar potenciais de ação e, também, potenciais receptores (Fig. 9.4). Um exemplo é o receptor que sinaliza que algo toca o hálux. Ele produz um potencial receptor

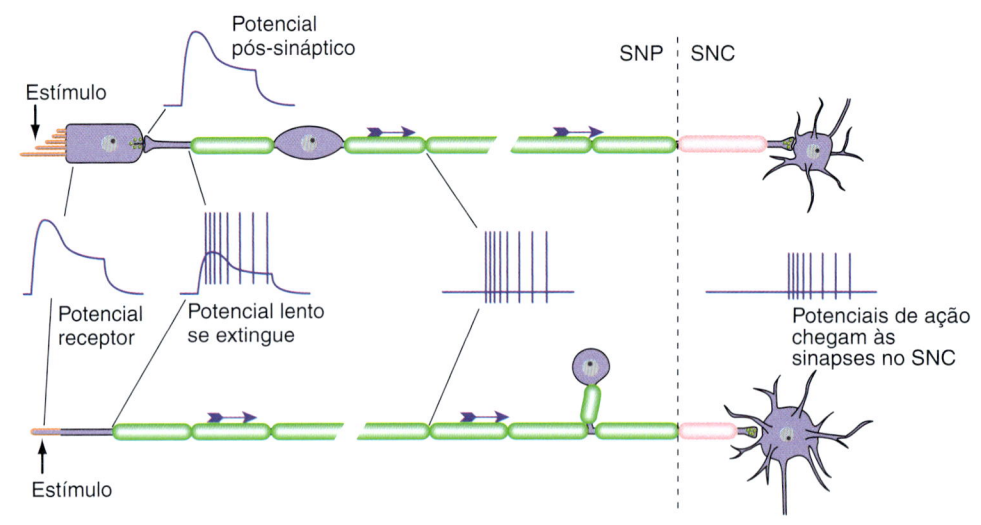

**FIG 9.4** Receptores com e sem axônios longos.

despolarizante em resposta ao toque, mas o próprio potencial receptor se extingue perto do receptor. No entanto, os potenciais de ação são gerados em uma zona de gatilho adjacente, na periferia, e avançam para o SNC. Nos mamíferos, os receptores com axônios longos transmitem informações sobre **sensibilidade somática** (tato, dor etc.), **sensibilidade visceral** e **olfato**, e todos produzem potenciais receptores despolarizantes.

Por outro lado, os receptores que sinalizam em curtas distâncias (cerca de menos de um milímetro) não precisam produzir potenciais de ação. Em vez disso, fazem sinapse com os processos periféricos dos neurônios aferentes primários, cujos corpos celulares residem nos gânglios. O potencial receptor altera a frequência com que o receptor libera o transmissor e ele, por sua vez, muda a frequência com que o neurônio aferente primário envia potenciais de ação para o SNC. Um receptor com um axônio curto ou sem axônio consegue despolarizar (e liberar mais transmissores) ou hiperpolarizar (e liberar menos transmissores) em resposta a um estímulo; alguns conseguem fazer as duas coisas, dependendo da especificidade do estímulo. Exemplos de receptores curtos são as **células receptoras gustatórias**, os **fotorreceptores** e as **células ciliadas** mecanorreceptoras da orelha interna.

## OS RECEPTORES SOMATOSSENSITIVOS DETECTAM ALTERAÇÕES MECÂNICAS, QUÍMICAS OU TÉRMICAS

### CONCEITOS-CHAVE

Os receptores cutâneos apresentam-se como terminações encapsuladas ou não encapsuladas.

As cápsulas e estruturas acessórias influenciam as propriedades das respostas dos mecanorreceptores cutâneos.

Os nociceptores, termorreceptores e alguns mecanorreceptores são terminações nervosas livres.

Os receptores cutâneos não estão distribuídos de maneira uniforme.

Os receptores somatossensitivos encontram-se nos processos periféricos de neurônios que terminam em lugares como a pele,

músculo, osso ou articulações; esses neurônios têm axônios longos, corpos celulares nos gânglios sensitivos dos nervos espinais (ou dos nervos cranianos) e processos centrais que terminam no SNC. Alguns processos periféricos possuem somente **terminações nervosas livres**, especialmente receptores de dor e temperatura. Outros têm **terminações encapsuladas** e/ou vários tipos de **estruturas acessórias** (dois receptores musculares como esses são descritos mais adiante). As cápsulas e estruturas acessórias desempenham um papel na associação de estímulos com os receptores; a cápsula de um corpúsculo lamelar (de Pacini), por exemplo, é, em grande parte, responsável por sua adaptação rápida, enquanto outras células especializadas, como a célula tátil (de Merkel), se adaptam lentamente e detectam pressão constante aplicada à pele. As cápsulas também têm propriedades de barreira que podem regular o ambiente dos receptores.

Os receptores não estão distribuídos de maneira uniforme, mas, em vez disso, concentram-se densamente em áreas onde se requer acuidade fina ou controle preciso. Por exemplo, as extremidades dos dedos possuem muitos receptores por unidade de área, que contribuem inicialmente para que possamos discriminar em detalhes as características táteis de um objeto ao palpá-lo.

### Os Nociceptores Têm Funções Aferentes e Eferentes

Os receptores para dor (**nociceptores**) são diferentes em alguns aspectos de outros receptores, de modo que condizem com nossas experiências de estímulos de dano tecidual. As partes danificadas do corpo tornam-se extras, sensíveis aos estímulos dolorosos (**hiperalgesia**), e podem doer até mesmo em resposta a estímulos normalmente inócuos (**alodinia**); ambos são, em parte, o resultado das terminações sensíveis à dor tornando-se mais sensíveis (em vez de se adaptarem, como ocorreria com a maioria dos demais receptores). Além disso, a pele que circunda uma área lesionada torna-se avermelhada e inchada (edemaciada) em decorrência dos sinais que se propagam à periferia, por outros ramos dos mesmos receptores de dor que sinalizam a lesão: quando os potenciais de ação aferentes alcançam um ponto de ramificação, eles podem propagar-se não só em direção central, mas também periférica, através de um **reflexo axonal** (este é o único reflexo conhecido que

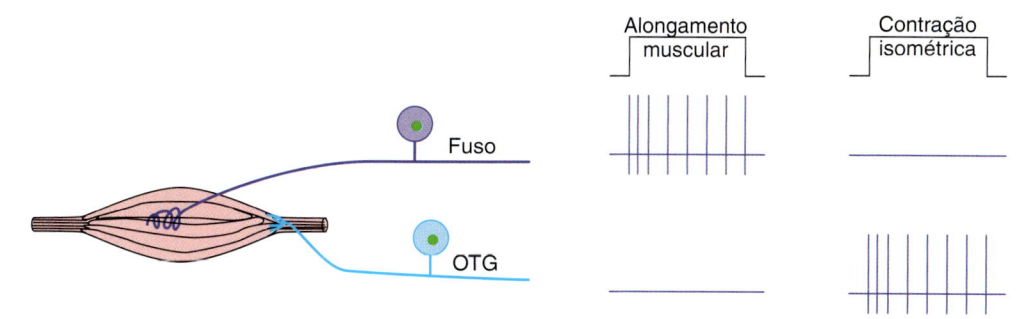

**FIG 9.5** Respostas aos fusos neuromusculares e órgãos neurotendíneos.

envolve somente um neurônio e nenhuma parte do SNC). A despolarização que chega às terminações nociceptivas causa liberação periférica de neurotransmissores, que, por sua vez, promovem vasodilatação, rubor e edema.

## Os Receptores nos Músculos e Articulações Detectam o Estado Muscular e a Posição do Membro

### CONCEITOS-CHAVE

Os fusos neuromusculares detectam o grau de comprimento muscular.
Os órgãos neurotendíneos (OTGs) detectam o nível de tensão muscular.
As articulações têm receptores.
Os fusos neuromusculares são proprioceptores importantes.

Os **fusos neuromusculares**, que detectam o grau de comprimento muscular, são órgãos receptores compostos de pequenas fibras musculares (denominadas **fibras intrafusais**, que significa "dentro do fuso") contidas em uma cápsula fusiforme. Os fusos estão incorporados aos músculos esqueléticos e orientados de modo a serem estirados por qualquer coisa que alongue o músculo. As terminações sensitivas associadas às fibras intrafusais produzem potenciais receptores despolarizantes quando os fusos são estirados (Fig. 9.5). As extremidades das fibras intrafusais são contráteis e recebem *inputs* dos pequenos neurônios motores (**gama**). A contração dessa parte de uma fibra intrafusal não contribui muito para a força de um músculo. Em vez disso, ela regula o comprimento da porção central, sensível ao estiramento, da fibra intrafusal e, deste modo, regula sua sensibilidade ao estiramento aplicado externamente. Os fusos neuromusculares e os receptores cutâneos são fundamentalmente importantes para o sentido de posição (**propriocepção**).

Os órgãos neurotendíneos (órgãos tendinosos de Golgi – OTGs), que detectam o nível de tensão muscular, são redes de terminações sensitivas, intercaladas com as fibras colágenas dos tendões. A tensão em um tendão comprime as terminações sensitivas e geram potenciais receptores despolarizantes. O alongamento passivo de um músculo não gera muita tensão no tendão, ao contrário daquela gerada pela contração muscular contra uma resistência (Fig. 9.5).

As articulações também contêm uma série de terminações mecanossensíveis. Durante um tempo acreditou-se que elas eram importantes para a propriocepção, mas hoje sabe-se que os fusos neuromusculares são mais importantes.

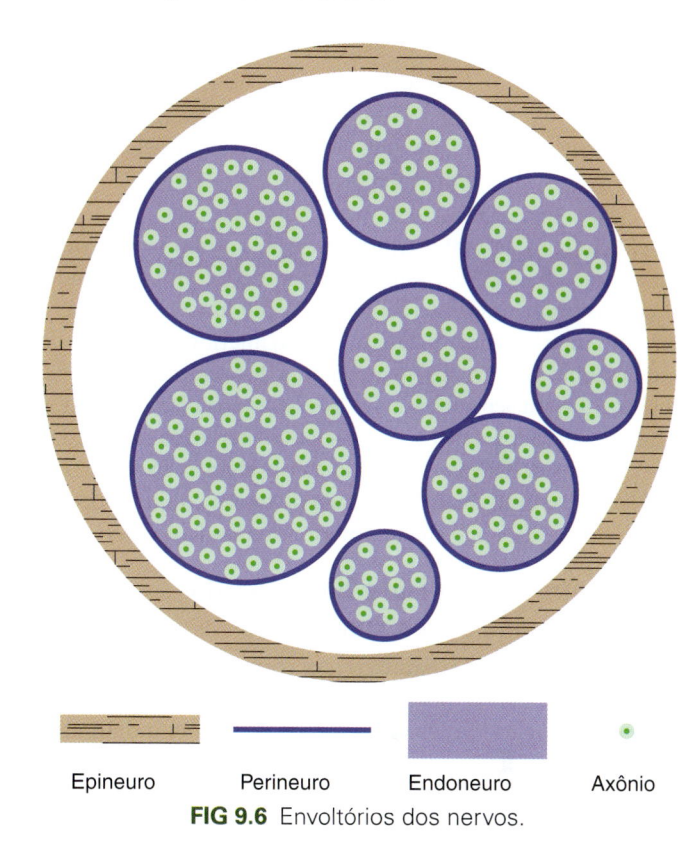

Epineuro · Perineuro · Endoneuro · Axônio

**FIG 9.6** Envoltórios dos nervos.

## As Estruturas Viscerais Contêm uma Variedade de Receptores

As estruturas viscerais também contêm muitos receptores, mas muito menos se sabe sobre elas do que sobre os receptores somatossensitivos e os demais receptores. Coletivamente, eles formam os componentes aferentes de uma vasta rede de conexões que medeia os comportamentos homeostático, relacionado a impulsos, discutidos no Capítulo 23.

## OS NERVOS TRANSMITEM INFORMAÇÕES DE/PARA O SNC

### CONCEITO-CHAVE

Prolongamentos meníngeos envolvem os nervos.

A dura-máter que circunda o SNC continua como **epineuro** dos nervos (Fig. 9.6). Esse revestimento significativo em volta de cada nervo, confere-lhes uma resistência mecânica conside-

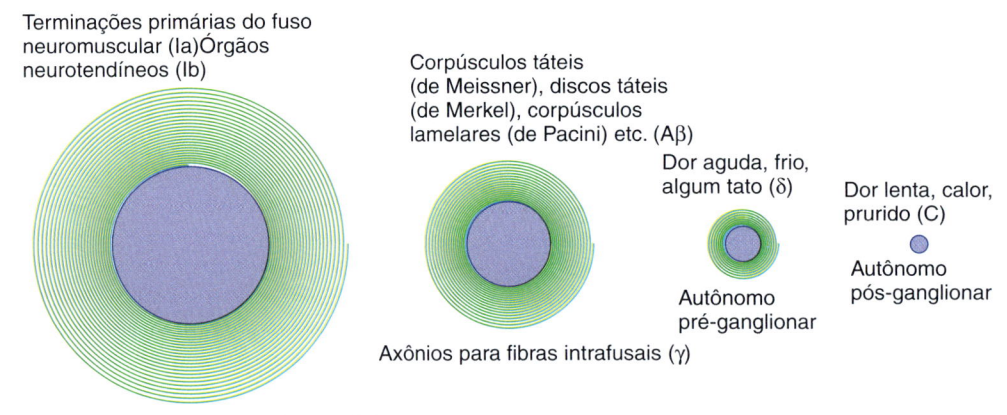

**FIG 9.7** Diâmetros relativos dos axônios dos nervos com suas bainhas de mielina, e as funções associadas aos diferentes diâmetros. Parte do jargão utilizado para descrever as fibras de diferentes diâmetros é indicada entre parênteses.

rável. A aracnoide-máter continua como **perineuro** e recobre cada fascículo nervoso. Assim como acontece com a aracnoide, as células perineurais interconectam-se por junções oclusivas e formam uma barreira de difusão entre o interior e o exterior de um fascículo nervoso, parte do sistema de barreira hematoencefálica que atua como **barreira hematoneural** (as células dos capilares situados dentro dos fascículos nervosos são unidas por junções oclusivas, ajudando a completar a barreira). O **endoneuro** é uma camada delicada de tecido conjuntivo, que envolve cada fibra nervosa no interior dos fascículos nervosos.

## O Diâmetro de uma Fibra Nervosa está Correlacionado com a Sua Função

Os axônios de grande diâmetro têm corpos celulares grandes e bainhas de mielina espessas, além de conduzirem potenciais de ação de forma rápida. Os axônios de pequeno diâmetro têm corpos celulares menores, bainhas de mielina delgadas ou não são mielinizados, além de conduzirem lentamente os potenciais de ação. Os axônios sensitivos de grande diâmetro compõem os nervos que transmitem informações dos fusos neuromusculares, órgãos neurotendíneos (OTGs) e receptores articulares. Os axônios sensitivos que recebem informações dos receptores cutâneos utilizados para sensibilidade tátil discriminativa (análise precisa da forma e posição) na periferia não são tão grandes. Os axônios de pequeno diâmetro recebem informações sobre dor, temperatura, sensibilidade tátil simples e receptores viscerais variados. Essas pequenas fibras tendem a ser pouco mielinizadas ou não mielinizadas e são os condutores mais lentos das informações sensitivas. As principais categorias de fibras aferentes somáticas presentes nos nervos, e seus tamanhos relativos, são indicados na Figura 9.7.

Os axônios eferentes de diâmetros diversos também estão associados a diferentes funções. Os maiores axônios mielinizados inervam o músculo esquelético comum. Os que inervam as fibras intrafusais dos fusos neuromusculares são menores; as fibras autônomas pré-ganglionares são menores, ainda que muito pouco mielinizadas, enquanto as fibras autônomas pós-ganglionares têm pequeno diâmetro e não são mielinizadas.

## QUESTÕES DE ESTUDO

1. O termo *estímulo adequado* refere-se a:
   a. qualquer estímulo que aumente a frequência de potenciais de ação gerados por um determinado receptor.
   b. qualquer estímulo que provoque despolarização de um determinado receptor.
   c. qualquer estímulo que evoque a maior resposta possível de um determinado receptor.
   d. o tipo de estímulo ao qual um determinado receptor é mais sensível.
2. Receptores com axônios longos:
   a. produzem potenciais receptores que se propagam ativamente para o sistema nervoso central.
   b. produzem potenciais receptores que decaem passivamente, mas alteram a frequência com que o receptor gera potenciais de ação.
   c. nos mamíferos, produzem potenciais receptores despolarizantes e maior frequência de potenciais de ação.
   d. nenhuma das afirmações anteriores é verdadeira.
   e. as afirmações (b) e (c) são verdadeiras.
3. Um receptor com as seguintes propriedades de estímulo-resposta é classificado como receptor de:

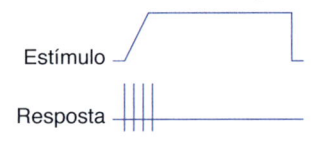

**a.** adaptação lenta.
**b.** adaptação rápida.
4. Registros do axônio de um receptor muscular desconhecido indicaram que ele apresentava ativação mais rápida em resposta à contração muscular, mas não respondia muito ao alongamento passivo do músculo. O receptor mais provável era um:
   **a.** fuso neuromuscular.
   **b.** órgão neurotendíneo (OTG).
   **c.** corpúsculo lamelar (de Pacini).
   **d.** nenhum desses receptores tem essas propriedades.
5. O estímulo seletivo de todos os neurônios motores gama de um músculo, causaria inicialmente:
   **a.** contração máxima do músculo.
   **b.** maior taxa de disparo em todas as fibras aferentes dos fusos neuromusculares do músculo.
   **c.** maior taxa de disparo em todas as fibras aferentes dos órgãos neurotendíneos do músculo.
   **d.** menor taxa de disparo em todas as fibras aferentes dos fusos neuromusculares do músculo.
   **e.** menor taxa de disparo em todas as fibras aferentes a partir dos órgãos neurotendíneos do músculo.

Para as questões 6-10, estabeleça a correspondência adequada entre os tipos de receptor na coluna da esquerda e as características da fibra nervosa na coluna da direita. Mais de uma característica da fibra pode ser aplicada a um receptor; indique todas que se aplicam.

| | |
|---|---|
| 6. Aferentes dos órgãos neurotendíneos. | **a.** Diâmetro grande. |
| 7. Aferentes da maioria dos receptores de tato. | **b.** Diâmetro pequeno. |
| 8. Axônios motores para o músculo esquelético comum. | **c.** Bastante mielinizado. |
| 9. Aferentes de muitos receptores de dor. | **d.** Não mielinizado. |
| 10. Axônios autônomos pós-ganglionares. | **e.** Nenhuma das opções anteriores. |

11. A maior parte da resistência mecânica dos nervos é uma propriedade do(s):
    **a.** próprios axônios.
    **b.** endoneuro.
    **c.** epineuro.
    **d.** perineuro.
12. Uma barreira de difusão entre os espaços extracelulares dentro e fora dos fascículos nervosos periféricos está situada no:
    **a.** endoneuro.
    **b.** epineuro.
    **c.** perineuro.
13. Os receptores mais responsáveis pela propriocepção são:
    **a.** os órgãos neurotendíneos.
    **b.** as células táteis (de Merkel).
    **c.** os fusos neuromusculares.
    **d.** os nociceptores.
    **e.** os corpúsculos lamelares (de Pacini).
14. Que tipo de informação sensitiva chegaria primeiro ao SNC considerando que cada axônio tem o mesmo comprimento?
    **a.** Alongamento muscular.
    **b.** Dor.
    **c.** Temperatura.
    **d.** Tato.
    **e.** Sensibilidade visceral.
15. Um paciente de 47 anos de idade comparece ao seu médico de família com queixa de dor e cicatrização ao longo de um dermátomo no lado direito do abdome. Ele confirma com seu médico que teve catapora aos oito anos de idade. O médico nota que um leve toque na área do abdome resulta em dor. Como seria definida essa dor?
    **a.** Adaptada.
    **b.** Alodínica.
    **c.** Dessensibilizada.
    **d.** Hiperalgésica.
    **e.** Dormente.

# Medula Espinal

A medula espinal é bem pequena, mas a sua importância é desproporcional ao seu tamanho. É que nela residem todos os neurônios motores que movimentam o seu corpo e uma grande parcela dos neurônios motores autônomos. Também é receptora de quase todas as informações sensitivas assimiladas pelo seu corpo. Além disso, muitos dos princípios organizadores dos reflexos e vias da medula espinal se aplicam a outras partes do sistema nervoso central (SNC).

## A MEDULA ESPINAL É SEGMENTADA

### CONCEITO-CHAVE

A medula espinal é mais curta do que o canal vertebral.

Os segmentos da medula espinal (Fig. 10.1) – oito cervicais, doze torácicos, cinco lombares, cinco sacrais e um coccígeo – são definidos pelos nervos espinais formados a partir das raízes posterior (dorsal) e anterior (ventral) conectadas bilateralmente a cada segmento. A medula espinal apresenta uma intumescência cervical e uma lombossacral, que atendem às necessidades dos membros superiores e inferiores, respectivamente, e termina

afilando-se no cone medular. O cone medular está situado no nível vertebral LI/LII, embora o saco dural que envolve a medula espinal estenda-se até o nível vertebral SII. Dessa forma, as raízes posteriores e anteriores dos níveis progressivamente mais caudais precisam estender-se por distâncias cada vez maiores através do espaço subaracnóideo para chegar aos respectivos forames intervertebrais de entrada ou saída. A coleção de raízes de nervos espinais situada no espaço subaracnóideo caudalmente ao cone medular é denominada cauda equina.

Os nervos espinais C1-7 atravessam o forame situado acima da vértebra correspondente; C8 passa pelo forame entre as vértebras C7 e T1 e todos os demais passam pelo forame abaixo das vértebras correspondentes.

### Cada Segmento da Medula Espinal Inerva um Dermátomo

O mesoderma e ectoderma que se desenvolvem adjacentes a um determinado segmento da medula espinal originam os ossos, os músculos e a pele em locais previsíveis. As relações sistemáticas resultantes entre os segmentos medulares e os diferentes músculos e áreas da pele (dermátomos) são consideravelmente importantes em neurologia clínica.

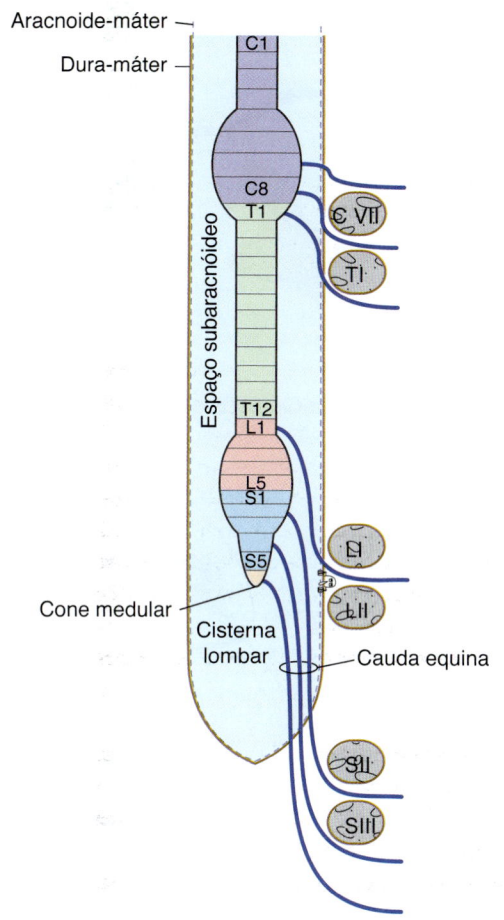

**FIG 10.1** Visão geral da anatomia macroscópica da medula espinal.

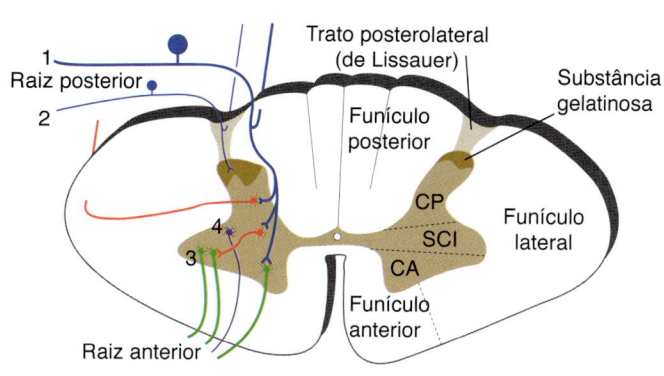

**FIG 10.2** Anatomia da medula espinal em corte transversal. Em todos os níveis, fibras sensitivas de grande (1) e pequeno (2) diâmetro entram pela raiz posterior e alimentam as vias ascendentes e arcos reflexos; os axônios dos neurônios motores inferiores (3) saem pelas raízes anteriores. Alguns níveis, conforme descrito mais adiante, também contêm neurônios autônomos pré-ganglionares (4) cujos axônios saem pelas raízes anteriores. *CA*, Corno anterior; *SCI*, substância cinzenta intermédia; *CP*, corno posterior.

À medida que as raízes posteriores aproximam-se da medula espinal, as fibras aferentes organizam-se de modo que as fibras de grande diâmetro entram mediais às fibras de pequeno diâmetro. As fibras de grande diâmetro, que conduzem informações de tato e posição, emitem alguns ramos que seguem em sentido rostral no funículo posterior e outros que terminam nas porções profundas do corno posterior. As fibras de pequeno diâmetro, que conduzem principalmente informações de dor e temperatura, seguem no **trato posterolateral** (**de Lissauer**) até terminarem em uma zona superficial do corno posterior, chamada **substância gelatinosa**.

## TODOS OS NÍVEIS DA MEDULA ESPINAL APRESENTAM ESTRUTURA SIMILAR EM CORTE TRANSVERSAL

O centro de substância cinzenta da medula espinal tem o formato grosseiro de um H, com orientação posterior-anterior em todos os níveis (Fig. 10.2). Os ramos do H direcionados posteriormente são os **cornos posteriores** (ou **dorsais**) e os ramos direcionados anteriormente são os **cornos anteriores** (ou **ventrais**). O corno posterior, derivado da placa alar do tubo neural, é uma área de processamento sensitivo que recebe a maioria dos neurônios aferentes que chegam pelas raízes posteriores ipsilaterais. O corno anterior é derivado da placa basal e contém os neurônios motores cujos axônios formam as raízes anteriores. A **substância cinzenta intermédia** entre os cornos anterior e posterior é uma mistura de interneurônios e células de trato dos circuitos sensitivo e motor; nos níveis torácicos e nos lombares superiores a substância cinzenta intermédia também contém neurônios motores autônomos simpáticos, enquanto a substância cinzenta intermédia no nível sacral contém neurônios motores autônomos parassimpáticos. Os axônios dos neurônios autônomos deixam a medula espinal pelas raízes anteriores.

Os cornos anterior e posterior dividem a substância branca espinal circundante em **funículos anterior**, **lateral** e **posterior** (funículo é um termo em latim para "cordão").

## A MEDULA ESPINAL ESTÁ ENVOLVIDA NO PROCESSAMENTO SENSITIVO, NO COMANDO MOTOR E NOS REFLEXOS

Os princípios de conexão discutidos no Capítulo 3 são bem evidentes na medula espinal. Os processos centrais dos neurônios aferentes primários (cujos corpos celulares estão nos gânglios sensitivos dos nervos espinais) são as únicas vias através das quais a informação sensitiva do corpo consegue chegar à medula espinal. Eles originam ramos que alimentam os circuitos reflexos, vias para o tálamo e vias para o cerebelo. Esses neurônios aferentes primários terminam na substância cinzenta ipsilateral, sobretudo, mas não inteiramente, no corno posterior. No corno anterior, os **neurônios motores inferiores** recebem *inputs* de circuitos reflexos e, também, de vias descendentes (i.e., axônios dos neurônios motores superiores) e estendem-se aos músculos ipsilaterais. São as únicas vias através das quais a medula espinal consegue enviar comandos para contração dos músculos esqueléticos. A perda dos neurônios motores inferiores, incluindo seus axônios, é seguida por **paralisia flácida** dos músculos inervados – fraqueza acentuada, perda de tônus e reflexos, e atrofia.

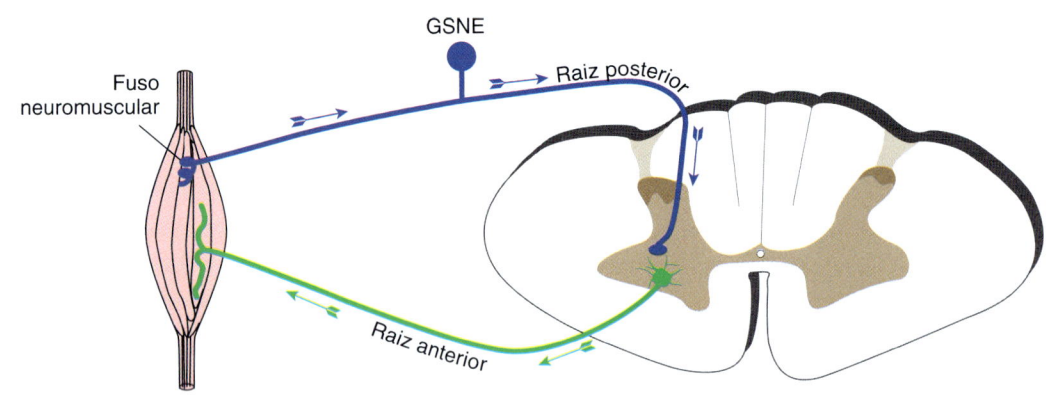

**FIG 10.3** Arco reflexo de estiramento. *GSNE,* gânglio sensitivo de nervo espinal.

## A SUBSTÂNCIA CINZENTA DA MEDULA ESPINAL É ESPECIALIZADA POR REGIÕES

### CONCEITOS-CHAVE

O corno posterior contém interneurônios sensitivos e neurônios de projeção.
O corno anterior contém neurônios motores.
A substância cinzenta intermédia contém neurônios autônomos.

Algumas partes da substância cinzenta da medula espinal (p. ex., substância gelatinosa) estão presentes em todos os segmentos. Outras estão presentes apenas em alguns níveis ou mais evidentes em alguns níveis, de modo a fazerem sentido funcional. Os exemplos mais relevantes das primeiras são os **neurônios simpáticos pré-ganglionares**, presentes na substância cinzenta intermédia de T1-L3 e formam um corno lateral pontiagudo nos segmentos torácicos; os **neurônios parassimpáticos pré-ganglionares**, presentes na substância cinzenta intermédia de S2-S4; e o **núcleo torácico posterior** (**de Clarke**), na base do corno posterior de T1-L2 e particularmente evidente nos níveis torácicos inferiores. Como exemplo de relevância específica para o nível, existem cornos anteriores em todos os níveis, porém mais amplos lateralmente nas intumescências cervical e lombar para acomodar todos os neurônios motores inferiores para os músculos distais (membros) supridos por esses níveis.

## OS CIRCUITOS REFLEXOS SÃO INTEGRANTES DA MEDULA ESPINAL

### CONCEITOS-CHAVE

O estiramento muscular leva à excitação dos neurônios motores.
Os estímulos dolorosos provocam reflexos de retirada coordenados.
Os reflexos são acompanhados por efeitos recíprocos e cruzados.

Reflexos são respostas involuntárias e estereotipadas aos *inputs* sensitivos e todo tipo de *input* sensitivo está envolvido em um ou mais tipos de circuitos reflexos. O tipo mais simples de reflexo concebível (além do reflexo axonal) (Cap. 9) envolve um neurônio aferente primário e um neurônio motor inferior, conectados por uma sinapse no SNC. Esse é o circuito representativo dos **reflexos de estiramento** (Fig. 10.3), através dos

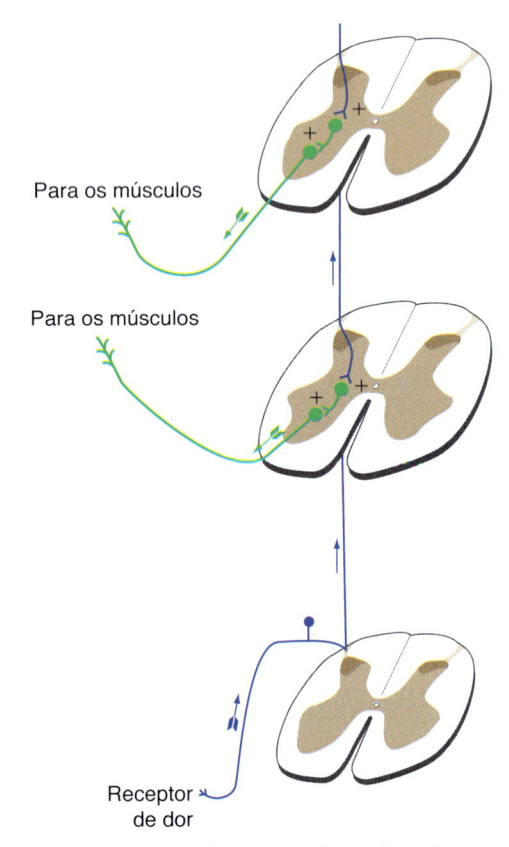

**FIG 10.4** O arco reflexo flexor (ou de retirada), que envolve conexões por interneurônios em vários segmentos medulares.

quais um músculo se contrai-se em resposta ao seu estiramento (alongamento). (Os reflexos de estiramento são testados por percussão dos tendões e, portanto, são chamados com frequência de **reflexos tendíneos profundos**, embora os receptores que os iniciam estejam localizados nos fusos neuromusculares e não nos tendões.)

Os reflexos de estiramento são os únicos reflexos monossinápticos. Todos os outros envolvem um ou mais interneurônios. Um exemplo é o **reflexo flexor** (ou **reflexo de retirada**), através do qual um membro é afastado de um estímulo doloroso (Fig. 10.4). Esse reflexo é consideravelmente mais complexo do que um reflexo de estiramento porque são envolvidos todos os músculos de um membro e, portanto, os neurônios motores de vários segmentos medulares.

Os reflexos muitas vezes são descritos como respostas isoladas a um estímulo, mas tipicamente são efeitos **recíprocos** e **cruzados** associados, que aumentam a sua eficácia. Percutir o ligamento da patela alonga levemente o músculo quadríceps femoral, que se contrai em resposta à percussão; ao mesmo tempo, os neurônios motores para os músculos isquiocrurais (ou do jarrete) são inibidos, o que facilita o encurtamento do quadríceps. À medida que um pé é afastado de um estímulo doloroso, os neurônios motores extensores da perna contralateral são automaticamente excitados, o que facilita a sustentação do corpo pela perna.

## Os Reflexos São Modificáveis

Apesar da implicação da descrição precedente, as respostas reflexas a um determinado estímulo em situações da vida real variam de acordo com o momento. Parte da variação é produzida por vias descendentes do encéfalo para a medula espinal, ao regular a sensibilidade reflexa para adequação a diferentes estados comportamentais. Por exemplo, pense em quão vigorosamente você poderia se afastar-se de alguma coisa que o tocasse caso estivesse agindo no limite e com cautela em uma situação assustadora, e compare com a resposta ao mesmo estímulo em um contexto em que estivesse mais relaxado. Parte da variação é baseada em padrões de movimento. Por exemplo, durante algumas fases da marcha, retirar o pé de algo que o toque ajuda a evitar tropeços ou topadas; durante outras fases, não recolher o pé ajuda a perna a sustentar o peso corporal.

Lembre-se de que os reflexos podem ocorrer, e ocorrem, sem *input* supramedular, mas podem ser modulados por *input* descendente do encéfalo. A **perda de reflexos** nas situações patológicas ou por traumatismo, inclui lesões dos neurônios aferentes (*input*) que chegam ao corno posterior da medula espinal ou lesões dos neurônios motores inferiores (*output*) no corno anterior ou em qualquer lugar no trajeto para o músculo. Além disso, pode-se perder reflexos em decorrência de lesão no próprio músculo ou em órgãos sensitivos especializados (p. ex., fusos neuromusculares) que detectam eventos como o alongamento (estiramento) muscular.

## AS VIAS ASCENDENTES E DESCENDENTES TÊM LOCALIZAÇÕES DEFINIDAS NA SUBSTÂNCIA BRANCA DA MEDULA ESPINAL

Existem apenas três vias de grande importância clínica na medula espinal: o **funículo posterior** (tato e posição), o **trato espinotalâmico** (dor e temperatura) e o **trato corticospinal lateral** (comandos para movimentos voluntários). Cada um apresenta localização uniforme em todos os níveis medulares (Fig. 10.9).

## O Sistema Funículo Posterior-lemnisco Medial Transmite Informações sobre Tato e Posição dos Membros

### CONCEITOS-CHAVE

As informações sobre a localização e a natureza de um estímulo são preservadas no sistema funículo posterior-lemnisco medial. A lesão do sistema funículo posterior-lemnisco medial causa deficiência das funções proprioceptivas e de tato discriminativo.

Os neurônios aferentes primários de grande diâmetro que conduzem informação sobre tato e posição emitem colaterais que ascendem pelo funículo posterior ipsilateral. Os colaterais que chegam, ascendem em posição lateral aos já presentes no funículo posterior, portanto, nos níveis cervicais cada funículo posterior é subdividido em um **fascículo grácil** medial, que representa o membro inferior, e um **fascículo cuneiforme** lateral, que representa o membro superior (Fig. 10.5). Os fascículos grácil e cuneiforme terminam nos **núcleos grácil** e **cuneiforme**, e os núcleos do funículo posterior, na parte caudal do bulbo. As fibras de segunda ordem dos neurônios dos núcleos do funículo posterior cruzam o plano mediano e formam o **lemnisco medial**, que ascende pelo tronco encefálico até o tálamo (onde termina em um núcleo talâmico denominado núcleo ventral posterolateral [VPL], pelas razões explicadas no Cap. 16). Os neurônios do VPL estendem-se ao córtex somatossensitivo do giro pós-central e áreas adjacentes.

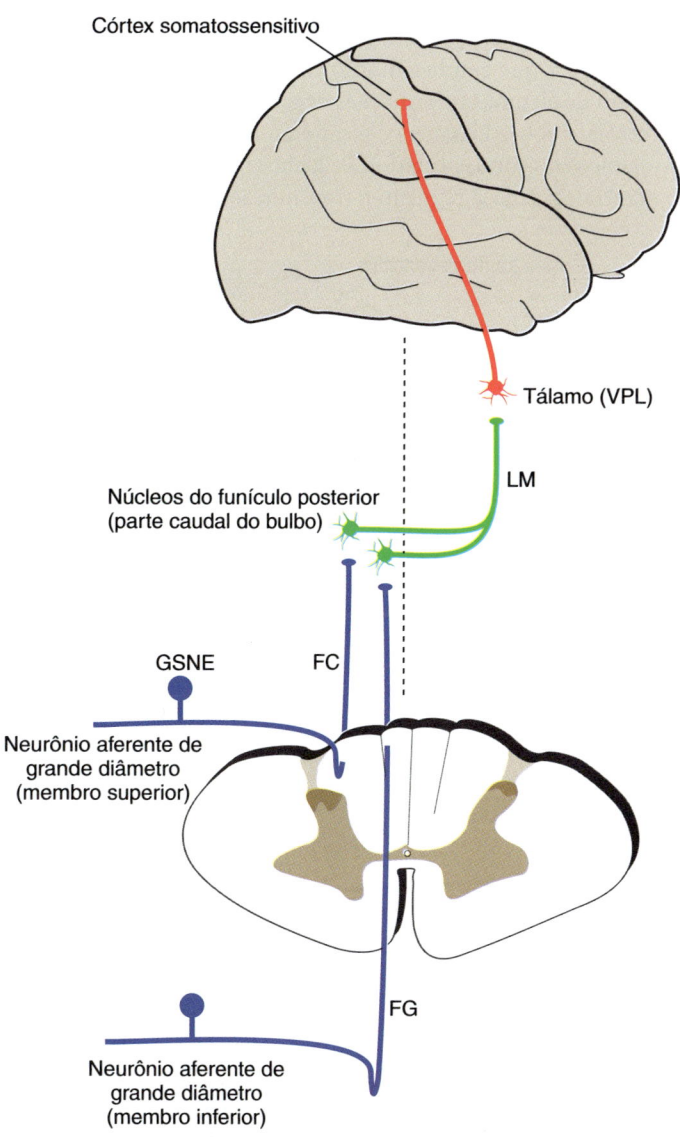

**FIG 10.5** A via funículo posterior-lemnisco medial. *GSNE*, gânglio sensitivo de nervo espinal; *FC*, fascículo cuneiforme; *FG*, fascículo grácil; *LM*, lemnisco medial; *VPL*, núcleo ventral posterolateral.

Existe uma organização **somatotópica** bem definida e específica para cada modalidade em todos os níveis dessa via, o que facilita o monitoramento de detalhes sobre a natureza e localização dos estímulos.

## O Trato Espinotalâmico Transmite Informações sobre Dor e Temperatura

### CONCEITO-CHAVE

A lesão do sistema anterolateral causa diminuição das sensações de dor e temperatura.

A via mais importante para as informações de dor e temperatura é o trato espinotalâmico (Fig. 10.6); ela também conduz alguma informação de tato, mas de menor importância quando comparado àquele da via do funículo posterior. Os neurônios espinotalâmicos (i.e., as células de segunda ordem) estão situados no corno posterior, portanto, ao contrário da via do funículo posterior-lemnisco medial, essa via cruza o plano mediano na medula espinal. Os neurônios aferentes primários de pequeno diâmetro, que conduzem informações de dor e temperatura, além de algumas informações de tato, atravessam o trato posterolateral (de Lissauer) e terminam nos neurônios espinotalâmicos do corno posterior. Pequenos interneurônios da substância gelatinosa regulam a transmissão de informação nessa

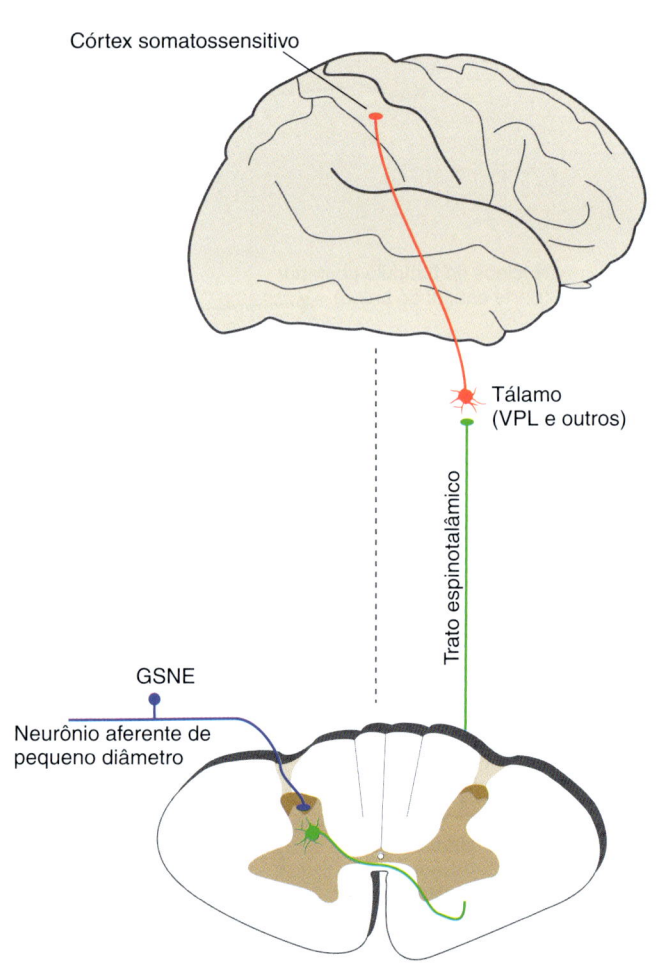

Córtex somatossensitivo

Tálamo
(VPL e outros)

Trato espinotalâmico

GSNE

Neurônio aferente de
pequeno diâmetro

**FIG 10.6** O trato espinotalâmico. *GSNE*, gânglio sensitivo de nervo espinal; *VPL*, núcleo ventral posterolateral.

sinapse. Em seguida, os axônios dos neurônios espinotalâmicos cruzam o plano mediano e formam o trato espinotalâmico, que ascende e estende-se pelo tronco encefálico até o VPL e a outros núcleos talâmicos também (relacionados à dor e normalmente apresentam um efeito mais amplo na atenção e no humor do que o provocado pelo tato). Esses neurônios talâmicos estendem-se ao córtex somatossensitivo do giro pós-central e algumas outras áreas corticais, incluindo o lobo insular (novamente, mais ampla do que a informação de tato). Entremeados com essas fibras espinotalâmicas diretas, existem outros axônios que conduzem informações de dor e temperatura do corno posterior para o tálamo indiretamente, por meio da formação reticular, e para outros locais também. A coleção total de fibras ascendentes para dor e temperatura é coletivamente denominada **trato anterolateral** em virtude de sua posição na medula espinal.

## Outras Vias Transmitem Informação Somatossensitiva para o Tálamo

A maior parte dos tipos de informação percorre mais de uma via na medula espinal e em outros locais, de modo que a lesão de um único trato raramente causa perda total de uma função. Por exemplo, alguma informação tátil é conduzida pelo trato espinotalâmico e alguma informação sobre tato e posição é conduzida por outros tratos no funículo lateral. No entanto, para cada função, normalmente há uma via que é mais importante do que todas as outras – o sistema funículo posterior-lemnisco medial para tato e posição, e o trato espinotalâmico para dor e temperatura.

## A Informação da Medula Espinal Chega ao Cerebelo de Modo Direto e Indireto

### CONCEITOS-CHAVE

O trato espinocerebelar posterior e o trato cuneocerebelar conduzem informação proprioceptiva.
O trato espinocerebelar anterior conduz informação mais complexa sobre o membro inferior.

Uma função do cerebelo é comparar os movimentos em curso com os movimentos que o SNC considera que está para executar, e depois enviar sinais de correção se houver discrepância. Para isso, o cerebelo precisa de informações da medula espinal sobre a posição correta dos membros e de outras partes do corpo. Parte dela chega ao cerebelo indiretamente, por meio da formação reticular e outros locais do tronco encefálico, mas também há um grupo de tratos espinocerebelares que conduzem essas informações diretamente ao cerebelo. Os **tratos espinocerebelares anterior** e **posterior** conduzem informações sobre o membro inferior. O **trato cuneocerebelar** é semelhante ao trato espinocerebelar posterior, exceto pelo fato de que ele tem origem no bulbo, a partir do **núcleo cuneiforme acessório** e conduz informações sobre o membro superior.

## As Vias Descendentes Influenciam a Atividade dos Neurônios Motores Inferiores

### CONCEITO-CHAVE

Os tratos corticospinais medeiam o movimento voluntário.

A via mais importante para o controle do movimento voluntário é o **trato corticospinal** (também chamado de **trato piramidal** porque suas fibras estendem-se pelas pirâmides na face anterior do bulbo). Os corpos dos neurônios corticospinais estão situados no giro pré-central e nas áreas corticais adjacentes. Seus axônios descem pelo ramo posterior da cápsula interna (contornando o tálamo) e estendem-se pela porção anterior do tronco encefálico, passando pelo pedúnculo cerebral (na face anterior do mesencéfalo), pela parte basilar da ponte e pelas pirâmides do bulbo (Fig. 10.7). A maioria dessas fibras cruza o plano mediano na **decussação das pirâmides,** na junção bulbo-medula espinal, e integra o trato corticospinal lateral. (As poucas fibras não cruzadas formam o **trato corticospinal anterior** no funículo anterior). As fibras corticospinais terminam nos neurônios motores ou interneurônios da substância cinzenta da medula espinal. Assim como no caso das vias aferentes, existem outras vias paralelas para parte desse *input* chegar à medula espinal, portanto a destruição do trato corticospinal causa fraqueza, mas não paralisia total.

Por exemplo, as projeções dos núcleos vestibulares do tronco encefálico para a medula espinal (tratos vestibulospinais) proporcionam uma via alternativa.

Os neurônios que se estendem aos neurônios motores inferiores são chamados **neurônios motores superiores** e, quando lesionados, causam um tipo característico de fraqueza. O circuito reflexo é poupado e, com o passar do tempo (> 7 dias), torna-se mais influente do que o normal; isso resulta em **hiper-reflexia** e aumento do tônus muscular. Além disso, parte do circuito medular normalmente suprimido se manifesta e surgem vários reflexos patológicos. O mais conhecido é o **sinal de Babinski** (dorsiflexão do hálux e abdução dos outros dedos –"abertura em leque"– em resposta à aplicação de um estímulo firme na planta do pé).

## O SISTEMA NERVOSO AUTÔNOMO MONITORA E CONTROLA A ATIVIDADE VISCERAL

O **sistema nervoso autônomo** (**SNA**) não possui neurônios eferentes com projeções diretas do SNC para músculos lisos ou cardíaco ou para glândulas. Em vez disso, os neurônios autônomos **pré-ganglionares** situados no SNC estendem-se pelas raízes anteriores dos nervos espinais para os neurônios **pós-ganglionares** localizados nos gânglios, fora do SNC (Fig. 10.8). Em seguida, esses neurônios pós-ganglionares estendem-se aos órgãos-alvo. (A única exceção é a medula da glândula suprarrenal, que recebe projeções autônomas – simpáticas – diretamente da medula espinal.) Os axônios pré-ganglionares são levemente mielinizados, enquanto os axônios pós-ganglionares não são mielinizados.

### Os Neurônios Parassimpáticos Pré-ganglionares Estão Situados no Tronco Encefálico e nos Segmentos Sacrais da Medula Espinal

A subdivisão **parassimpática** do SNA, em sentido amplo, considerada a parte de absorção e armazenamento de energia do sistema "repouso e digestão", possui a maior parte dos neurônios pré-ganglionares no tronco encefálico, mas alguns na parte sacral da medula espinal. Os neurônios pós-ganglionares estão situados nos gânglios próximos dos órgãos-alvo ou em sua parede. Os neurônios pré- e pós-ganglionares usam acetilcolina como neurotransmissor; no entanto, os receptores que eles inervam são diferentes. No interior dos gânglios, a acetilcolina atua nos receptores nicotínicos (ionotrópicos), enquanto nos órgãos-alvo, ela atua nos receptores muscarínicos (metabotrópicos).

### Os Neurônios Simpáticos Pré-ganglionares Estão Situados nos Segmentos Torácicos e Lombares da Medula Espinal

A subdivisão **simpática** do SNA, considerada geralmente o elemento de "luta ou fuga" do sistema, tem todos os seus neurônios pré-ganglionares na substância cinzenta intermédia

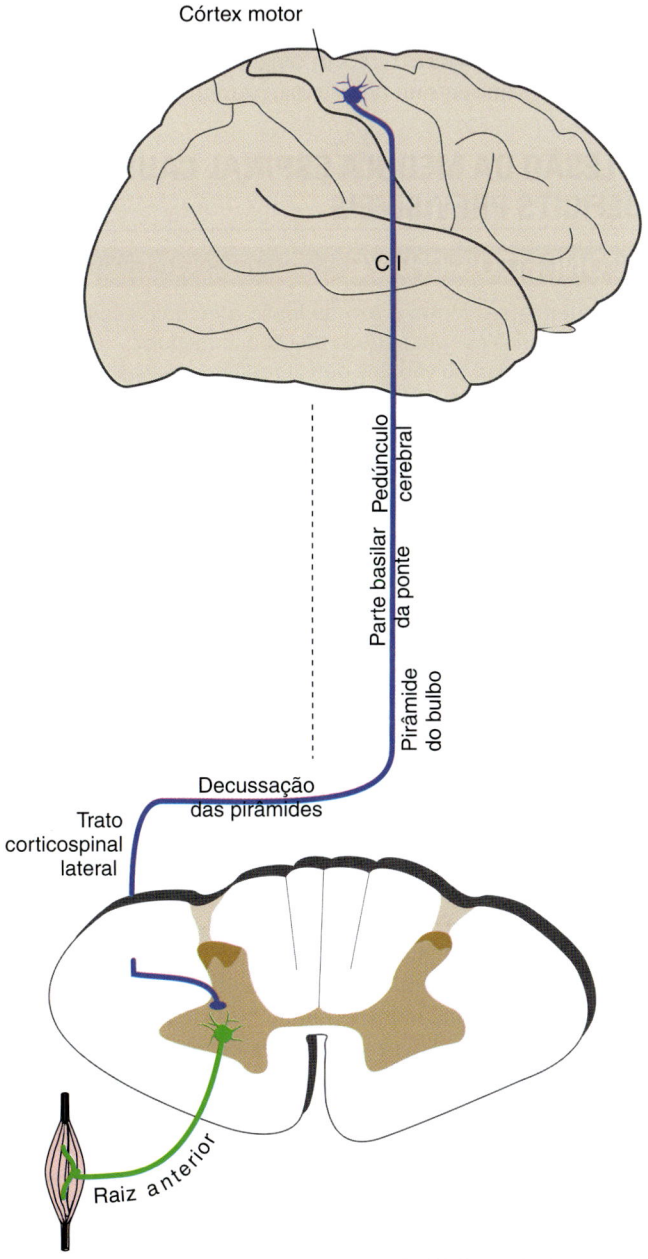

**FIG 10.7** O trato corticospinal lateral. *CI,* Cápsula interna.

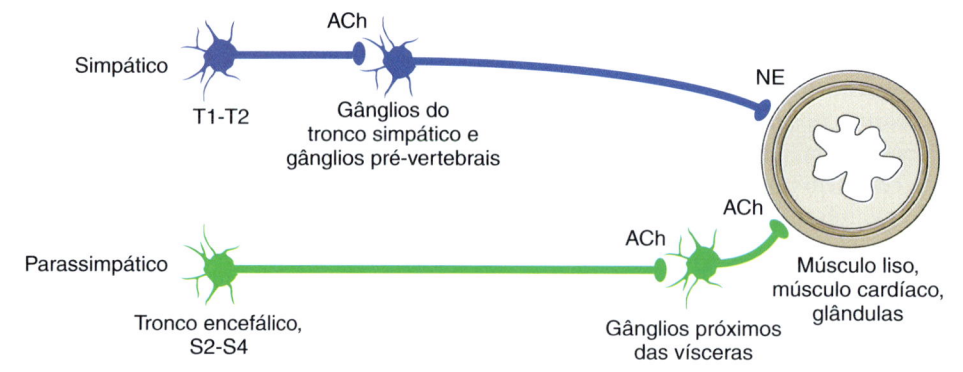

**FIG 10.8** Diagrama geral dos neurônios simpáticos e parassimpáticos. *ACh,* acetilcolina; *NE,* norepinefrina.

dos segmentos torácicos e lombares superiores da medula espinal (o núcleo intermediolateral, que forma o corno lateral na substância cinzenta intermédia). Os neurônios pós-gan-glionares estão situados relativamente próximos da medula espinal, nos gânglios do tronco simpático e nos gânglios pré-vertebrais. Os neurônios simpáticos pré-ganglionares, como os parassimpáticos pré-ganglionares, usam a acetilcolina como neurotransmissor e atuam nos receptores nicotínicos. Por outro lado, quase todos os neurônios simpáticos pós-ganglio-nares usam norepinefrina e atuam nos receptores adrenérgicos alfa e beta. Nesse caso, a exceção são as glândulas sudoríferas do corpo, as quais recebem *input* simpático, mas os neurônios pós-ganglionares usam acetilcolina como neurotransmissor, que atua nos receptores muscarínicos. Como foi mencionado anteriormente, a glândula suprarrenal recebe *input* direto da fibra pré-ganglionar, o que resulta em maior produção de epinefrina quando estimulada.

## A Distorção ou Lesão Visceral Causa Dor Referida a Dermátomos Previsíveis

Os segmentos da medula espinal que contêm neurônios autônomos pré-ganglionares também recebem aferências de estruturas viscerais. A maioria das terminações centrais desses neurônios aferentes participa de eventos como os reflexos vis-cerais (autônomos) e a informação ao tronco encefálico e ao hipotálamo a respeito da função visceral. No entanto, alguns fazem sinapse com os mesmos neurônios do trato espinotalâ-mico que sinalizam a dor somática. O resultado é que a lesão ou distorção visceral produz dor referida a alguma área somática previsível; isso fornece indícios clínicos valiosos sobre os pro-cessos de doença. O exemplo clássico é a angina de peito, uma dor sentida no lado esquerdo do tórax e no membro superior esquerdo em decorrência de doença arterial coronariana.

## UMA REDE LONGITUDINAL DE ARTÉRIAS IRRIGA A MEDULA ESPINAL

Cada artéria vertebral origina uma artéria espinal anterior e uma posterior. As artérias espinais posteriores formam uma rede plexiforme que se estende ao longo da linha de conexão das raízes posteriores e irrigam os funículos posteriores, os cornos posteriores e uma pequena parte dos tratos corticospinais laterais.

As duas artérias espinais anteriores fundem-se para seguir ao longo da fissura mediana anterior e irrigar os dois terços ante-riores da medula espinal. O sangue da artéria vertebral só chega aos segmentos cervicais; abaixo desse nível, as artérias espinais anteriores e posteriores recebem sangue das artérias medulares segmentares que entram no sistema, provenientes do corpo.

## A LESÃO DA MEDULA ESPINAL CAUSA DÉFICITS PREVISÍVEIS

### CONCEITOS-CHAVE

Os efeitos em longo prazo da lesão à medula espinal são precedidos por um período de choque medular.
O lado e a distribuição dos déficits refletem a localização da lesão na medula espinal.

A lesão à medula espinal é seguida caracteristicamente por uma fase aguda de choque medular na qual os reflexos e o tônus muscular estão reduzidos (duração de cerca de 1 ou 2 dias após a lesão). As localizações uniformes dos tratos e núcleos em todos os níveis da medula espinal (Fig. 10.9) possibilitam prever os efeitos crônicos subsequentes da lesão medular par-cial (Fig. 10.10). Os déficits sensitivos serão ipsilaterais à lesão caso uma via for afetada antes de cruzar (p. ex., funículo pos-terior) e contralateral se for afetada após cruzar (p. ex., trato espinotalâmico). Ocorrerá fraqueza ipsilateral à lesão porque: (1) os neurônios motores inferiores estendem-se aos músculos ipsilaterais e (2) a maioria das fibras corticospinais já cruzou na decussação das pirâmides (na junção da medula espinal-bulbo) e, portanto, está a caminho dos neurônios motores inferio-res ipsilaterais. Portanto, após uma lesão unilateral, há uma mistura aparentemente estranha de déficits ipsilaterais (tato, posição, força) e contralaterais (dor, temperatura).

Uma doença que frequentemente causa lesão dos funículos posteriores e resulta em perda de propriocepção e tato é a sífilis.

A sífilis não tratada pode ressurgir, tipicamente, após cinco anos, aproximadamente, como neurossífilis terciária. Uma consequência é a lenta desmielinização dos neurônios aferentes primários para tato e propriocepção, com decorrente degene-ração do funículo posterior – o *tabes dorsalis*. Os pacientes apresentam progressiva perda sensitiva com ataxia, perda dos reflexos tendíneos profundos e sinal de Romberg positivo.

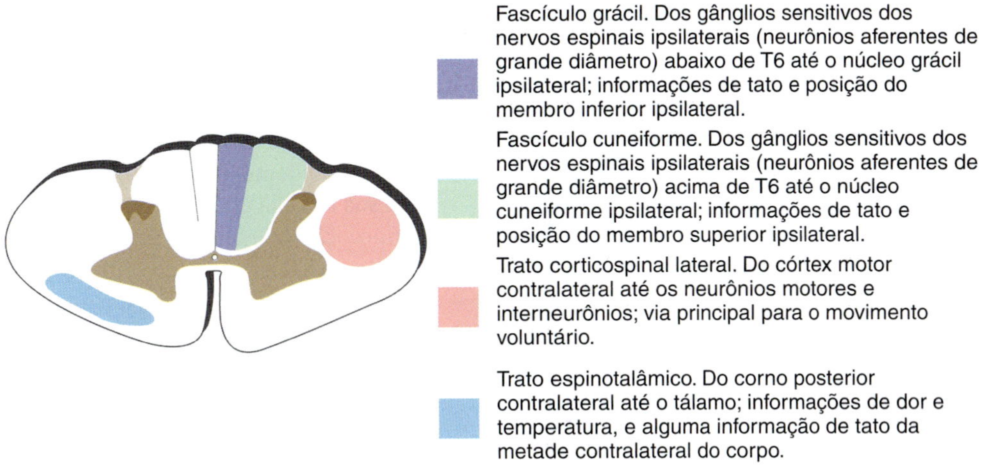

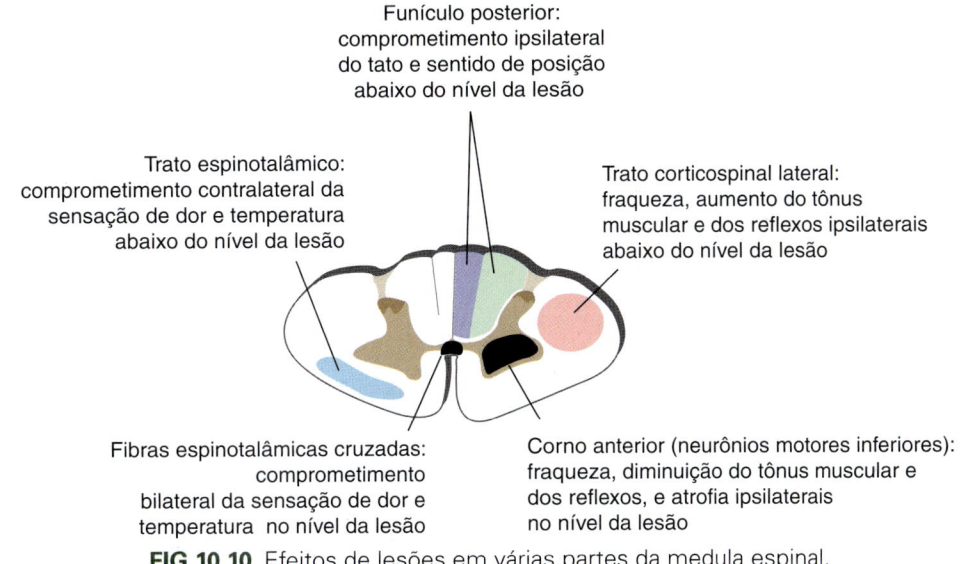

Fascículo grácil. Dos gânglios sensitivos dos nervos espinais ipsilaterais (neurônios aferentes de grande diâmetro) abaixo de T6 até o núcleo grácil ipsilateral; informações de tato e posição do membro inferior ipsilateral.

Fascículo cuneiforme. Dos gânglios sensitivos dos nervos espinais ipsilaterais (neurônios aferentes de grande diâmetro) acima de T6 até o núcleo cuneiforme ipsilateral; informações de tato e posição do membro superior ipsilateral.

Trato corticospinal lateral. Do córtex motor contralateral até os neurônios motores e interneurônios; via principal para o movimento voluntário.

Trato espinotalâmico. Do corno posterior contralateral até o tálamo; informações de dor e temperatura, e alguma informação de tato da metade contralateral do corpo.

**FIG 10.9** Resumo dos principais tratos da medula espinal, representados no nível cervical inferior. Os tratos espinotalâmico e corticospinal estão presentes em todos os níveis. Abaixo de T6, o sistema do funículo posterior é representado apenas pelo fascículo grácil.

Funículo posterior: comprometimento ipsilateral do tato e sentido de posição abaixo do nível da lesão

Trato espinotalâmico: comprometimento contralateral da sensação de dor e temperatura abaixo do nível da lesão

Trato corticospinal lateral: fraqueza, aumento do tônus muscular e dos reflexos ipsilaterais abaixo do nível da lesão

Fibras espinotalâmicas cruzadas: comprometimento bilateral da sensação de dor e temperatura no nível da lesão

Corno anterior (neurônios motores inferiores): fraqueza, diminuição do tônus muscular e dos reflexos, e atrofia ipsilaterais no nível da lesão

**FIG 10.10** Efeitos de lesões em várias partes da medula espinal.

## QUESTÕES DE ESTUDO

1. Uma doença neurológica diferenciada, chamada siringomielia, consiste em cavitação e dilatação do canal central da medula, geralmente no nível cervical inferior, com prejuízo do tecido nervoso circundante. Quais seriam os primeiros sintomas neurológicos de um processo como esse? O que aconteceria em seguida?

2. A perda dos reflexos tendíneos profundos pode resultar de uma lesão à porção aferente ou eferente do arco reflexo. Como você averiguaria se um paciente com reflexos hipoativos em parte do corpo sofreu lesão nas raízes posteriores ou anteriores?

3. Após um treino extenuante com sua equipe, um homem canhoto de 42 anos, etilista profissional, acordou uma manhã com fraqueza generalizada bilateral nos membros superiores e inferiores e déficits acentuados de sensibilidade à dor e temperatura nos dois lados do corpo abaixo do pescoço. Não havia alteração evidente do sentido de posição, sensação de vibração ou discriminação tátil. Você consegue localizar o problema anatomicamente?

Para as questões 4 a 7, estabeleça a correspondência correta entre os segmentos medulares na coluna da esquerda e o conteúdo na coluna da direita.

4. C7    **a.** não existe.
5. C10    **b.** contribui com axônios para a cauda equina.
6. T5    **c.** contém neurônios simpáticos pré-ganglionares.
7. S3    **d.** contém neurônios motores para os membros superiores.

Para as questões 8 a 11, use o diagrama a seguir. As opções A a D são indicadas no diagrama e E = nenhuma das opções.

Cada resposta pode ser usada uma vez, mais de uma vez ou não ser usada.

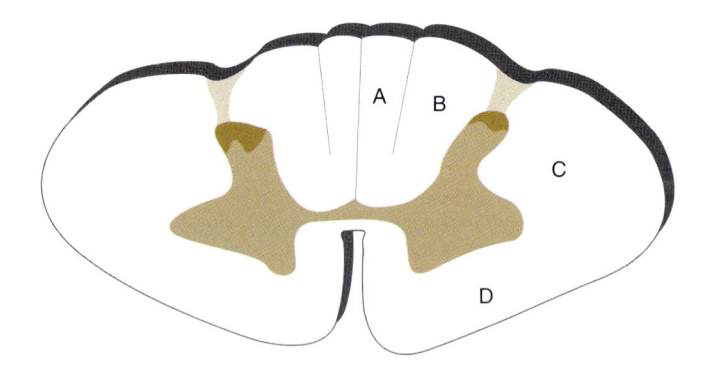

8. Origina-se dos corpos celulares no corno posterior contralateral.
9. Ramos dessas fibras participam do reflexo de estiramento do tríceps braquial.
10. Essas fibras possuem seus corpos celulares nos gânglios sensitivos dos nervos espinais contralaterais abaixo de T6.
11. Algumas dessas fibras têm origem no giro pré-central contralateral.
12. O circuito neural do reflexo de estiramento envolve:
    a. vários interneurônios em diversos segmentos da medula espinal.
    b. neurônios aferentes primários de pequeno diâmetro.
    c. órgãos neurotendíneos (OTGs).
    d. (a) e (c).
    e. nenhuma das opções anteriores.
13. Os neurônios motores simpáticos na medula espinal:
    a. têm axônios que terminam diretamente nos músculos lisos.
    b. têm axônios que terminam nos gânglios situados próximos ou dentro dos músculos lisos e glândulas.
    c. estão tipicamente envolvidos em ações de "luta ou fuga".
    d. nenhuma das opções anteriores.
14. Um homem de 24 anos de idade envolveu-se recentemente em um acidente de automóvel e sofreu uma lesão grave em sua medula espinal. Ele apresenta perda de tato e propriocepção no membro inferior, tronco e membro superior esquerdos; perda de sensação de dor e temperatura no membro inferior, tronco e membro superior direitos; paralisia do membro superior esquerdo; e hiper-reflexia no membro inferior esquerdo com sinal de Babinski positivo no pé esquerdo. Qual poderia ser o local da lesão responsável por todos os sintomas?
    a. Lado esquerdo em C7.
    b. Lado esquerdo em C3.
    c. Lado direito em C7.
    d. Lado direito em C3.
    e. Lado esquerdo em T1.
    f. Lado direito em T1.
    g. (b) e (d).
15. Um homem de 41 anos de idade chega ao consultório médico com ausência de sensibilidade tátil em ambos os membros inferiores e afirma ter tido muita falta de equilíbrio na semana anterior. Quando solicitado a fechar os olhos e ficar de pé com os braços à frente, ele começa a balançar e quase cai. A hiporreflexia é observada nos dois membros inferiores. Onde poderia ser estar a lesão?
    a. Trato corticospinal no nível lombar.
    b. Funículo posterior no nível lombar.
    c. Substância cinzenta do corno posterior no nível lombar.
    d. Trato espinotalâmico no nível lombar.
    e. Substância cinzenta do corno anterior no nível lombar.

# Organização do Tronco Encefálico

## O TRONCO ENCEFÁLICO TEM FUNÇÕES DE CONDUTO, NERVO CRANIANO E INTEGRATIVAS

O tronco encefálico é outra parte do sistema nervoso central (SNC) cuja importância é desproporcional ao seu tamanho. Todos os tratos longos atravessam o tronco encefálico em seu caminho de/para a medula espinal, portanto, o tronco encefálico tem funções de conduto. Além disso, através de conexões com os nervos cranianos, o tronco encefálico atende às mesmas funções sensitivas e motoras básicas para a cabeça que a medula espinal para o corpo, e também a alguns sentidos especiais (audição, equilíbrio, gustação). Por fim, o tronco encefálico contém uma formação reticular anatomicamente difusa, cuja atividade é fundamental para uma série de funções, incluindo a manutenção da consciência e a respiração.

## O BULBO, A PONTE E O MESENCÉFALO TÊM REPAROS ANATÔMICOS MACROSCÓPICOS CARACTERÍSTICOS

### CONCEITOS-CHAVE

O bulbo inclui as pirâmides, olivas e parte do quarto ventrículo.
A ponte inclui a parte basilar, os pedúnculos cerebelares médios e parte do quarto ventrículo.
O mesencéfalo inclui os colículos superiores e inferiores, os pedúnculos cerebrais e o aqueduto do mesencéfalo.

Vários núcleos e feixes de fibras criam os reparos de superfície em diferentes níveis do tronco encefálico. Os mais evidentes são listados nesta seção (Fig. 11.1).

Os principais reparos de superfície do bulbo incluem as pirâmides e as olivas. Cada pirâmide é um feixe longitudinal de fibras na face anterior do bulbo, composta do trato corticospinal presente no mesmo lado do tronco encefálico. A oliva é uma protrusão ovoide posterolateral a cada pirâmide na parte rostral do bulbo, formada pelo complexo olivar inferior, um componente importante do circuito cerebelar. O canal central da medula espinal continua até o nível médio do bulbo para abrir-se no quarto ventrículo.

A ponte é caracterizada por sua parte basilar, um grande feixe transversal de fibras e núcleos que a designam. A parte basilar da ponte parece interconectar as duas metades do cerebelo, mas, em vez disso, é o local de uma estação de transferência através da qual cada hemisfério cerebral se comunica com a metade contralateral do cerebelo. Os núcleos da ponte em cada lado da parte basilar da ponte recebem *inputs* cerebrais através do trato corticopontino ipsilateral. Os axônios desses núcleos cruzam transversalmente o plano mediano, convergem no pedúnculo cerebelar médio contralateral e, em seguida, distribuem-se ao córtex cerebelar. A largura máxima do quarto ventrículo está situada próximao à junção bulbopontina; ele se estreita cada vez mais em direção aos níveis pontinos mais rostrais.

A superfície do mesencéfalo inclui os colículos inferiores, duas elevações arredondadas na face posterior da parte caudal do mesencéfalo que fazem parte da via auditiva; os colículos superiores, duas elevações arredondadas na face posterior da parte rostral do mesencéfalo, envolvidos nos movimentos oculares e na orientação da atenção visual; e os pedúnculos cerebrais, grandes feixes de fibras pareados na face anterior do mesencéfalo, cada um com fibras descendentes do córtex cerebral para o tronco encefálico e a medula espinal (sobretudo fibras corticopontinas e corticospinais). A porção estreita do quarto ventrículo na parte rostral da ponte é contínua com o aqueduto do mesencéfalo.

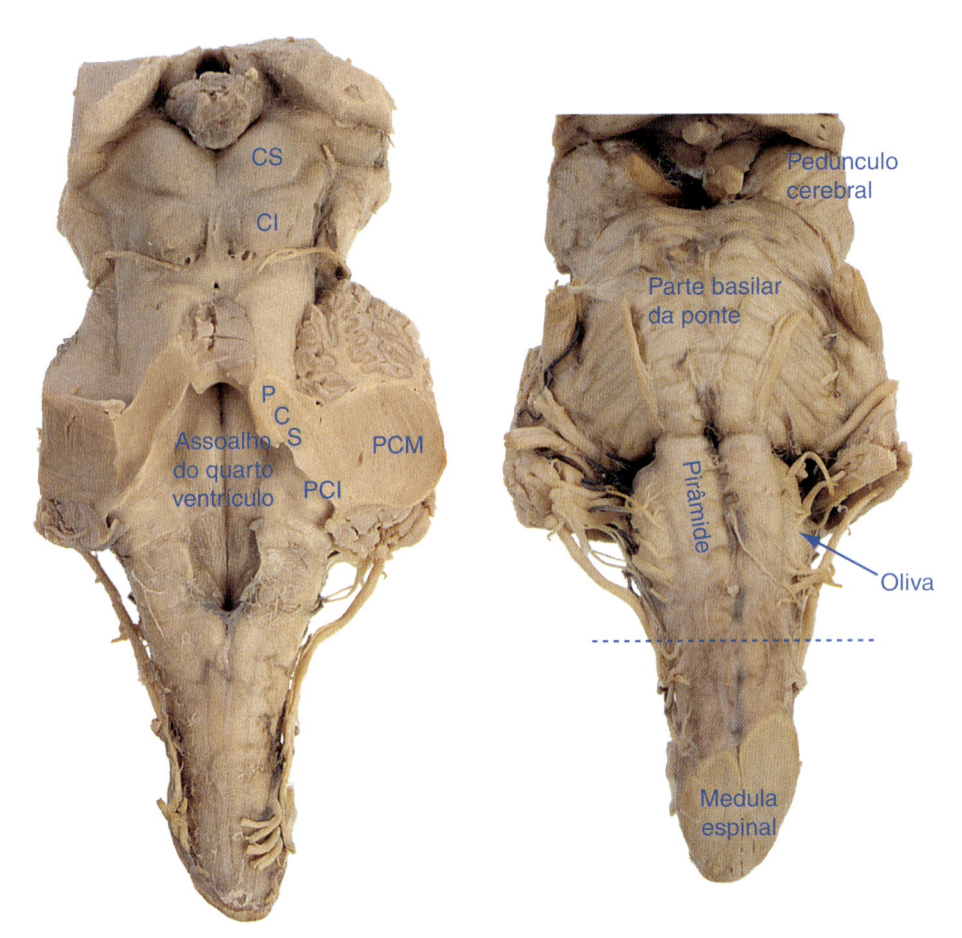

**FIG 11.1** Principais reparos de superfície do tronco encefálico. A linha tracejada indica a transição aproximada do bulbo para a medula espinal. *CI*, colículo inferior; *PCI*, pedúnculo cerebelar inferior; *PCM*, pedúnculo cerebelar médio; *CS*, colículo superior; *PCS*, pedúnculo cerebelar superior. (Agradecimento a Grant Dahmer.)

## A ESTRUTURA INTERNA DO TRONCO ENCEFÁLICO REFLETE OS REPAROS DE SUPERFÍCIE E A POSIÇÃO DOS TRATOS LONGOS

### CONCEITOS-CHAVE

Os tratos corticospinal e espinotalâmico têm localizações uniformes por todo o tronco encefálico.

O lemnisco medial se forma na parte caudal do bulbo.

A parte rostral do bulbo contém o complexo olivar inferior e parte do quarto ventrículo.

A parte caudal da ponte está conectada ao cerebelo pelo pedúnculo cerebelar médio.

O pedúnculo cerebelar superior conecta-se ao tronco encefálico na parte rostral da ponte.

Os pedúnculos cerebelares superiores sofrem decussação na parte caudal do mesencéfalo.

A parte rostral do mesencéfalo contém o núcleo rubro e a substância negra.

O bulbo, a ponte e o mesencéfalo geralmente são divididos em partes rostral e caudal por meio de algumas elevações de superfície recém-descritas e de vários outros reparos. Cada um

desses seis níveis do tronco encefálico tem algumas estruturas características importantes. Por todo o tronco encefálico, o trato corticospinal ocupa a posição anterior, e o lemnisco medial é medial ao trato espinotalâmico.

A **parte caudal** ou **fechada do bulbo** é a parte que não contém qualquer porção do quarto ventrículo (Fig. 11.2); ela estende-se da decussação das pirâmides até a abertura do quarto ventrículo. O funículo posterior termina nos núcleos grácil e cuneiforme na parte caudal do bulbo; os axônios desses neurônios de segunda ordem curvam-se através da formação reticular como **fibras arqueadas internas**, cruzam o plano mediano e infletem-se rostralmente como lemnisco medial. A **parte rostral** ou **aberta do bulbo** é a parte que contém uma porção do quarto ventrículo (Fig. 11.3); ela se estende da extremidade caudal do quarto ventrículo até o nível de conexão entre tronco encefálico e cerebelo, pelos pedúnculos cerebelares inferiores e médios. As pirâmides ainda estão presentes e agora pode-se notar o complexo olivar inferior. Os axônios desses neurônios curvam-se através do plano mediano como o contingente mais interno das fibras arqueadas internas e formam a maior parte do (mas não todo) **pedúnculo cerebelar inferior**, que inflete-se rostralmente no cerebelo no nível da junção bulbopontina.

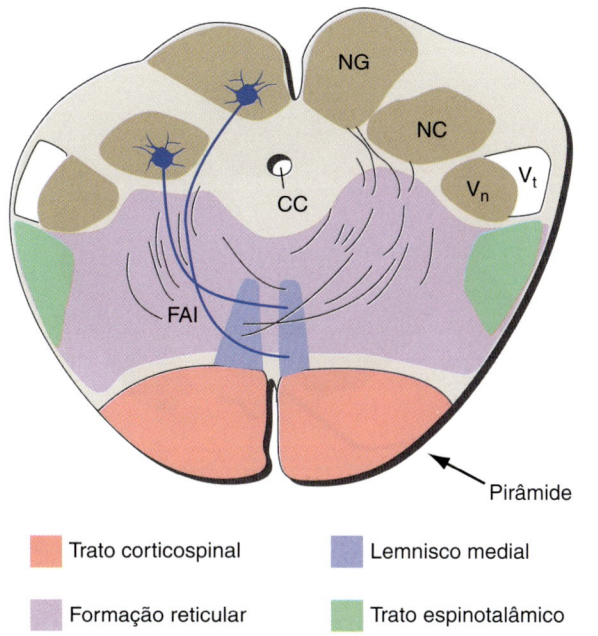

**Trato corticospinal**

**Formação reticular**

**Lemnisco medial**

**Trato espinotalâmico**

**FIG 11.2** Nível caudal do bulbo. (Pirâmides, canal central.) Conforme explicado no Capítulo 12, o trato e o núcleo espinais do nervo trigêmeo são as partes do sistema trigeminal relacionados com informações de dor e temperatura da cabeça. *CC*, Canal central; *FAI*, fibras arqueadas internas; *NC*, núcleo cuneiforme; *NG*, núcleo grácil; *Vₙ*, núcleo espinal do nervo trigêmeo; *Vₜ*, trato espinal do nervo trigêmeo.

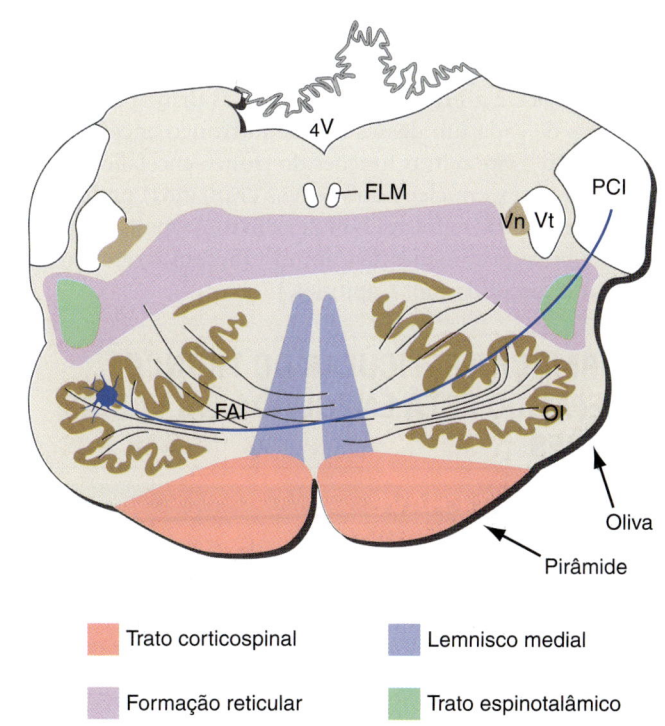

**Trato corticospinal**

**Formação reticular**

**Lemnisco medial**

**Trato espinotalâmico**

**FIG 11.3** Nível rostral do bulbo. (Pirâmides, quarto ventrículo.) *4V*, quarto ventrículo; *FAI*, fibras arqueadas internas; *PCI*, pedúnculo cerebelar inferior; *OI*, complexo olivar inferior; *FLM*, fascículo longitudinal medial (explicado no Cap. 12); *Vn*, núcleo espinal do nervo trigêmeo; *Vt*, trato espinal do nervo trigêmeo.

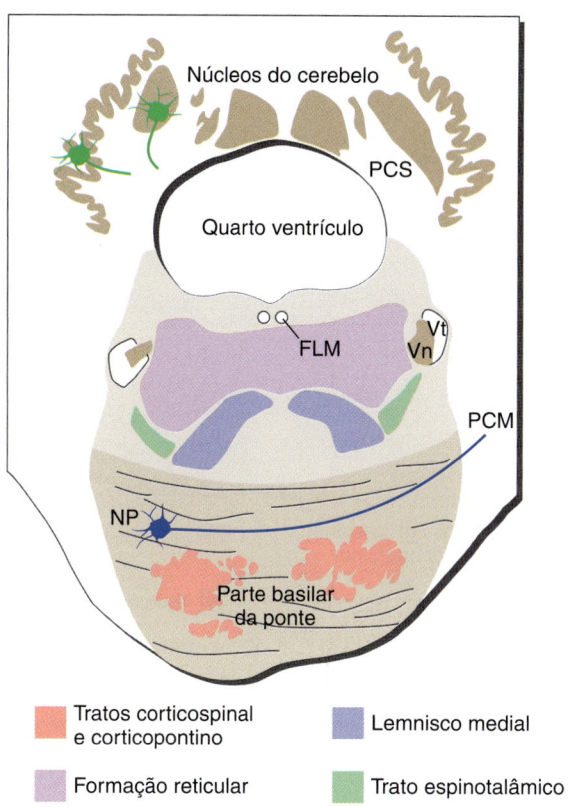

**Tratos corticospinal e corticopontino**

**Formação reticular**

**Lemnisco medial**

**Trato espinotalâmico**

**FIG 11.4** Nível caudal da ponte. (Parte basilar da ponte, pedúnculo cerebelar médio.) *PCM*, Pedúnculo cerebelar médio; *FLM*, fascículo longitudinal medial; *NP*, núcleos da ponte (aglomerações de substância cinzenta distribuídas por toda a parte basilar da ponte, neste caso apenas um neurônio é exibido); *PCS*, pedúnculo cerebelar superior; *Vn*, núcleo espinal do nervo trigêmeo; *Vt*, trato espinal do nervo trigêmeo.

Em qualquer nível da ponte estão presentes sua parte basilar e o quarto ventrículo; a **parte caudal da ponte** é a parte fisicamente conectada ao cerebelo, principalmente pelos pedúnculos cerebelares médios (Fig. 11.4). Nesse nível, o lemnisco medial começa a achatar-se e a posicionar-se lateralmente; e os axônios que emergem dos **núcleos do cerebelo** começam a formar o **pedúnculo cerebelar superior**. A **parte rostral da ponte** não está mais conectada ao cerebelo (Fig. 11.5); os pedúnculos cerebelares médios ainda não se formaram; e os pedúnculos cerebelares superiores saíram do cerebelo para seguir rostralmente pelo tronco encefálico. O nervo trigêmeo está conectado ao tronco encefálico entre as partes caudal e rostral da ponte.

O aqueduto do mesencéfalo continua o sistema ventricular através do mesencéfalo, circundado por uma área diferenciada de **substância cinzenta central (periaquedutal) do mesencéfalo** que participa de muitas funções do controle autônomo discutidas no Capítulo 23. A **parte caudal do mesencéfalo** é a parte que contém os colículos inferiores (Fig. 11.6). Nesse nível, os pedúnculos cerebelares superiores sofrem decussação, portanto os *inputs* para o cerebelo provenientes de cada hemisfério cerebral cruzam na parte basilar da ponte e os *outputs* cruzam de volta nessa **decussação dos pedúnculos cerebelares superiores**. A **parte rostral do mesencéfalo** é a parte que contém os colículos superiores (Fig. 11.7); ela

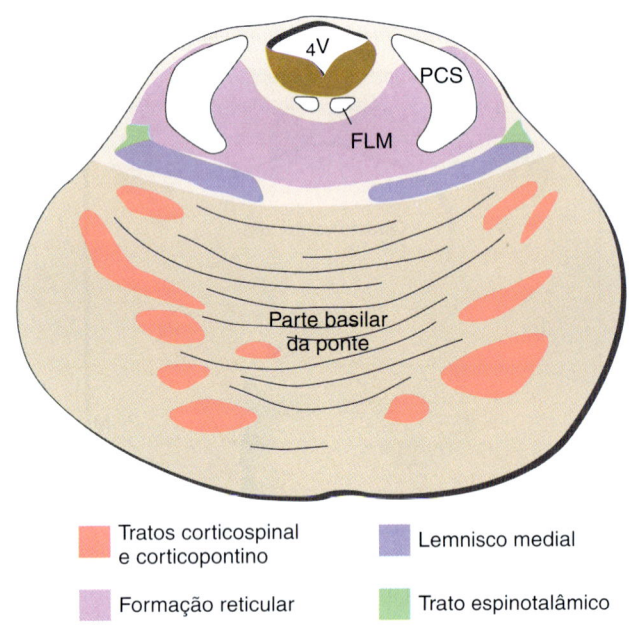

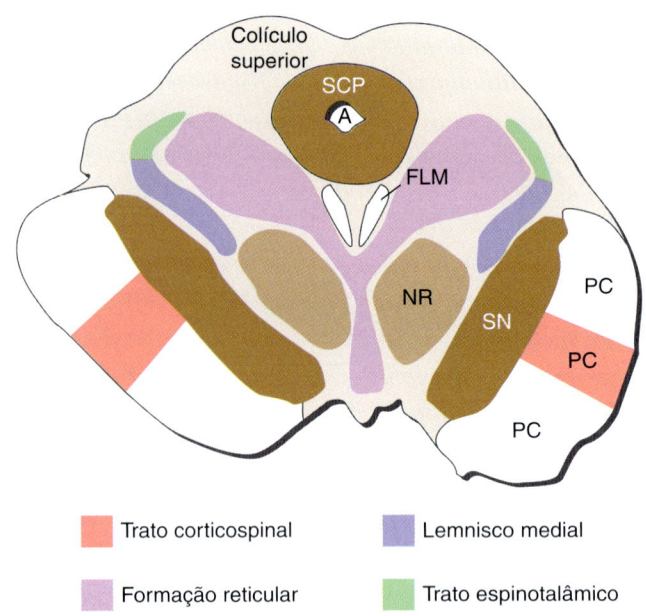

**Tratos corticospinal e corticopontino**   **Lemnisco medial**

**Formação reticular**   **Trato espinotalâmico**

**FIG 11.5** Nível rostral da ponte. (Parte basilar da ponte, sem conexão com o cerebelo.) *4V*, quarto ventrículo; *FLM,* fascículo longitudinal medial; *PCS*, pedúnculo cerebelar superior.

**Trato corticospinal**   **Lemnisco medial**

**Formação reticular**   **Trato espinotalâmico**

**FIG 11.7** Nível rostral do mesencéfalo. (Aqueduto, colículos superiores.) *A*, Aqueduto do mesencéfalo; *PC*, pedúnculo cerebral; *FLM*, fascículo longitudinal medial; *SCP*, substância cinzenta central (periaquedutal) do mesencéfalo; *NR*, núcleo rubro (os pedúnculos cerebelares superiores parecem ter desaparecido, mas suas fibras atravessam ou contornam esse núcleo); *SN*, substância negra.

também contém duas outras áreas diferenciadas de substância cinzenta, o **núcleo rubro** e a **substância negra**. O núcleo rubro está associado ao circuito cerebelar (Cap. 20) e a substância negra faz parte dos núcleos da base (Cap. 19). O nervo troclear emerge na junção pontomesencefálica e a comissura posterior está situada na junção mesencéfalo-diencefálica.

As Figs. 11.2 a 11.7 indicam apenas as principais características de cada um desses níveis do tronco encefálico. A informação sobre outras funções do tronco encefálico e suas conexões (p. ex., núcleos dos nervos cranianos) podem ser encontradas nos Capítulos 12-14 deste livro. As mesmas figuras serão exibidas novamente no Capítulo 15, com acréscimo das estruturas discutidas nos Capítulos 12-14.

## A FORMAÇÃO RETICULAR DO TRONCO ENCEFÁLICO ESTÁ ENVOLVIDA EM VÁRIAS FUNÇÕES

### CONCEITOS-CHAVE

A formação reticular participa no controle do movimento através de conexões com a medula espinal e o cerebelo.
A formação reticular modula a transmissão de informação nas vias de dor.
A formação reticular contém circuitos reflexos autônomos.
A formação reticular está envolvida no controle do alerta e da consciência.

A formação reticular forma um centro de tecido nervoso no tronco encefálico, circundado pelos núcleos dos nervos cranianos e os tratos mencionados até aqui. Ela colhe amostras das

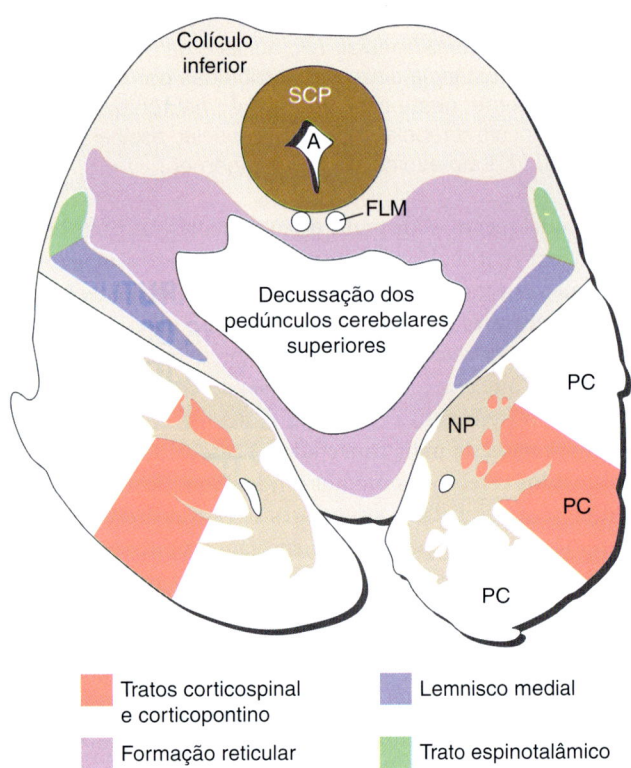

**Tratos corticospinal e corticopontino**   **Lemnisco medial**

**Formação reticular**   **Trato espinotalâmico**

**FIG 11.6** Nível caudal do mesencéfalo. (Aqueduto, colículos inferiores.) *A*, Aqueduto do mesencéfalo; *PC*, pedúnculo cerebral (sua parte intermédia contém o trato corticospinal, a maior parte do restante contém fibras corticopontinas); *FLM*, fascículo longitudinal medial; *SCP*, substância cinzenta central (periaquedutal) do mesencéfalo; *NP*, núcleos da ponte (os últimos, já que os pedúnculos cerebrais substituem a parte basilar da ponte).

informações transmitidas pela maioria das vias sensitivas, motoras e viscerais. A formação reticular usa parte dessa informação em vários reflexos (p. ex., reflexos circulatórios e respiratórios, deglutição, tosse). Além disso, envia *outputs* descendentes para a medula espinal e ascendentes para o diencéfalo e o córtex cerebral. Os *outputs* para a medula espinal medeiam alguns aspectos do movimento, controlam a sensibilidade dos reflexos medulares e regulam a transmissão da informação sensitiva (especialmente da dor) nas vias ascendentes. Os *outputs* para o cérebro a partir de uma porção da formação reticular denominada **sistema de ativação reticular ascendente (SARA)** modula o nível de atividade cortical e, consequentemente, o nível de consciência; o SARA é importante nos ciclos de sono-vigília.

## ALGUNS NÚCLEOS DO TRONCO ENCEFÁLICO TÊM ASSINATURAS NEUROQUÍMICAS DISTINTAS

A maioria dos neurônios descritos até aqui, neste livro, apresenta conexões pontuais que parecem se adequar a eles para preservar os detalhes da informação – p. ex., projeções somatotópicas do córtex motor para os neurônios motores inferiores, ou do núcleo cuneiforme para uma pequena parte específica do tálamo. Por outro lado, existem algumas coleções de neurônios do tronco encefálico com conexões extremamente difusas, não concebidas para transmissão direta da informação, mas para ter efeitos **modulatórios** que regulam o nível de atividade basal em grandes partes do SNC. Cada uma dessas coleções é composta de neurônios que usam um neurotransmissor de pequenas moléculas distinto com efeitos lentos de segundo mensageiro sobre seus alvos. Os exemplos mais importantes são a norepinefrina, dopamina, serotonina e acetilcolina. As projeções difusas dos neurônios centrais **noradrenérgicos**, **dopaminérgicos**, **serotoninérgicos** e **colinérgicos** tornam-os mais adequados para funções mais gerais no ajuste do nível de atividade basal ou da sensibilidade de grandes partes do SNC, cada um dos quatro de uma maneira um pouco diferente.

### Os Neurônios do *Locus Ceruleus* Contêm Norepinefrina

Neurônios que usam norepinefrina como neurotransmissor (neurônios noradrenérgicos) são encontrados no sistema nervoso periférico, representados pelos neurônios simpáticos pós-ganglionares. No SNC, alguns estão situados na formação reticular bulbar, mas a maioria é de neurônios pigmentados do *locus ceruleus* na parte rostral da ponte (Fig. 11.8). Os neurônios noradrenérgicos centrais estendem-se a praticamente todas as partes do SNC. Existem correlações entre os níveis de norepinefrina no SNC e certos tipos de doenças psiquiátricas. Em geral, níveis mais baixos de norepinefrina estão correlacionados com depressão grave, enquanto níveis mais altos estão correlacionados com transtorno de estresse pós-traumático.

### Os Neurônios da Substância Negra e da Área Tegmental Ventral Contêm Dopamina

A maior parte dos neurônios que usam dopamina como neurotransmissor (neurônios dopaminérgicos) está situada

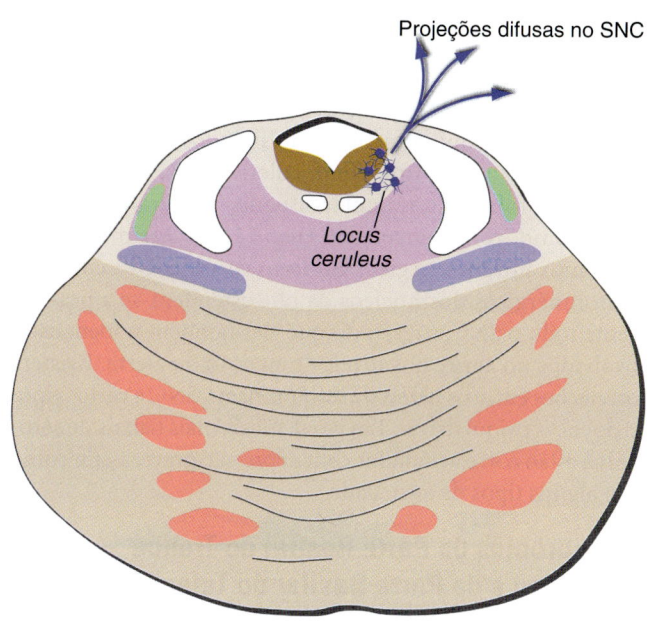

**FIG 11.8** Neurônios noradrenérgicos do *locus ceruleus*

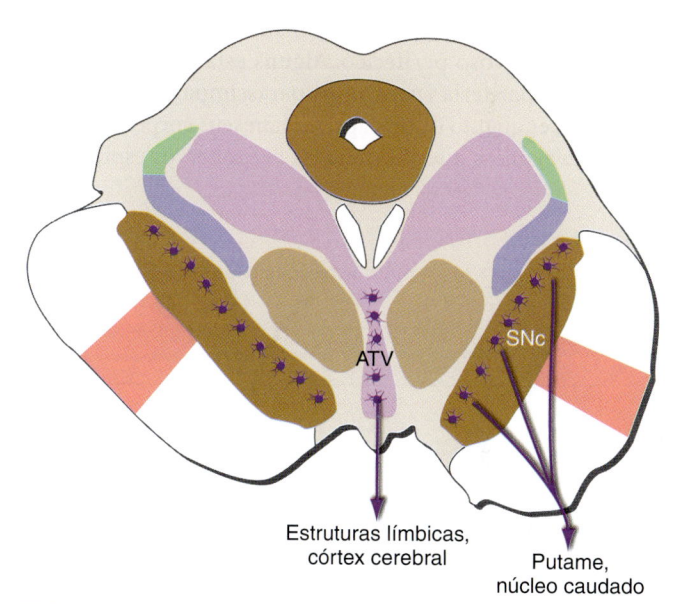

**FIG 11.9** Neurônios dopaminérgicos do tronco encefálico. Conforme discutido no Capítulo 19, a substância negra é uma estrutura constituída de duas partes. A parte mais distante da base do pedúnculo cerebral (a parte compacta) contém os neurônios dopaminérgicos. *SNc*, substância negra (parte compacta); *ATV*, área tegmental ventral.

no mesencéfalo (Fig. 11.9), seja na **parte compacta** da **substância negra** ou próximo do plano mediano na **área tegmental ventral** (ATV). Os neurônios dopaminérgicos da substância negra estendem-se ao núcleo caudado e ao putame, e sua degeneração causa a doença de Parkinson. Os neurônios da ATV estendem-se ao núcleo acumbens e estão associados ao comportamento de recompensa; os neurônios da ATV também estendem-se a diversas estruturas límbicas e áreas corticais (principalmente frontais). A modulação dos neurônios da ATV ou de seus alvos contribui para algumas formas de dependência e/ou doenças mentais, como a esquizofrenia.

## Os Neurônios dos Núcleos da Rafe Contêm Serotonina

Os neurônios que usam serotonina como neurotransmissor (neurônios serotoninérgicos) estão situados principalmente nos **núcleos da rafe**, um termo coletivo para uma série de núcleos da formação reticular situados próximos ao plano mediano no tronco encefálico (Fig. 11.10). Assim como os neurônios noradrenérgicos do *locus ceruleus*, os neurônios serotoninérgicos dos núcleos da rafe estendem-se a praticamente todo o SNC, sugerindo que eles também podem estar envolvidos no ajuste dos níveis de atenção ou alerta. Existem correlações entre os níveis de serotonina no SNC e certos tipos de doenças psiquiátricas. Em geral, níveis mais baixos de serotonina estão correlacionados com depressão grave, assim como com alguns tipos de ansiedade.

## Os Neurônios da Parte Rostral do Tronco Encefálico e da Parte Basilar do Telencéfalo Contêm Acetilcolina

Os neurônios que usam acetilcolina como neurotransmissor (neurônios colinérgicos) desempenham um papel importante no sistema nervoso periférico. Alguns estão situados inteiramente na periferia (neurônios parassimpáticos pós-ganglionares), enquanto outros apresentam seus corpos celulares no SNC e axônios que se estendem pelos nervos espinais ou

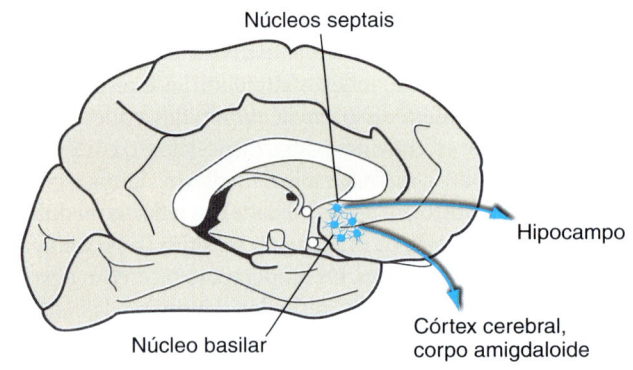

**FIG 11.11** Neurônios colinérgicos do SNC no núcleo basilar. Outros neurônios colinérgicos na formação reticular mesencefálica modulam a atividade do tálamo.

cranianos (neurônios motores inferiores, simpáticos pré-ganglionares e parassimpáticos).

Alguns neurônios colinérgicos do SNC são interneurônios locais situados em várias estruturas (como o putame e o núcleo caudado). Outros têm axônios mais longos que se estendem de uma parte do SNC para outra. Alguns desses estão situados na formação reticular mesencefálica, porém a maior parte está no **núcleo basilar** (**de Meynert**), um grupo de grandes neurônios

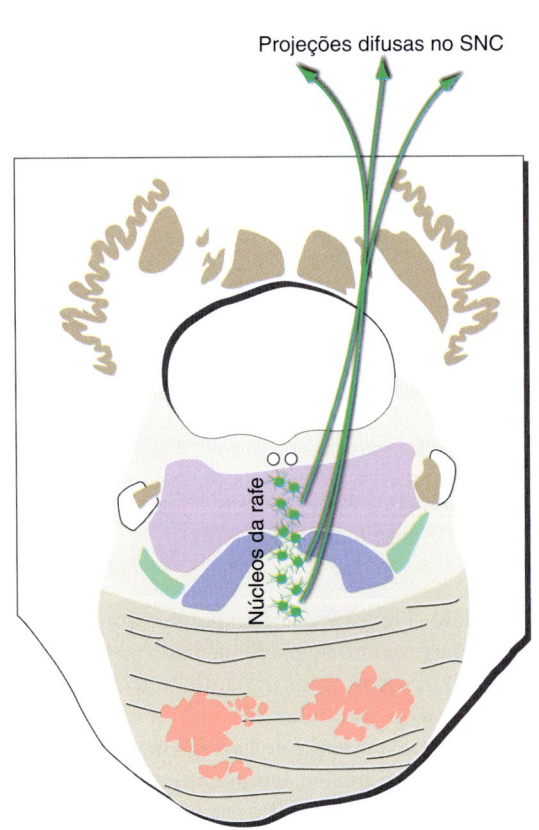

**FIG 11.10** Núcleos da rafe serotoninérgicos no nível caudal da ponte. Neurônios serotoninérgicos similares estão distribuídos nos núcleos da rafe, ao longo do plano mediano, na maior parte do tronco encefálico.

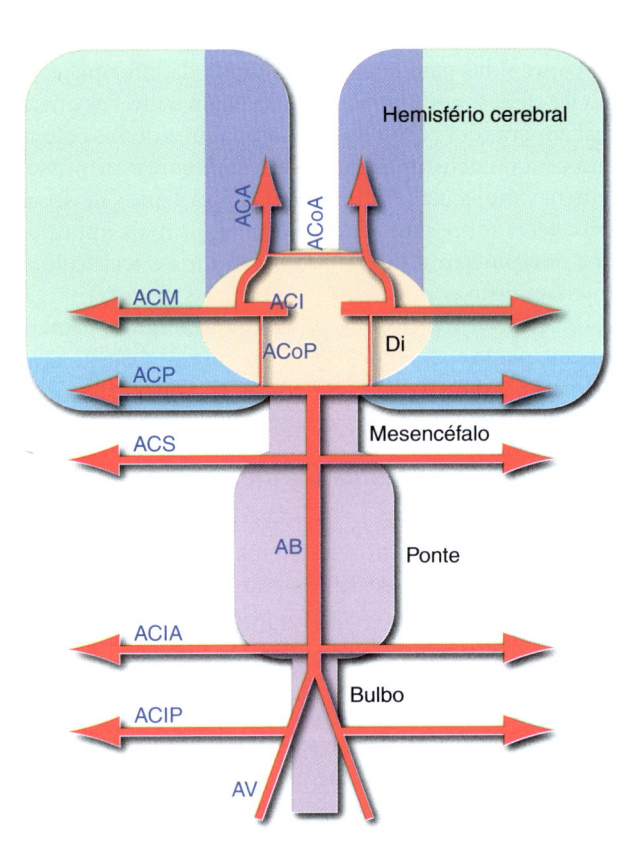

**FIG 11.12** Ramos do sistema vertebrobasilar na superfície do tronco encefálico. *ACA*, artéria cerebral anterior; *ACoA*, artéria comunicante anterior *ACIA*, artéria cerebelar inferior anterior; *AB*, artéria basilar; *Di*, diencéfalo; *ACI*, artéria carótida interna; *ACM*, artéria cerebral média; *ACP*, artéria cerebral posterior; *ACoP*, artéria comunicante posterior; *ACIP*, artéria cerebelar inferior posterior; *ACS*, artéria cerebelar superior; *AV*, artéria vertebral.

colinérgicos na parte basilar do telencéfalo (Fig. 11.11) que se estende a amplas áreas do córtex cerebral. Neurônios vizinhos situados nos **núcleos septais** estendem-se ao hipocampo. Esses neurônios da parte basilar do telencéfalo degeneram nas vítimas da doença de Alzheimer.

## O TRONCO ENCEFÁLICO É IRRIGADO PELO SISTEMA VERTEBROBASILAR

As artérias vertebrais estendem-se ao longo das faces laterais e anterior do bulbo e unem-se para formar a artéria basilar, que segue ao longo da face anterior da ponte até bifurcar nas artérias cerebrais posteriores na face anterior do mesencéfalo. Des-

se modo, quase toda a irrigação do tronco encefálico provém do sistema vertebrobasilar-cerebral posterior. O conhecimento da origem de cada um dos principais ramos desse sistema permite-lhe prever a irrigação dos diferentes níveis do tronco encefálico (Fig. 11.12), pois mesmo se um ramo (p. ex., artéria cerebelar inferior posterior) seguir para algum lugar como o cerebelo, ele precisa contornar o tronco encefálico para chegar lá. De modo geral, os ramos que irrigam o cerebelo também suprem as partes laterais do tronco encefálico (i.e., a artéria cerebelar inferior posterior irriga a parte lateral do bulbo, a artéria cerebelar inferior anterior irriga a parte lateral da ponte e a artéria cerebelar superior irriga a parte lateral do mesencéfalo).

## ▌ QUESTÕES DE ESTUDO

1. Um atleta de handebol de 39 anos de idade, hipertenso, ao gritar durante o jogo com um adversário muito mais jovem (que estava perdendo feio), teve uma crise súbita de dor de cabeça lancinante e perdeu momentaneamente a consciência. Ao acordar, seus membros superior e inferior esquerdos estavam dormentes, levemente enfraquecidos e com movimentos mal coordenados (mais do que seria esperado pelo grau de fraqueza); além disso exibia sinal de Babinski à esquerda. Depois de submetido a um exame por ressonância magnética, concluiu-se que ele sofreu um acidente vascular no tronco encefálico, mas um estudante de medicina astuto, que assistia ao jogo, já havia suposto que a lesão estava no:
   a. lado esquerdo da parte rostral do bulbo.
   b. lado esquerdo da parte rostral do mesencéfalo.
   c. lado direito da parte rostral do bulbo.
   d. lado direito da parte rostral do mesencéfalo.

Para as questões 2 a 6, estabeleça a correspondência correta entre as estruturas na coluna da esquerda e os níveis do tronco encefálico na coluna da direita.

2. núcleo rubro.
3. colículo inferior.
4. núcleo grácil.
5. complexo olivar inferior.
6. decussação dos pedúnculos cerebelares superiores.

   a. caudal do bulbo.
   b. rostral do bulbo.
   c. caudal da ponte.
   d. caudal do mesencéfalo.
   e. rostral do mesencéfalo.

Para as questões 7 a 11, estabeleça a correspondência correta entre as estruturas do tronco encefálico na coluna da esquerda e as artérias na coluna da direita. (Pode haver duas opções igualmente equivalentes para algumas delas).

7. Oliva.
8. parte basilar da ponte.
9. pedúnculo cerebelar médio.
10. pedúnculo cerebral.
11. pedúnculo cerebelar inferior.

   a. cerebelar inferior anterior.
   b. basilar.
   c. cerebral posterior.
   d. cerebelar inferior posterior.
   e. cerebelar superior.
   f. vertebral.

12. Responda as questões 12 a 20 usando a lista a seguir. Cada item pode ser usado uma vez, mais de uma vez ou nenhuma vez.
    a. Acetilcolina
    b. Dopamina
    c. Norepinefrina
    d. Serotonina
    e. Glutamato
    f. Ácido gama-aminobutírico (GABA)
13. Implicado na doença de Parkinson.
14. Sintetizado principalmente por neurônios que possuem corpos celulares em toda a formação reticular adjacente ao plano mediano no tronco encefálico.
15. Utilizado como neurotransmissor pelos neurônios do *locus ceruleus*.
16. Utilizado como um neurotransmissor pelos neurônios que se estendem do núcleo basilar às diversas áreas corticais.
17. Implicado na depressão grave.
18. Implicado na demência de Alzheimer.
19. Utilizado como neurotransmissor que resulta frequentemente na inibição do neurônio pós-sináptico.
20. Implicado na toxicodependência.
21. Implicado na esquizofrenia.

# Nervos Cranianos e Seus Núcleos

Os nervos cranianos e suas conexões centrais, com frequência, têm uma aparência incrivelmente complexa; entretanto, a maioria deles apresenta, de fato, uma organização sistemática.

## OS NÚCLEOS DOS NERVOS CRANIANOS APRESENTAM UMA DISPOSIÇÃO GERALMENTE PREVISÍVEL

### CONCEITO-CHAVE

O sulco limitante interpõe-se entre os núcleos motores e sensitivos dos nervos cranianos.

O nervo olfatório (I) consiste em uma série de filamentos finos, que se conectam diretamente com o bulbo olfatório, parte do telencéfalo. As fibras do nervo óptico (II) seguem pelo quiasma óptico, pelo trato óptico (Cap. 17) e terminam, em sua maioria, no corpo geniculado lateral do tálamo, parte do diencéfalo. Os 10 nervos cranianos restantes originam-se ou terminam no tronco encefálico (ou na parte cervical superior da medula espinal), conforme indicado na Tabela 12.1 e na Figura 12.1. As fibras aferentes gustatórias dos nervos facial, glossofaríngeo e vago (VII, IX e X) são consideradas separadamente no Capítulo 13, junto com o nervo olfatório (I), enquanto o nervo vestibulococlear (VIII) tem seu próprio capítulo (Cap. 14). Os outros nervos cranianos do tronco encefálico são apresentados neste capítulo.

Os princípios de conexão, discutidos no Capítulo 3 e aplicados à medula espinal no Capítulo 10, também se aplicam, em sua maior parte, aos nervos cranianos e suas conexões. No local de origem aparente no tronco encefálico, cada nervo craniano está conduzindo informações sensitivas a partir de receptores ipsilaterais ou motoras para músculos ipsilaterais (exceto no caso de fibras aferentes e eferentes para regiões como as vísceras abdominais, onde o conceito de ipsilateral-contralateral perde grande parte de seu significado). Por exemplo, o nervo vestibulococlear (VIII) direito conduz informações da cóclea direita, enquanto o nervo oculomotor (III) esquerdo inerva músculos do olho esquerdo. De modo semelhante, as fibras desses nervos cranianos terminam ou originam-se, em sua maior parte, na metade ipsilateral do sistema nervoso central (SNC). As principais exceções são o nervo troclear (IV) e parte do nervo oculomotor. Todas as fibras trocleares e algumas fibras oculomotoras para o músculo reto superior do bulbo do olho originam-se de neurônios motores na metade contralateral do SNC.

Algumas regras bastante simples podem ser utilizadas para prever a localização aproximada dos núcleos dos nervos cranianos – conjuntos de neurônios sensitivos de segunda ordem, neurônios motores inferiores e neurônios parassimpáticos pré-ganglionares. A localização mediolateral de um núcleo é prevista pelo sulco limitante, enquanto a localização longitudinal é determinada pelo nível de origem aparente do nervo craniano associado ao núcleo (Fig. 12.2). Normalmente, os núcleos sensitivos estão localizados lateralmente ao sulco limitante, enquanto os núcleos motores são mediais a ele, devido ao modo pelo qual o tubo neural se abre no nível do quarto ventrículo. Os núcleos viscerais são os mais próximos do sulco limitante, de modo que, por exemplo, os neurônios gustatórios de segunda ordem são imediatamente laterais ao sulco limitante, enquanto os neurônios motores viscerais (= parassimpáticos pré-ganglionares) são mediais a ele.

## TABELA 12.1   Principais Funções dos Nervos Cranianos do Tronco Encefálico

| Nervo Craniano | Principais Funções | Origem Aparente |
|---|---|---|
| III. Oculomotor | Movimentos oculares, constrição pupilar, aumento da curvatura da lente | Parte rostral do mesencéfalo (A) |
| IV. Troclear | Movimentos oculares (músculo oblíquo superior) | Junção pontomesencefálica (P) |
| V. Trigêmeo | Sensibilidade facial, mastigação | Parte média da ponte (L) |
| VI. Abducente | Movimentos oculares (músculo reto lateral) | Sulco bulbo-pontino (A) |
| VII. Facial | Expressão facial, gustação | Sulco bulbo-pontino (A/L) |
| VIII. Vestibulococlear | Audição, equilíbrio | Sulco bulbo-pontino (A/L) |
| IX. Glossofaríngeo | Gustação, mastigação | Parte rostral do bulbo (L) |
| X. Vago | Sensibilidade visceral  Fala, deglutição  Parassimpático pré-ganglionar | Parte rostral do bulbo (L) |
| XI. Acessório | Movimento da cabeça e do ombro | Parte cervical superior da medula espinal (L) |
| XII. Hipoglosso | Movimento da língua | Parte rostral do bulbo (A/L) |

*P, L* e *A* indicam os locais de origem: posteriores (dorsais), laterais e anteriores (ventrais).

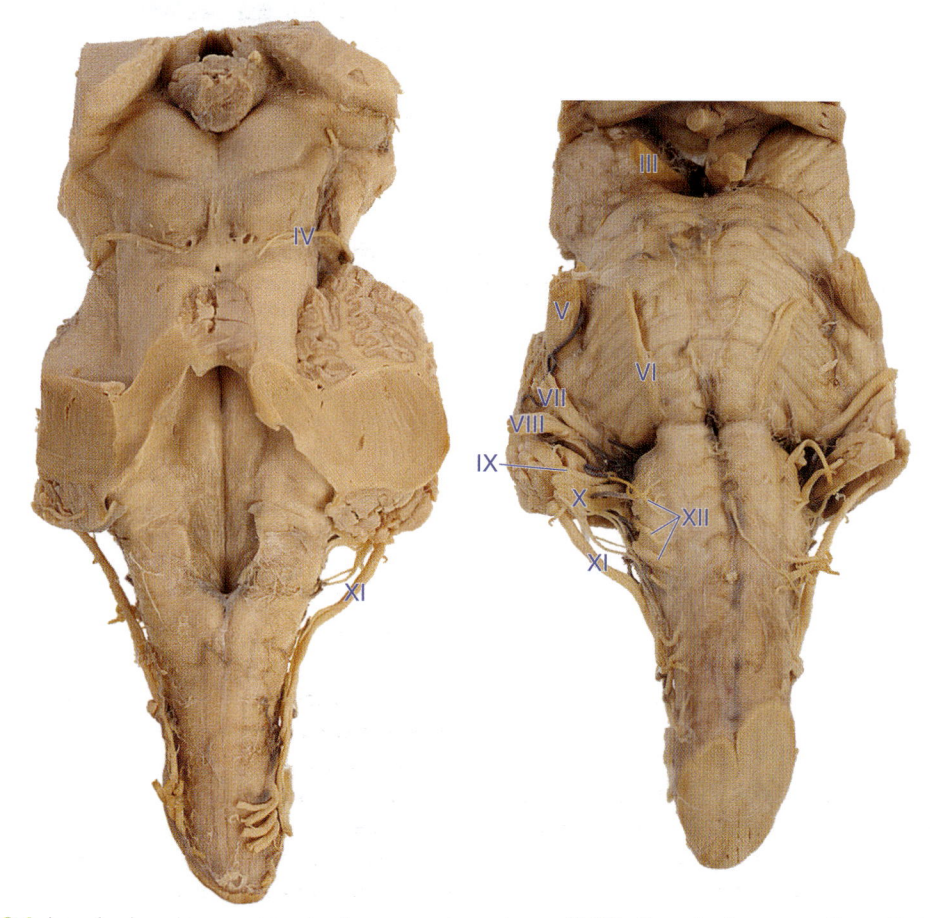

**FIG 12.1** Locais de origem aparente dos nervos cranianos III-XII. (Agradecimento a Grant Dahmer.)

## OS NERVOS CRANIANOS III, IV, VI E XII CONTÊM FIBRAS MOTORAS SOMÁTICAS

### CONCEITOS-CHAVE

O nervo oculomotor (III) inerva quatro dos seis músculos extrínsecos ao bulbo do olho.

O nervo troclear (IV) inerva o músculo oblíquo superior.

O nervo abducente (VI) inerva o músculo reto lateral.

Oculomotor (III), troclear (IV), abducente (VI) e hipoglosso (XII) são os nervos cranianos mais simples, pelo fato de conterem apenas axônios motores para músculos esqueléticos (com exceção de algumas fibras parassimpáticas do nervo oculomotor que apresentam importância clínica).

O nervo troclear (IV) inerva o músculo oblíquo superior, enquanto o nervo abducente (VI) inerva o músculo reto lateral. O nervo oculomotor (III) inerva os músculos extrínsecos restantes (músculos retos medial, superior e inferior, músculo oblíquo inferior) e o músculo levantador da pálpebra superior; além disso,

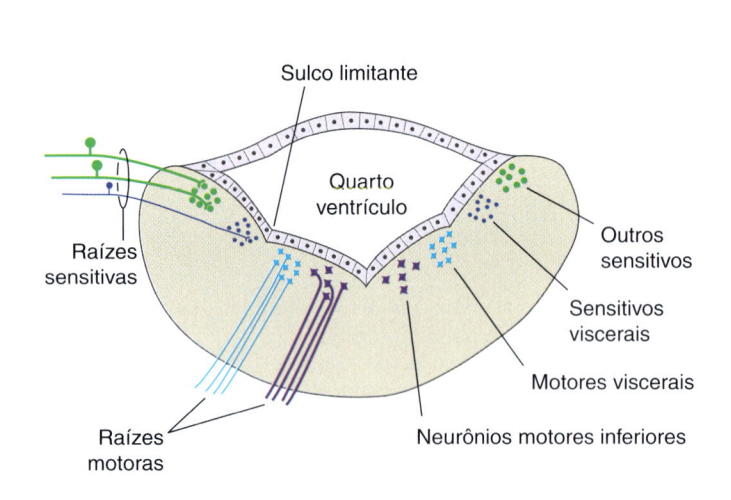

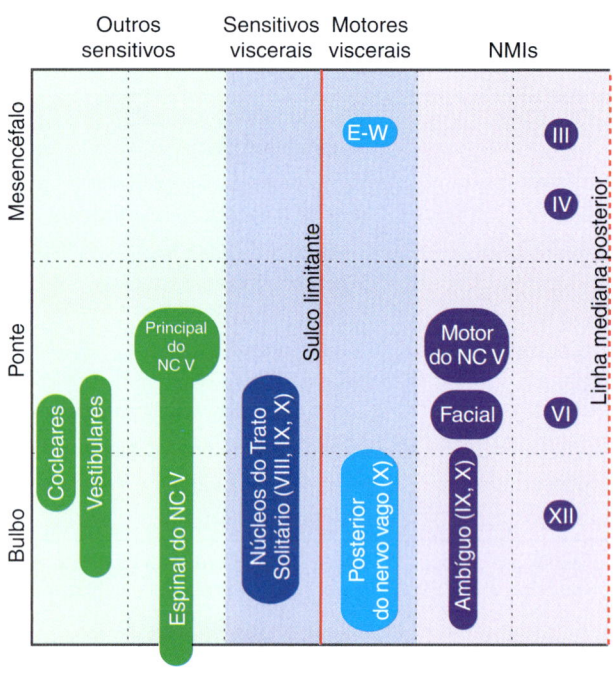

**FIG 12.2** Localizações dos núcleos dos nervos cranianos. A disposição mediolateral geral é mostrada à esquerda. O diagrama bidimensional à direita representa uma vista posterior esquemática da metade esquerda do tronco encefálico; ele ilustra a disposição longitudinal e mediolateral dos principais núcleos dos nervos cranianos discutidos neste capítulo (o núcleo do nervo acessório, na parte cervical superior da medula espinal, foi omitido). *E-W,* núcleo visceral do nervo oculomotor ou de Edinger-Westphal (parte parassimpática do núcleo); *NMIs,* neurônios motores inferiores.

contém fibras parassimpáticas pré-ganglionares para o músculo esfíncter da papila e o músculo ciliar. Ao sair do tronco encefálico, esses três nervos cranianos seguem para o olho ipsilateral (embora as fibras do nervo troclear e algumas do oculomotor para o músculo reto superior cruzem antes de deixá-lo). O nervo hipoglosso (XII) inerva os músculos da metade ipsilateral da língua.

Conforme esperado a partir de seu desenvolvimento embriológico, os núcleos dos nervos oculomotor, troclear, abducente e hipoglosso estão localizados próximo ao plano mediano, no assoalho do sistema ventricular. O núcleo do nervo oculomotor está localizado na parte rostral do mesencéfalo, o núcleo do nervo troclear encontra-se na parte caudal do mesencéfalo, enquanto o núcleo do nervo abducente está situado na parte caudal da ponte, e o núcleo do nervo hipoglosso, na parte rostral do bulbo.

## O Núcleo do Nervo Abducente Também Contém Interneurônios que se Estendem ao Núcleo do Nervo Oculomotor Contralateral

Toda vez que olhamos para a esquerda ou para a direita, precisamos contrair o músculo reto lateral de um olho e o músculo reto medial do outro olho ao mesmo tempo. Teoricamente, isso pode ser realizado pela presença de *inputs* paralelos distintos para ambos os grupos de neurônios motores. Entretanto, desenvolvemos um mecanismo diferente para alcançar esse mesmo objetivo. Além de neurônios motores para o músculo reto lateral ipsilateral, o núcleo do nervo abducente contém a mesma quantidade de interneurônios, cujos axônios cruzam o plano mediano, integram o fascículo longitudinal medial (FLM) e ascendem até os neurônios motores do músculo reto medial no núcleo do nervo oculomotor contralateral (Fig. 12.3). Qualquer fator que possa estimular os neurônios motores do músculo reto lateral durante o olhar horizontal também estimulará os

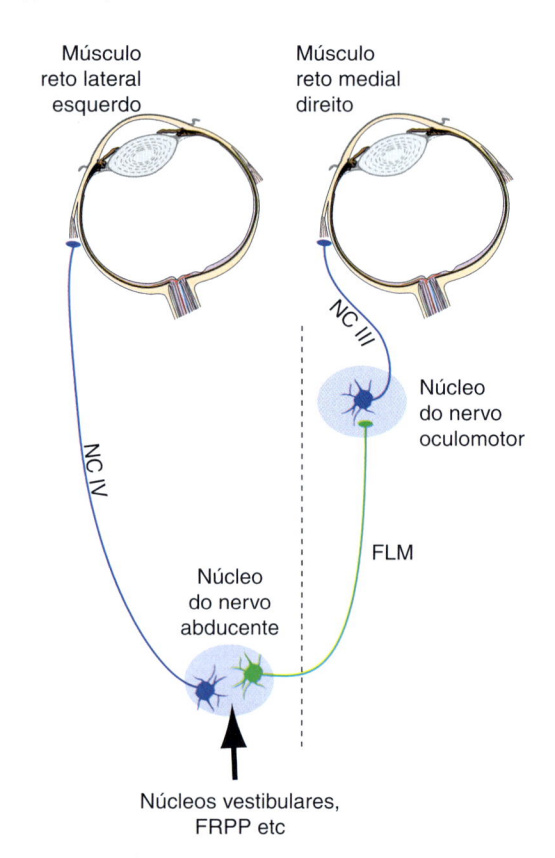

**FIG 12.3** Função do fascículo longitudinal medial (*FLM*) no olhar horizontal. O FLM também está envolvido de outras maneiras na coordenação dos movimentos da cabeça e dos olhos, porém os interneurônios provenientes do núcleo do nervo abducente constituem a base de sua função mais importante. *FRPP,* forma reticular pontina paramediana.

interneurônios do FLM, portanto o olhar é coordenado quando tentamos contrair um músculo reto lateral.

Os *inputs* para o núcleo do nervo abducente originam-se em diversos locais, incluindo os campos oculares frontais do lobo frontal e os núcleos vestibulares. Os campos oculares frontais estão situados na área pré-motora, imediatamente anterior à região da face no córtex motor primário. Os campos oculares frontais do lobo frontal esquerdo comandam o movimento dos olhos para a direita e vice-versa. Os movimentos oculares voluntários habituais são rápidos e denominados sacadas (ou movimentos sacádicos). A realização de um movimento ocular rápido em direção a um alvo exige um rápido disparo inicial em salvas de potenciais de ação nos neurônios motores do nervo abducente e interneurônios do FLM para produzir o movimento dos olhos, seguido de disparo repetitivo mais lento para manter a nova posição. Os sinais de sincronismo necessários são gerados em interneurônios adicionais da formação reticular, próximo ao núcleo do nervo abducente, uma região denominada formação reticular pontina paramediana (ou FRPP ou centro pontino do olhar). Por isso, um comando para movimentar os olhos para a esquerda começa no campo ocular frontal direito, segue até a FRPP esquerda e, em seguida, para o núcleo do nervo abducente esquerdo e interneurônios do FLM esquerdo para enviar uma mensagem de contração para o músculo reto lateral esquerdo e músculo reto medial direito, com consequente movimento dos olhos para a esquerda. Os núcleos vestibulares do aparelho vestibulococlear possibilitam a produção de movimentos oculares iguais e opostos aos movimentos da cabeça – o reflexo vestíbulo-ocular (descrito em detalhes no Cap. 14), sem a atuação da FRPP. Portanto, a lesão de um núcleo do nervo abducente causa perda de todos os movimentos oculares horizontais ipsilaterais, enquanto a lesão da FRPP causa perda seletiva dos movimentos oculares rápidos ipsilaterais. A lesão de um FLM provoca fraqueza seletiva do músculo reto medial ipsilateral durante a tentativa do olhar lateral. (Os movimentos oculares são discutidos de modo mais detalhado no Cap. 21.)

## O Nervo Hipoglosso (XII) Inerva os Músculos da Língua

A língua normal, quando protraída, permanece em posição mediana, em parte porque os músculos de cada lado da língua a tracionam, com força equivalente, em direção ao plano mediano. Por isso, se um dos lados da língua está fraco, o lado normal a traciona além do plano mediano para o lado fraco. No caso de lesão do nervo hipoglosso ou de seu núcleo, a fraqueza é acompanhada de fasciculações e atrofia, que constituem sinais típicos de lesão do neurônio motor inferior.

Dos neurônios motores superiores para os neurônios motores da língua, à semelhança daqueles para os neurônios motores da medula espinal, estão localizados no giro pré-central e nas áreas corticais adjacentes. Seus axônios, denominados fibras corticonucleares, acompanham os axônios corticospinais através da cápsula interna, pedúnculo cerebral e ponte. Na parte rostral do bulbo, deixam as fibras corticospinais e terminam no núcleo do nervo hipoglosso. Ao fazerem isso, muitas delas, mas nem todas, cruzam o plano mediano. Portanto, ambos os lados da língua podem ser contraídos sob o comando de um hemisfério cerebral, e a lesão unilateral das fibras corticonucleares não provoca fraqueza profunda nem duradoura de um dos lados da língua. A maioria das pessoas, entretanto, tem um número substancialmente maior de fibras cruzadas do que de fibras não cruzadas, de modo que, com frequência, ocorre alguma fraqueza transitória contralateral após lesão do trato corticonuclear. Nesse caso, a lesão cortical (i.e., lesão dos neurônios motores superiores da língua) causa um ligeiro desvio da língua *afastando-a* do lado da lesão, visto que o lado fraco é contralateral à lesão.

## OS NERVOS BRANQUIOMÉRICOS CONTÊM AXÔNIOS DE MÚLTIPLAS CATEGORIAS

Os nervos trigêmeo (V), facial (VII), glossofaríngeo (IX), vago (X) e acessório (XI) são mais complexos do que aqueles descritos até o momento. Cada um desses nervos inerva músculos esqueléticos, cuja origem embriológica são os arcos faríngeos (branquiais). Com exceção do nervo acessório, cada um deles também inerva outras estruturas. Entretanto, cada um desses nervos cranianos desempenha apenas uma ou duas funções principais (Tabela 12.1 no início deste capítulo).

### O Nervo Trigêmeo (V) É o Nervo para Sensibilidade Geral da Cabeça

O nervo trigêmeo (V) é o principal nervo somatossensitivo da cabeça, com fibras aferentes que chegam por meio de suas divisões oftálmica, maxilar e mandibular. As fibras aferentes possuem corpos celulares no gânglio trigeminal (com exceção de algumas, sobretudo aquelas provenientes de fusos musculares, cujos corpos celulares estão dentro do SNC, no núcleo mesencefálico do nervo trigêmeo, localizado na parte rostral da ponte e que se estende no mesencéfalo). Os prolongamentos centrais de todas as fibras aferentes primárias do trigêmeo terminam no núcleo principal, localizado na parte média da ponte, ou no núcleo espinal do nervo trigêmeo, que se une pela extremidade rostral com o núcleo principal, e caudal com o corno posterior da parte cervical superior da medula espinal. As fibras que se estendem ao núcleo espinal do nervo trigêmeo, seguem um trajeto imediatamente lateral a ele, através do trato espinal do nervo trigêmeo.

Os neurônios motores para o músculo masseter e para vários músculos menores estão localizados no núcleo motor do nervo trigêmeo, medial ao núcleo principal na parte média da ponte.

**O Núcleo Principal Recebe Informações sobre o Tato e a Posição da Mandíbula.** As fibras trigeminais aferentes de grande diâmetro, que conduzem informação sobre o tato e a posição da mandíbula, terminam no núcleo principal (Fig. 12.4), – o núcleo do trigêmeo, que é equivalente a um núcleo do funículo posterior. Fibras de segunda ordem do núcleo principal cruzam o plano mediano, compõem o lemnisco medial e chegam ao núcleo ventral posteromedial (VPM) do tálamo. Em seguida, os neurônios VPM estendem-se ao córtex somatossensitivo do giro pós-central e áreas adjacentes.

Ao contrário da situação observada na medula espinal, as fibras aferentes de grande diâmetro do trigêmeo não se estendem por qualquer estrutura comparável ao funículo posterior antes de chegar ao seu núcleo de terminação (Fig. 12.5).

**O Núcleo Espinal do Nervo Trigêmeo Recebe Informações sobre Dor e Temperatura.** As fibras aferentes de pequeno diâmetro do nervo trigêmeo, que conduzem informação sobre dor e temperatura, e alguma informação tátil, curvam-se em sentido caudal no trato espinal do nervo trigêmeo. As fibras para dor e temperatura terminam em porções do núcleo espinal do nervo trigêmeo na parte caudal do bulbo e parte cervical superior da medula espinal. Em seguida, fibras de segunda ordem do núcleo espinal do nervo trigêmeo cruzam o plano mediano, unem-se ao trato espinotalâmico e chegam ao núcleo VPM e outros núcleos do tálamo (Fig. 12.4). Em seguida, os neurônios talâmicos estendem-se ao córtex somatossensitivo do giro pós-central e de outras áreas. De modo diferente da situação observada na medula espinal, as fibras aferentes de pequeno diâmetro do nervo trigêmeo estendem-se por uma distância considerável no SNC (no trato espinal do nervo trigêmeo) antes de chegar aos neurônios de segunda ordem sobre os quais terminam (Fig. 12.5).

As fibras aferentes primárias no trato espinal do nervo trigêmeo apresentam uma disposição somatotópica (Fig. 12.6), com a metade ipsilateral da face representada de modo invertido

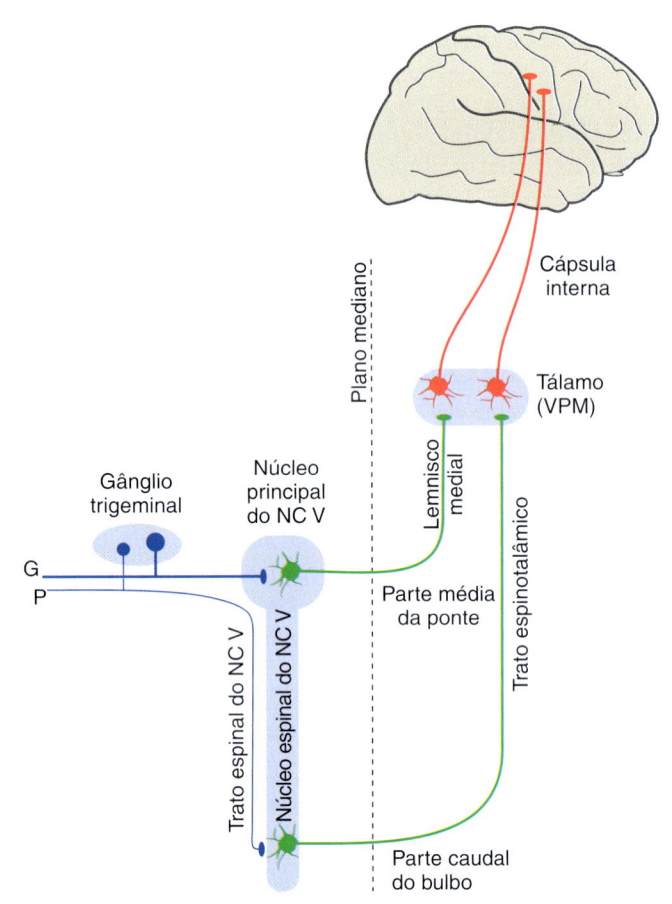

**FIG 12.4** Conexões sensitivas do nervo trigêmeo. (Embora todas as fibras aferentes primárias do nervo trigêmeo indicadas apresentem seus corpos celulares no gânglio trigeminal, algumas com axônios de grande diâmetro residem, na verdade, no núcleo mesencefálico.) *G,* fibras de grande diâmetro; *P,* fibras de pequeno diâmetro; *VPM,* núcleo ventral posteromedial.

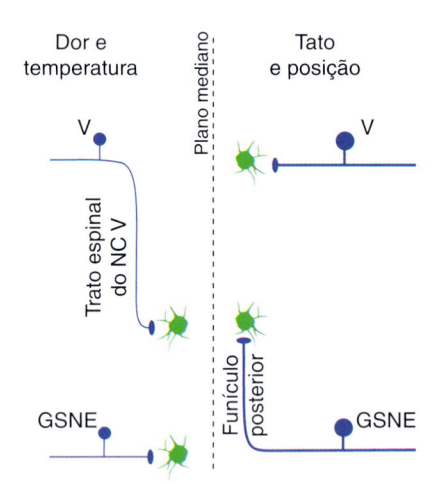

**FIG 12.5** Localizações dos neurônios de segunda ordem nas vias sensitivas trigeminal e espinal. *GSNE,* gânglio sensitivo de nervo espinal; *V,* gânglio trigeminal.

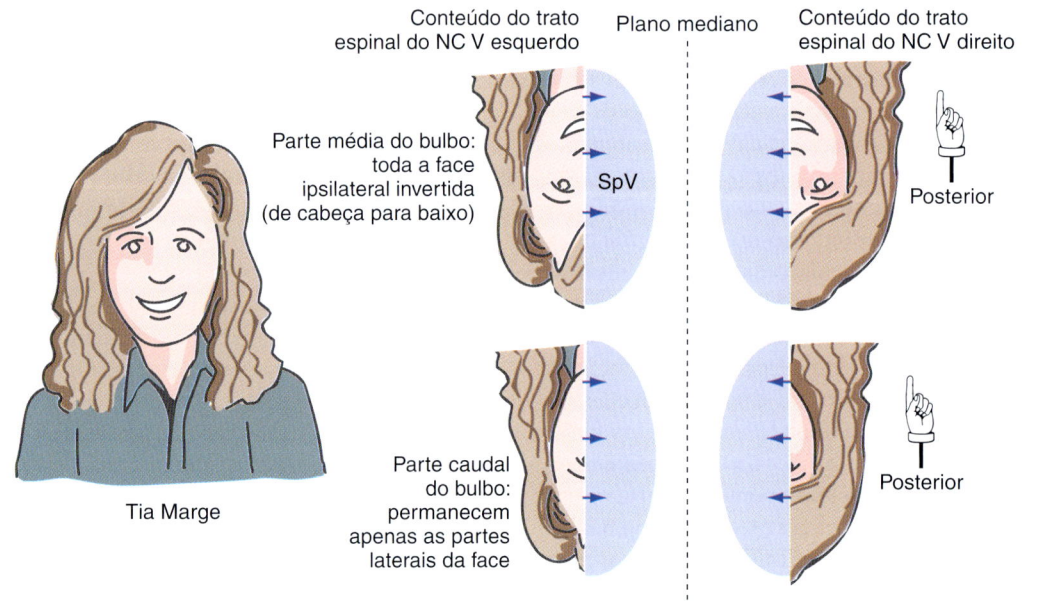

**FIG 12.6** Somatotopia no sistema espinal do nervo trigêmeo, como seria visto em cortes transversais do trato e núcleo espinal do nervo trigêmeo (*SpV*) nas partes média e caudal do bulbo.

(de cabeça para baixo) (i.e., fibras da divisão oftálmica mais anteriores e fibras da divisão mandibular mais posteriores). Além desse gradiente anterior-posterior, existe um arranjo rostral-caudal de acordo com a terminação das fibras de dor e temperatura no núcleo espinal do nervo trigêmeo. As fibras que representam áreas próximas à linha mediana da face (i.e., nariz, lábios superior e inferior) terminam em áreas rostrais (i.e., na parte média do bulbo), enquanto as fibras que representam áreas mais laterais da face (i.e., bochechas) e têmpora terminam em áreas caudais (i.e., na parte cervical superior da medula espinal). Isso faz sentido, pois significa que as fibras aferentes de dor e temperatura da parte posterior da cabeça (i.e., raízes posteriores nos nervos cervicais superiores) terminam próximo aos locais de terminação das fibras aferentes do nervo trigêmeo, provenientes de áreas adjacentes da cabeça.

O restante do núcleo espinal do nervo trigêmeo (i.e., segmentos nas partes rostral do bulbo e caudal da ponte) assume as funções somatossensitivas restantes homólogas às da medula espinal para a cabeça. Incluem funções como transmitir a informação do nervo trigêmeo para o cerebelo, bem como proporcionar aos interneurônios o reflexo de piscar (Fig. 12.7) – equivalente trigeminal do reflexo de retirada.

### O Núcleo Motor do Nervo Trigêmeo Inerva os Músculos da Mastigação.
Os neurônios motores do nervo trigêmeo estão envolvidos na mastigação habitual e também no reflexo mandibular (Fig. 12.8) homólogo ao reflexo patelar: o alongamento do músculo masseter causa uma contração reflexa por meio de um circuito monossináptico equivalente ao dos reflexos medulares de estiramento. Os corpos celulares aferentes para esse reflexo têm a particularidade de residir no SNC (no núcleo mesencefálico do nervo trigêmeo).

---

**CONCEITO-CHAVE**

Os nervos facial (VII), glossofaríngeo (IX) e vago (X) contêm fibras sensitivas somáticas e viscerais, motoras viscerais e motoras branquioméricas.

---

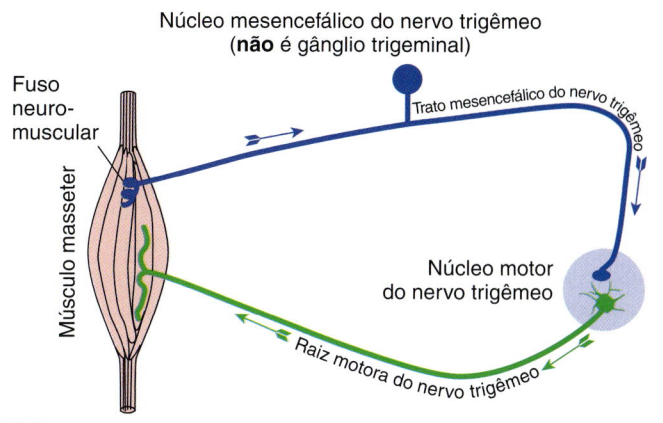

**FIG 12.8** Arco reflexo mandibular. Como ocorre com as fibras aferentes primárias dos nervos espinais, essas fibras aferentes primárias do nervo trigêmeo possuem outros ramos que terminam nos núcleos sensitivos do nervo trigêmeo.

## O Nervo Facial (VII) Inerva os Músculos da Expressão Facial

Um importante componente do nervo facial (VII) é constituído pelos axônios dos neurônios motores para os músculos da expressão facial (e para o estapédio, um músculo pequeno, porém importante, da orelha média). Esses axônios têm origem no núcleo (motor) do nervo facial na parte caudal da ponte, porém, contornam o núcleo do nervo abducente como uma alça – o joelho do nervo facial – antes de deixar o tronco encefálico para inervar a metade ipsilateral da face.

Alguns reflexos do tronco encefálico, como outros reflexos medulares, envolvem interneurônios. Muitos desses reflexos são de natureza protetora, à semelhança do reflexo medular flexor (de retirada). Um exemplo é o piscar de ambos os olhos quando um objeto entra em contato com a córnea. As fibras aferentes para esse reflexo de piscar (Fig. 12.7) estendem-se pelo nervo trigêmeo (divisão oftálmica – $V_1$), as fibras eferentes (cujos corpos celulares estão no núcleo do nervo facial) inervam o músculo orbicular do olho para ocluir a rima das pálpebras ("fechar o olho"). Trata-se de uma inervação bilateral para ambos os olhos, de modo que ao tocar um olho, o resultado é o piscar de ambos os olhos. Convém lembrar que o nervo oculomotor (NC III) afasta as pálpebras, enquanto o nervo facial (NC VII) as aproxima. Embora a lesão do NC III possa resultar na queda da pálpebra (por impossibilidade de contração do músculo levantador da pálpebra superior, fazendo que o olho pareça estar fechado), o NC VII inerva o músculo ao redor do olho para de fato "fechá-lo".

### A Lesão do Neurônio Motor Superior Afeta as Partes Superior e Inferior da Face de Modo Diferente.
As fibras corticonucleares para os neurônios motores da metade inferior da face são, em sua maior parte, cruzadas e isso explica porque podemos movimentar ambos os lados da parte inferior da face de maneira relativamente independente. Entretanto, as fibras corticonucleares para os neurônios motores da metade superior da face exibem uma distribuição bilateral, demonstrando porque ambos os lados da parte superior da face em geral movimentam-se juntos. Portanto, a contração dos músculos da expressão de todas as partes da face, com exceção

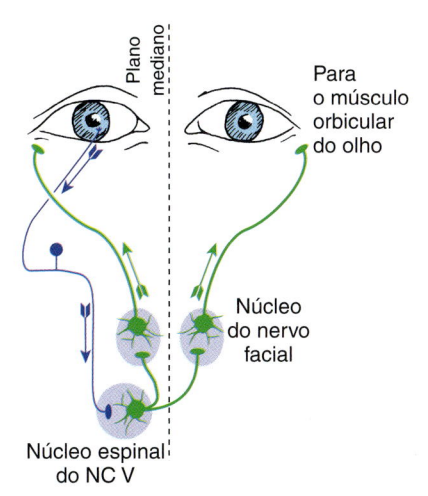

**FIG 12.7** Circuito do reflexo de piscar.

do quadrante inferior ipsilateral, podem ser controladas por um hemisfério cerebral, de modo que uma lesão unilateral no trato corticonuclear provoca fraqueza apenas do quadrante inferior contralateral (Fig. 12.9). (Por exemplo, após lesão do córtex motor esquerdo, o hemisfério direito intacto não pode fazer que ocorra contração dos músculos do quadrante inferior direito, ao contrário dos músculos do quadrante superior direito). Em contrapartida, a lesão unilateral do nervo facial ou de seu núcleo provoca fraqueza em toda a metade ipsilateral da face. Isso representa um importante sinal clínico, que ajuda a determinar se ocorreu uma lesão em uma área cortical ou na via do neurônio motor superior, ou se houve um problema no tronco encefálico, no neurônio motor inferior ou nos músculos da face.

## O Nervo Vago (X) É o Principal Nervo Parassimpático

### CONCEITO-CHAVE

O nervo glossofaríngeo (IX) conduz informação a partir de receptores intraorais.

As fibras aferentes das vísceras torácicas e abdominais chegam ao tronco encefálico pelo nervo vago. Seguem seu trajeto dentro do tronco encefálico no trato solitário da parte rostral do bulbo e terminam nos núcleos do trato solitário circunjacentes (Fig. 12.10). Um número menor de fibras aferentes do nervo glossofaríngeo provenientes da boca e da faringe, bem como fibras aferentes do nervo facial, seguem um trajeto semelhante no SNC (uma descrição mais detalhada é fornecida no Cap. 13). Os neurônios dos núcleos do trato solitário participam de vários reflexos viscerais (p. ex., ajuste automático das funções respiratória e cardiovascular) e também conduzem a informação direta ou indiretamente para o hipotálamo e o tálamo.

Os neurônios motores para os músculos da laringe e da faringe estão localizados na formação reticular da parte rostral do bulbo, imediatamente dorsal ao complexo olivar inferior, e compõem o núcleo ambíguo. A maioria segue um trajeto periférico no nervo vago (X) para os músculos ipsilaterais, enquanto alguns cursam no nervo glossofaríngeo (IX).

As fibras corticonucleares para o núcleo ambíguo possuem distribuição bilateral, de modo que a lesão unilateral do trato corticonuclear, em geral, não causa déficits graves da laringe ou da faringe em longo prazo.

O principal grupo de neurônios parassimpáticos pré-ganglionares no tronco encefálico é o núcleo posterior do nervo vago, adjacente e lateral ao núcleo do nervo hipoglosso na parte rostral do bulbo. Seus axônios estendem-se pelo nervo vago até os gânglios, que inervam vísceras torácicas e abdominais. Outras fibras parassimpáticas estendem-se a partir de locais mais rostrais do tronco encefálico com o nervo glossofaríngeo (→glândula parótida), nervo facial (→glândulas salivares e lacrimais) e nervo oculomotor (→músculos esfíncter da pupila e ciliar). Portanto, os nervos cranianos com atividade parassimpática são os nervos III, VII, IX e X.

## O Nervo Acessório Inerva Músculos do Pescoço e do Ombro

O núcleo do nervo acessório, na parte cervical superior da medula espinal, contém os neurônios motores inferiores para os músculos trapézio e esternocleidomastóideo, de modo que uma lesão nesta área do núcleo ou no nervo acessório (XI) causaria dificuldade para elevar o ombro ipsilateral ou rodar a cabeça para o lado oposto.

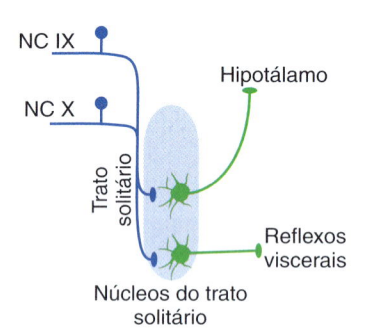

**FIG 12.10** Conexões viscerais dos núcleos do trato solitário. (Conforme discutido no Capítulo 13, esse núcleo também desempenha uma função importante na gustação.)

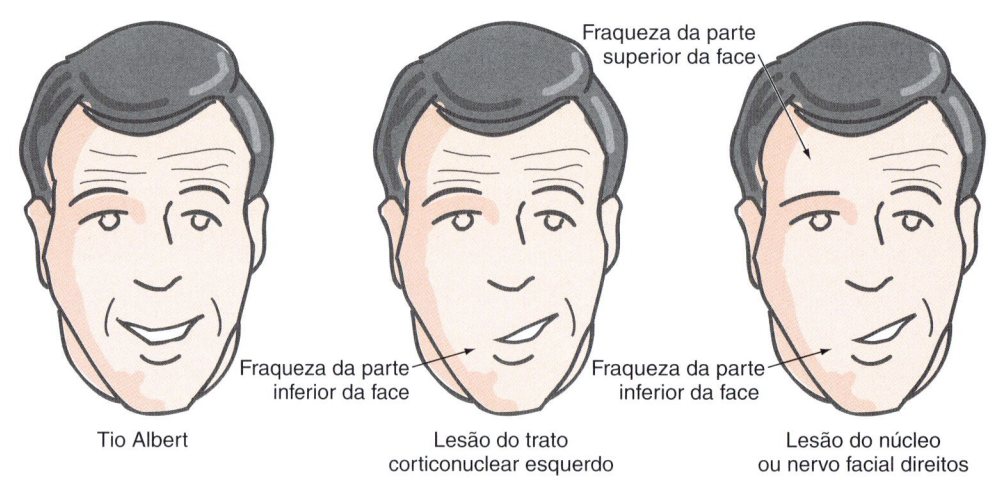

**FIG 12.9** Padrões de fraqueza facial após lesão no neurônio motor superior ou no neurônio motor inferior (paralisia facial supranuclear *vs.* nuclear, respectivamente).

## A LESÃO DO TRONCO ENCEFÁLICO COMUMENTE PROVOCA DÉFICITS EM UM LADO DA CABEÇA E NO LADO OPOSTO DO CORPO

Após a formação do lemnisco medial, todos os principais tratos longos do tronco encefálico estão relacionados com a metade contralateral do corpo. Por outro lado, as fibras que entram no tronco encefálico ou que saem dele nos nervos cranianos estão relacionadas a estruturas ipsilaterais. O efeito é que uma lesão em um dos lados do tronco encefálico causa alterações na metade contralateral do corpo, mas ipsilaterais na cabeça (Fig. 12.11). Esses tipos de achados cruzados dificilmente ocorrem por lesão em qualquer outra parte do sistema nervoso e, em geral, fornecem um sinal evidente de lesão do tronco encefálico. Ao conhecer as localizações dos tratos longos e dos níveis de origem dos nervos cranianos, muitas vezes é possível localizar a lesão no tronco encefálico com incrível precisão.

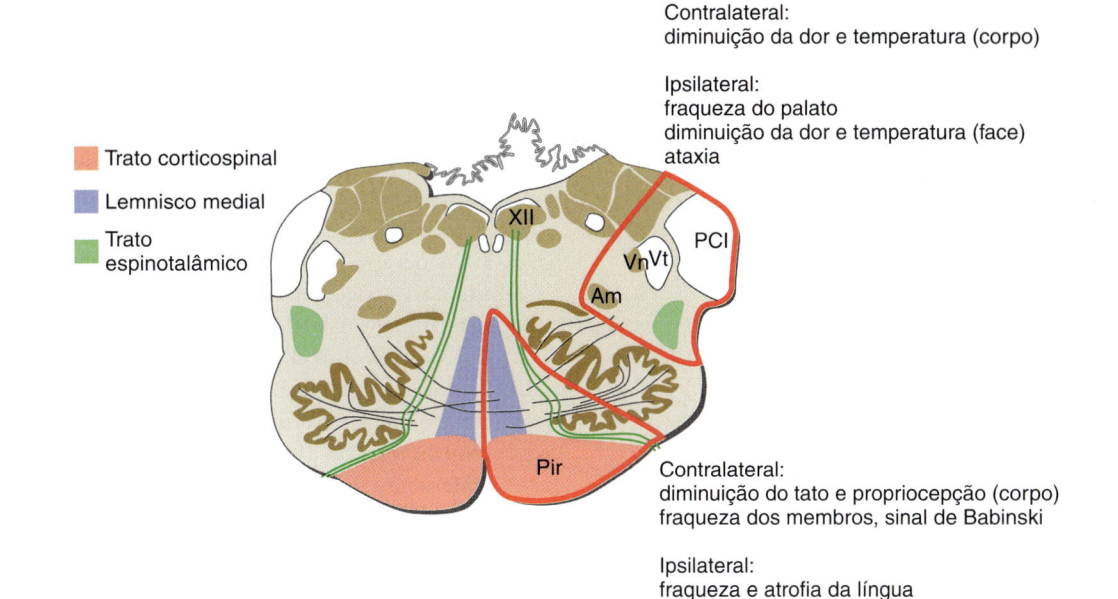

Trato corticospinal

Lemnisco medial

Trato espinotalâmico

Contralateral:
diminuição da dor e temperatura (corpo)

Ipsilateral:
fraqueza do palato
diminuição da dor e temperatura (face)
ataxia

Contralateral:
diminuição do tato e propriocepção (corpo)
fraqueza dos membros, sinal de Babinski

Ipsilateral:
fraqueza e atrofia da língua

**FIG 12.11**  Lesões e sintomas das síndromes bulbares medial e lateral, dois exemplos de síndromes cruzadas. Podem ser causadas pela oclusão de um ramo das artérias vertebral ou cerebelar inferior posterior, respectivamente. *Am,* núcleo ambíguo; *PCI,* pedúnculo cerebelar inferior; *Pir,* pirâmide; *Vn* e *Vt,* núcleo e trato espinais do nervo trigêmeo; *XII,* núcleo do nervo hipoglosso.

## ■ QUESTÕES DE ESTUDO

Para as questões 1 a 4, escolher o local mais provável de lesão a partir da lista a seguir:

Lado esquerdo
a. Bulbo.
b. Ponte.
c. Mesencéfalo.

Lado direito
d. Bulbo.
e. Ponte.
f. Mesencéfalo.

1. Um jogador de handebol, em situação difícil, de 39 anos de idade, apresenta queda da pálpebra superior direita, desvio lateral do olho direito, pupila direita dilatada, fraqueza nos membros superior e inferior esquerdos e sinal de Babinski no lado esquerdo.

2. Paciente com fraqueza e comprometimento do tato e do sentido de posição nos membros superior e inferior direitos, além de sinal de Babinski no lado direito, apresenta desvio da língua para a esquerda quando protraída.

3. Paciente com fraqueza e comprometimento do tato e sentido de posição nos membros superior e inferior esquerdos, além de sinal de Babinski no lado esquerdo, apresenta desvio medial do olho direito e ligeiro desvio da língua para a esquerda quando protraída.

4. Paciente com redução de sensibilidade à dor e à temperatura nos membros superior e inferior direitos e lado esquerdo da face, ataxia nos membros superior e inferior esquerdos e ausência de elevação do lado esquerdo do palato quando o paciente diz "Ahhhhh".

5. O nervo trigêmeo contém todos os seguintes componentes, *exceto:*
   a. axônios motores para o músculo masseter.
   b. fibras aferentes que conduzem informação gustatória a partir dos cálices gustatórios da parte posterior da língua.
   c. fibras aferentes primárias que conduzem informação de dor e temperatura da fronte.

**d.** fibras aferentes primárias que terminam no núcleo principal na parte média da ponte.

**e.** fibras aferentes primárias dos fusos neuromusculares do músculo masseter.

**6.** As fibras aferentes primárias que conduzem informação de dor e temperatura do lado esquerdo da fronte terminam:

**a.** bilateralmente no núcleo espinal dos nervos trigêmeos.

**b.** no núcleo principal do nervo trigêmeo esquerdo.

**c.** no núcleo espinal do nervo trigêmeo esquerdo.

**d.** no núcleo ventral posteromedial do tálamo direito.

**7.** Existe alguma correlação embriológica com as posições relativas dos núcleos motor e principal do nervo trigêmeo?

**8.** As fibras mais anteriores do trato espinal do nervo trigêmeo esquerdo no nível do sulco bulbo-pontino representam qual ou quais das seguintes áreas?

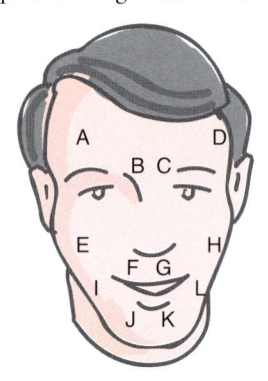

**9.** A interrupção das fibras corticonucleares no pedúnculo cerebral esquerdo deve resultar em fraqueza:

**a.** do lado esquerdo da face.

**b.** do lado direito da face.

**c.** do quadrante inferior esquerdo da face.

**d.** do quadrante inferior direito da face.

**e.** da metade superior da face.

**10.** Os neurônios motores para os músculos esqueléticos da laringe e da faringe estão localizados no(s):

**a.** núcleo posterior do nervo vago.

**b.** núcleo ambíguo.

**c.** núcleos do trato solitário.

**d.** núcleo motor do nervo trigêmeo.

**e.** núcleo do nervo facial.

**11.** As fibras parassimpáticas pré-ganglionares deixam o tronco encefálico em todos os seguintes nervos cranianos, *exceto:*

**a.** III.

**b.** V.

**c.** VII.

**d.** IX.

**e.** X.

**12.** As fibras nervosas do trato solitário:

**a.** são ramos centrais das fibras dos nervos facial, glossofaríngeo e hipoglosso.

**b.** conduzem informações quimiossensitivas gustatória e olfatória.

**c.** terminam, em sua maior, no núcleo ambíguo.

**d.** atuam como ramo aferente de uma variedade de reflexos, incluindo os que modulam a função cardíaca e respiratória.

**13.** Considerando-se que um paciente tenha sofrido lesão em um nervo trigêmeo ou em um nervo facial, como poderia determinar qual deles foi afetado (e de que lado) por meio de estímulo com chumaço de algodão?

**14.** A neuralgia do trigêmeo é uma condição de dor intermitente e intensa na distribuição do nervo trigêmeo. A destruição total do gânglio trigeminal tem sido usada como tratamento desse distúrbio. Quais possíveis complicações podem surgir com esse tipo de tratamento?

**15.** Um paciente com paralisia de Bell (lesão do nervo facial), além de apresentar paralisia dos músculos faciais pode sofrer com:

**a.** sensibilidade a sons.

**b.** aumento do apetite.

**c.** dificuldade na deglutição.

**d.** dilatação da pupila.

**e.** dificuldade no olfato.

# Os Sentidos Químicos da Olfação e Gustação

## A PERCEPÇÃO DE SABOR ENVOLVE *INPUTS* GUSTATÓRIOS, OLFATÓRIOS, TRIGÊMEO E OUTROS

Quando ingerimos um alimento ou uma bebida, temos a percepção unificada, centralizada na língua, de alguma mistura de sabores. No entanto, essa percepção unificada resulta da combinação de múltiplos tipos de informações no sistema nervoso central (SNC) – estímulos somatossensitivos, que refletem aspectos como temperatura, textura e efervescência, bem como os estímulos sobre a composição química do alimento de três fontes diferentes. As substâncias químicas dissolvidas na boca estimulam os calículos ("botões") gustatórios, fornecendo informação de gustação. Ao mesmo tempo, os vapores emanados do alimento chegam às células receptoras olfatórias através das narinas ou da parte oral da faringe. Por fim, algumas substâncias químicas dissolvidas ou vapores estimulam as terminações dos nervos trigêmeo e glossofaríngeo no revestimento epitelial das cavidades oral e nasal, fornecendo informações sobre aspectos como tempero e pungência. O último sentido químico comum persiste mesmo na ausência de calículos gustatórios e de receptores olfatórios.

## A GUSTAÇÃO É MEDIADA PELOS RECEPTORES DOS CALÍCULOS GUSTATÓRIOS, INERVADOS PELOS NERVOS CRANIANOS VII, IX, E X

### CONCEITO-CHAVE

A língua é coberta por uma série de papilas, entre as quais algumas contêm papilas gustatórias.

A superfície da língua é coberta por uma série de protuberâncias e dobras (papilas), locais onde residem os calículos gustatórios. As papilas fungiformes, dispersas sobre a parte anterior da língua, contêm normalmente poucos calículos gustatórios. As papilas folhadas são pregas na parte posterior da margem da língua que contêm dezenas de botões gustatórios cada. As papilas circunvaladas estão dispostas em uma fileira em forma de V, imediatamente posterior aos dois terços anteriores do dorso da língua. Essas papilas, em número reduzido (oito ou nove), contêm centenas de calículos gustatórios cada, representando cerca de metade de todos os calículos gustatórios em uma língua média.

As papilas circunvaladas e a maioria das folhadas são inervadas pelo nervo glossofaríngeo (IX), as papilas fungiformes e as folhadas anteriores são inervadas pelo nervo facial (VII). O nervo vago atua na inervação dos poucos calículos gustatórios presentes na faringe (provavelmente mais importante como ao tossir quando algo desagradável ocorre nesse local do que para a percepção do gosto). Essa inervação é diferente daquela relacionada à sensação de tato, dor e temperatura na boca (Fig. 13.1), que é realizada pelo nervo trigêmeo (NC V) com contribuição dos nervos glossofaríngeo (IX) e vago (X) no dorso da língua e na faringe.

### Células Receptoras Gustatórias São Células Epiteliais Modificadas com Propriedades Neuronais

### CONCEITO-CHAVE

As células receptoras gustatórias utilizam vários mecanismos de transdução para detectar estímulos doces, salgados, ácidos e amargos.

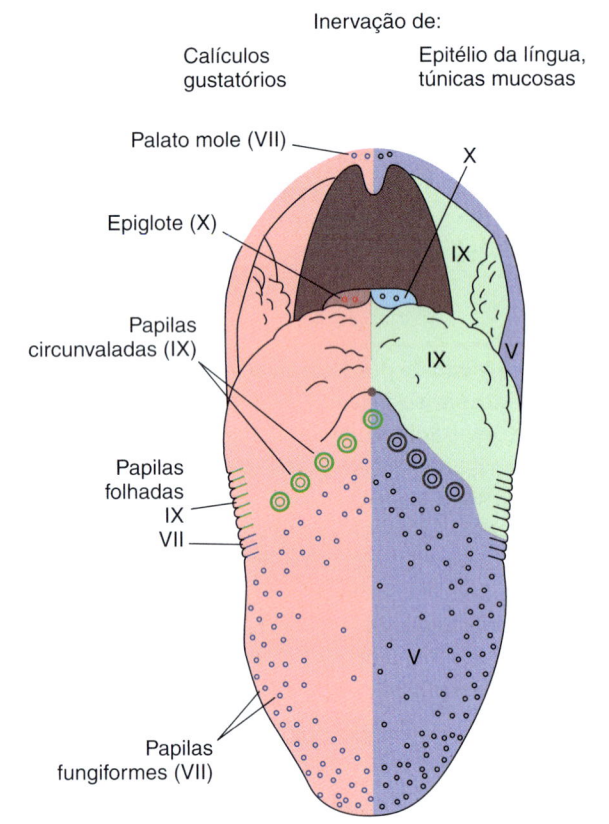

**FIG 13.1** Padrões de inervação dos calículos gustatórios e do epitélio da língua.

Cada calículo gustatório é uma coleção encapsulada de **células receptoras gustatórias**, células de suporte e células-tronco que dão origem a novos receptores (as células receptoras gustatórias duram apenas uma ou duas semanas). Uma abertura na superfície lingual de cada calículo permite que as substâncias químicas dissolvidas entrem em contato com as extremidades apicais das células receptoras gustatórias.

As células receptoras gustatórias, ao contrário da maioria dos receptores, não são neurônios, mas células epiteliais modificadas. No entanto, elas apresentam algumas propriedades típicas de neurônios: geram potenciais receptores despolarizantes (e muitas até potenciais de ação), os quais, por sua vez, aumentam a liberação de neurotransmissores (nesse caso, o principal transmissor é o trifosfato de adenosina [ATP] sobre os processos periféricos das fibras de nervos cranianos (Fig. 13.2). Algumas células receptoras gustatórias liberam ATP em sinapses químicas típicas. Outras células utilizam um mecanismo incomum independente de $Ca^{2+}$ em que grandes canais dependentes de voltagem se abrem e o ATP intracelular imediatamente flui para o espaço extracelular.

Além disso, ao contrário dos outros receptores, as células receptoras gustatórias usam diferentes mecanismos de transdução, que variam desde os mais simples, em que os íons $Na^+$ presentes em alimentos salgados entram na célula diretamente através dos canais de cátions, até aqueles mais complexos em que as substâncias doces ou amargas iniciam os processos associados à proteína G.

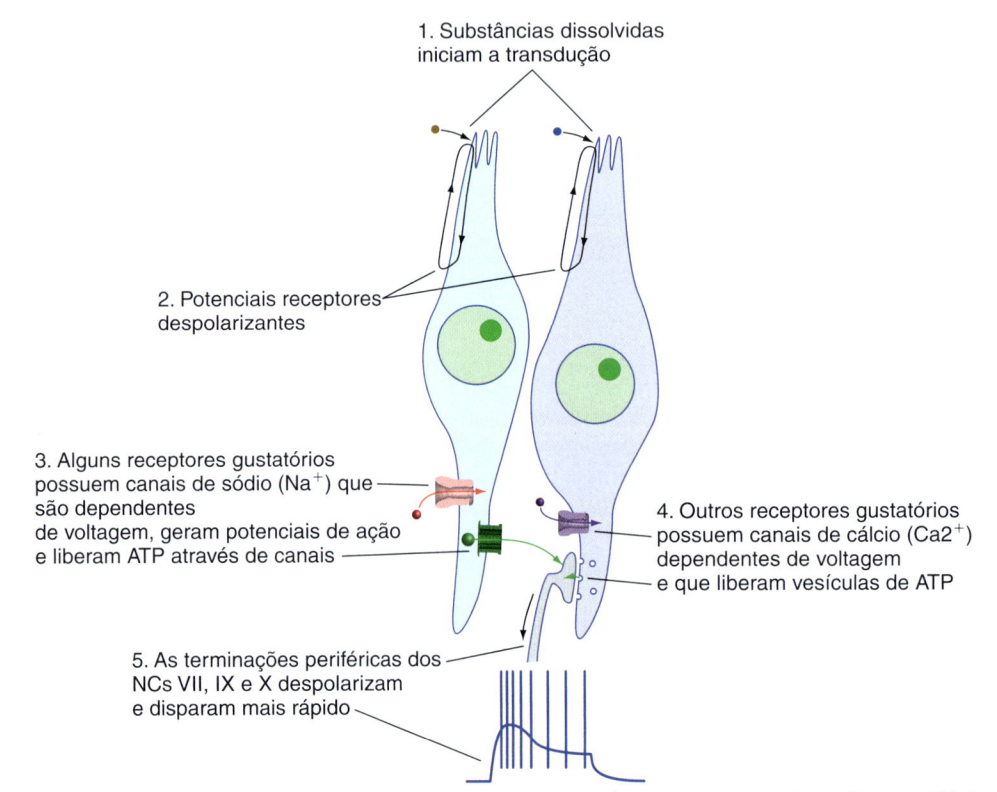

**FIG 13.2** Transmissão das células receptoras gustatórias para as terminações periféricas dos nervos cranianos VII, IX e X. *ATP,* Trifosfato de adenosina; *NC VII,* nervo facial; *NC IX,* nervo glossofaríngeo; *NC X,* nervo vago.

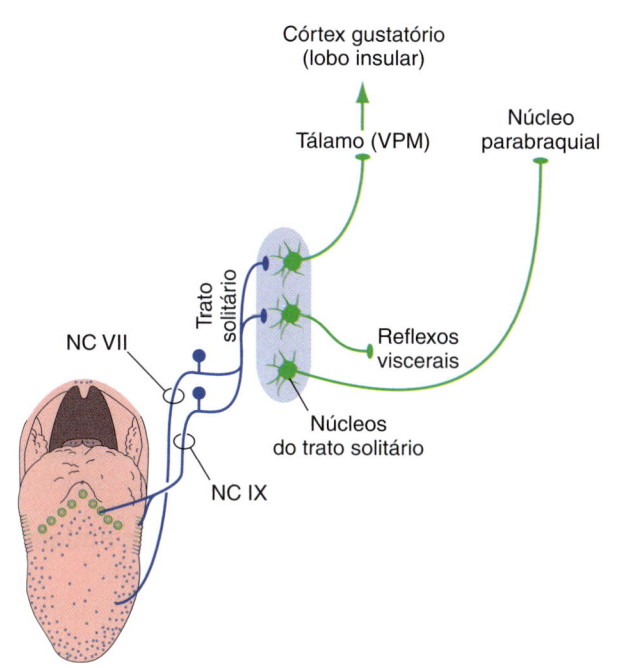

**FIG 13.3** Conexões gustatórias no SNC. (Conexões com o hipotálamo e o corpo amigdaloide não estão indicadas). *NC VII*, nervo facial; *NC IX*, nervo glossofaríngeo; *VPM*, núcleo ventral posteromedial.

## Neurônios Gustatórios de Segunda Ordem Estão Localizados nos Núcleos do Trato Solitário

As fibras aferentes que inervam os calículos gustatórios, chegam ao tronco encefálico pelos nervos facial (a partir dos dois terços anteriores da língua), glossofaríngeo (do terço posterior da língua) e vago (da epiglote e do esôfago). Como outras fibras aferentes viscerais (Fig. 12.10 ), elas também cursam pelo interior do tronco encefálico no **trato solitário** e terminam nos **núcleos do trato solitário**, sobretudo em porções mais rostrais (Fig. 13.3).

Os neurônios gustatórios nos núcleos do trato solitário participam em atividades de alimentação (p. ex., salivação, deglutição) e protetoras (p. ex., tosse). Esses neurônios também conduzem informações para o tálamo e dessa região para o córtex gustatório no lobo insular (percepção gustatória consciente) e indiretamente para o hipotálamo e corpo amigdaloide (satisfação ou desagrado de gosto) por meio do núcleo parabraquial. Ao contrário das outras vias sensitivas que ascendem ao tálamo, a via gustatória não é cruzada.

## A Informação Gustatória É Codificada, em Parte, pelo Padrão de Atividade em Populações de Neurônios

Muitas vezes consideramos os receptores sensitivos bons sinalizadores para a localização de um estímulo, mas isso não funciona para os calículos gustatórios. Quando comemos ou bebemos, as substâncias químicas dissolvidas e os vapores difundem-se amplamente na cavidade oral e nasal, de modo que os calículos gustatórios e os receptores olfatórios estimulados não podem fornecer informações precisas sobre a localização do estímulo; nesse caso, usamos pistas somatossensitivas para decidir essa questão. A principal tarefa dos sistemas gustatório e olfatório é analisar a composição das combinações das milhares de subs-

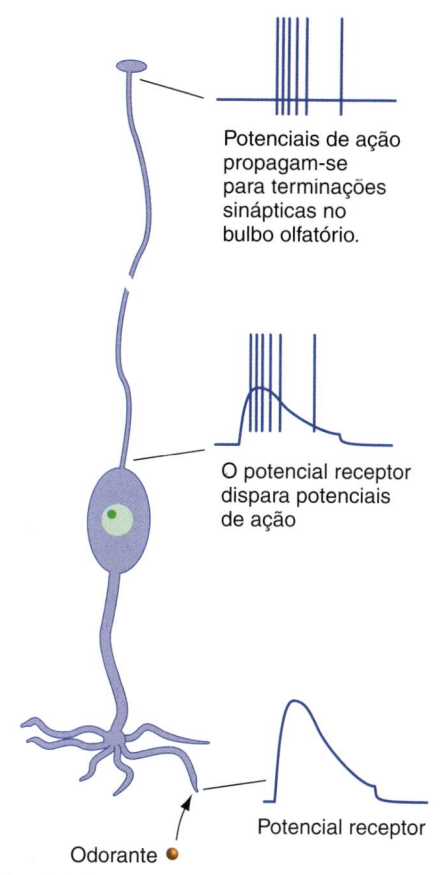

**FIG 13.4** Sinalização por receptores olfatórios.

tâncias químicas. Em princípio, poderíamos fazer isso com um tipo de receptor gustatório específico para o gosto de rabanetes, outro para nabos etc., mas esse processo poderia exigir um número excessivamente complexo de tipos de receptores. Desse modo, em vez de contrapor os níveis de atividade nas populações de receptores, cada população é responsiva a mais de um tipo de substância química. Isso assemelha-se à comparação dos níveis de atividade em apenas três tipos de cones (Cap. 17) para identificar centenas de cores. A incapacidade de sentir o gosto (**ageusia**) pode ser causada por vários fatores, incluindo a perda de receptores gustatórios, a incapacidade de produzir saliva, lesões de nervos cranianos correspondentes ou áreas corticais, bem como a perda da olfação.

## A OLFAÇÃO É MEDIADA PELOS RECEPTORES QUE PROJETAM DIRETAMENTE PARA O TELENCÉFALO

### CONCEITO-CHAVE

Os axônios dos neurônios receptores olfatórios formam o nervo olfatório (I).

A via olfatória começa com as células receptoras bipolares, cujos processos quimiossensíveis se projetam na camada de muco que recobre o **epitélio olfatório**. Trata-se de receptores longos, e as mesmas células receptoras apresentam axônios delgados (Fig. 13.4) que, a partir do teto da cavidade nasal, atravessam o osso etmoide como **nervo olfatório** (**I**) e terminam no **bulbo olfatório**. Os receptores olfatórios são, portanto, bastante incomuns por apresentarem processos expostos ao meio externo e possuírem axônios que se estendem diretamente ao telencéfalo (lembrar que a extensão do bulbo olfatório é considerada parte do telencéfalo). Esses receptores também são diferenciados pelo fato de serem neurônios que são continuamente substituídos ao longo da vida do epitélio olfatório.

### Os Neurônios Receptores Olfatórios Utilizam um Grande Número de Receptores Acoplados à Proteína G para Detectar uma Ampla Gama de Odores

O sistema olfatório, como o sistema gustatório, compara os níveis de atividade nas populações de receptores, e cada população é responsiva a mais de um tipo de substância química. Podemos discriminar muito mais tipos de odores do que de sabores e, condizente com isso, existem vários tipos de receptores olfatórios. No entanto, todos usam proteínas receptoras intimamente relacionadas e o mesmo mecanismo de transdução acoplado à proteína G.

### A Informação Olfatória Desvia do Tálamo a Caminho do Córtex Cerebral

> **CONCEITOS-CHAVE**
>
> O nervo olfatório termina no bulbo olfatório.
> O bulbo olfatório projeta-se para o córtex olfatório.

O sistema olfatório continua a quebrar as regras ao projetar-se para o córtex cerebral sem estabelecer um relé no tálamo (Fig. 13.5). As fibras do **trato olfatório**, que têm origem no bulbo olfatório, terminam no córtex temporal anterior (**córtex piriforme** e áreas adjacentes), bem como no **corpo amigdaloide** e em áreas na parte basilar do telencéfalo (**substância perfurada anterior**). Entretanto, o córtex piriforme e as áreas adjacentes não pertencem ao **neocórtex** (córtex de seis camadas) como aquele que cobre a maior parte dos hemisférios cerebrais (Cap. 22); eles apresentam uma estrutura mais simples e assim compõem o **paleocórtex** (córtex de três a quatro camadas). Existe uma área olfatória suplementar no neocórtex, no córtex orbital do lobo frontal, onde a informação olfatória converge com projeções do córtex gustatório. Nesse caso, as regras são cumpridas com rigor: a informação do córtex piriforme chega à área gustatória/olfatória orbital por meio de um relé no núcleo medial dorsal do tálamo (e também por

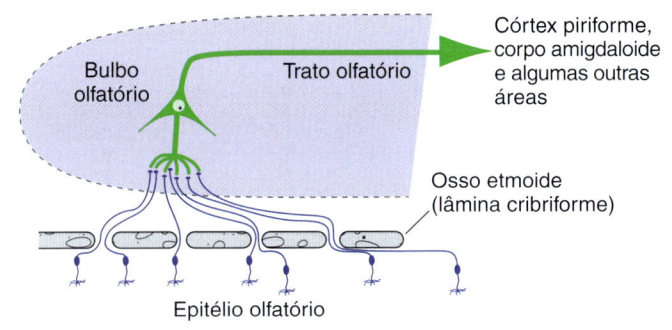

**FIG 13.5** Conexões olfatórias no SNC

projeções diretas). Da mesma forma que nas vias gustatórias, todas essas conexões olfatórias são, em sua maioria, cruzadas.

### Déficits Condutivos e Neurossensoriais Podem Afetar a Função Olfatória

A olfação pode ser prejudicada por processos que impedem certas substâncias de alcançar os receptores olfatórios (déficit **condutivo**) e por lesões no sistema nervoso (déficit **neurossensorial**). Todos nós provavelmente já vivenciamos déficits condutivos durante a congestão nasal por resfriados ou condições alérgicas. Déficits neurossensoriais são sequelas comuns de traumatismo craniencefálico, por exemplo, em decorrência de uma lesão por cisalhamento das fibras do nervo olfatório no local em que atravessam o osso etmoide. Algumas condições degenerativas, especialmente as doenças de Parkinson e Alzheimer, também podem afetar o sistema olfatório. Um déficit olfatório neurossensorial seletivo não envolve o sentido químico comum, portanto a sensibilidade a elementos como mentol e amônia pode não ser afetada, uma vez que essa informação pode ser considerada nociva e conduzida por nociceptores do sistema trigeminal. Desse modo, é importante usar elementos como o café, a baunilha ou extratos florais para testar a olfação.

## MÚLTIPLOS SINAIS RELACIONADOS AO SABOR CONVERGEM NO CÓRTEX ORBITAL

Todos os diferentes fatores que determinam nossa apreciação de um alimento ou bebida – aparência, aromas, gosto básico, textura, temperatura – reúnem-se no córtex orbital por meio de projeções das áreas visuais, olfatórias, gustatórias e do córtex somatossensitivo. A mesma área orbital recebe *inputs* de estruturas límbicas como o corpo amigdaloide, refletindo a influência da fome e desejos de saborear os alimentos.

## QUESTÕES DE ESTUDO

1. Um jogador de handebol, de 35 anos de idade, tropeçou e caiu enquanto recuava, batendo a parte posterior de sua cabeça com força no solo. No dia seguinte, notou que o alimento parecia não ter muito sabor (hipogeusia). Sendo um indivíduo curioso, começou a testar-se e notou que não havia problema em perceber a textura ou temperatura do alimento. Refrigerantes e água tônica apresentavam um sabor quase normal, e ele podia sentir facilmente o sabor de alguns cristais de sal que colocava na língua. Uma solução de limpeza doméstica (que esquecera que possuía) exalava um odor forte e desagradável. A causa mais provável dessa condição foi:
   a. avulsão dos nervos linguais.
   b. hemorragia bulbar que afetou os tratos solitários.
   c. ruptura de fibras do nervo olfatório.
   d. herniação uncal.

2. Os axônios, no trato solitário:
   a. são ramos centrais de fibras dos nervos facial, glossofaríngeo e hipoglosso.
   b. conduzem informações quimiossensoriais gustatórias e olfatórias.
   c. terminam principalmente no núcleo ambíguo.
   d. atuam como ramo aferente de vários reflexos, incluindo aqueles que modulam a função cardíaca e respiratória.

3. Os *inputs* olfatórios alcançam o córtex olfatório (córtex piriforme) através de:
   a. receptores olfatórios que fazem sinapse com células ganglionares do nervo olfatório; essas células ganglionares estendem-se ao bulbo olfatório, cujas células, por sua vez, estendem-se ao córtex olfatório.
   b. receptores olfatórios, cujos axônios entram diretamente no bulbo olfatório; em seguida, os neurônios do bulbo olfatório estendem-se pelo trato olfatório até o córtex olfatório.
   c. receptores olfatórios que se estendem ao bulbo olfatório, o qual, por sua vez, envia projeções para o córtex olfatório através de um relé talâmico no núcleo geniculado anterior.
   d. receptores olfatórios ocos que, na verdade, conduzem odorantes químicos para o bulbo olfatório, onde uma estrutura ciliada move-os em direção ao córtex.

4. Os calículos ("botões") gustatórios das papilas fungiformes (situadas na parte anterior da língua) são inervados principalmente pelo nervo craniano:
   a. V.
   b. VII.
   c. IX.
   d. X.
   e. XII.

5. As células receptoras gustatórias e olfatórias são semelhantes, na medida em que ambas:
   a. usam apenas mecanismos de transdução acoplados à proteína G.
   b. respondem a uma gama muito restrita de substâncias químicas.
   c. morrem regularmente e são substituídas.
   d. possuem axônios longos que conduzem potenciais de ação ao SNC.

6. Muitas vezes, um produto químico nocivo é colocado sob as narinas de pacientes que desmaiaram (perderam a consciência) para estimular o sistema ativador reticular ascendente do tronco encefálico. Qual nervo craniano está sendo estimulado?
   a. I.
   b. II.
   c. V.
   d. VII.
   e. IX.
   f. X.

7. Qual doença ou síndrome pode ser detectada em seu estágio inicial ao identificar uma perda de olfato?
   a. Horner.
   b. Huntington.
   c. Neurossífilis.
   d. Parkinson.
   e. Depressão grave.

8. Uma infecção sinusal muitas vezes resulta em que tipo de perda olfatória?
   a. Condutiva.
   b. Epitelial.
   c. Hipogeusia.
   d. Neurossensorial.
   e. Lesão por cisalhamento.

9. A incapacidade de sentir o gosto dos alimentos é denominada:
   a. ageusia.
   b. agnosia.
   c. amnésia.
   d. anomia.
   e. hipergustatória.

10. A área cortical, que é responsável por combinar os diversos sinais relacionados ao sabor, está localizada em:

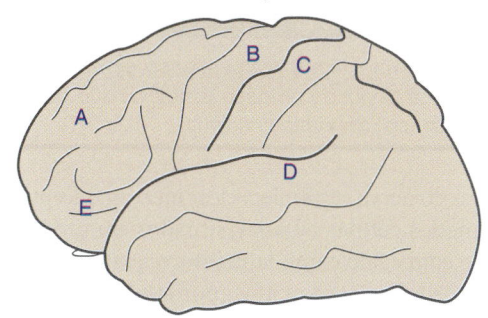

   a. A.
   b. B.
   c. C.
   d. D.
   e. E.

# 14

# Audição e Equilíbrio:
# O Nervo Vestibulococlear

O nervo vestibulococlear (oitavo nervo craniano) é responsável pela audição e equilíbrio. Todas as suas funções receptoras são realizadas por variações de um tema comum; as diferentes informações sensitivas conduzidas por diferentes fibras no nervo simplesmente resultam de ligeiras diferenças na organização mecânica dos receptores e estruturas acessórias.

## AS CÉLULAS RECEPTORAS AUDITIVAS E VESTIBULARES ESTÃO SITUADAS NAS PAREDES DO LABIRINTO MEMBRANÁCEO

### CONCEITO-CHAVE

O labirinto membranáceo fica suspenso dentro do labirinto ósseo, uma cavidade no osso temporal que contém um líquido especial chamado endolinfa.

As fibras do nervo vestibulococlear inervam receptores especiais chamados células ciliadas, situados em um órgão-alvo sofisticado conhecido como labirinto, o qual consiste em dois conjuntos de tubos contorcidos (por isso o nome labirinto), um suspenso dentro do outro. O tubo externo, denominado labirinto ósseo, é um canal contínuo no osso temporal. A cóclea é anterior e os canais semicirculares posteriores, interpostos pelo vestíbulo. O tubo interno (por assim dizer), designado labirinto membranáceo, é um segundo tubo contínuo suspenso dentro do labirinto ósseo; conforme será explicado um pouco mais adiante, a organização mecânica da suspensão coclear é fundamental para o seu funcionamento. O labirinto membranáceo geralmente é correspondente a partes do labirinto ósseo (i.e., existem ductos cocleares e semicirculares), com exceção do vestíbulo, que contém duas partes do labirinto membranáceo – o utrículo e o sáculo.

### A Endolinfa É Secretada Ativamente, Circula pelo Labirinto Membranáceo e É Reabsorvida

O labirinto ósseo é preenchido com perilinfa, que equivale, aproximadamente, ao líquido cerebrospinal (LCS). O labirinto membranáceo, por outro lado, é cheio de endolinfa, cuja composição iônica assemelha-se muito à do interior de uma célula (i.e., alto teor de K$^+$, baixo teor de Na$^+$). A endolinfa é secretada por células especializadas nas paredes do labirinto membranáceo, circula por ele e é reabsorvida.

### Os Receptores Auditivos e Vestibulares São Células Ciliadas

### CONCEITOS-CHAVE

As células ciliadas têm canais de transdução mecanossensíveis.
Diferenças sutis na organização física das células ciliadas determinam a quais estímulos elas são mais sensíveis.

As células ciliadas, que são os receptores típicos do labirinto, têm uma coleção sequencial de microvilosidades especializadas (estereocílios) e, às vezes, um cílio verdadeiro (o cinocílio) em

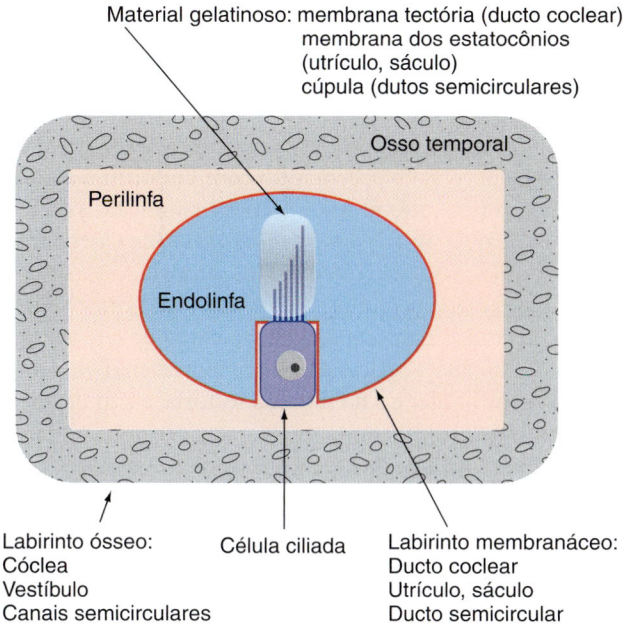

**FIG 14.1** Esquema geral do labirinto; todos os termos são explicados em diversas seções neste capítulo. A parede do labirinto membranáceo está marcada em vermelho para indicar que é uma barreira de difusão entre a perilinfa e a endolinfa. Embora pareça que as células ciliadas (nos cortes histológicos) estejam contidas no labirinto membranáceo, na realidade são banhadas principalmente por perilinfa.

suas superfícies apicais. Cada estereocílio está conectado ao seu vizinho mais alto por um **filamento de ligação** proteico, conectado a um canal de cátions em uma ou ambas as extremidades. Os estereocílios sensoriais das células ciliadas perfuram a parede do labirinto membranáceo e inserem-se normalmente em uma massa de material gelatinoso (Fig 14.1). O movimento de um feixe de estereocílios em relação ao material gelatinoso gera um potencial receptor despolarizante ou hiperpolarizante, dependendo da direção da deflexão. A deflexão do feixe de estereocílios na direção dos maiores, estica os filamentos de ligação e abre os canais de cátions, o que permite a entrada de potássio (lembre-se de que a endolinfa é rica em potássio) e despolariza a célula ciliada; a deflexão na direção oposta relaxa os filamentos de ligação e alguns canais, que estavam abertos em repouso, se fecham. Em decorrência disso, há um aumento ou uma diminuição na liberação de neurotransmissor excitatório (provavelmente o glutamato) e um consequente aumento ou diminuição da taxa de disparo de qualquer fibra do nervo vestibulococlear que inerva a célula ciliada (Fig 14.2). A forma como o material gelatinoso está disposto dentro do labirinto tem grande importância na determinação do tipo de estímulo mecânico ao qual uma determinada região do labirinto responde melhor.

## A DIVISÃO COCLEAR DO NERVO VESTIBULOCOCLEAR CONDUZ INFORMAÇÕES SOBRE SOM

O sistema vestibulococlear tem três áreas gerais – as **orelhas externa, média** e **interna**. As orelhas externa e média (separa-

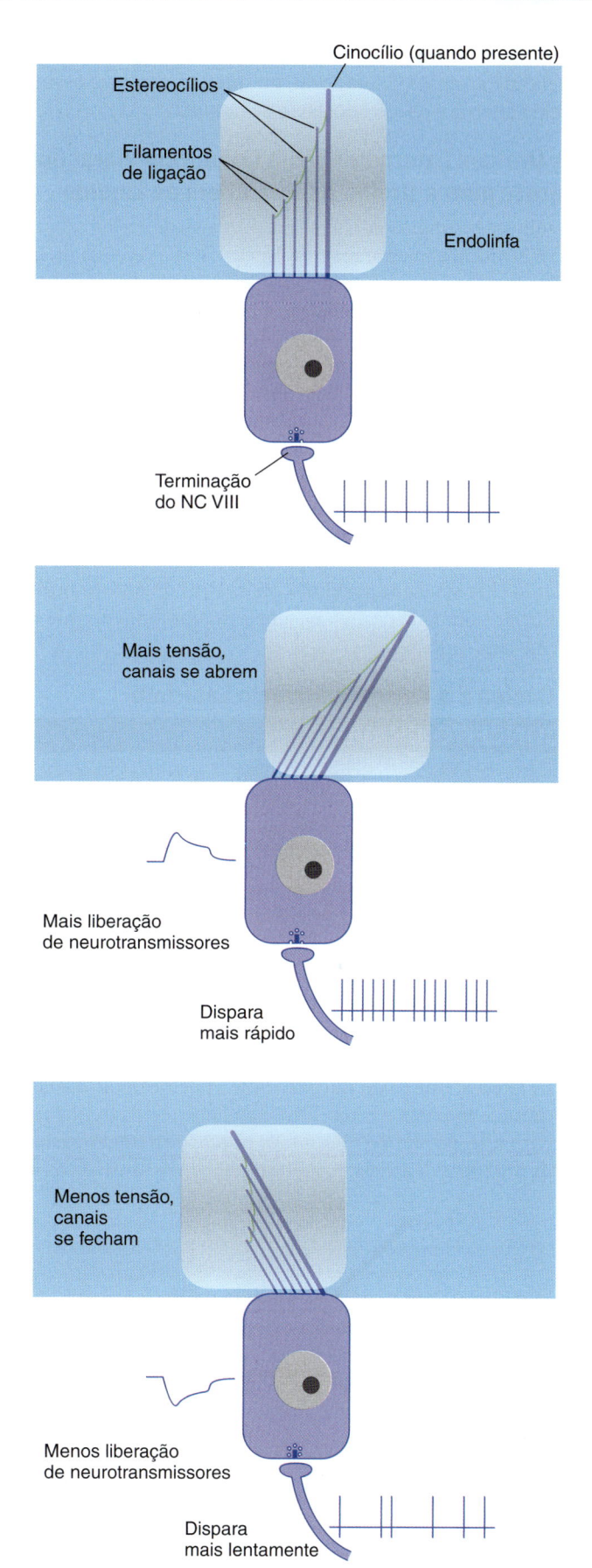

**FIG 14.2** Transdução pelas células ciliadas e transmissão para as fibras do nervo vestibulococlear. *NC VIII*, nervo vestibulococlear.

das uma da outra pela **membrana timpânica**) são cavidades cheias de ar no osso temporal, ou que levam a esse osso; a orelha interna é o labirinto cheio de líquido.

## As Orelhas Externa e Média Conduzem Vibrações Aéreas para a Orelha Interna Cheia de Líquido

As vibrações sonoras são canalizadas através da orelha externa e fazem vibrar a membrana timpânica. Por sua vez, essa membrana faz vibrar o **martelo**, a **bigorna** e o **estribo** (os **ossículos da audição** na orelha média), e a base (platina) do estribo faz vibrar a perilinfa da orelha interna através da **janela do vestíbulo** (oval). (Os movimentos para dentro e para fora do estribo são compensados pelo abaulamento externo e interno da **membrana timpânica secundária** na janela da cóclea [redonda].) Esse mecanismo elaborado é necessário porque o som não atravessa muito bem uma interface ar-água e está presente, sobretudo, entre o ar atmosférico e a perilinfa da cóclea. A ligeira vantagem mecânica dos ossículos da audição, assim como a área muito maior da membrana timpânica em relação à da janela do vestíbulo, resulta em uma força muito maior por unidade de área na janela do vestíbulo do que na membrana timpânica.

## A Cóclea É a Parte Auditiva do Labirinto

> **CONCEITO-CHAVE**
>
> Ondas viajantes na lâmina basilar estimulam as células ciliadas do órgão espiral (de Corti) em locais que dependem da frequência do som.

O ducto coclear estende-se, como um compartimento divisor, pelo interior da cóclea no labirinto ósseo. Essa divisória é completa, exceto por um pequeno orifício no ápice da cóclea (o **helicotrema**) no qual dois espaços perilinfáticos separados comunicam-se um com o outro. Portanto, quando o estribo move-se para dentro ou para fora, parte do movimento resultante na perilinfa gera uma **onda viajante** de deformação que se propaga ao longo do ducto coclear. A deformação alcança amplitude máxima em um local que depende da frequência de vibração do estribo (Fig 14.3); porções do ducto coclear mais próximas da janela do vestíbulo são mais sensíveis a fre-

quências mais altas, e porções mais próximas do helicotrema são mais sensíveis a frequências mais baixas. Isso é, ao menos em grande parte, o resultado de mudanças graduais na largura e nas propriedades mecânicas da **lâmina basilar**, que forma uma das paredes do ducto coclear. O ducto coclear é triangular em corte transversal e preenchido com endolinfa, além de conter os componentes necessários para a audição. As células ciliadas cocleares, situadas no **órgão espiral (de Corti)** sobre a lâmina basilar, possuem estereocílios sensoriais inseridos na **membrana tectória** gelatinosa (Fig 14.4); todos esses elementos estão contidos no compartimento cheio de endolinfa. A deformação do ducto coclear provoca o movimento diferencial entre a lâmina basilar e a membrana tectória, e isso deflete os estereocílios sensoriais que, por sua vez, gera um potencial receptor despolarizante ou hiperpolarizante nas células ciliadas (dependendo da direção da deflexão).

**As Células Ciliadas Internas São Sensoriais; as Células Ciliadas Externas São Amplificadores.** Existem duas populações de células ciliadas cocleares, todas dispostas ao longo da lâmina basilar. As **células ciliadas internas** estão mais próximas do centro da cóclea, são menos numerosas, mas intensamente inervadas por fibras do nervo vestibulococlear; elas representam a principal fonte de informação sonora conduzida pelo nervo vestibulococlear. As **células ciliadas externas** são mais numerosas, mas inervadas de maneira limitada. A principal função das células ciliadas externas não é transmitir informações auditivas para as fibras do nervo vestibulococlear, mas alongar e encurtar rapidamente em resposta a potenciais receptores que elas produzem quando a lâmina basilar vibra. Por sua vez, esse movimento aumenta as respostas das células ciliadas internas adjacentes e assim contribui de maneira importante para sua sensibilidade e seletividade de frequência. Em outras palavras, as células ciliadas externas tendem a modular a atividade recebida pelas células ciliadas internas pela modulação do movimento da lâmina basilar.

As vibrações da lâmina basilar causadas pelo movimento das células ciliadas externas são transmitidas de volta pelos ossículos da audição e chegam à membrana timpânica para transformá-la, de fato, em um minúsculo alto-falante. As **emissões otoacústicas** resultantes podem ser detectadas por um

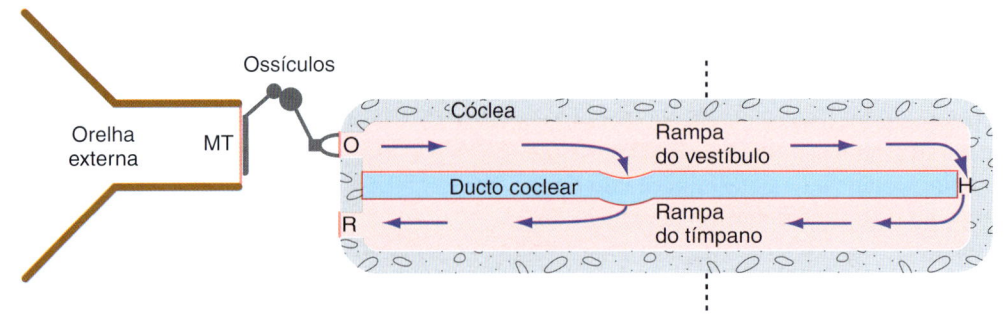

**FIG 14.3** Orelhas externa, média e interna, apresentadas de forma esquemática como se a cóclea estivesse desenrolada. As vibrações transmitidas pela membrana timpânica (MT), ossículos da audição e janela do vestíbulo ou oval (O) chegam à perilinfa da orelha interna. Frequências muito baixas e mudanças na pressão estática movem a perilinfa através do helicotrema (H), mas as frequências audíveis deformam o ducto coclear. A linha tracejada indica o plano de corte na Figura 14.4. *R*, Membrana timpânica secundária na janela redonda.

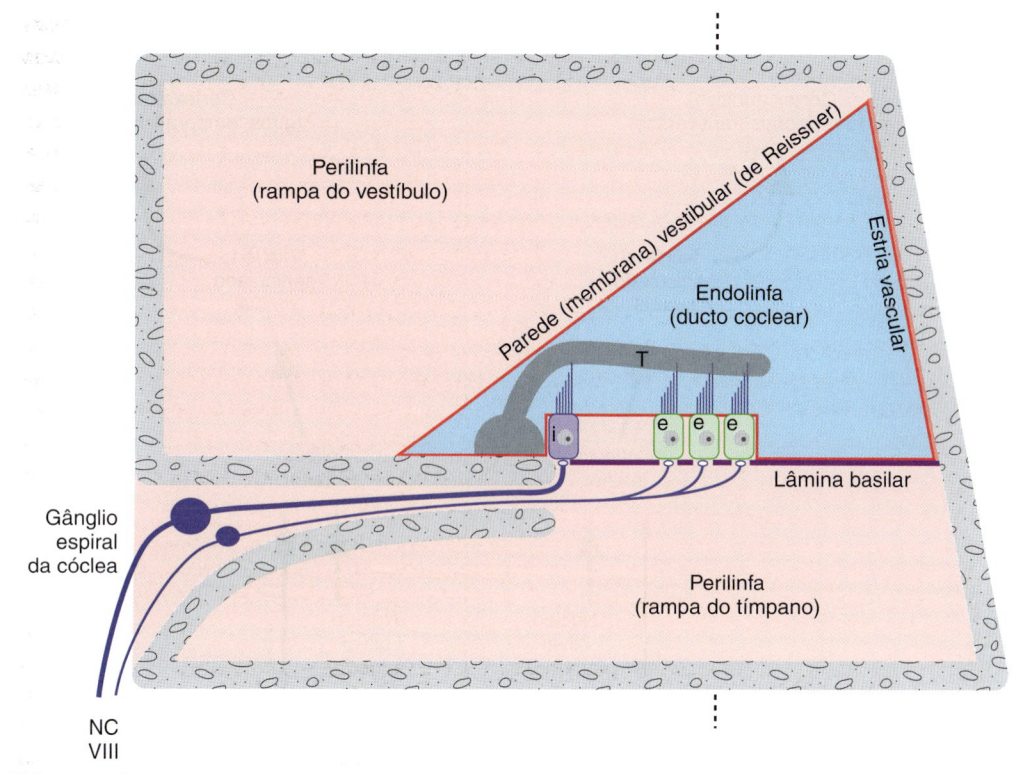

**FIG 14.4** Corte transversal esquemático através de uma espira (volta) da cóclea, mostrando o órgão espiral (de Corti) com suas células ciliadas internas (i) e externas (e). Os estereocílios mais altos, ao menos das células ciliadas externas, estão inseridos na membrana tectória gelatinosa (T). Todas as três paredes do ducto coclear contêm uma barreira de difusão que separa a endolinfa da perilinfa. A parede ou membrana vestibular (de Reissner) faz pouco mais do que isso, mas a estria vascular é especializada como epitélio secretor que produz endolinfa. A perilinfa da rampa do vestíbulo (aberta para o vestíbulo) é contínua à perilinfa da rampa do tímpano (termina na membrana timpânica secundária da janela da cóclea – redonda) no helicotrema. A linha tracejada indica o plano de corte na Figura 14.3. *NC VIII*, nervo vestibulococlear.

microfone sensível no meato acústico externo; isso constitui a base de um teste clínico da função das células ciliadas.

## A Informação Auditiva É Distribuída Bilateralmente no Sistema Nervoso Central (SNC)

Usamos nossas orelhas não só para identificar sons, mas também para localizá-los no espaço. Essa localização é obtida ao comparar as diferenças de tempo e intensidade entre os sons que chegam às nossas orelhas, e essa comparação começa no início da via do SNC. As fibras nervosas aferentes primárias do nervo coclear terminam nos **núcleos cocleares** ipsilaterais no nível do sulco bulbo-pontino. Os núcleos cocleares (*i.e.*, os neurônios de segunda ordem da via auditiva) enviam projeções bilaterais ao tronco encefálico, de modo que cada orelha tem representação bilateral em todos os níveis rostrais aos núcleos cocleares no SNC (Fig 14.5), portanto uma lesão unilateral e rostral nos núcleos cocleares em qualquer parte do SNC não causa surdez de apenas uma orelha. Em níveis rostrais aos núcleos cocleares, a via auditiva em cada lado não se preocupa tanto com uma orelha como com informações de ambas as orelhas pertinentes à metade contralateral do campo auditivo, ajudando na identificação e localização do som.

Níveis sucessivamente mais rostrais na via auditiva incluem o **núcleo olivar superior** (fibras cruzadas que chegam através do **corpo trapezoide**); o **colículo inferior** (por meio do **lemnis-**co lateral); o **núcleo geniculado medial** do tálamo (por meio do **braço do colículo inferior**); e um **córtex auditivo** (giros temporais transversais na face superior do lobo temporal).

**A Atividade na Via Auditiva Ascendente Gera Sinais Elétricos que Podem Ser Medidos a Partir do Couro Cabeludo.** Leva tempo para a atividade elétrica passar pela cóclea, ao longo do nervo vestibulococlear e, depois de uma parada no tronco encefálico, para a próxima. Uma consequência é que os computadores que calculam a média de sinais podem ser usados para registrar (a partir do couro cabeludo) uma série de ondas com latências previsíveis em resposta a estímulos auditivos repetidos, como cliques. As mudanças nas latências das ondas, ou o desaparecimento de algumas delas, podem ser usadas para ajudar na localização da lesão nervosa.

## Fibras Eferentes Controlam a Sensibilidade da Cóclea

### CONCEITOS-CHAVE

Os músculos da orelha média contraem-se em resposta a sons altos.

Diferentes conjuntos de fibras eferentes controlam as células ciliadas externas e as terminações aferentes nas células ciliadas internas.

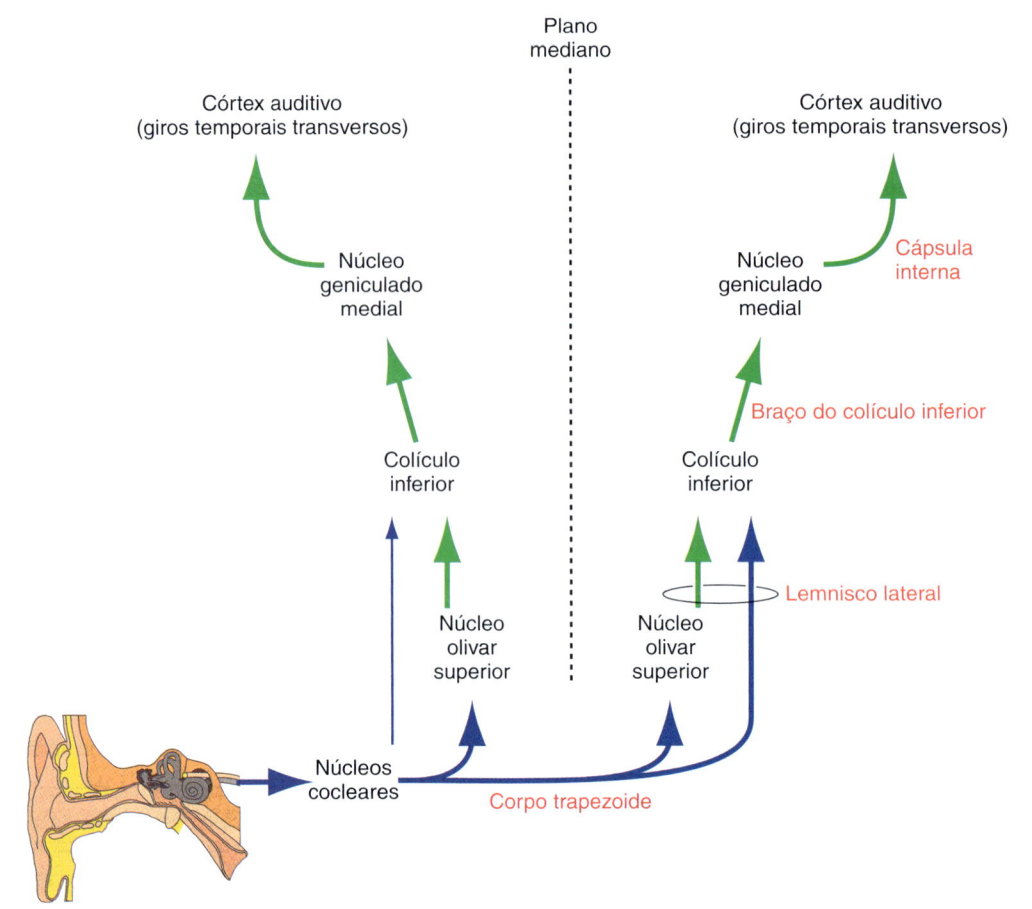

**FIG 14.5** A via auditiva no SNC. As projeções que representam apenas uma orelha são exibidas em *azul* e as que representam duas orelhas, em *verde*.

O SNC controla a sensibilidade da cóclea de várias maneiras, desde o ajuste da rigidez da cadeia ossicular da orelha média até o controle da função das células ciliadas.

Dois músculos pequenos – o **estapédio**, inserido no estribo, e o **tensor do tímpano**, inserido no martelo – afetam a função da orelha média ao tracionar os ossículos e diminuir sua capacidade de transmitir vibrações. O músculo tensor do tímpano só é ativado por sons muito altos e sua função é incerta. No entanto, o músculo estapédio é ativado bilateralmente em resposta a sons altos próximos ao limite superior do intervalo fisiológico. A contração do músculo estapédio reduz as vibrações na janela do vestíbulo (oval) e reconhecidamente impede a transmissão de frequências baixas. Além disso, sua contração dificulta a vibração da membrana timpânica e portanto, mais som é refletido por essa membrana. Por isso, medir a quantidade de um som de teste refletido pela membrana timpânica fornece uma medida indireta da contração do estapédio naquele lado. O circuito do **reflexo acústico** (**do músculo estapédio**) envolve o sétimo e oitavo nervos cranianos, bem como algumas de suas conexões centrais (Fig 14.6) por meio do núcleo olivar superior, por essa razão ele constitui a base de um teste clínico útil. A lesão do nervo facial pode resultar em sons exageradamente altos na orelha ipsilateral (uma condição conhecida como **hiperacusia**).

Ademais, outro conjunto de neurônios do núcleo olivar superior envia projeções não só pela via auditiva ascendente, mas para o órgão espiral (de Corti). Alguns suprimem a

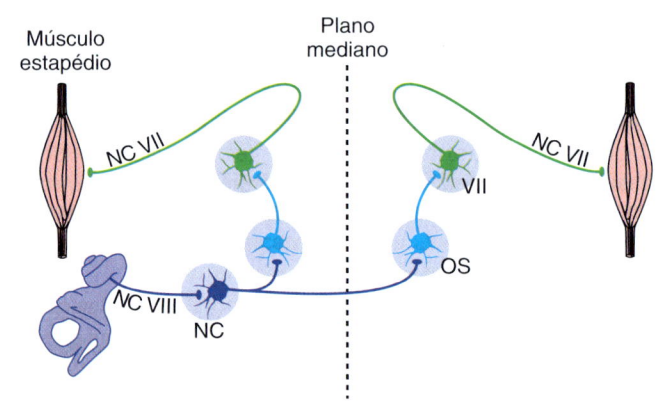

**FIG 14.6** Conexões do reflexo acústico (do músculo estapédio). *NC*, Núcleos cocleares; *VII* e *NC VII*, núcleo e nervo facial; *NC VIII*, nervo vestibulococlear; *OS*, núcleo olivar superior.

contratilidade das células ciliadas externas, possivelmente ajudando a filtrar o ruído de alta frequência; outros regulam a transmissão das células ciliadas internas para as fibras do nervo vestibulococlear.

## Déficits Condutivos e Neurossensoriais Podem Afetar a Audição

A audição, como a olfação, pode ser prejudicada por dois tipos gerais de processos: os que comprometem a capacidade das vibrações aéreas de chegarem ao órgão espiral (**perda auditiva condutiva**) e as que afetam a capacidade de resposta das células ciliadas ou do nervo coclear (**perda auditiva neurossensorial**). A perda auditiva condutiva (p. ex., decorrente de uma infecção na orelha média) afeta apenas a capacidade de ouvir sons propagados pelo ar; ela não tem efeito no limiar das vibrações geradas por um sensor pressionado contra o crânio. Desse modo, o comprometimento da audição em uma orelha é medido pela **condução do ar**, com exceção da audição normal, medida pela **condução óssea**, que indica perda auditiva condutiva nessa orelha. Por outro lado, o déficit neurossensorial (p. ex., decorrente de exposição a um ruído ou de um tumor no nervo vestibulococlear) resulta em comprometimento da audição, independentemente da via utilizada para conduzir as vibrações. Um aspecto importante nesse momento é que a audição por condução óssea *não* envolve os ossículos da audição, mas uma vibração induzida através do crânio para o estojo ósseo da cóclea na orelha interna, ignorando as orelhas externa e média.

Em virtude do número limitado de células ciliadas no órgão espiral e à falta de substituição ao longo do tempo (ao contrário das células olfatórias e gustatórias, nas quais há substituição contínua dos receptores sensitivos), a perda auditiva é comum com o avanço da idade. Sabe-se que sons altos são lesivos às células ciliadas (ototoxicidade) e certos tipos de medicamentos, incluindo os antibióticos de aminoglicosídeos (i.e., gentamicina, estreptomicina etc.) podem causar lesões permanentes. Por outro lado, alguns medicamentos tendem a produzir lesão temporária (i.e., aspirina, quinino e diuréticos de alça).

## A DIVISÃO VESTIBULAR DO NERVO VESTIBULOCOCLEAR CONDUZ INFORMAÇÕES SOBRE A ACELERAÇÃO LINEAR E ANGULAR DA CABEÇA

As partes do labirinto vestibular usam basicamente o mesmo tipo de mecanismo de célula ciliada-material gelatinoso utilizado pelo órgão espiral. No entanto, essas partes do labirinto membranáceo estão suspensas dentro do labirinto ósseo, envolvidas por perilinfa, de modo que as vibrações sonoras estão distribuídas de maneira uniforme ao seu redor e não surtem efeito. Em contrapartida, as características distintas do material gelatinoso e sua associação às células ciliadas tornam o utrículo e o sáculo sensíveis à aceleração linear e os ductos semicirculares à aceleração angular.

## Os Receptores no Utrículo e no Sáculo Detectam a Aceleração Linear e a Posição da Cabeça

O utrículo e o sáculo contêm, cada um, uma área plana de células ciliadas (a **mácula**) sobreposta por uma camada de material gelatinoso com cristais de carbonato de cálcio (motivo pelo qual é denominada **membrana dos estatocônios** ou "membrana cheia de pedras"). Essa membrana é mais densa do que a endolinfa, através da qual tenta se deslocar em resposta à gravidade ou a outras acelerações lineares (Fig 14.7). Isso, por sua vez, deflete os feixes de estereocílios inseridos na membrana dos estatocônios e deflagra os potenciais receptores despolarizantes ou hiperpolarizantes. A mácula do utrículo é orientada em um plano basicamente horizontal (i.e., estereocílios direcionados para o céu) e a mácula do sáculo em um plano basicamente vertical (i.e., estereocílios paralelos ao céu). Desse modo, o utrículo é mais sensível às inclinações da cabeça a partir da posição ereta, e o sáculo é mais sensível a inclinações que começam com a cabeça fletida lateralmente. Em resposta à aceleração linear em seu plano, uma membrana dos estatocônios fica para trás por causa da inércia. Como consequência, o utrículo também responde à aceleração em planos horizontais (anteroposterior, laterolateral) e o sáculo responde à aceleração em planos verticais (anteroposterior, superoinferior).

## Os Receptores nos Ductos Semicirculares Detectam a Aceleração Angular da Cabeça

### CONCEITO-CHAVE

As condições que tornam a cúpula sensível à gravidade causam nistagmo e ilusões de movimento.

Os ductos semicirculares usam um mecanismo diferente. Cada um contém uma dilatação chamada **ampola**, na qual as células ciliadas residem e fazem parte de uma elevação, a **crista ampular**. Os feixes de cílios estão inseridos em um diafragma gelatinoso chamado **cúpula ampular**. O movimento da endolinfa dentro de um ducto semicircular deforma a cúpula e deflete os feixes de cílios (Fig 14.7).

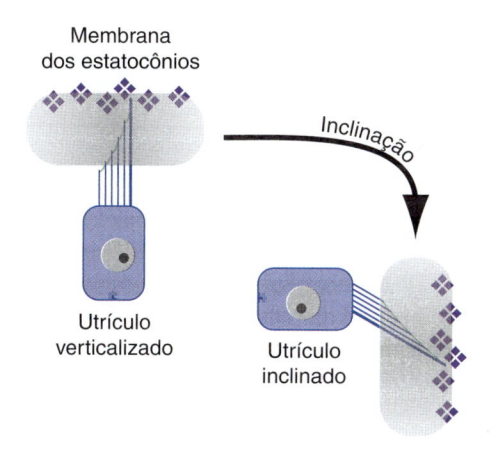

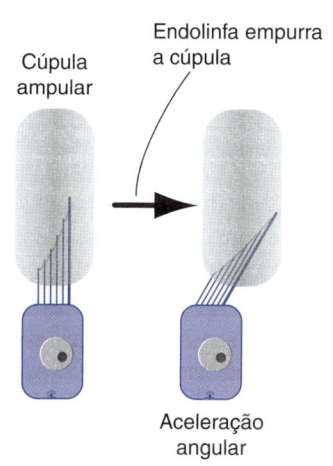

**FIG 14.7** Comparação entre órgãos vestibulares com estatocônios (esquerda) e ductos semicirculares (direita).

Rotação

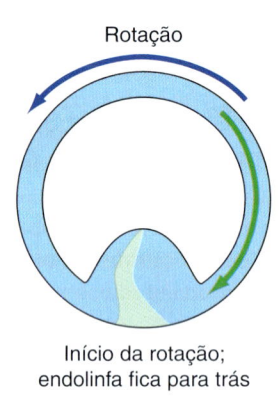

Início da rotação;
endolinfa fica para trás

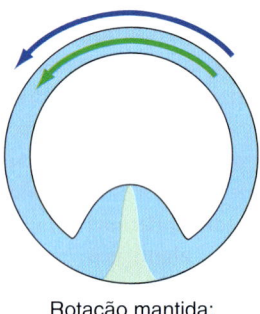
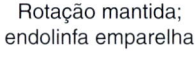

Rotação mantida;
endolinfa emparelha

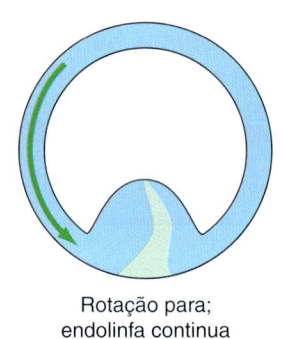

Rotação para;
endolinfa continua

**FIG 14.8** Ductos semicirculares e aceleração angular.

O estímulo mais eficaz para gerar tal movimento é a aceleração angular no plano de um determinado canal (como uma roda no eixo). Por exemplo, no início da rotação, a endolinfa fica para trás devido à inércia, e empurra a cúpula no sentido oposto. Após alguns segundos, em que não há deflexão da cúpula, a endolinfa emparelha, mas, ao final da rotação, continua a se mover, mais uma vez devido à inércia, e empurra a cúpula no sentido oposto (Fig 14.8). A cúpula normalmente tem a mesma densidade da endolinfa, portanto a gravidade tem efeito sobre ela. Os processos que alteram as densidades relativas da cúpula e da endolinfa podem tornar um ou mais ductos semicirculares sensíveis à gravidade; com isso, certas posições da cabeça podem enganar o cérebro e levá-lo a pensar que está havendo alguma aceleração angular. O resultado é a **vertigem**. Em virtude da proximidade dos ductos semicirculares e dos cristais de carbonato do sáculo e do utrículo, alguns cristais da membrana dos estatocônios podem cair em um dos ductos semicirculares e resultar em

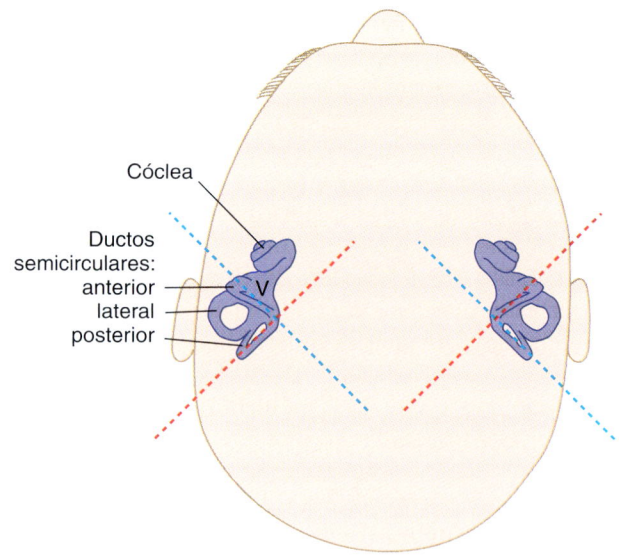

**FIG 14.9** Orientação do labirinto em vista superior (fora de escala). *V*, vestíbulo.

sensação de vertigem, já que os cristais podem se chocar contra a cúpula.

Existem três canais e ductos semicirculares em cada lado, dispostos nos três planos ortogonais (Fig 14.9). Grosso modo, um é horizontal, um estende-se anteriormente a 45 graus com o plano sagital e um estende-se posteriormente a 45 graus com o plano sagital. Portanto, a aceleração angular em qualquer plano pode ser detectada por cada conjunto de ductos semicirculares.

## Fibras Aferentes Primárias Vestibulares Estendem-se aos Núcleos Vestibulares e ao Cerebelo

A maioria das fibras aferentes primárias vestibulares termina nos **núcleos vestibulares**, embora algumas estendam-se diretamente ao cerebelo (únicas fibras aferentes primárias que chegam ao cerebelo, principalmente ao **lobo floculonodular**).

## Os Núcleos Vestibulares Enviam Projeções para a Medula Espinal, Cerebelo e Núcleos dos Nervos Cranianos III, IV e VI

**CONCEITO-CHAVE**

Fibras vestibulospinais influenciam músculos antigravitacionais e do pescoço.

Os *outputs* dos núcleos vestibulares seguem principalmente para lugares que têm importância funcional (Fig 14.10). Há uma projeção vestibular que atravessa o tálamo e segue até o córtex cerebral (lobos insular e parietal), mas, na maior parte das vezes, as projeções vestibulares influenciam a postura e os movimentos oculares.

Fazemos ajustes posturais em resposta a estímulos vestibulares como inclinações, acelerações e rotações. Em correlação a isso, existem dois tratos vestibulospinais. O núcleo vestibular medial projeta bilateralmente um **trato vestibulospinal medial**

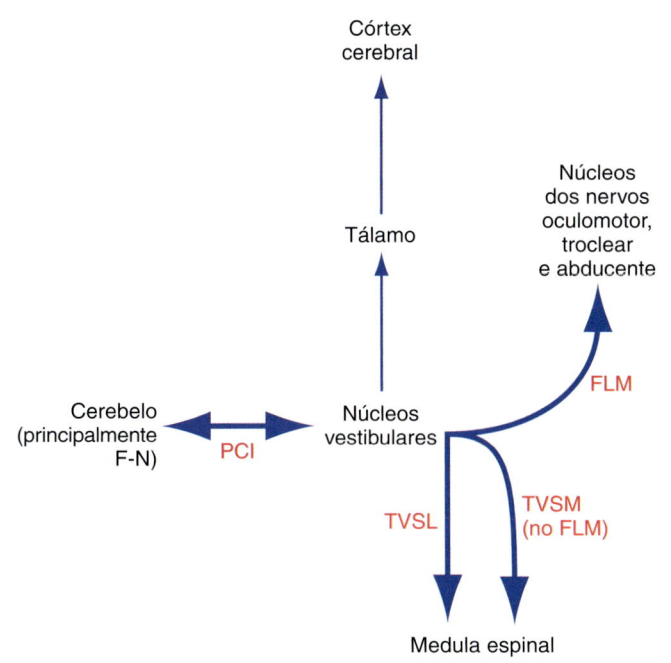

**FIG 14.10** Conexões vestibulares no SNC. *F-N*, Lobo floculonodular; *PCI*, pedúnculo cerebelar inferior; *TVSL*, trato vestibulospinal lateral; *FLM*, fascículo longitudinal medial; *TVSM*, trato vestibulospinal medial.

para a parte cervical da medula espinal através do fascículo longitudinal medial (FLM). O núcleo vestibular lateral envia o **trato vestibulospinal lateral** não cruzado para todos os níveis medulares. Usamos o trato vestibulospinal medial para coordenar os movimentos da cabeça com os dos olhos e o trato vestibulospinal lateral para fazer ajustes posturais nos músculos antigravitacionais.

### Os Núcleos Vestibulares Participam do Reflexo Vestíbulo-Ocular.

Podemos manter nossos olhos direcionados para alguma coisa mesmo se estivermos em movimento. É por isso que um movimento da cabeça equivalente a 5 graus para a esquerda pode ser automaticamente anulado por um movimento conjugado dos olhos de 5 graus para a direita. Nos movimentos lentos da cabeça com os olhos abertos, isso corresponde, em parte, a um movimento de rastreamento visual, mas você consegue fazer isso até mesmo no escuro e ainda pode fazê-lo enquanto a sua cabeça estiver se movendo mais rápido do que os movimentos de rastreamento visual. A base suplementar para esses movimentos oculares compensatórios é o **reflexo vestíbulo-ocular**, um arco reflexo simples de três neurônios (Fig 14.11). As fibras aferentes primárias vestibulares estendem-se aos núcleos vestibulares, que em seguida enviam projeções (sobretudo, mas não inteiramente, através do FLM) para os núcleos dos nervos cranianos III, IV e VI.

### O Nistagmo Pode Ser Fisiológico ou Patológico.

Analise com maior precisão o que aconteceria ao iniciar uma rotação para a sua esquerda no escuro. Primeiro, o reflexo vestíbulo-ocular moveria seus olhos para a direita, o movimento adequado para manter os olhos direcionados para o alvo (i.e., impedir o deslocamento do seu olhar). No entanto, obviamente há um limite

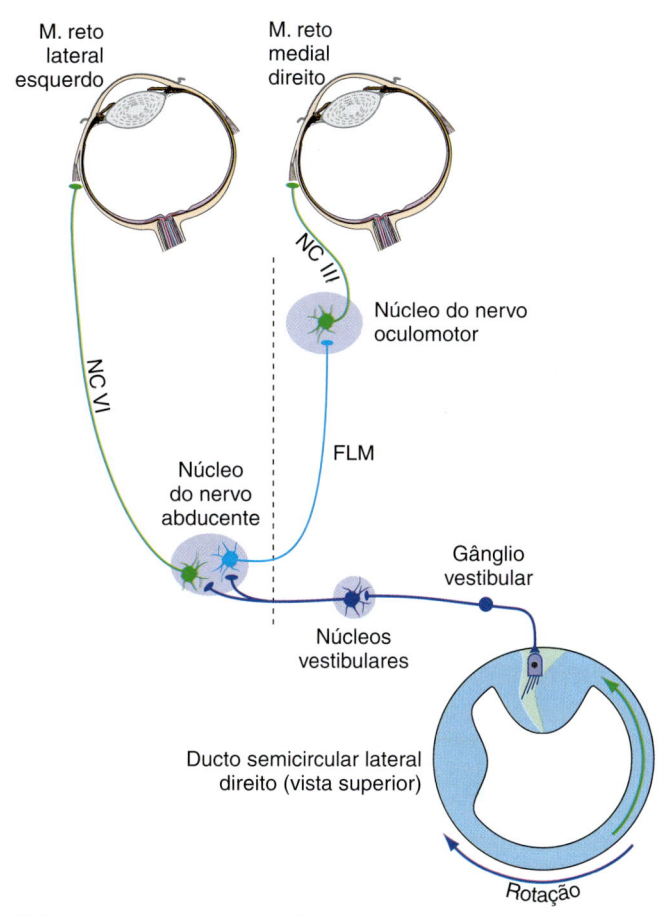

**FIG 14.11** Conexões do reflexo vestíbulo-ocular. *NC III*, nervo oculomotor; *NC VI*, nervo abducente; *FLM*, fascículo longitudinal medial.

para o quanto os seus olhos podem rodar em suas órbitas e, se você continuar girando, esses movimentos compensatórios são interrompidos periodicamente pela "reinicialização" rápida dos movimentos oculares no sentido oposto. O movimento de vai e vem combinado chama-se **nistagmo** e foi assim denominado em virtude do sentido do componente rápido. Por isso, no início da rotação para a esquerda, haveria nistagmo para a esquerda ("nistagmo com batimento para a esquerda"). Se a rotação for mantida no escuro, o estímulo vestibular perde a sua eficácia (Fig 14.8) e o nistagmo **rotatório** cessa. Logo após o término da rotação, o sentido de deflexão da cúpula é oposto ao do início da rotação (Fig 14.8) e, consequentemente, há um nistagmo **pós-rotatório** no sentido oposto.

O mesmo nistagmo pode ser provocado por um estímulo visual repetitivo em movimento na frente de alguém. Nesse caso, é denominado nistagmo **optocinético**. O nistagmo no início da rotação com as luzes acesas é uma combinação de nistagmo rotatório e optocinético (ambos no mesmo sentido porque ambos são tentativas reflexas de manter a estabilidade visual). Se a rotação continuar com as luzes acesas, o nistagmo optocinético pode persistir.

A estimulação de um único canal semicircular lateral é suficiente para causar nistagmo e isso pode ser feito pela aplicação de um estímulo **calórico** com água quente ou fria. Com a cabeça inclinada para trás, de modo que o canal lateral assuma um plano aproximadamente vertical, a mudança de temperatura causa correntes de convecção endolinfáticas, que simulam as provocadas pela aceleração angular. A água fria aplicada em uma orelha causa nistagmo com fase rápida no lado oposto e a água quente provoca nistagmo com fase rápida no mesmo lado.

### O Sentido de Posição É Mediado pela Ação Conjunta dos Sistemas Vestibular, Proprioceptivo e Visual

O sistema vestibular exerce um importante papel, mas não o único, em nossa capacidade de sentir e manter nossa orientação em relação à gravidade, bem como em nossa capacidade de manter a fixação visual enquanto nos movemos. Ao contrário do que você possa pensar, uma coisa primordial é ajudar nos movimentos oculares. As pessoas com perda vestibular bilateral recuperam-se até um estágio em que seu sentido de orientação torna-se ótimo, mas elas continuam a ter problemas para manter o olhar, a menos que se movam com relativa lentidão.

Utilizamos, na verdade, três sistemas sensoriais diferentes para nos informar sobre a posição e o movimento – vestibular, visual e somatossensitivo (especialmente os receptores do pescoço). As pessoas podem se sair muito bem com apenas dois desses sistemas e isso é a base para a compensação após a perda da função vestibular. Se dois dos três sistemas não estiverem

funcionando, teremos muita dificuldade. Por exemplo, uma pessoa sem função vestibular ou com disfunção somatossensitiva será muito deficiente no escuro. Às vezes, os três sistemas podem interagir de maneiras surpreendentes: por exemplo, os conflitos visuovestibulares podem causar notáveis ilusões de movimento; a disfunção do pescoço pode causar vertigem.

A informação proveniente desses três sistemas precisa ser integrada a um estágio inicial. Como exemplo, os ductos semicirculares só conseguem sinalizar a rotação mantida por pouco tempo, mas os ajustes posturais precisam ser mantidos ou você cai. Como segundo exemplo, se você estiver com sua cabeça apoiada na mesa e a cadeira começar a escorregar, provavelmente você faria ajustes posturais, embora não haja *input* vestibular. Essa integração começa a ocorrer nos núcleos vestibulares que, pelo que imaginávamos até agora, recebiam apenas *inputs* vestibulares e cerebelares. Na verdade, as mesmas células recebem *inputs* somatossensitivos e visuais. No primeiro exemplo, os *inputs* visuais para os núcleos vestibulares causariam nistagmo contínuo (denominado nistagmo optocinético nesse caso, pois é mantido pela movimentação dos estímulos visuais) e ajustes posturais, assim como determinado pelo sinal vestibular original. No segundo exemplo, o desequilíbrio cervicovestibular geraria um *output* vestibulospinal. Para detectar se um indivíduo tem problema com um desses sistemas, o médico geralmente realiza o teste de Romberg.

## ▌ Q U E S T Õ E S   D E   E S T U D O

1. Observou-se que uma paciente não apresentava reflexo acústico (do músculo estapédio) na orelha esquerda em resposta a sons altos aplicados em qualquer das duas orelhas. No entanto, sons altos que estimulavam qualquer uma das orelhas causavam reflexo acústico em sua orelha direita. O local mais provável da lesão é o:
   a. nervo facial esquerdo.
   b. nervo facial direito.
   c. nervo trigêmeo esquerdo.
   d. nervo trigêmeo direito.
   e. nervo vestibulococlear esquerdo.
   f. nervo vestibulococlear direito.
2. Um paciente queixou-se de distúrbios auditivos em sua orelha direita. Você descobre que, ao segurar um diapasão vibrando junto à sua orelha direita até ele não conseguir mais ouvi-lo, ele consegue voltar a ouvi-lo se você mudar a posição do diapasão para a orelha esquerda ou se pressioná-lo contra o processo mastóideo. A causa mais provável desse distúrbio auditivo é:
   a. a presença de crescimentos ósseos que impedem as vibrações dos ossículos da audição direitos.
   b. a perda de células ciliadas da cóclea direita, induzida por ruídos.
   c. um schwannoma vestibular (neuroma acústico) que compromete o nervo vestibulococlear direito.
   d. uma lesão do lemnisco lateral direito.
   e. uma lesão do lemnisco lateral esquerdo.

3. O labirinto membranáceo:
   a. é preenchido com perilinfa.
   b. inclui o vestíbulo.
   c. inclui o sáculo.
   d. (a) e (c).
   e. nenhuma das opções anteriores.
4. As células ciliadas que fazem sinapse com fibras do nervo vestibulococlear:
   a. têm cílios sensoriais banhados por endolinfa.
   b. conseguem produzir potenciais receptores hiperpolarizantes e despolarizantes, dependendo do sentido em que seus feixes de cílios são defletidos.
   c. são todas ativadas quando correntes de líquido causam deflexão de seus feixes de cílios.
   d. (a) e (b).
   e. todas as respostas anteriores.
5. O fator mais importante na transferência eficiente da energia sonora para a orelha interna é:
   a. os tamanhos relativos da membrana timpânica e da janela do vestíbulo (oval).
   b. a vantagem mecânica proporcionada pelos ossículos da audição.
   c. a canalização do som pela orelha externa.
   d. a composição iônica da perilinfa, que permite ao som atravessar uma interface ar-perilinfa com grande eficiência.
6. A endolinfa:
   a. preenche o utrículo.

**b.** banha as sinapses entre as células ciliadas e as fibras do nervo vestibulococlear.

**c.** tem uma concentração de sódio similar à do líquido cerebrospinal.

**d.** flui através do helicotrema.

7. Células ciliadas externas:

**a.** são encontradas exclusivamente próximas ao ápice da cóclea, contribuindo para o fato dele ser mais sensível a altas frequências.

**b.** são encontradas exclusivamente próximas ao ápice da cóclea, contribuindo para o fato dele ser mais sensível a baixas frequências.

**c.** são encontradas em todos os níveis da cóclea; a maior sensibilidade do ápice da cóclea a altas frequências é causada por outros fatores.

**d.** são encontradas em todos os níveis da cóclea; a maior sensibilidade do ápice da cóclea a baixas frequências é causada por outros fatores.

8. A substância gelatinosa na qual os feixes de cílios cocleares são inseridos é denominada:

**a.** membrana tectória.

**b.** membrana dos estatocônios.

**c.** cúpula ampular.

**d.** lâmina basilar.

9. As duas orelhas estão representadas em todos os núcleos a seguir, exceto em:

**a.** núcleo olivar superior.

**b.** colículo inferior.

**c.** núcleos cocleares.

**d.** núcleo geniculado medial.

**e.** as duas orelhas estão representadas em todos esses núcleos.

10. O córtex auditivo primário está situado:

**a.** no lobo parietal, imediatamente posterior ao giro pós--central.

**b.** na face lateral do lobo occipital.

**c.** nos giros temporais transversos.

**d.** no giro temporal inferior.

**e.** no giro frontal médio.

11. Manter a cabeça inclinada 15 graus à frente é mais eficaz para estimular as células ciliadas do:

**a.** utrículo.

**b.** sáculo.

**c.** ductos semicirculares.

12. As interações entre os sistemas vestibular, visual e somatossensitivo ocorrem inicialmente:

**a.** no lobo parietal.

**b.** nos núcleos vestibulares.

**c.** na medula espinal.

**d.** no lobo occipital.

**e.** no lobo temporal.

13. Um neuroanatomista louco construiu um aparelho para demonstrar a atividade do sistema vestibular e, de algum modo, convenceu um treinador local de peixes-dourados a experimentá-lo. Esse treinador rastejou para dentro de um tubo horizontal, deitou-se de costas e apoiou a cabeça em uma rampa de 30 graus, de modo que a cabeça ficou inclinada para cima. O neuroanatomista acendeu as luzes e ligou um motor que girou o tubo ao redor de seu longo eixo, para a direita do treinador; depois o neuroanatomista saiu da sala por um tempo. Os registros elétricos dos movimentos oculares do treinador exibiram nistagmo:

**a.** para a esquerda (fase rápida) por vários segundos, depois um período sem nistagmo e em seguida nistagmo para a direita quando a rotação parou.

**b.** para a esquerda durante o período de rotação e depois nistagmo para a direita quando a rotação parou.

**c.** para a direita durante vários segundos, depois um período sem nistagmo e, em seguida nistagmo para a esquerda quando a rotação parou.

**d.** para a direita durante o período de rotação e depois nistagmo para a esquerda quando a rotação parou.

**e.** para a esquerda durante o período de rotação e por vários segundos após a rotação parar.

14. Uma mulher de 43 anos de idade apresenta sinais de vertigem e sensação intensa de náusea. Ela afirma que é ainda pior quando se deita. Ao examiná-la, o médico nota que ela está tendo nistagmo do olho direito com fase rápida para cima e para a direita. Qual poderia ser o problema?

**a.** Estimulação excessiva do sáculo.

**b.** Estimulação excessiva do utrículo.

**c.** Estimulação excessiva do ducto semicircular lateral.

**d.** Estimulação excessiva do ducto semicircular posterior.

**e.** (b) e (d).

15. Um teste comum para determinar se um déficit auditivo se deve a um problema de condução ou neurossensorial e em qual orelha é o teste de Weber, no qual um diapasão vibrando é posicionado sobre uma estrutura mediana da face ou do crânio. Nessa posição, o som proveniente da vibração é mais alto em uma orelha com bloqueio de condução e muito mais baixo em outra orelha, que apresenta lesão neurossensorial. Por que um ouvido com bloqueio de condução sente a vibração como se fosse mais alta?

**a.** O bloqueio de condução resulta em aumento no número de células ciliadas internas.

**b.** Diminuição no ruído de fundo externo.

**c.** Aumento no ruído de fundo na orelha não afetada.

**d.** A atividade neurossensorial nas duas orelhas diminui.

**e.** As células ciliadas externas tornam-se mais ativas.

# 15

# Resumo do Tronco Encefálico

## SUMÁRIO DO CAPÍTULO

Os quatro capítulos anteriores apresentaram, em etapas, vários aspectos do tronco encefálico e dos seus nervos cranianos. Este capítulo resume os aspectos principais, usando como instrumento a mesma série de ilustrações dos cortes de tronco encefálico utilizadas no Capítulo 11, além de outras estruturas e breves descrições. Algumas estruturas (p. ex., substância negra) são abordadas com mais detalhes em capítulos posteriores.

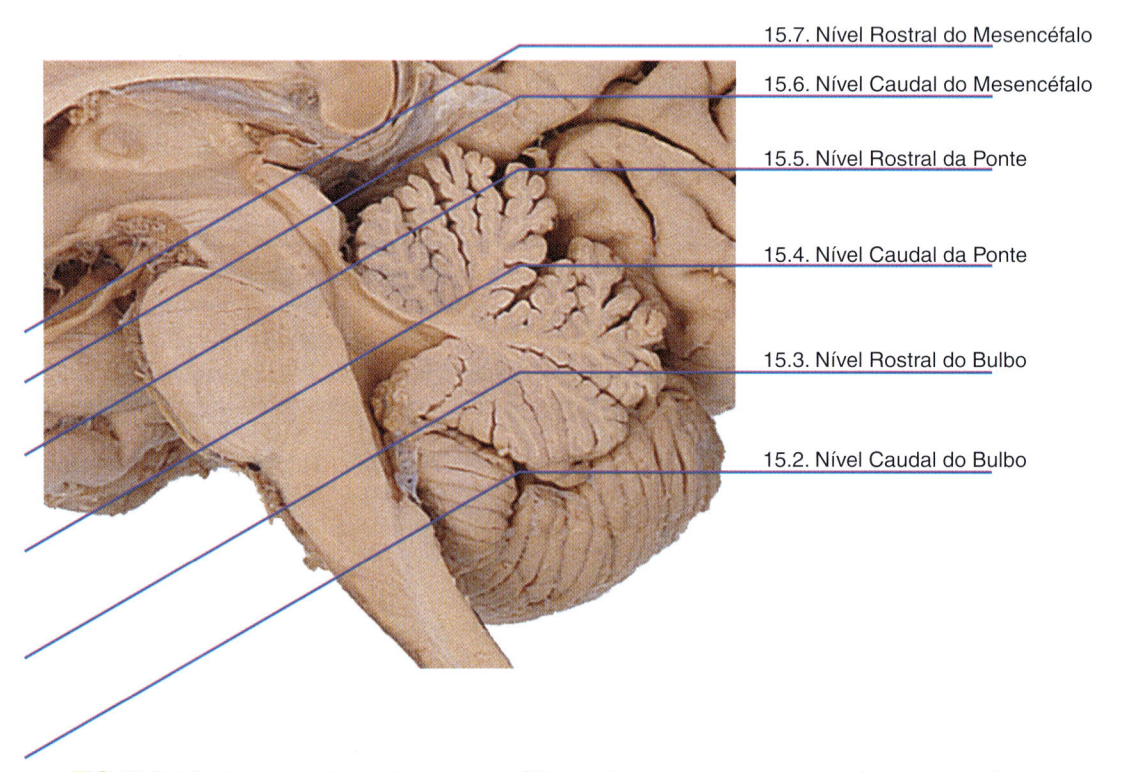

15.7. Nível Rostral do Mesencéfalo
15.6. Nível Caudal do Mesencéfalo
15.5. Nível Rostral da Ponte
15.4. Nível Caudal da Ponte
15.3. Nível Rostral do Bulbo
15.2. Nível Caudal do Bulbo

**FIG 15.1** Níveis dos cortes de tronco encefálico exibidos esquematicamente neste capítulo.

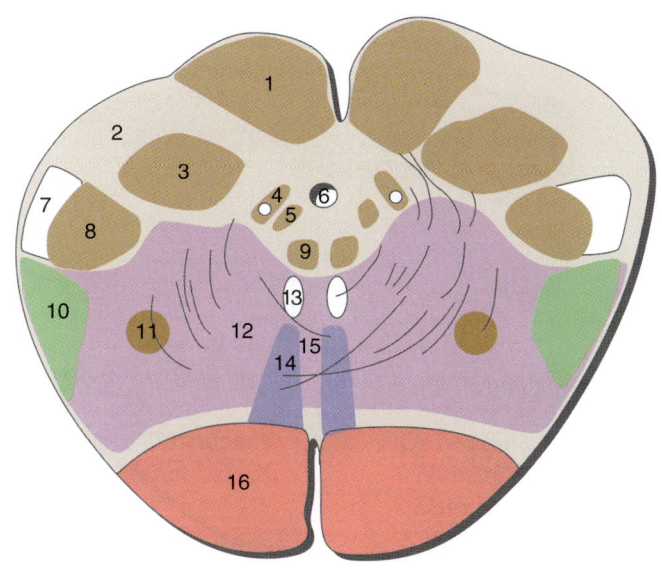

**FIG 15.2** Nível caudal do bulbo.

## NÍVEL CAUDAL DO BULBO

1. Núcleo grácil. Neurônios somatossensitivos de segunda ordem cujos axônios se cruzam nesse nível e formam a porção do lemnisco medial relacionado com o membro inferior.
2. Fascículo cuneiforme. Ramos não cruzados dos axônios aferentes primários que conduzem informação tátil e proprioceptiva proveniente do membro superior.
3. Núcleo cuneiforme. Neurônios somatossensitivos de segunda ordem cujos axônios se cruzam nesse nível e formam a porção do lemnisco medial relacionado com o membro superior.
4. Núcleos do trato solitário, ao redor do trato solitário. Assemelham-se ao sistema do funículo posterior para as informações provenientes das vísceras e calículos gustatórios: processos centrais dos neurônios aferentes dos nervos cranianos VII, IX e X cursam pelo trato até chegar ao núcleo. Apenas as informações das vísceras chegam a esse nível caudal.
5. Núcleo posterior do nervo vago. Neurônios parassimpáticos pré-ganglionares para as vísceras torácicas e abdominais.
6. Canal central. Contínuo rostralmente com o quarto ventrículo e caudalmente com o canal central da medula espinal.
7. Trato espinal do nervo trigêmeo. Fibras aferentes primárias provenientes da metade ipsilateral da face conduzem informações sobre dor e temperatura a esse nível caudal.
8. Núcleo espinal do nervo trigêmeo. Nesse nível caudal, neurônios de segunda ordem de dor e temperatura cujos axônios cruzam o plano mediano e se unem ao trato ante-

rolateral. As fibras aferentes trigeminais de dor e temperatura provenientes da metade ipsilateral da face chegam ao núcleo pelo trato espinal do nervo trigêmeo.

9. Núcleo do nervo hipoglosso. Neurônios motores inferiores para os músculos ipsilaterais da língua.
10. Trato anterolateral. Principalmente fibras cruzadas de neurônios espinais de segunda ordem que conduzem informação de dor e temperatura ao tálamo (trato espinotalâmico), formação reticular e mesencéfalo.
11. Área do núcleo ambíguo. Neurônios motores inferiores para os músculos da laringe e da faringe (também contém neurônios parassimpáticos pré-ganglionares para o coração).
12. Formação reticular.
13. Fascículo longitudinal medial (FLM). Nesse nível, fibras do trato vestibulospinal medial.
14. Lemnisco medial, a principal via ascendente para a informação tátil e proprioceptiva. Origina-se nos núcleos do funículo posterior contralateral e termina no tálamo (núcleo ventral posterolateral [VPL]).
15. Núcleos da rafe. Neurônios serotoninérgicos com projeções difusas no SNC. Os neurônios nos níveis caudais do tronco encefálico enviam projeções principalmente para a medula espinal.
16. Pirâmide. Fibras corticoespinais provenientes do giro pré--central ipsilateral e áreas adjacentes do córtex cerebral.

Estruturas importantes do tronco encefálico caudais a esse nível (*i.e.*, entre o nível caudal do bulbo e a medula espinal): decussação das pirâmides (na junção bulbomedular), onde a maioria das fibras das pirâmides se cruzam para formar os tratos corticoespinais laterais.

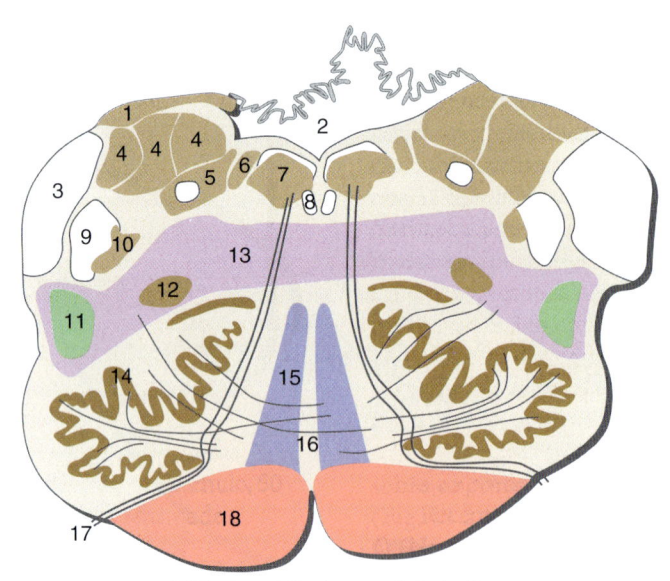

**FIG 15.3** Nível rostral do bulbo.

## NÍVEL ROSTRAL DO BULBO

1. Núcleos cocleares. Neurônios auditivos de segunda ordem que se projetam bilateralmente para o núcleo olivar superior e o lemnisco lateral.
2. Quarto ventrículo. Contínuo rostralmente com o aqueduto do mesencéfalo e caudalmente com o canal central.
3. Pedúnculo cerebelar inferior. No momento em que entra no cerebelo, contém fibras cruzadas olivocerebelares, fibras vestibulocerebelares, a maior parte das fibras espinocerebelares e outras aferentes cerebelares.
4. Núcleos vestibulares. Neurônios de segunda ordem que formam os tratos vestibuloespinais, grande parte do FLM e projeções para o cerebelo e o tálamo.
5. Núcleos do trato solitário, ao redor do trato solitário. Assemelham-se ao sistema do funículo posterior para as informações provenientes das vísceras e calículos gustatórios: processos centrais dos neurônios aferentes dos nervos cranianos VII, IX e X cursam pelo trato até chegar ao núcleo. Apenas as informações das vísceras chegam a esse nível caudal.
6. Núcleo posterior do nervo vago. Neurônios parassimpáticos pré-ganglionares para as vísceras torácicas e abdominais.
7. Núcleo do nervo hipoglosso. Neurônios motores inferiores para os músculos ipsilaterais da língua.
8. Fascículo longitudinal medial (FLM). Nesse nível, fibras do trato vestibuloespinal medial.
9. Trato espinal do nervo trigêmeo. Fibras aferentes primárias provenientes da metade ipsilateral da face, incluindo as que conduzem informações sobre dor e temperatura para as partes caudais do núcleo espinal do nervo trigêmeo.
10. Núcleo espinal do nervo trigêmeo. Alguns neurônios em níveis intermediários como esse são interneurônios para o arco reflexo de piscar.
11. Trato anterolateral. Principalmente fibras cruzadas dos neurônios espinais de segunda ordem que conduzem informação de dor e temperatura ao tálamo (trato espinotalâmico), formação reticular e mesencéfalo.
12. Área do núcleo ambíguo. Neurônios motores inferiores para os músculos da laringe e da faringe (também contém neurônios parassimpáticos pré-ganglionares para o coração).
13. Formação reticular.
14. Complexo olivar inferior. Origina as fibras trepadeiras que terminam na metade contralateral do cerebelo (Cap. 20).
15. Lemnisco medial, a principal via ascendente para a informação tátil e proprioceptiva. Origina-se nos núcleos do funículo posterior contralateral e termina no tálamo (VPL).
16. Núcleos da rafe. Neurônios serotoninérgicos que nesse nível constituem a origem das fibras descendentes de controle da dor para a medula espinal.
17. Fibras do nervo hipoglosso em seu trajeto para os músculos ipsilaterais da língua.
18. Pirâmide. Fibras corticoespinais provenientes do giro pré-central ipsilateral e áreas adjacentes do córtex cerebral.

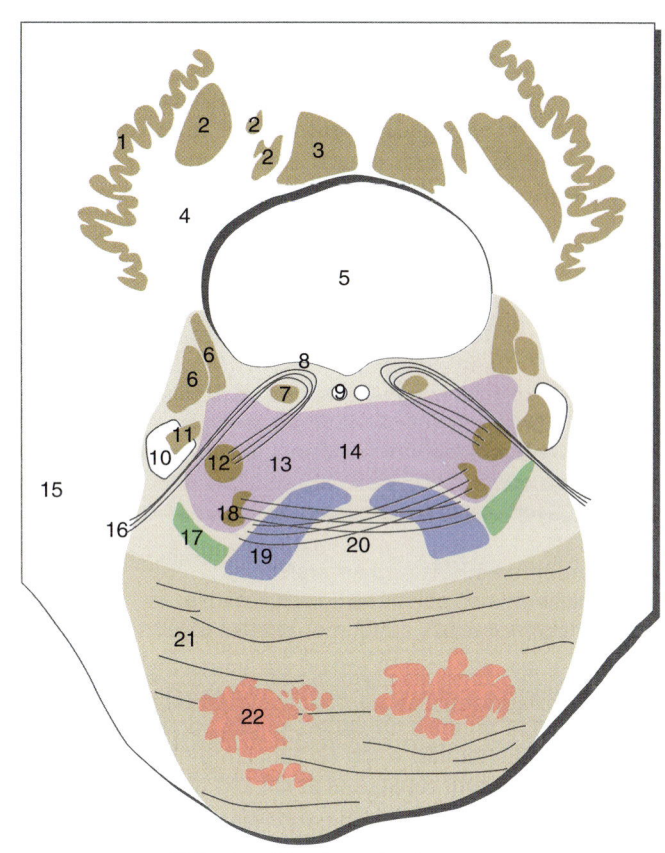

**FIG 15.4** Nível caudal da ponte.

## NÍVEL CAUDAL DA PONTE

1. Núcleo denteado. Núcleo profundo conectado à parte lateral do hemisfério do cerebelo e origem da maioria das fibras do pedúnculo cerebelar superior (Cap. 20).
2. Núcleo interpósito. Núcleo profundo conectado à parte medial do hemisfério do cerebelo e origem da maioria das fibras restantes do pedúnculo cerebelar superior (Cap. 20).
3. Núcleo do fastígio. Núcleo profundo conectado ao verme do cerebelo (Cap. 20).
4. Pedúnculo cerebelar superior, acaba de se formar no cerebelo. A principal via de saída do cerebelo.
5. Quarto ventrículo. Contínuo rostralmente com o aqueduto do mesencéfalo e caudalmente com o canal central.
6. Núcleos vestibulares. Neurônios de segunda ordem que formam os tratos vestibuloespinais, grande parte do FLM e projeções para o cerebelo e o tálamo.
7. Núcleo do nervo abducente. Neurônios motores inferiores para o músculo reto lateral ipsilateral, bem como interneurônios que se estendem pelo FLM contralateral aos neurônios motores do músculo reto medial.
8. Joelho (interno) do nervo facial. Fibras do nervo facial, a maioria em curso para os músculos ipsilaterais da expressão facial, que contornam o núcleo do nervo abducente antes de sair do tronco encefálico.

9. Fascículo longitudinal medial (FLM). Nesse nível, fibras dos núcleos vestibulares e dos interneurônios do núcleo do nervo abducente, ativas na coordenação dos movimentos oculares.
10. Trato espinal do nervo trigêmeo. Fibras aferentes primárias provenientes da metade ipsilateral da face, incluindo as que conduzem informações sobre dor e temperatura para as partes caudais do núcleo espinal do nervo trigêmeo.
11. Núcleo espinal do nervo trigêmeo. Algumas fibras aferentes primárias do trato espinal, particularmente as que conduzem informações táteis, terminam nesse nível relativamente rostral.
12. Núcleo do nervo facial. Neurônios motores inferiores para os músculos ipsilaterais da expressão facial.
13. Formação reticular.
14. Núcleos da rafe. Neurônios serotoninérgicos com projeções difusas no SNC. Aqueles situados em níveis intermediários do tronco encefálico como esse constituem a origem das fibras descendentes de controle da dor para a medula espinal e, também, enviam projeções para outros níveis do tronco encefálico e do cerebelo.
15. Pedúnculo cerebelar médio. Fibras dos núcleos da ponte contralaterais que terminam como fibras musgosas (Cap. 20) em todas as áreas do córtex cerebelar.
16. Fibras do nervo facial. A maioria em curso para os músculos ipsilaterais da expressão facial.
17. Trato anterolateral. Principalmente fibras cruzadas dos neurônios espinais de segunda ordem que conduzem informação de dor e temperatura ao tálamo (trato espinotalâmico), formação reticular e mesencéfalo. Nesse nível, também está incluída uma contribuição do núcleo espinal do nervo trigêmeo.
18. Núcleo olivar superior. Primeiro local de convergência das fibras que representam as duas orelhas e origem de muitas fibras do lemnisco lateral.
19. Lemnisco medial, a principal via ascendente para a informação tátil e proprioceptiva. Origina-se nos núcleos do funículo posterior contralateral e termina no tálamo (VPL).
20. Corpo trapezoide. Fibras auditivas cruzadas, principalmente dos núcleos cocleares.
21. Núcleos da ponte e fibras pontocerebelares. Fibras eferentes do córtex cerebral descem pelo pedúnculo cerebral até chegarem aos núcleos da ponte ipsilaterais, cujos axônios se cruzam na parte basilar da ponte e formam o pedúnculo cerebelar médio contralateral.
22. Fibras corticospinais, corticonucleares e corticopontinas provenientes do córtex cerebral ipsilateral.

Estruturas importantes do tronco encefálico entre as Figuras 15.4 e 15.3, próximo à junção bulbopontina: núcleos cocleares (surgindo na Fig. 15.3), os neurônios de segunda ordem da via auditiva; pedúnculo cerebelar inferior entra no cerebelo; e origem aparente dos nervos abducente, facial e vestibulococlear.

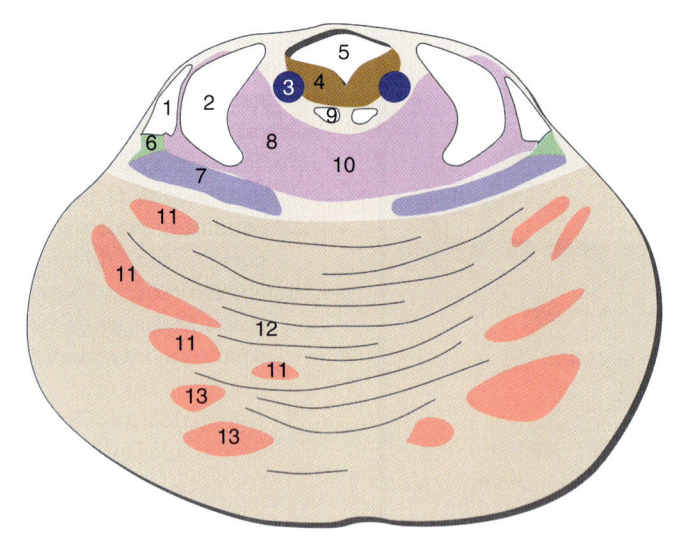

**FIG 15.5** Nível rostral da ponte.

## NÍVEL ROSTRAL DA PONTE

1. Lemnisco lateral. Fibras auditivas ascendentes provenientes dos núcleos cocleares e olivares superiores representando as duas orelhas.
2. Pedúnculo cerebelar superior. A principal via de saída do cerebelo.
3. *Locus ceruleus.* Neurônios noradrenérgicos com projeções difusas no SNC.
4. Substância cinzenta periventricular. Contínua com a substância cinzenta central do mesencéfalo (periaquedutal), local de origem da via descendente de controle da dor com relés nos núcleos da rafe nos níveis rostral do bulbo e caudal da ponte (entre outras conexões).
5. Quarto ventrículo (extremidade rostral, próximo ao aqueduto do mesencéfalo).
6. Trato anterolateral. Principalmente fibras cruzadas dos neurônios espinais de segunda ordem que conduzem informação de dor e temperatura ao tálamo (trato espinotalâmico), formação reticular e mesencéfalo. Nesse nível, também inclui uma contribuição do núcleo espinal do nervo trigêmeo.
7. Lemnisco medial, a principal via ascendente para a informação tátil e proprioceptiva. Origina-se nos núcleos do funículo posterior contralateral e termina no tálamo (VPL). Nesse nível, também inclui uma contribuição do

núcleo principal do nervo trigêmeo em seu curso até o núcleo ventral posteromedial (VPM).

8. Formação reticular.
9. Fascículo longitudinal medial (FLM). Nesse nível, fibras dos núcleos vestibulares e dos interneurônios do núcleo do nervo abducente, ativas na coordenação dos movimentos oculares.
10. Núcleos da rafe. Neurônios serotoninérgicos com projeções difusas no SNC. Aqueles situados em níveis rostrais do tronco encefálico como esse enviam projeções principalmente para o cérebro e o cerebelo.
11. Fibras corticopontinas provenientes do córtex cerebral ipsilateral.
12. Núcleos da ponte e fibras pontocerebelares. Fibras eferentes do córtex cerebral descem pelo pedúnculo cerebral até chegar aos núcleos da ponte ipsilaterais, cujos axônios se cruzam na parte basilar da ponte e formam o pedúnculo cerebelar médio contralateral.
13. Fibras corticoespinais e corticonucleares provenientes do giro pré-central ipsilateral e das áreas corticais adjacentes.

Estruturas importantes do tronco encefálico entre as Figuras 15.5 e 15.4: núcleo principal do nervo trigêmeo (parte média da ponte), neurônios de segunda ordem para fibras aferentes trigeminais de grande diâmetro e núcleo motor do nervo trigêmeo (parte média da ponte), os neurônios motores inferiores para os músculos da mastigação.

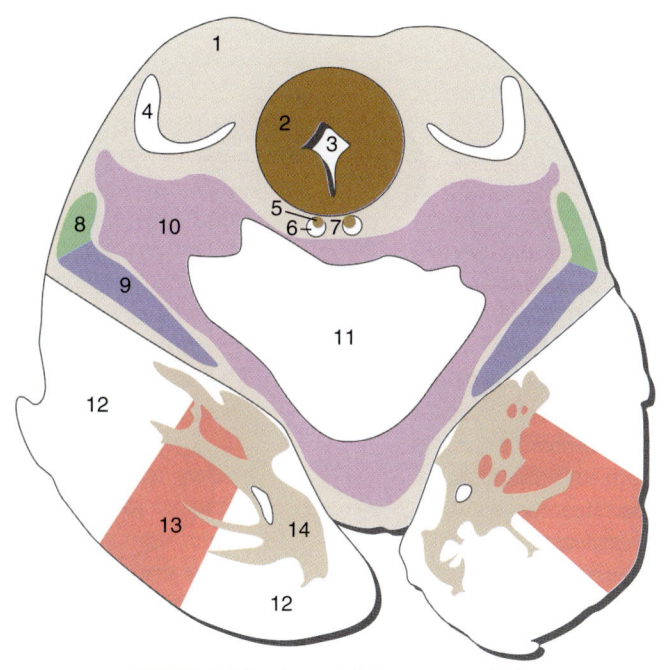

**FIG 15.6** Nível caudal do mesencéfalo.

## NÍVEL CAUDAL DO MESENCÉFALO

1. Colículo inferior. Estação da via auditiva onde termina o lemnisco lateral e começa o braço do colículo inferior, que, por sua vez, conduz a informação auditiva ao núcleo geniculado medial do tálamo.
2. Substância cinzenta central (periaquedutal) do mesencéfalo. Local de origem da via descendente de controle da dor com relés nos núcleos da rafe nos níveis rostral do bulbo e caudal da ponte (entre outras conexões).
3. Aqueduto do mesencéfalo, contínuo rostralmente com o terceiro ventrículo e caudalmente com o quarto ventrículo.
4. Lemnisco lateral terminando no colículo inferior, próximo ao relé na via auditiva central.
5. Núcleo do nervo troclear. Neurônios motores inferiores para o músculo oblíquo superior contralateral.
6. Fascículo longitudinal medial (FLM). Nesse nível, fibras dos núcleos vestibulares e dos interneurônios do núcleo do nervo abducente, ativas na coordenação dos movimentos oculares.
7. Núcleos da rafe. Neurônios serotoninérgicos com projeções difusas no SNC. Aqueles situados em níveis rostrais do tronco encefálico como esse enviam projeções principalmente para o cérebro.

8. Trato anterolateral. Principalmente fibras cruzadas dos neurônios de segunda ordem que conduzem informação de dor e temperatura ao tálamo (trato espinotalâmico), formação reticular e mesencéfalo. Nesse nível, também inclui uma contribuição do núcleo espinal do nervo trigêmeo.
9. Lemnisco medial, a principal via ascendente para a informação tátil e proprioceptiva. Origina-se nos núcleos do funículo posterior contralateral e termina no tálamo (VPL). Nesse nível, também inclui uma contribuição do núcleo principal do nervo trigêmeo em seu curso para o VPM.
10. Formação reticular.
11. Decussação dos pedúnculos cerebelares superiores. Fibras de saída cerebelar se cruzando em curso para o núcleo rubro e o tálamo (VPL).
12. Fibras corticopontinas no pedúnculo cerebral provenientes do córtex cerebral ipsilateral.
13. Fibras corticoespinais e corticonucleares provenientes do giro pré-central ipsilateral e áreas corticais adjacentes.
14. Últimos núcleos da ponte. Origem das fibras pontocerebelares que cruzam o plano mediano e formam o pedúnculo cerebelar médio.

Estruturas importantes do tronco encefálico entre as Figs. 15.6 e 15.5: nervos trocleares decussam e saem pela face posterior do tronco encefálico (junção pontomesencefálica).

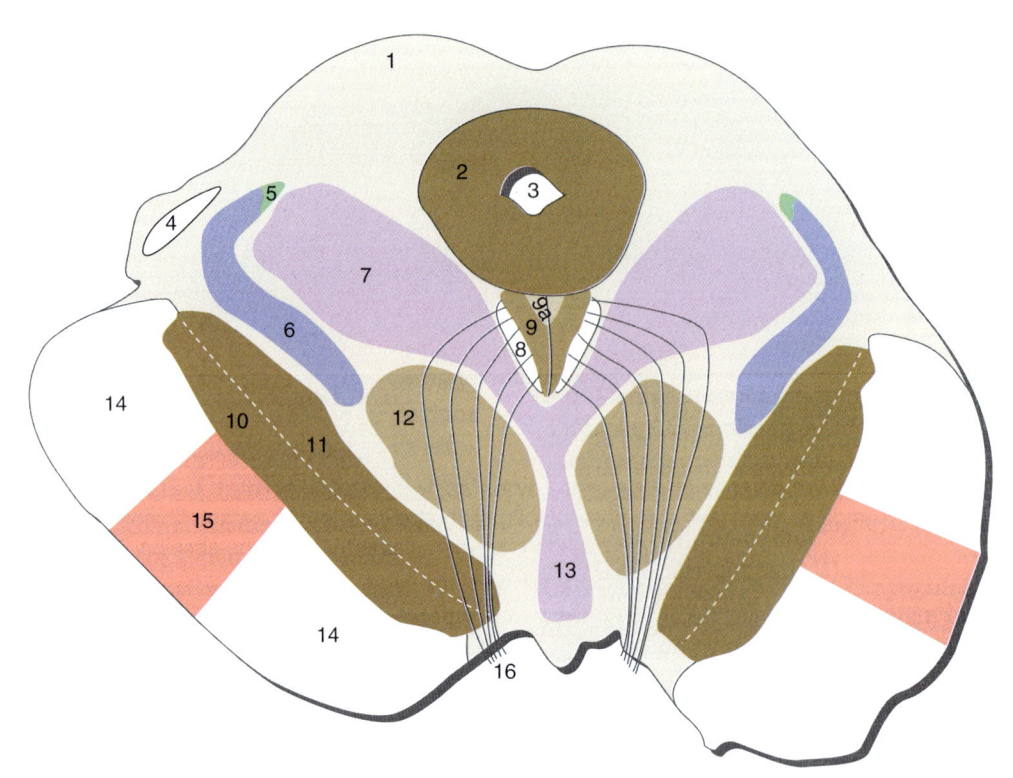

**FIG 15.7** Nível rostral do mesencéfalo.

## NÍVEL ROSTRAL DO MESENCÉFALO

1. Colículo superior. Envolvido na atenção visual e nos movimentos oculares. Recebe *inputs* da retina e do córtex visual pelo braço do colículo superior.
2. Substância cinzenta central do mesencéfalo (periaquedutal). Local de origem da via descendente de controle da dor com relés nos núcleos da rafe nos níveis rostral do bulbo e caudal da ponte (entre outras conexões).
3. Aqueduto do mesencéfalo, contínuo rostralmente com o terceiro ventrículo e caudalmente com o quarto ventrículo.
4. Braço do colículo inferior. Fibras auditivas ascendentes em seu curso do colículo inferior para o núcleo geniculado medial do tálamo.
5. Trato anterolateral. Principalmente fibras cruzadas dos neurônios espinais de segunda ordem que conduzem informação de dor e temperatura ao tálamo (trato espinotalâmico), formação reticular e mesencéfalo. Nesse nível, também inclui uma contribuição do núcleo espinal do nervo trigêmeo.
6. Lemnisco medial, a principal via ascendente para a informação tátil e proprioceptiva. Origina-se nos núcleos do funículo posterior contralateral e termina no tálamo (VPL). Nesse nível, também inclui uma contribuição do núcleo principal do nervo trigêmeo em seu trajeto para o VPM.
7. Formação reticular.

8. Restante do fascículo longitudinal medial (FLM) que conduz informações dos núcleos vestibulares e interneurônios do núcleo do nervo abducente para o núcleo do nervo oculomotor.
9. Núcleo do nervo oculomotor. Neurônios motores inferiores para a maioria dos músculos extrínsecos do bulbo do olho.
9a. Núcleo visceral do nervo oculomotor (de Edinger-Westpal); componente parassimpático pré-ganglionar do núcleo do nervo oculomotor para inervação dos músculos esfíncter da pupila e ciliar.
10. Substância negra (parte reticular). *Inputs* do núcleo caudado e do putame, *outputs* para o tálamo e outros locais (Cap. 19).
11. Substância negra (parte compacta). Neurônios dopaminérgicos cujos axônios terminam no núcleo caudado e putame.
12. Núcleo rubro. Interconectado com o circuito cerebelar e origem do pequeno trato rubroespinal (Cap. 20).
13. Área tegmental ventral. Neurônios dopaminérgicos cujos axônios terminam em áreas dos córtices límbico e frontal.
14. Fibras corticopontinas no pedúnculo cerebral provenientes do córtex cerebral ipsilateral.
15. Fibras corticoespinais e corticonucleares provenientes do giro pré-central e áreas corticais adjacentes.
16. Fibras do nervo oculomotor.

# O Tálamo e a Cápsula Interna: Chegada e Saída do Córtex Cerebral

O diencéfalo corresponde a uma parte relativamente pequena e central do prosencéfalo, que, do mesmo modo que a medula espinal e o tronco encefálico, é uma via de importância funcional inversamente proporcional ao seu tamanho. Ele é subdividido em quatro regiões, cada uma com o termo "tálamo" fazendo parte do seu nome.

## O DIENCÉFALO INCLUI EPITÁLAMO, SUBTÁLAMO, HIPOTÁLAMO E TÁLAMO

### CONCEITOS-CHAVE

O epitálamo inclui a glândula pineal.
O subtálamo inclui o núcleo subtalâmico.

Os principais componentes do diencéfalo – o tálamo e o hipotálamo – são ativos em praticamente tudo o que fazemos. O tálamo é a porta de acesso ao córtex cerebral e o principal assunto deste capítulo. O hipotálamo, mais discutido no Capítulo 23, regula as funções autônomas e o comportamento relacionado com o impulso.

O epitálamo e o subtálamo estão situados onde seus nomes indicam – superior e inferior ao tálamo, respectivamente. O principal constituinte do epitálamo é a glândula pineal, uma glândula endócrina localizada próximo à comissura posterior e à junção mesodiencefálica que secreta melatonina, um hormônio envolvido na regulação dos ritmos circadianos e ciclos sazonais. O principal constituinte do subtálamo é o núcleo subtalâmico, um componente importante dos núcleos da base (Cap. 19).

## O TÁLAMO É A PORTA DE ACESSO AO CÓRTEX CEREBRAL

Algumas coleções de fibras codificadas quimicamente, como as fibras serotoninérgicas dos núcleos da rafe e as fibras noradrenérgicas do *locus ceruleus*, estendem-se diretamente ao córtex cerebral, no entanto a maioria das fibras aferentes ao córtex cerebral provém do próprio córtex ou do tálamo. As aferências talamocorticais incluem fibras que representam todas as vias específicas sensitivas, motoras e límbicas (com exceção da via olfatória discutida anteriormente). Por outro lado, as eferências do córtex cerebral para locais como medula espinal, tronco encefálico e núcleos da base chegam diretamente a seus alvos. (Embora também haja muitas projeções corticais de volta para o tálamo, elas não têm conexão com qualquer via descendente). Essa grande coleção de fibras aferentes talamocorticais e eferentes corticais estende-se pela cápsula interna (Fig. 16.1).

### O Tálamo Apresenta Divisões Anterior, Medial e Lateral Definidas pela Lâmina Medular Medial

Uma fina camada de fibras mielinizadas, a lâmina medular medial, subdivide o tálamo em grupos nucleares. A lâmina medular medial bifurca-se anteriormente e, assim, define os grupos nucleares anterior, medial e lateral (Fig. 16.2).

As subdivisões anterior e medial têm apenas um núcleo principal cada (os núcleos anterior e medial dorsal, respectivamente). A divisão lateral, por outro lado, contém um conjunto de quatro núcleos principais ou grupos nucleares. De anterior para posterior, são eles: núcleo ventral anterior (VA), núcleo ventral lateral (VL), núcleos ventral posterolateral

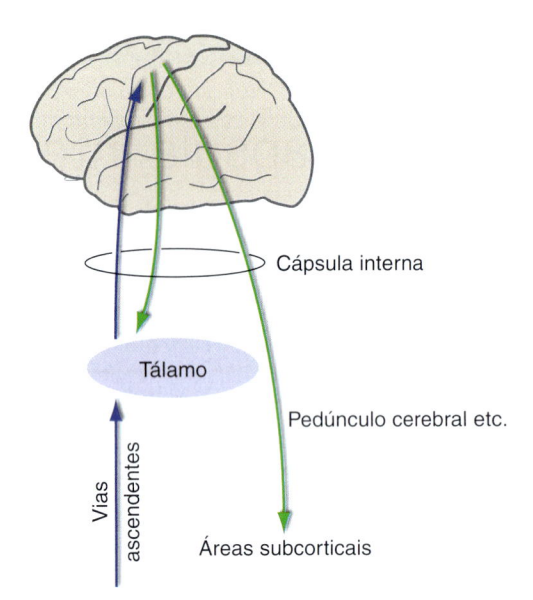

**FIG 16.1** Visão geral das conexões corticais com áreas subcorticais.

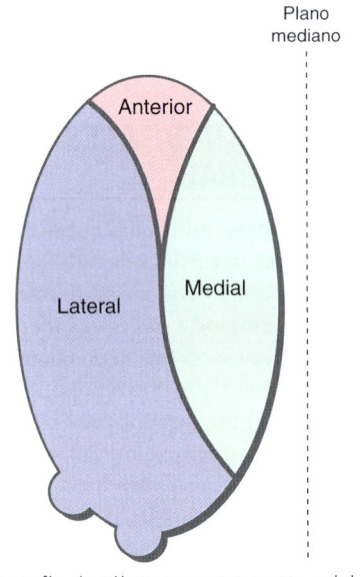

**FIG 16.2** Topografia do tálamo em um corte axial esquemático.

e **ventral posteromedial** (**VPL** e **VPM**, respectivamente) e núcleo **pulvinar** (Fig. 16.3). Além disso, os núcleos **geniculados lateral** e **medial** (**NGL** e **NGM**, respectivamente) formam duas protuberâncias posteroinferiores ao tálamo.

**Os Núcleos Intralaminares Estão Contidos na Lâmina Medular Medial.** Grupamentos de células contidos na lâmina medular medial constituem coletivamente os **núcleos intralaminares do tálamo**, que apresentam um padrão diferenciado de conexões. Coleções de neurônios com funções similares situadas na face ventricular do tálamo são denominadas **núcleos medianos do tálamo**.

**O Núcleo Reticular do Tálamo Envolve Parcialmente o Tálamo.** Uma fina calota de neurônios, denominada **núcleo reticular do tálamo**, cobre as faces lateral e anterior do tálamo. O núcleo reticular é referido como parte do tálamo devido à

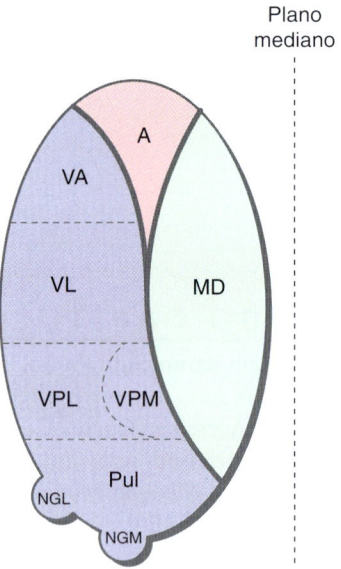

**FIG 16.3** Principais núcleos do tálamo. Esse corte axial foi esquematizado como se a maior parte do tálamo tivesse sido achatada nesse plano de corte. Por exemplo, o núcleo anterior salienta-se superiormente no tálamo e os geniculados, inferiormente; todos os núcleos não estão situados, de fato, no mesmo plano axial. A, núcleo anterior; MD, núcleo médio dorsal; NGL, núcleo geniculado lateral; NGM, núcleo geniculado medial; Pul, pulvinar; VA, núcleo ventral anterior; VL, núcleo ventral lateral; VPL, núcleo ventral posterolateral; VPM, núcleo ventral posteromedial.

sua localização, mas, em termos de desenvolvimento e conexões, ele é, na verdade, uma estrutura separada. (Ele compartilha o nome "reticular" com a formação reticular do tronco encefálico em virtude de sua aparência reticulada, mas essas duas entidades são distintas.)

## Os Padrões de Conexões de Entrada (*Input*) e Saída (*Output*) Definem as Categorias Funcionais dos Núcleos do Tálamo

**CONCEITO-CHAVE**

Todos os núcleos talâmicos (exceto o núcleo reticular) são variações sobre um tema comum.

Se o tálamo fosse apenas uma simples estação de retransmissão por meio da qual a informação chegasse ao córtex cerebral, haveria pouca vantagem em possuí-lo. Na verdade, sua função principal é atuar como uma porta de acesso onde se decide sobre qual informação deve chegar ao córtex. Isso é feito por um sistema de conexões comum a todos os núcleos do tálamo (exceto o núcleo reticular), que envolve dois conjuntos de sinais de entrada: os *inputs* **regulatórios**, que determinam o estado funcional dos neurônios talâmicos, e os *inputs* **específicos**, que definem o tipo de informação que um determinado neurônio talâmico pode encaminhar para o córtex quando for conveniente. Os *inputs* regulatórios, muito semelhantes para todos os núcleos do tálamo (exceto o núcleo reticular), originam-se na formação reticular do tronco encefálico, no núcleo reticular do tálamo e no córtex cerebral.

Os núcleos do tálamo que recebem a maior parte de seus *inputs* específicos de estruturas subcorticais são núcleos de

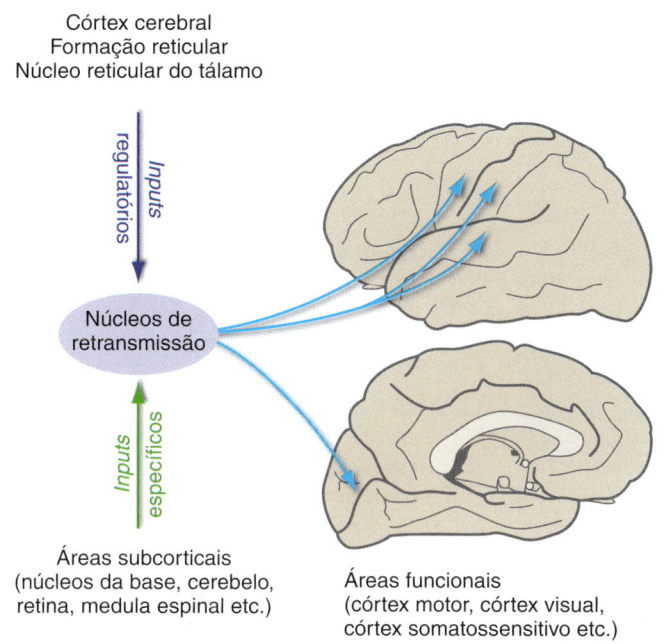

**FIG 16.4** Padrões de conexão dos núcleos de retransmissão do tálamo.

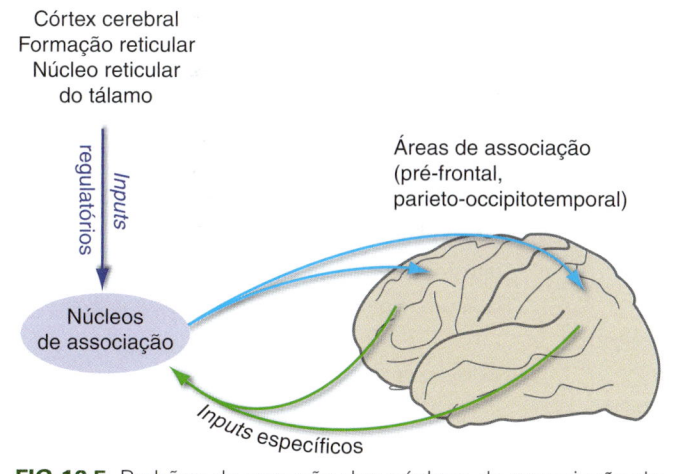

**FIG 16.5** Padrões de conexão dos núcleos de associação do tálamo.

retransmissão (Fig. 16.4); o NGM, por exemplo, recebe a maior parte dos seus *inputs* específicos do colículo inferior e retransmite essa informação para o córtex auditivo. (Os núcleos intralaminares e medianos também recebem *inputs* específicos de áreas subcorticais, nesse caso, partes dos núcleos da base e do sistema límbico, mas enviam mais *outputs* para os núcleos da base e o sistema límbico do que para o córtex cerebral; sua função não é bem compreendida.) Os núcleos do tálamo que recebem a maior parte dos seus *inputs* específicos do córtex cerebral são **núcleos de associação**, importantes para distribuir a informação entre diferentes áreas corticais (Fig. 16.5).

### Os Neurônios Talâmicos de Projeção Manifestam Dois Estados Fisiológicos.
Os *inputs* regulatórios para os neurônios talâmicos são capazes de alterá-los entre dois estados, em um dos quais esses neurônios são capazes de conduzir

informações com precisão aos seus alvos corticais e, no outro, disparam potenciais de ação em salvas periódicas. Os neurônios talâmicos assumem esse estado de disparo em **salvas** durante algumas fases do sono e provavelmente durante períodos de desatenção. Um mecanismo importante de focar a atenção é usar os *inputs* regulatórios para alternar o estado de disparo em salvas para o estado de transmissão precisa (**tônico**) nos neurônios talâmicos. Um correlato clínico desses estados neuronais são as convulsões de ausência. Acredita-se que durante essas breves convulsões o tálamo inteiro entre em estado de disparo em salvas, o que leva à perda de toda a transmissão precisa por um curto período, e isso caracteriza as convulsões de ausência como um breve momento de "transe".

### Existem Núcleos de Retransmissão para os Sistemas Sensitivo, Motor e Límbico.
Os núcleos de retransmissão do tálamo compõem sistemas funcionais específicos nos quais recebem determinados feixes de fibras aferentes e projetam intensamente para determinadas áreas corticais com funções um tanto quanto bem definidas. Os principais exemplos de núcleos de retransmissão específicos, com seus *inputs* e *outputs*, estão indicados na Fig. 16.6.

### Os Núcleos Medial Dorsal e Pulvinar São os Principais Núcleos de Associação.
A maior parte das áreas corticais não é incluída nas projeções dos núcleos de retransmissão do tálamo que formam duas grandes extensões do **córtex de associação** (Cap. 22). A primeira, o córtex de associação **pré-frontal**, está situada anteriormente às áreas motoras do lobo frontal. A segunda é o córtex de associação **parieto-occipitotemporal**. Cada um desses setores do córtex de associação recebe *inputs* principais do seu núcleo de associação específico do tálamo; as áreas pré-frontais do núcleo medial dorsal e as áreas mais posteriores do pulvinar.

### O Núcleo Reticular do Tálamo Projeta para Outros Núcleos Talâmicos, e Não para o Córtex Cerebral.
O núcleo reticular é diferente de todos os outros núcleos do tálamo, pois, em vez de ser uma fonte de fibras talamocorticais, seus neurônios GABAérgicos são uma fonte importante de *inputs* regulatórios para o restante do tálamo.

### Pequenos Ramos da Artéria Cerebral Posterior Fornecem a Maior Parte do Suprimento Sanguíneo para o Tálamo

Inferiormente ao tálamo, a artéria basilar bifurca-se nas duas artérias cerebrais posteriores, cujos pequenos ramos perfurantes ou centrais fornecem a maior parte do suprimento sanguíneo para o tálamo.

## AS INTERCONEXÕES ENTRE O CÓRTEX CEREBRAL E AS ESTRUTURAS SUBCORTICAIS ESTENDEM-SE PELA CÁPSULA INTERNA

**CONCEITO-CHAVE**

A cápsula interna tem cinco partes.

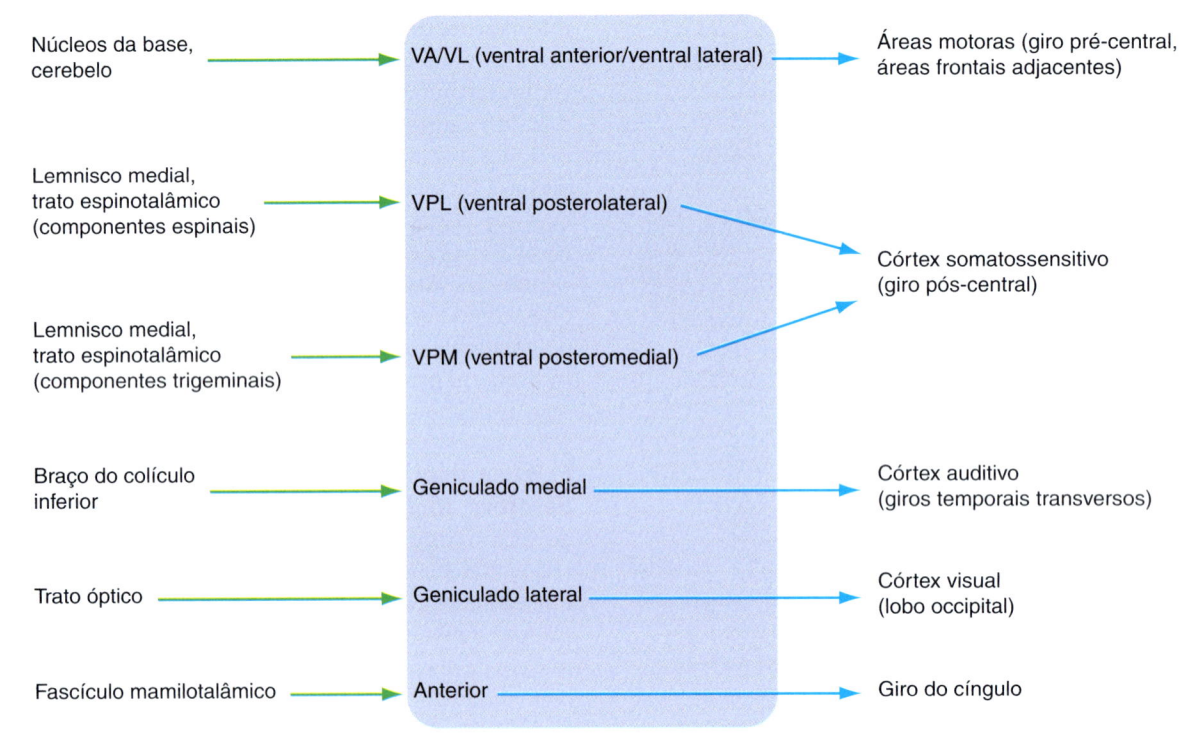

**FIG 16.6** Conexões dos núcleos de retransmissão do tálamo.

## TABELA 16.1   Conteúdo da Cápsula Interna[a]

| Parte | Origem | Terminação | Outros Nomes |
|---|---|---|---|
| Ramo anterior | Núcleo anterior | Giro do cíngulo | |
| | Núcleo medial dorsal | Córtex pré-frontal | |
| Ramo posterior | Córtex motor | Medula espinal | Trato corticoespinal |
| | Córtex motor | Tronco encefálico | Tratos corticonuclear e corticopontino[b] |
| | VPL/VPM | Giro pós-central | Radiação talâmica central (somatossensitiva) |
| Parte retrolentiforme | Pulvinar | Córtex de associação | |
| | NGL | Córtex visual | Radiação óptica |
| Parte sublentiforme | Pulvinar | Córtex de associação | |
| | NGL | Córtex visual | Radiação óptica |
| | NGM | Córtex auditivo | Radiação auditiva |

[a]O joelho não está incluído porque é uma zona de transição entre os ramos anterior e posterior e não tem conteúdo distintivo próprio.
[b]Na realidade, vem de outras partes além do córtex motor (Cap. 20).
NGL, Núcleo geniculado lateral; NGM, núcleo geniculado medial; VPL, núcleo ventral posterolateral; VPM, núcleo ventral posteromedial.

A maioria das fibras corticais aferentes e eferentes estende-se pela cápsula interna – compacto feixe de fibras entre o núcleo lentiforme (lateral a ela) e o tálamo e a cabeça do núcleo caudado (mediais a ela).

Diferentes partes da cápsula interna são nomeadas de acordo com a sua relação com o núcleo lentiforme. O **ramo anterior** estende-se entre o núcleo lentiforme e a cabeça do núcleo caudado, e o **ramo posterior**, entre o núcleo lentiforme e o tálamo; o **joelho** é a região na junção dos ramos anterior e posterior. A cápsula interna envolve parcialmente o núcleo lentiforme; a **parte retrolentiforme** está imediatamente posterior a ele, e a parte sublentiforme cursa inferiormente ao extremo posterior do núcleo lentiforme. O principal conteúdo das várias partes da cápsula interna pode ser inferido, em sua maioria, por suas posições em relação aos vários núcleos do tálamo e áreas corticais (Tabela 16.1).

## Pequenos Ramos da Artéria Cerebral Média Fornecem a Maior Parte do Suprimento Sanguíneo para a Cápsula Interna

A cápsula interna é lateral ao tálamo e se estende anteriormente a ele. De acordo com essa localização anatômica, o suprimento sanguíneo para a cápsula interna provém principalmente dos pequenos ramos perfurantes ou centrais das artérias cerebrais média e anterior.

## QUESTÕES DE ESTUDO

Para as questões 1-7, faça a correspondência entre as informações na coluna da esquerda com as informações na coluna da direita; um determinado núcleo do tálamo pode ser usado mais de uma vez ou simplesmente não ser usado.

1. *Inputs* do lemnisco medial
2. *Outputs* para o córtex pré-frontal
3. *Outputs* para o lobo occipital
4. *Outputs* para o giro pós-central
5. *Inputs* do fascículo mamilotalâmico
6. *Outputs* para os giros temporais transversos
7. *Outputs* para os giro pré-central

a. núcleo anterior
b. núcleo ventral lateral
c. núcleo geniculado medial
d. núcleo medial dorsal
e. núcleo ventral posterolateral
f. núcleo geniculado lateral

Para as questões 8-11, faça a correspondência entre os tipos de fibra na coluna da esquerda com as partes da cápsula interna na coluna da direita; para cada tipo de fibra, use tantas partes quanto forem aplicáveis.

8. Fibras eferentes do núcleo anterior
9. Trato corticoespinal
10. Radiação óptica
11. Fibras somatossensitivas

a. Ramo anterior
b. Ramo posterior
c. Parte retrolentiforme
d. Parte sublentiforme

12. Um paciente apresenta fraqueza nos membros superior e inferior direitos, sinal de Babinski positivo no pé direito, perda de sensibilidade à dor, temperatura, tato e propriocepção no lado direito com sinais de paralisia muscular no quadrante inferior direito da face; e um discreto desvio da língua para a direita com leve ataxia perceptível no lado direito. Provavelmente a lesão afetou:

a. o ramo anterior da cápsula interna esquerda
b. o ramo posterior da cápsula interna esquerda
c. o ramo anterior da cápsula interna direita
d. o ramo posterior da cápsula interna direita
e. a metade esquerda da ponte
f. a metade direita da ponte
g. a metade esquerda do bulbo
h. a metade direita do bulbo

13. Uma vez que o sistema de ativação reticular ascendente (SARA) do tronco encefálico é responsável, em parte, pela consciência e pelos ciclos de sono e vigília, como esse sistema participa dos diferentes estados neuronais do tálamo?

# 17

# O Sistema Visual

O sistema visual é o mais estudado dos sistemas sensoriais, em parte pelo fato de que somos uma espécie visualmente orientada e também devido à sua relativa simplicidade. Além disso, a via visual é altamente organizada do ponto de vista topográfico; portanto, embora ela estenda-se desde a face até a parte posterior da cabeça, lesões em qualquer local dessa via causam déficits que são relativamente fáceis de compreender.

## O OLHO POSSUI TRÊS TÚNICAS CONCÊNTRICAS E UMA LENTE

Olhos de vertebrados desempenham funções análogas às realizadas por câmeras fotográficas; isso é proporcionado pelo uso de três camadas teciduais, ou túnicas, relativamente esféricas e concêntricas, derivadas da dura-máter ou equivalentes à ela, à pia-aracnoide e ao sistema nervoso central (SNC) (Fig. 17.1). A túnica externa espessa e colágena forma a esclera — parte branca do olho – e continua anteriormente como córnea e, posteriormente, como bainha externa (dural) do nervo óptico. A túnica média trata-se de um tecido conjuntivo frouxo vascular que forma a corioide pigmentada, a qual reveste internamente a esclera; continua anteriormente como núcleo

vascular do corpo ciliar, músculo ciliar, e a maior parte da íris. A túnica interna, que é, na verdade, uma camada dupla devido ao modo pelo qual o olho se desenvolve, forma o estrato nervoso da retina (mais próximo ao interior do olho) e o estrato pigmentoso da retina (adjacente à corioide); ela continua anteriormente como uma dupla camada epitelial, que recobre o corpo ciliar e a face posterior da íris. Suspensa no interior do olho, sem realmente compor quaisquer dessas túnicas, encontra-se a lente (cristalino).

Todas as estruturas derivadas dessas três camadas, além da lente, são responsáveis pelas funções análogas às das câmeras: manter uma superfície fotossensível em uma posição estável, focar imagens de objetos situados a diferentes distâncias sobre essa superfície, regular a quantidade de luz que chega à superfície fotossensível, e absorver luzes difusas.

### A Pressão Intraocular Mantém o Formato do Olho

O formato do olho é mantido, deixando-o pleno como uma bola de futebol. A esclera e a córnea proporcionam uma parede resistente, e a pressão de preenchimento é gerada por um sistema de secreção e reabsorção de um fluido muito parecido com o líquido cerebrospinal (LCS). O epitélio ciliar secreta o

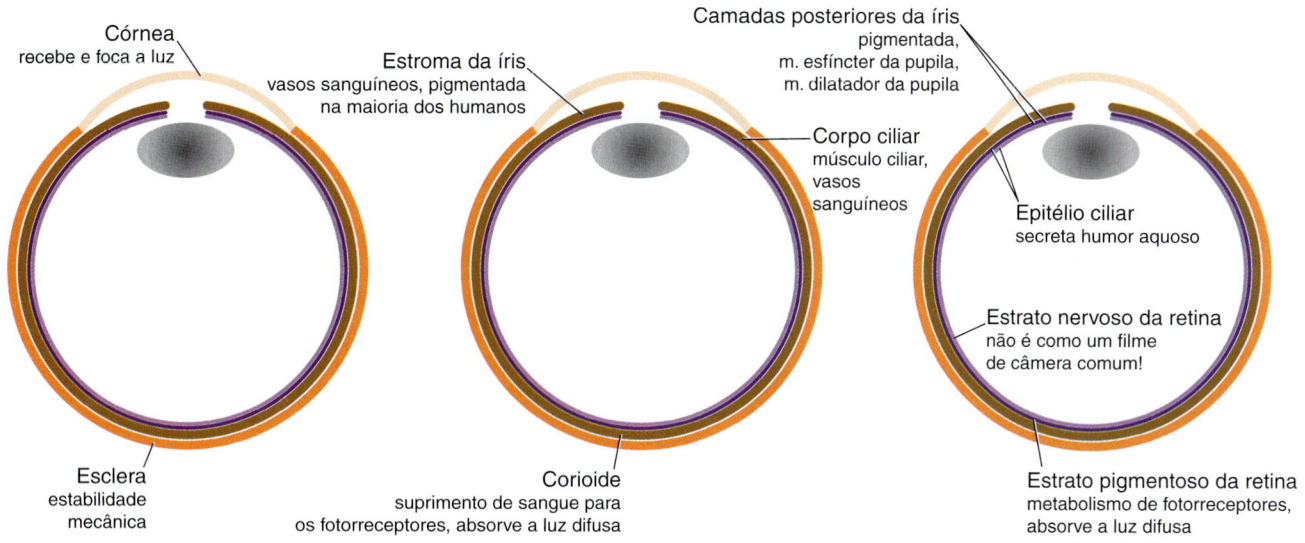

**FIG 17.1** Derivados das três túnicas do olho.

**humor aquoso**, similar ao LCS, no interior da **câmara posterior** (espaço entre a íris e a lente). Assim como o LCS circula através dos ventrículos e do espaço subaracnóideo para ser subsequentemente filtrado através das vilosidades aracnóideas, o humor aquoso atravessa a **pupila** para entrar na **câmara anterior** (entre a íris e a córnea) e ser filtrado no **seio venoso da esclera** (**canal de Schlemm**) próximo à junção corneoescleral, e assim chegar ao sistema venoso. A resistência ao fluxo no local de filtração resulta no aumento de pressão no humor aquoso. Pelo fato de que o espaço posterior à lente é preenchido pelo **humor vítreo** gelatinoso e incompressível, a pressão do humor aquoso é transmitida para todo o interior do olho, mantendo seu formato. A produção excessiva de líquido pelo epitélio ciliar e/ou a redução da drenagem, podem resultar em aumento da pressão sobre o nervo óptico e, consequentemente, a perda de visão com o tempo (glaucoma). Medicamentos para o tratamento do glaucoma incluem fármacos que inibem a produção de líquido pelo epitélio ciliar (ou seja, timolol, apraclonidina) ou medicamentos que aumentam a drenagem (ou seja, latanoprost, fisostigmina, pilocarpina).

## A Córnea e a Lente Focam as Imagens na Retina

Há uma grande mudança no índice de refração da interface entre o ar e a parte anterior da córnea; portanto, esse é local que proporciona maior focalização. A contribuição da lente é menor, pois a alteração no índice de refração é muito menor entre o humor aquoso e a lente, ou entre esta e o humor vítreo. A principal importância da lente está no fato de ela ajustar o foco das imagens no olho durante a **acomodação** para a visão de perto (Fig. 17.9). A contração do músculo ciliar diminui um pouco a tensão sobre a cápsula que suspende a lente, permitindo que ela fique mais espessa e que o olho consiga focar objetos próximos.

## A Íris Afeta a Luminosidade e a Qualidade da Imagem Focada na Retina

As camadas do epitélio pigmentado posterior da íris impedem que a luz entre no olho senão através da pupila; assim sendo, ao regular o tamanho da pupila, ela controla a quantidade de luz que chega à retina (embora alterações neurais na retina sejam muito mais importantes para a regulação da sensibilidade do olho). O **músculo esfíncter da pupila**, inervado pelo nervo oculomotor por meio do gânglio ciliar, reduz o tamanho da pupila ao liberar acetilcolina sobre os receptores muscarínicos (Figs. 17.7 e 17.8) O **músculo dilatador da pupila**, inervado por fibras simpáticas torácicas superiores por meio do gânglio cervical superior, aumenta o diâmetro da pupila ao liberar norepinefrina sobre os receptores adrenérgicos. Durante um exame ocular para visualização da retina, medicamentos como antagonistas colinérgicos (p. ex., atropina), junto com alguns agonistas adrenérgicos (p. ex., fenilefrina), podem dilatar a pupila (**midríase**). Medicamentos que são agonistas colinérgicos (p. ex., carbacol) ou antagonistas adrenérgicos (p. ex., timolol) promovem constrição pupilar (**miose**).

## Um Sistema de Barreiras Separa Parcialmente a Retina do Restante do Corpo

Outro indício de que o estrato nervoso da retina é realmente derivado do SNC é a forma como seus neurônios são protegidos por um sistema semelhante de barreira tripla. As células endoteliais dos capilares da retina são unidas por junções oclusivas (*tight junctions*) e formando um sistema de **barreira hematorretiniana** no sentido literal. O epitélio ciliar, assim como o epitélio da corioide, previne a difusão (ou seja, funciona como uma barreira) do corpo ciliar para o humor aquoso. Por fim, o estrato pigmentoso da retina, de maneira análoga à função de barreira da aracnoide-máter, impede a difusão da corioide para a retina.

## A RETINA CONTÉM CINCO TIPOS PRINCIPAIS DE NEURÔNIOS

### CONCEITO-CHAVE

Os neurônios e sinapses da retina são organizados em camadas.

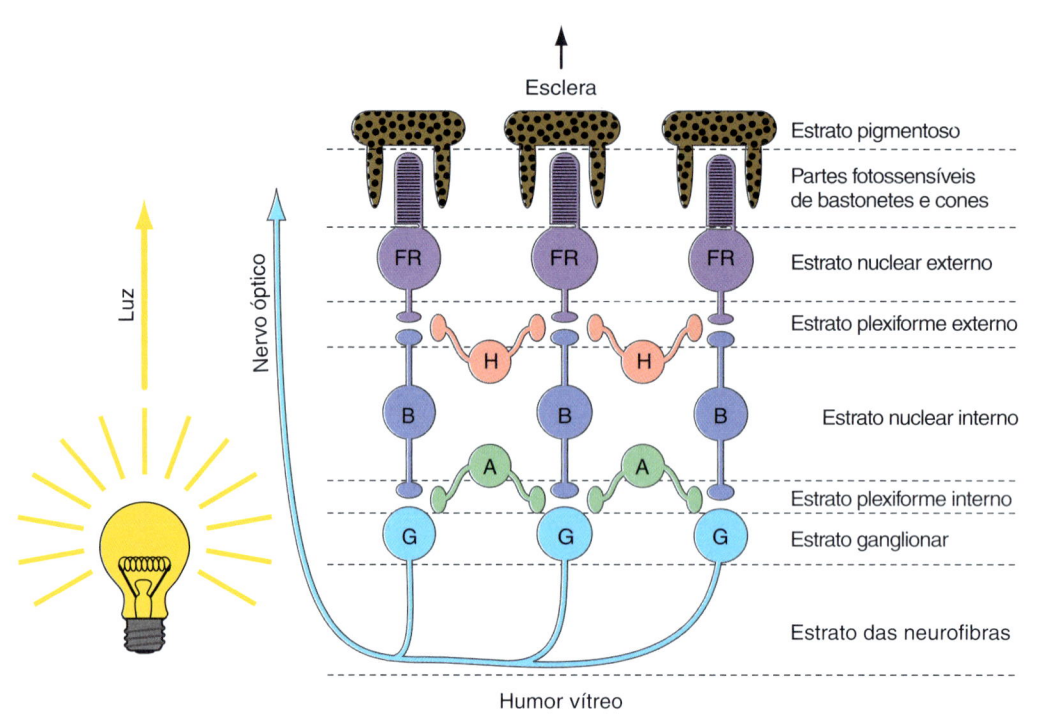

**FIG 17.2** Organização da retina. *A*, Células amácrinas; *B*, células bipolares; *G*, células ganglionares; *H*, células horizontais; *FR*, células fotorreceptoras.

A função da retina é converter padrões de luz em séries de potenciais de ação no **nervo óptico**. Para isso, ela utiliza cinco tipos principais de células (Fig. 17.2), cujos corpos celulares são organizados em três estratos ou camadas (**estratos nucleares externo** e **interno, e estrato ganglionar**). Alternados com esses três estratos de corpos celulares, estão o **estrato plexiforme externo** e o **estrato plexiforme interno,** onde ocorrem as interações sinápticas. No estrato plexiforme externo, as células fotorreceptoras (**bastonetes** e **cones**) trazem as informações visuais, as **células bipolares** levam-nas, e as **células horizontais** medeiam as interações laterais. No estrato plexiforme interno, as células bipolares trazem as informações visuais, as células ganglionares levam-nas (seus axônios formam o nervo óptico), e as **células amácrinas** medeiam as interações laterais.

Descrições convencionais da retina como uma estrutura de dez camadas também incluem uma fileira de junções entre fotorreceptores adjacentes (**estrato limitante externo**), a camada de axônios das células ganglionares (**estrato das neurofibras**), e a lâmina basal na superfície vítrea da retina (**estrato limitante interno**). Por mais estranho que possa parecer, os estratos são organizados de forma que a última camada do estrato nervoso dos vertebrados atingida pela luz é constituída pelas partes fotossensíveis dos bastonetes e cones, embutidas em processos das células epiteliais do estrato pigmentoso.

## A Retina É Especializada por Regiões

**CONCEITOS-CHAVE**

Os bastonetes funcionam com pouca luminosidade.
As populações de cones sinalizam detalhes espaciais e cores.

Os axônios das células ganglionares estendem-se pela superfície vítrea da retina, e, portanto, precisam perfurar a esclera para sair do olho pelo nervo óptico. Para isso, os axônios convergem no **disco do nervo óptico**, em posição ligeiramente medial ao eixo óptico, curvam-se 90 graus no sentido posterior e saem do olho. Nesse momento, o nervo óptico adquire uma bainha externa (dural ou escleral) contínua com a dura-máter que reveste o SNC. (A bainha externa é revestida internamente pela aracnoide-máter e contém um discreto espaço subaracnóideo; aumentos da pressão intracraniana são, portanto, transmitidos ao longo do nervo óptico e causam **papiledema**, ou edema do disco – "papila" – do nervo óptico.) Pelo fato de não haver fotorreceptores no disco do nervo óptico, ele corresponde a um **ponto cego** no campo visual de cada olho. A óptica do olho inverte as imagens na retina, portanto o ponto cego de cada olho encontra-se próximo ao meridiano horizontal do campo visual e ligeiramente *lateral* ao centro do campo.

O centro do campo visual corresponde à **fóvea central**, uma pequena região da retina situada no centro de uma zona pigmentada denominada **mácula lútea**. A fóvea central é repleta de cones minúsculos e densamente agrupados, mas não contém bastonetes. Todos os demais tipos de neurônios são deslocados em direção à periferia, de forma que no centro da fóvea forma-se uma pequena depressão. Fora da fóvea, o número de cones diminui abruptamente. A densidade de bastonetes, em compensação, primeiro aumenta subitamente e depois declina aos poucos. Existem três diferentes tipos de cones em relação ao comprimento de onda ao qual cada um é mais sensível, de forma que a população total de cones pode ser usada para a visão em cores. Por outro lado, existe apenas uma variedade de bastonete que, todavia, funciona sob níveis mais reduzidos de luminosidade em comparação aos cones. A fóvea central, com seu denso agrupamento de cones, é, portanto, especializada em alta **acuidade espacial** e **visão em cores,** mas somente sob níveis moderados ou elevados de iluminação.

A região ao redor da fóvea, com muitos bastonetes e poucos cones, apresenta acuidade espacial razoavelmente boa, atua sob baixos níveis de luminosidade, mas não é muito útil para a visão em cores. Por fim, a periferia da retina, com poucos bastonetes e ainda menos cones, é útil para nos revelar se algo está se movendo ao nosso redor.

## OS NEURÔNIOS DA RETINA CONVERTEM PADRÕES DE LUZ EM PADRÕES DE CONTRASTE

Da mesma forma que um filme de uma câmera fotográfica ou o sensor de uma câmera digital, a retina é fotossensível, mas suas similaridades não passam disso. Os sistemas visuais são destinados a fazer que as coisas pareçam iguais para nós, quer elas estejam perto ou longe, com pouca luminosidade ou sob luz intensa, ao amanhecer ou ao meio-dia. Isso ocorre por um processo que começa na retina: fibras individuais do nervo óptico reportam algumas informações sobre a luminosidade presente em determinado local do campo visual como as diferenças de iluminação em um local e em suas adjacências. O resultado é que algo como o contorno de uma letra parece basicamente a mesma coisa, quer a vejamos sob luz artificial ou sob a luz do sol.

### Fotopigmentos São Receptores Acoplados à Proteína G que Geram Potenciais Receptores Hiperpolarizantes

A fototransdução é muito parecida com a transmissão sináptica acoplada à proteína G (Fig. 17.3); o equivalente da proteína receptora pós-sináptica é a opsina, que, no escuro, se liga a um determinado estereoisômero de um derivado da vitamina A (11-cis-retinal). A absorção de um fóton por uma molécula de pigmento visual possui um único efeito direto: ele promove fotoisomerização do 11-cis-retinal, alterando a maneira como ele se encaixa na opsina. Isso, por sua vez, ativa as proteínas G adjacentes, e cada uma dessas ativa uma enzima que hidrolisa o monofosfato de guanosina cíclico (GMPc) citoplasmático. As membranas de superfície dos segmentos externos dos fotorreceptores contêm canais de cátions dependentes de GMPc, portanto, a hidrólise do GMPc causa o fechamento dos canais e a hiperpolarização do fotorreceptor. Desse modo, na presença de luz, as proteínas G dissociam-se, a concentração de GMPc como segundo mensageiro diminui, e os canais de cátions na membrana fecham-se, o que leva à hiperpolarização e redução da liberação de glutamato sobre as células bipolares. Nesse caso, a redução de glutamato atua como sinal para as células bipolares que, em seguida, estabelecem contato com as células ganglionares.

### As Células Ganglionares Têm Campos Receptivos do Tipo Centro-Periferia

> **CONCEITO-CHAVE**
>
> Campos receptivos do tipo centro-periferia são formados no estrato plexiforme externo.

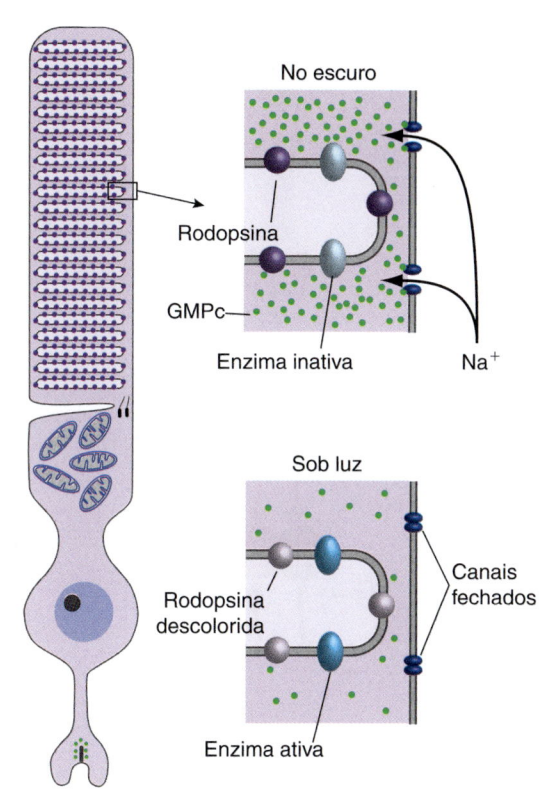

**FIG 17.3** Fototransdução em bastonetes. Muito embora os discos membranáceos dos cones, repletos de fotopigmentos, sejam abertos para o meio extracelular, o processo de transdução é basicamente o mesmo. *GMPc*, monofosfato de guanosina cíclico.

As células ganglionares, conforme mencionado anteriormente, são detectores de contraste. O campo receptivo de cada uma delas possui um **centro** e uma **periferia**. O centro é um ponto central onde a luz faz que as células disparem de forma mais rápida (**centro-ON**) ou mais lenta (**centro-OFF**), e a periferia é uma área em que a luz causa o efeito exatamente oposto. O resultado é que, caso uma iluminação uniforme (não importa o nível) cubra todo o campo receptivo, o centro e a periferia quase se anulam (como se estivesse olhando para um quadro branco vazio – nada para sinalizar uma alteração). Em compensação, caso a iluminação não for uniforme, o centro ou a periferia irá "vencer" e a célula ganglionar sinalizará a diferença entre os dois e identificará a iluminação desigual (como se estivesse olhando para uma linha preta em um quadro branco).

Os centros dos campos receptivos das células ganglionares resultam de uma transmissão "direta" dos receptores para as células bipolares e para as células ganglionares (Fig. 17.4). As periferias resultam de interações laterais mediadas por células horizontais e amácrinas (principalmente células horizontais).

**Os Sinais de Bastonetes e Cones Chegam às Mesmas Células Ganglionares.** Muito embora tenhamos uma população de fotorreceptores (bastonetes) ativos sob luz fraca e outra população (cones) ativa sob luz intensa, tudo é sinalizado por uma única população de células ganglionares. A maneira exata pela qual as informações dos bastonetes chegam às células ganglionares depende do nível de iluminação; alterações elaboradas em algumas sinapses da retina são reguladas pelos níveis de iluminação.

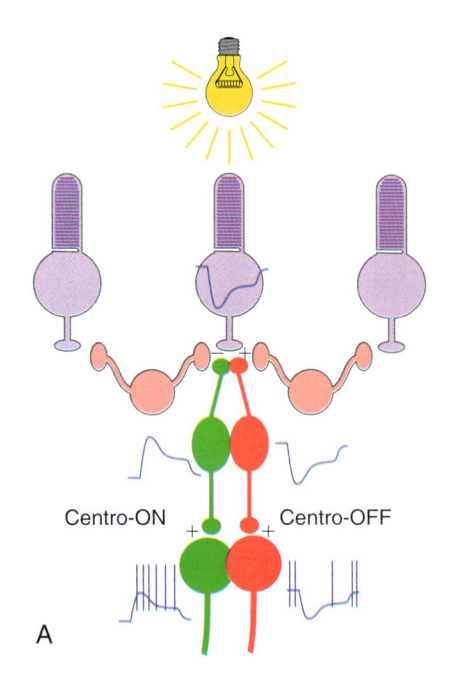

Centro-ON    Centro-OFF

A

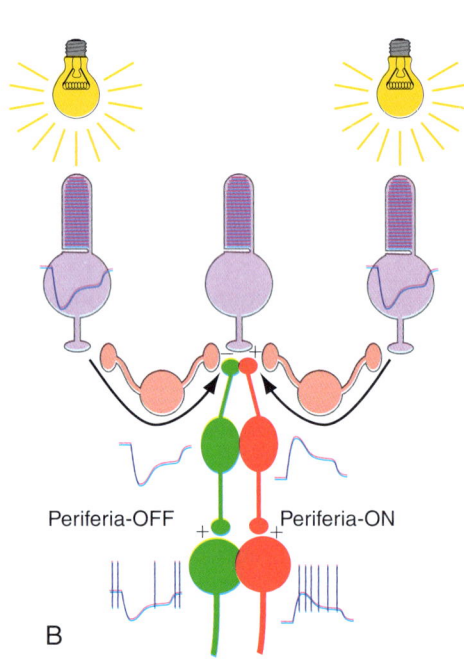

Periferia-OFF    Periferia-ON

B

**FIG 17.4** Formação de campos receptivos do tipo centro-periferia no estrato plexiforme externo. (A) Os centros são formados por transmissão dos fotorreceptores para as células bipolares. Os fotorreceptores liberam menos glutamato quando iluminados. Células bipolares centro-ON possuem receptores inibitórios de glutamato (−), de forma que a redução dos níveis de glutamato as despolariza. Células bipolares centro-OFF têm mais receptores excitórios típicos de glutamato (+), de forma que a redução dos níveis de glutamato as hiperpolariza. A transmissão das células bipolares para as células ganglionares é totalmente excitatória (+). (B) A iluminação dos fotorreceptores também envia sinal através das células horizontais, o que estimula os fotorreceptores adjacentes a liberar *mais* glutamato. Essa é a base para o efeito de periferia, que produz um efeito exatamente contrário da luz no centro do campo receptivo.

## METADE DO CAMPO VISUAL DE CADA OLHO É MAPEADA SISTEMATICAMENTE NO HEMISFÉRIO CEREBRAL CONTRALATERAL

### CONCEITOS-CHAVE

As fibras da metade nasal de cada retina cruzam no quiasma óptico.

A maioria das fibras do trato óptico termina no núcleo geniculado lateral.

O núcleo geniculado lateral projeta suas fibras para o córtex visual primário.

A via visual central possui duas importantes tarefas anatômicas, uma delas está relacionada a cruzamentos do plano mediano e a outra a mapas.

Pelo fato de nossos olhos estarem voltados para a frente, seus campos visuais sobrepõem-se em boa parte, portanto faria sentido se as informações de cada retina sobre a metade contralateral do campo visual chegasse a um determinado lado do cérebro. Isso é nitidamente resolvido por um cruzamento parcial dos nervos ópticos no quiasma óptico, onde os axônios das células ganglionares da metade nasal de cada retina cruzam o plano mediano e se reúnem a fibras não cruzadas da metade temporal da outra retina no trato óptico. (Por exemplo, devido ao fato de a óptica do olho inverter as coisas, a metade temporal da retina esquerda e a metade nasal da retina direita "olham para" a metade direita do campo visual.) Essa separação do campo visual em duas metades é mantida no restante da via visual. O trato óptico termina no núcleo geniculado lateral do tálamo, o qual origina a radiação óptica, que, por sua vez, atravessa as partes retrolentiforme e sublentiforme da cápsula interna para terminar no córtex visual primário superior e inferiormente ao sulco calcarino.

Da mesma forma que em outros sistemas sensoriais, o sistema visual mantém um mapa ordenado das informações que conduz e destaca nesse mapa determinadas regiões funcionalmente importantes. Nesse caso, a via visual mantém um mapa retinotópico da imagem projetada em cada retina, com um número desproporcionalmente grande de fibras que representam a fóvea central. O mapeamento culmina no córtex visual primário, onde a *retina* é representada em posição anatômica (ou seja, *campos visuais* superiores abaixo do sulco calcarino e campos inferiores acima dele), em que a fóvea central é posterior no polo occipital e a periferia, anterior. A representação da fóvea, em relação ao seu tamanho, é muito maior do que a representação da periferia.

### Lesão em Diferentes Locais da Via Visual Resultam em Déficits Previsíveis

O conhecimento da via visual permite que você preveja os déficits que resultam de lesões em qualquer local da via; conhecer um pouco da terminologia lhe permite nomeá-los (Fig. 17.5) e deixando os leigos perplexos. Em geral, os déficits são nomeados de acordo com o campo visual afetado. Heterônimo significa que os campos afetados dos dois olhos não coincidem e homônimo significa que os campos afetados coincidem a um

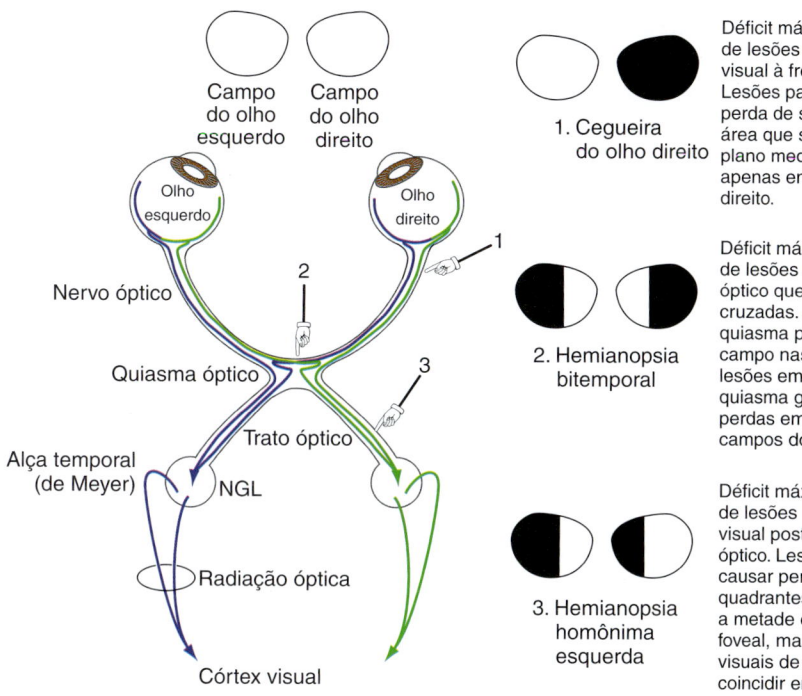

**FIG 17.5** Déficits de campo visual. *NGL,* núcleo geniculado lateral.

grau maior ou menor. Portanto, uma lesão à frente do quiasma óptico afeta somente o olho ipsilateral a ela, lesões no quiasma óptico normalmente causam déficits heterônimos, e lesões após o quiasma causam déficits homônimos. Termos como hemianopsia e quadrantanopsia significam que metade ou um quarto de um campo visual é deficiente.

Fibras para o lábio superior do sulco calcarino atravessam a parte retrolentiforme da cápsula interna e cursam diretamente para o lobo occipital. Fibras para o lábio inferior do sulco calcarino atravessam a parte sublentiforme e descrevem uma alça no lobo temporal (**alça temporal [de Meyer]**) antes de curvarem-se posteriormente em direção ao lobo occipital. Às vezes, lesões na radiação óptica ou no lobo occipital preservam parte da grande representação da fóvea, denominada **preservação foveal** ou **macular**.

### Algumas Fibras do Trato Óptico Terminam no Colículo Superior, Núcleos Ópticos Acessórios e Hipotálamo

Embora a maioria dos axônios das células ganglionares termine no núcleo geniculado lateral, um número menor desses axônios chega a outros locais: o **colículo superior** (orientação a estímulos visuais), a **área pré-tetal** adjacente (reflexo pupilar à luz), outros **núcleos ópticos acessórios** adjacentes (movimentos oculares reflexos), e o **núcleo supraquiasmático** do hipotálamo (gera e sincroniza os ritmos circadianos).

## O CÓRTEX VISUAL PRIMÁRIO ORDENA AS INFORMAÇÕES VISUAIS E AS DISTRIBUI PARA OUTRAS ÁREAS CORTICAIS

Uma importante estratégia utilizada pelo cérebro no processamento de informações é dividi-las em subcomponentes e trabalhar nos mesmos separadamente. Em processamento visual, isso significa dissecar os padrões de iluminação provenientes de diferentes partes do campo visual em seus elementos principais – cor, movimento, contornos etc. Esse processo começa bem antes na retina, onde pequenas (e numerosas) células ganglionares são particularmente sensíveis a cores e contornos, enquanto outras células ganglionares maiores são mais sensíveis a movimentos.

### O Córtex Visual Possui uma Organização Colunar

Uma das principais funções do córtex visual é continuar esse processo de ordenação dos diferentes elementos de um estímulo visual. O córtex visual é constituído de uma série de módulos, cada um composto por uma série de **colunas** de neurônios que se estendem através do córtex. O agrupamento de colunas de um módulo recebe toda a informação visual de alguma área do campo visual contralateral – uma área grande para módulos na região periférica do mapa retinotópico e uma pequena área para módulos na região da fóvea central. Os neurônios em uma determinada coluna têm propriedades semelhantes: todos respondem melhor a estímulos em uma determinada parte do campo visual, em geral são mais sensíveis a *inputs* de um olho do que do outro, e normalmente também têm algumas outras preferências em comum (cor, movimento em alguma direção, orientação de um contorno etc.).

### A Informação Visual É Distribuída nas Vias Dorsal e Ventral

Uma segunda função importante do córtex visual, uma vez que os diversos elementos dos estímulos visuais tenham sido ordenados, é exportar informações sobre esses elementos para áreas específicas do córtex de associação visual que são especializadas em seu processamento. Dessa forma, existem áreas de associação visual com interesse específico na cor de um objeto, sua distância dos olhos, detalhes de seu formato, na direção e velocidade do movimento, e outras propriedades. Embora a segregação de funções esteja longe de ser completa, em geral, mais áreas dorsais processam informações sobre localização e movimento e mais áreas ventrais processam informações sobre cores e formas (Fig. 17.6). Em decorrência disso, lesões raras e seletivas nas áreas de associação visual podem causar perda seletiva de algumas aptidões visuais – mesmo algo tão específico quanto a capacidade de reconhecer faces.

## AS PRIMEIRAS EXPERIÊNCIAS CAUSAM EFEITOS PERMANENTES NO SISTEMA VISUAL

O padrão básico de conexão do sistema visual é determinado geneticamente e está presente no momento do nascimento. No entanto, há um período de plasticidade no início da vida, durante o qual a experiência visual é fundamental para o refinamento e até mesmo para a manutenção dessas conexões (Cap. 24). Qualquer coisa que interfira na visão binocular normal durante esse período (p. ex., catarata, desalinhamento ocular) pode causar alterações permanentes nas conexões e déficits visuais permanentes. A duração do **período crítico** de plasticidade varia de uma área cortical para outra e entre as espécies, mas pode durar vários anos em humanos.

## CIRCUITOS REFLEXOS AJUSTAM O TAMANHO DA PUPILA E O COMPRIMENTO FOCAL DA LENTE

O olho possui seus próprios sistemas equivalentes de autoexposição e autofoco, baseados em músculos e conexões reflexas em vez de fotodiodos e motores.

### A Estimulação Luminosa de uma Retina Causa Constrição das Duas Pupilas

O tamanho da pupila é determinado pelo equilíbrio entre um músculo esfíncter relativamente forte e um dilatador relativamente fraco (Fig. 17.7). O músculo esfíncter da pupila recebe inervação parassimpática pelo nervo oculomotor e gânglio ciliar, e normalmente é ativado durante o **reflexo pupilar à luz** e o **reflexo para perto** (próxima seção). O músculo dilatador da pupila recebe inervação simpática através do núcleo intermediolateral da medula espinal e do gânglio cervical superior. Os neurônios simpáticos pré-ganglionares para o dilatador

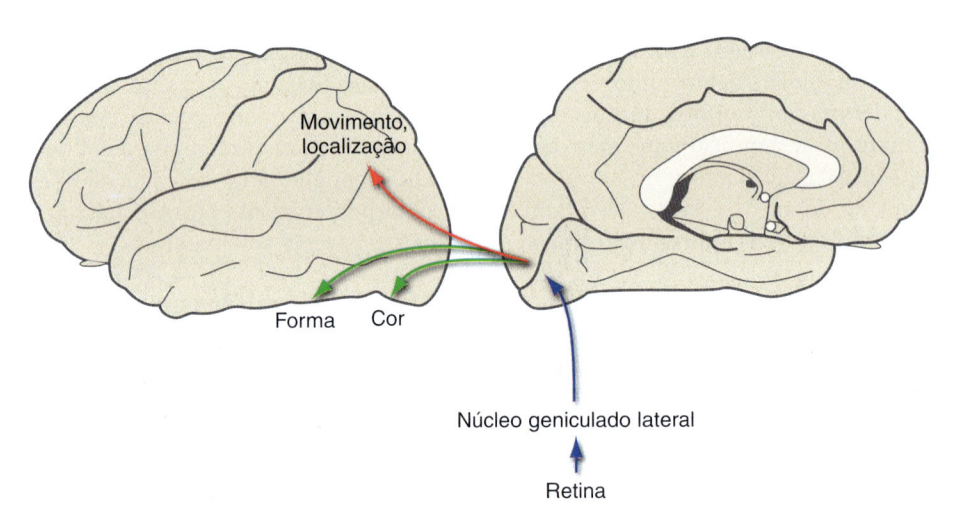

**FIG 17.6** Vias dorsal e ventral no córtex de associação visual.

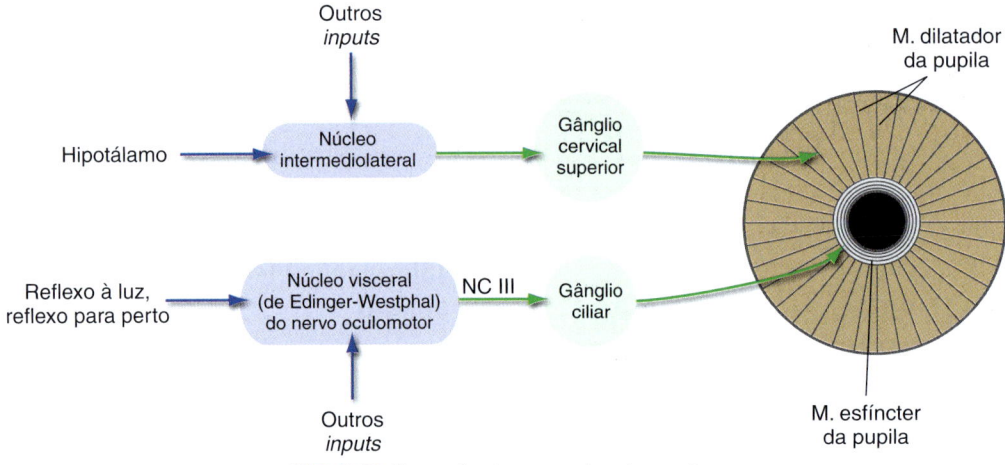

**FIG 17.7** Controle do tamanho da pupila.

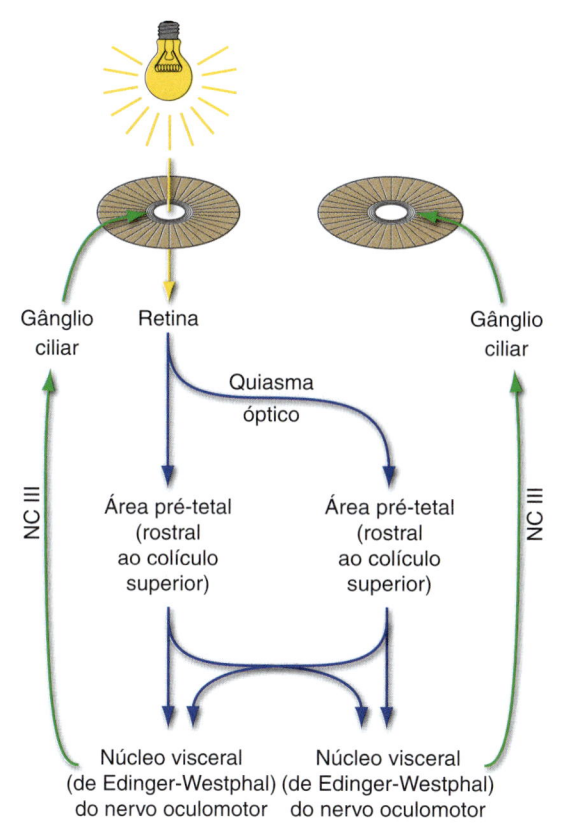

**FIG 17.8** Circuito do reflexo pupilar à luz. *NC III,* Nervo oculomotor.

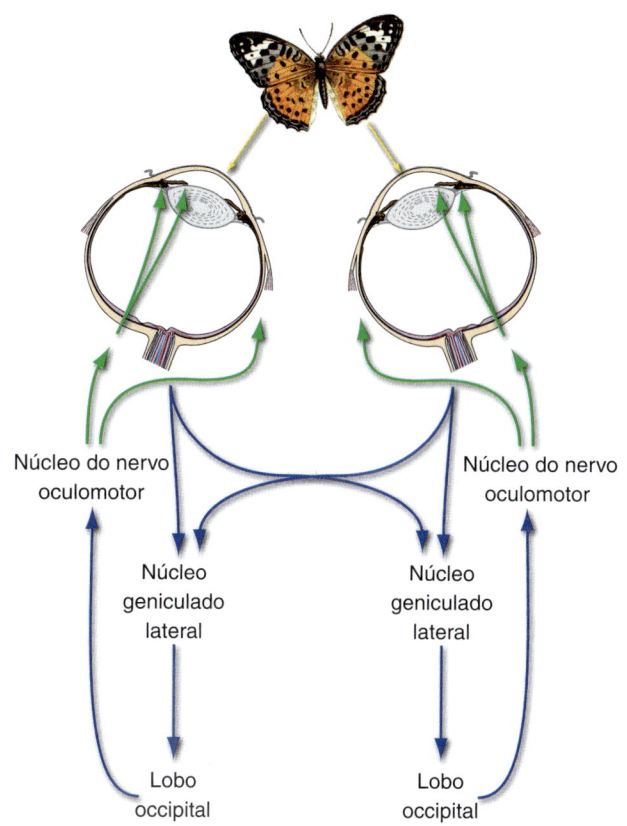

**FIG 17.9** Circuito do reflexo de acomodação (reflexo para perto).

podem ser ativados por longas vias descendentes oriundas da metade ipsilateral do hipotálamo, bem como através de outras vias.

Pupilas de tamanhos bastante desiguais normalmente refletem lesões em algum elemento da inervação autônoma de um olho ou na própria íris. Uma pupila dilatada (midríase), que não responde a todos os estímulos, pode ser causada por lesão no nervo oculomotor ipsilateral. Tal lesão, caso tenha afetado todo o nervo, também será acompanhada por fraqueza dos outros músculos inervados pelo terceiro nervo, resultando principalmente em **ptose** palpebral (decorrente de fraqueza do músculo levantador da pálpebra superior) e **estrabismo** lateral (devido à ausência de oposição do músculo reto lateral). Uma pupila relativamente constrita (miose), mas que ainda responde à luz incidente, pode ser causada por danos à inervação simpática pré ou pós-ganglionar, ou às fibras ipsilaterais do tronco encefálico à medida que descem do hipotálamo em direção à medula espinal. (Na ponte e no bulbo, essas fibras estão próximas ao trato espinotalâmico.) Isso constitui parte da **síndrome de Horner** e é acompanhado por leve ptose palpebral ipsilateral (fraqueza dos músculos tarsais das pálpebras inervados por fibras simpáticas), mas *não* por fraqueza de outros músculos extrínsecos ao olho.

Um reflexo de nervo craniano comumente testado é o reflexo pupilar à luz (Fig. 17.8). A luz que incide através de uma pupila causa igual contração dos dois músculos esfíncteres. A reação do olho iluminado é o reflexo **direto**, e a reação igual do olho não iluminado é chamada de reflexo **consensual**. Impulsos aferentes para esse arco reflexo propagam-se pelos axônios das células ganglionares no nervo óptico; metade deles cruza no quiasma óptico. Contudo, eles contornam o núcleo geniculado lateral e, dessa maneira, cursam através do **braço do colículo superior** até a **área pré-tetal**, imediatamente rostral a esse colículo na junção mesodiencefálica. Em seguida, fibras da área pré-tetal cursam bilateralmente aos núcleos acessórios viscerais (de **Edinger-Westphal**) do nervo oculomotor, onde encontram-se neurônios parassimpáticos pré-ganglionares. Em virtude da distribuição bilateral das fibras, tanto no quiasma óptico quanto no trajeto entre cada área pré-tetal e os núcleos viscerais dos nervos oculomotores, a luz que incide em um olho causa constrição idêntica de ambas as pupilas. A lesão do nervo óptico ocasiona pupilas iguais, nenhuma delas responde à luz que incide no olho ipsilateral à lesão, mas ambas respondem normalmente à luz que incide no olho contralateral. Por outro lado, a lesão do nervo oculomotor causa dilatação da pupila ipsilateral, que não reage à luz incidente em qualquer um dos olhos.

## Ambos os Olhos Acomodam-se para a Visão de Perto

Olhar para algo próximo faz que três coisas aconteçam de maneira reflexa: (1) ambos os músculos retos mediais contraem-se para **convergir** os olhos; (2) ambos os músculos ciliares contraem-se para aumentar a curvatura da lente (**acomodação**) e, dessa forma, focar a imagem de um objeto próximo nas duas retinas; e (3) ambos os músculos esfíncteres da pupila contraem-se para melhorar o desempenho óptico do olho. Pelo fato de que este reflexo para perto ou reflexo de acomodação normalmente envolver olhar de forma consciente para alguma coisa, não é de surpreender que essa via envolva uma alça através do córtex visual (Fig. 17.9). O ramo aferente é a via visual padrão através do núcleo geniculado lateral e do córtex visual. Após uma ou mais sinapses no lobo occipital, o ramo eferente envolve uma projeção através do braço do colículo superior para a área pré-tetal e/ou o colículo superior e desses locais para o núcleo do nervo oculomotor. (A sinapse no colículo superior foi omitida na Fig. 17.9 para simplificar.)

## ■ QUESTÕES DE ESTUDO

Para as questões **1 a 6,** selecione o local da lesão *(a – m)* provavelmente responsável pelos déficits de campo visual indicados à esquerda (áreas em preto indicam partes deficientes do campo).

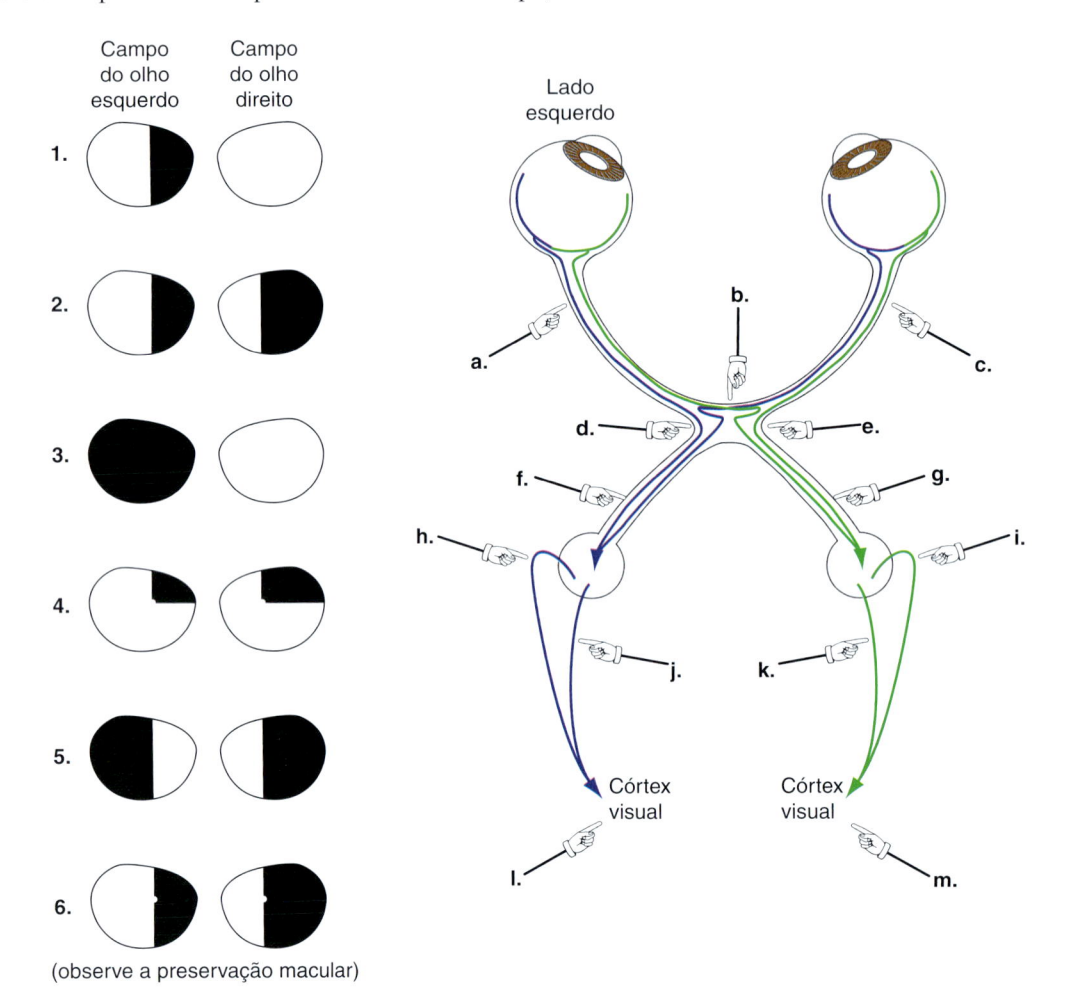

7. As interações laterais no estrato plexiforme interno são mediadas por:
   a. células horizontais.
   b. células amácrinas.
   c. células bipolares.
   d. células ganglionares.
8. Em relação à representação da fóvea central no campo visual, o ponto cego é:
   a. medial.
   b. lateral.
   c. superior.
   d. inferior.
9. Nossa visão em cores é melhor para imagens focalizadas na:
   a. fóvea central.
   b. região da retina ao redor da fóvea central.
   c. periferia da retina.
10. Quadrantanopsia homônima superior direita pode ser causada por lesão na:
    a. região sublentiforme da cápsula interna direita.
    b. região retrolentiforme da cápsula interna direita.
    c. região sublentiforme da cápsula interna esquerda.
    d. região retrolentiforme da cápsula interna esquerda.
11. No córtex occipital, a representação do campo visual da metade esquerda de cada fóvea central está localizada:
    a. posteriormente no lobo occipital direito.
    b. posteriormente no lobo occipital esquerdo.
    c. anteriormente na face medial do lobo occipital direito.
    d. anteriormente na face medial do lobo occipital esquerdo.

12. Uma pupila dilatada que não reage à incidência de luz em qualquer um dos olhos pode refletir lesão no:
    a. corno lateral contralateral da medula espinal.
    b. nervo oculomotor ipsilateral.
    c. nervo óptico ipsilateral.
    d. (b) ou (c).
    e. Todas as opções anteriores.

13. Uma pessoa que sofre de ausência congênita de bastonetes na retina pode demonstrar alguma dificuldade para ver imagens em uma televisão colorida, porém, apresentaria uma dificuldade maior para vê-las em uma televisão em preto e branco.
    a. Verdadeiro
    b. Falso

14. Lesões bilaterais nos lobos occipitais abolem:
    a. o reflexo pupilar à luz.
    b. o reflexo para perto.
    c. ambos os reflexos.
    d. nenhum dos reflexos.

15. A fototran sdução em bastonetes envolve:
    a. a ativação de uma bomba eletrogênica de sódio e potássio.
    b. a ativação de uma enzima que degrada o GMPc.
    c. a abertura de canais de cloreto dependentes de GMPc.
    d. a abertura de canais de potássio dependentes de GMPc.
    e. a abertura de canais de sódio fotossensíveis.

# 18

# Visão Geral dos Sistemas Motores

As taxas de disparo de nossos neurônios motores e, portanto, os estados de contração de nossos músculos, são determinados por múltiplos fatores influenciadores. **Arcos reflexos** simples, como o reflexo de estiramento (miotático) e **programas motores** mais complexos, como o centro gerador de padrão de marcha estão integrados na medula espinal e no tronco encefálico. Várias vias descendentes influenciam estes arcos reflexos e os programas motores, bem como os próprios neurônios motores. Por fim, a atividade nas vias descendentes é modulada por outras áreas corticais, incluindo os núcleos da base (Cap. 19) e o cerebelo (Cap. 20).

## CADA NEURÔNIO MOTOR INFERIOR INERVA UM GRUPO DE FIBRAS MUSCULARES, FORMANDO UMA UNIDADE MOTORA

Cada **neurônio motor inferior** (NMI) inerva uma fração das fibras musculares de um músculo. A combinação de um neurônio motor inferior e todas as fibras musculares que o mesmo inerva representa uma **unidade motora** (Fig. 18.1). Embora exista uma variedade de tamanhos de unidades motoras em cada músculo, seu tamanho médio varia de maneira previsível – as que envolvem músculos com controle fino (p. ex., músculos extrínsecos do olho) contêm pouquíssimas fibras musculares, e as que envolvem músculos com controle menos refinado podem ter centenas de fibras musculares (p. ex., glúteo máximo). Todos os NMIs utilizam acetilcolina como seu principal neurotransmissor. Quando a acetilcolina é liberada pelos NMIs, ela interage com os canais nicotínicos do músculo esquelético, resultando em despolarização do músculo, uma cadeia de eventos rápidos, e contração. A atividade da acetilcolina é rapidamente interrompida pela acetilcolinesterase encontrada na sinapse neuromuscular.

## Os Neurônios Motores Inferiores São Organizados Sistematicamente

Os corpos celulares dos NMIs são organizados sistematicamente no corno anterior (da mesma forma que partes do corpo e áreas da retina são representadas sistematicamente em vias e áreas corticais). Em qualquer nível medular, neurônios motores para músculos proximais são mediais aos neurônios motores para músculos distais, e neurônios motores para músculos flexores são posteriores aos neurônios para músculos extensores (Fig. 18.2).

## Há Três Tipos de Fibras Musculares e Três Tipos de Unidades Motoras

Usamos a maioria dos músculos para diversas finalidades que requerem diferentes forças de contração, desde contrações relativamente fracas, utilizadas para manter posições por longos períodos de tempo (p. ex., ficar em pé) até poderosas contrações que não podem ser sustentadas por muito tempo (p. ex., correr, pular). Consequentemente, existem três diferentes tipos de fibras musculares: as fibras lentas (**L**) que produzem pouca força, mas não se fadigam muito, as fibras rápidas (**FR**) que produzem muita força, mas se fadigam rapidamente, e as fibras intermediárias (**FI**) com propriedades intermediárias. Todas as fibras musculares inervadas por um determinado neurônio motor são do mesmo tipo; portanto, também há três tipos de unidades motoras (Tabela 18.1).

A diferença de fatigabilidade das unidades motoras está relacionada aos tipos de fibras musculares que elas contêm. Diferentes tipos de fibras musculares têm diferentes propriedades metabólicas. Existem dois tipos de fibras musculares: as fibras musculares do **tipo I** são basicamente **oxidativas** e úteis para manter a contração por períodos longos de tempo; as fibras musculares do **tipo II** são primordialmente **glicolíticas**

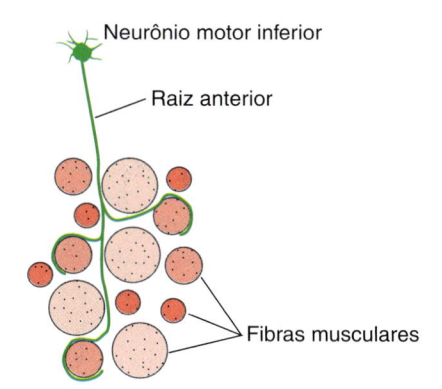

**FIG 18.1**  Exemplo de unidade motora.

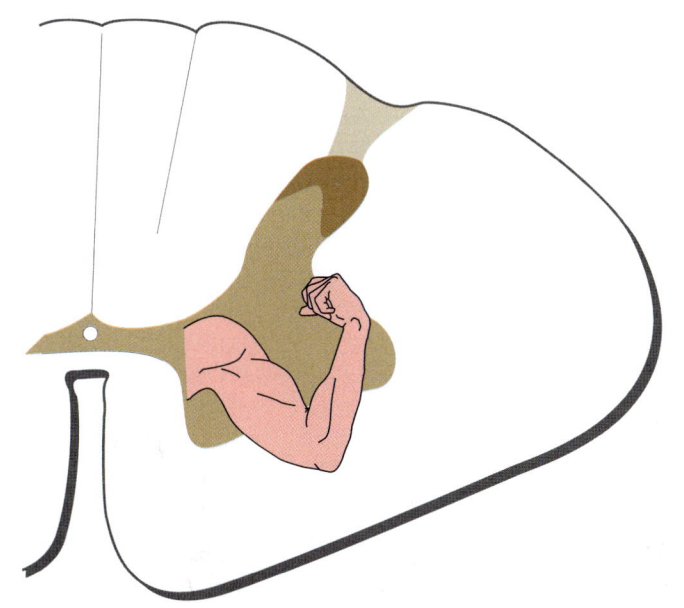

**FIG 18.2**  Organização dos neurônios motores inferiores no corno anterior, utilizando C8 como exemplo.

| TABELA 18.1 | **Tipos de Unidades Motoras** | | |
|---|---|---|---|
| **Tipo** | **Força** | **Fatigabilidade** | **Ordem de Recrutamento** |
| L | Pequena | Baixa | Precoce |
| FI | Intermediária | Intermediária | Intermediária |
| FR | Grande | Alta | Tardia |

*FR*, Fibras rápidas; *FI*, fibras intermediárias; *L*, fibras lentas.

e subdivididas em tipo IIa (que contém algumas oxidativas) e em tipo IIb, que são essencialmente glicolíticas. Desse modo, as unidades motoras L contêm sobretudo fibras do tipo I (oxidativas), as unidades motoras FI contêm principalmente fibras do tipo IIa, enquanto as unidades motoras FR contêm primordialmente fibras do tipo IIb (glicolíticas). A maioria dos músculos contém uma variedade de todos os tipos de fibras, mas as proporções de cada um podem variar bastante.

### As Unidades Motoras São Recrutadas por Ordem de Tamanho

Se você estivesse projetando um sistema de controle motor, provavelmente configuraria-o de forma que os incrementos de força produzidos pelos músculos fossem proporcionais, de alguma forma, à força já presente – por exemplo, estipulando que cada incremento de força fosse 1% da força que já está sendo produzida por aquele músculo. Isto facilitaria o controle motor fino. (Considere uma alternativa, como estabelecer que os incrementos sejam de uma *quantidade* fixa de força. O resultado acrescentaria uma contração relativamente intensa às contrações fracas e um aumento trivial às contrações fortes.) Na verdade, esse acréscimo proporcional de força acontece de maneira automática porque o tamanho do corpo celular de um NMI é proporcional ao tipo e número de fibras musculares naquela unidade motora. Menos *input* sináptico é necessário para que um pequeno neurônio atinja o limiar, de forma que à medida que os neurônios motores superiores aumentam sua frequência de disparo, as unidades motoras são recrutadas por ordem de quantidade de força que elas produzem. Esse **princípio do tamanho** garante a gradação suave da contração muscular.

## OS SISTEMAS DE CONTROLE MOTOR ENVOLVEM TANTO CONEXÕES HIERÁRQUICAS QUANTO PARALELAS

> **CONCEITOS-CHAVE**
>
> Conexões reflexas e de programas motores fornecem alguns *inputs* para os neurônios motores inferiores.
> Os neurônios motores superiores controlam os neurônios motores inferiores de modo direto e indireto.
> O córtex de associação, o cerebelo, e os núcleos da base modulam o córtex motor.

As taxas de disparo dos NMIs são influenciadas de forma imediata por conexões locais e por inputs descendentes advindos de níveis mais rostrais do sistema nervoso central (SNC) (ou seja, **neurônios motores superiores**). Conexões locais incluem aquelas que medeiam reflexos simples, bem como as dos **centros geradores de padrão** ou programas motores, conexões que fornecem os sinais básicos de sincronismo para atividades rítmicas, como andar e respirar. *Inputs* descendentes paralelos, advindos de diversas fontes, influenciam o movimento tanto de modo direto, através de sinapse com os NMIs, quanto indireto, por meio de sinapse com os interneurônios de circuitos reflexos e programas motores (Fig. 18.3). As principais fontes de *inputs* descendentes são o córtex cerebral (**trato corticospinal**), os núcleos vestibulares (**tratos vestibulospinais**) e a formação reticular (**tratos reticulospinais**); também há uma projeção descendente do núcleo rubro (**trato rubrospinal**), mas ela é pequena e relativamente insignificante para os humanos.

**Núcleos da base**, **cerebelo** e determinadas áreas do **córtex de associação**, também são importantes para a produção do movimento, porém têm pouco ou nenhum acesso direto aos NMIs (Fig. 18.4). Eles afetam o movimento, sobretudo, ao modular a atividade dos neurônios motores superiores, especialmente aqueles do córtex cerebral, e isso tem importantes consequências clínicas. Lesões no córtex motor, NMIs ou músculos resultam em fraqueza. Em contrapartida, lesões nos núcleos da base, cerebelo ou córtex de associação relacionados

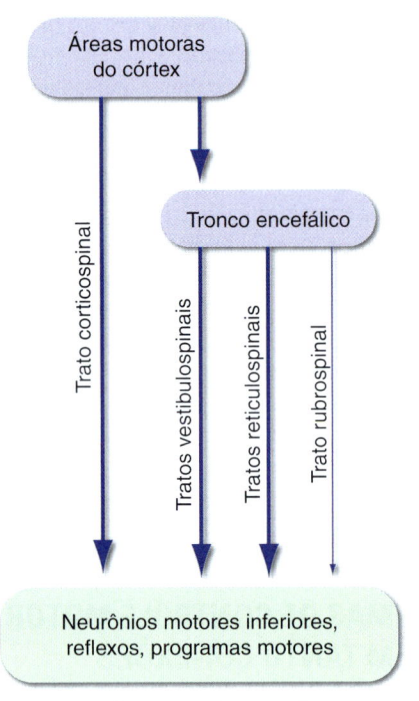

**FIG 18.3** Principais influências descendentes nos neurônios motores inferiores.

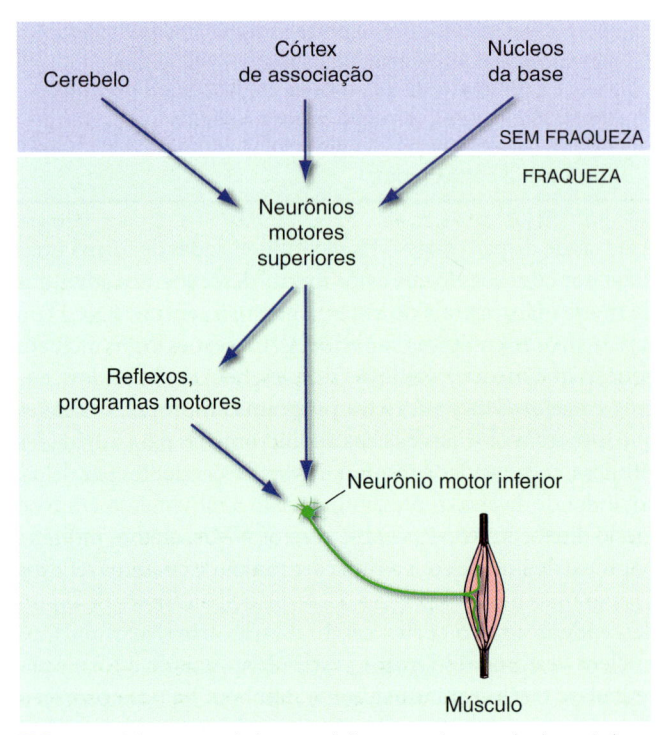

**FIG 18.4** Visão geral do envolvimento do cerebelo, núcleos da base e córtex de associação no controle motor. Lesões de neurônios do campo azul acinzentado não resultam em fraqueza, ao contrário daquelas que afetam neurônios do campo esverdeado.

ao movimento em geral, causam uma variedade de distúrbios de movimento (p. ex., falta de coordenação, movimentos involuntários), mas não fraqueza acentuada, pois tanto os neurônios motores superiores quanto inferiores ainda permanecem intactos.

## O TRATO CORTICOSPINAL POSSUI MÚLTIPLAS ORIGENS E TERMINAÇÕES

A principal via mediadora do movimento voluntário é o trato corticospinal, uma projeção direta do córtex cerebral para a medula espinal (junto com um **trato corticonuclear** semelhante, que se estende do córtex cerebral aos núcleos motores dos nervos cranianos). As fibras corticospinais originam-se de diversas áreas corticais adjacentes (veja a próxima seção) e descem, de cada lado, através da cápsula interna, pedúnculo cerebral, parte basilar da ponte e **pirâmide** do bulbo. Em seguida, a maioria dessas fibras cruza o plano mediano na **decussação das pirâmides** para formar o **trato corticospinal lateral** (as poucas fibras não cruzadas formam o **trato corticospinal anterior**).

A destruição do trato corticospinal não causa paralisia total; portanto, deve haver outras vias descendentes através das quais os movimentos podem ser iniciados. A principal alternativa é uma coleção de fibras reticulospinais da formação reticular do tronco encefálico para a medula espinal. Além disso, tratos vestibulospinais medeiam ajustes posturais, e o pequeno trato rubrospinal auxilia no controle dos músculos distais. Da mesma forma que o trato corticospinal, o trato rubrospinal cruza o plano mediano antes de seu término. As projeções reticulospinais são bilaterais, e a maior parte das projeções vestibuloespinhais não é cruzada.

### Axônios Corticospinais Têm Origem em Diversas Áreas Corticais

**CONCEITO-CHAVE**

O córtex motor envia projeções para a medula espinal e o tronco encefálico.

Fibras corticospinais têm origem em áreas corticais próximas ao sulco central (Fig. 18.5); muitas provêm do **córtex motor primário** no giro pré-central e do **córtex pré-motor**, imediatamente anterior ao giro pré-central. Ambas as áreas possuem organização somatotópica: os neurônios que enviam projeções aos neurônios motores dos nervos cranianos são ventrais em sua maior parte, os que se estendem aos neurônios motores para o membro inferior ficam próximos à extremidade superior do sulco central, e aqueles destinados aos neurônios motores para o membro superior situam-se em uma posição intermediária. Áreas particularmente grandes são dedicadas às mãos e à boca. Além disso, algumas fibras corticospinais têm origem na **área motora suplementar** – no córtex frontal da face medial do hemisfério cerebral – e outras no giro pós-central (ou seja, no córtex somatossensitivo), estas auxiliam em movimentos complexos que implicam na percepção da posição dos membros para movimentos tridimensionais. A área motora suplementar de um hemisfério desempenha um papel em movimentos complexos, orientados pela memória interna de ambos os membros (p. ex., tocar piano, em que as duas mãos são utilizadas, o que envolve memória de aprendizagem, pela qual se pode praticar internamente os movimentos dos dedos).

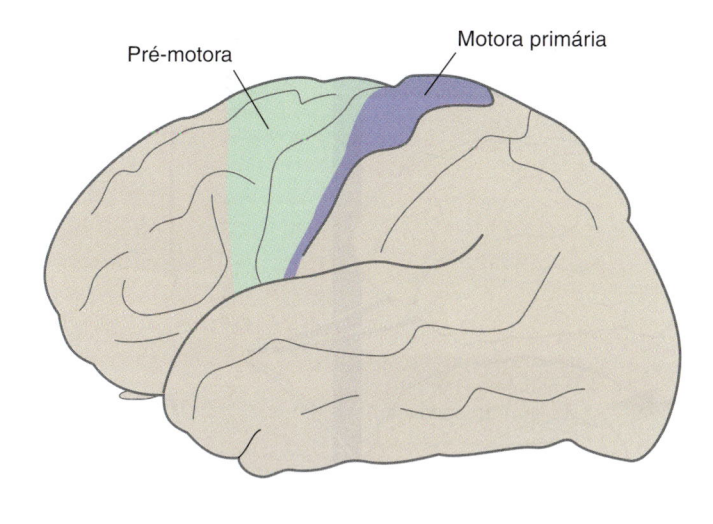

Pré-motora    Motora primária

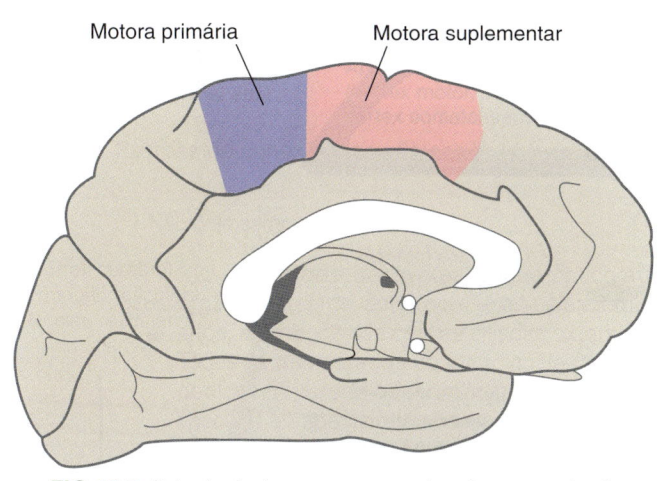

Motora primária    Motora suplementar

**FIG 18.5** Principais áreas motoras do córtex cerebral.

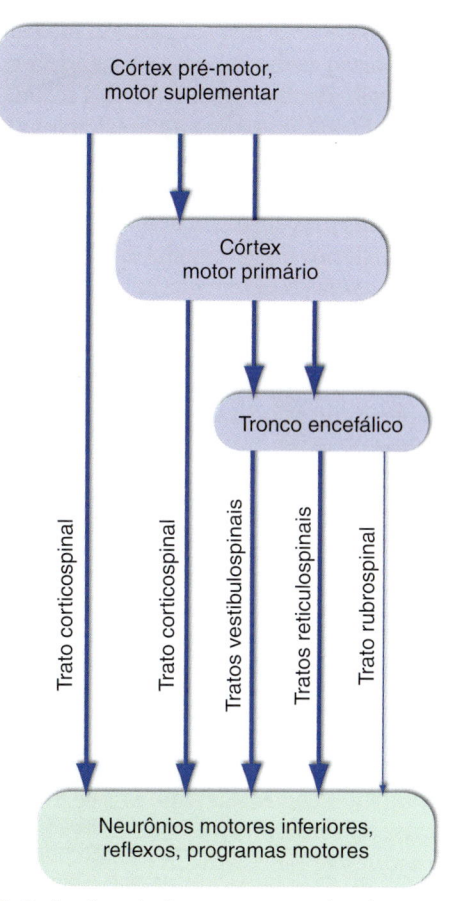

Córtex pré-motor, motor suplementar

Córtex motor primário

Tronco encefálico

Trato corticospinal

Trato corticospinal

Tratos vestibulospinais

Tratos reticulospinais

Trato rubrospinal

Neurônios motores inferiores, reflexos, programas motores

**FIG 18.6** Projeções de áreas motoras do córtex cerebral.

**Inputs Corticais São Essenciais para Apenas Alguns Movimentos.** Os *outputs* dessas áreas corticais fornecem mais um exemplo das conexões seriais-paralelas características do sistema motor (Fig. 18.6). As áreas pré-motora e motora suplementar enviam projeções ao córtex motor primário, bem como à medula espinal, em paralelo com as fibras corticospinais do córtex motor primário. Além disso, todas as três áreas corticais enviam projeções não apenas à medula espinal, mas também a locais do tronco encefálico, como a formação reticular. Em consequência, lesões em áreas motoras do córtex causam efeitos (descritos de forma breve) bastante diferentes daqueles decorrentes de lesões que afetam particularmente os axônios corticospinais, por exemplo, na pirâmide. Lesões restritas ao trato corticospinal poupam movimentos mediados por elementos como os tratos reticulospinais e programas motores; os movimentos afetados de forma mais acentuada são os de habilidades e destreza, principalmente a capacidade dos primatas de usarem individualmente os dedos.

**Lesões de Neurônios Motores Superiores Causam Síndromes Distintas.** Os neurônios motores superiores sofrem lesões com frequência quando ocorrem acidentes vasculares encefálicos e outras lesões corticais que afetam os neurônios corticospinais (e corticonucleares). A consequência logo após

a lesão é uma hipotonia contralateral (ou seja, paralisia flácida) seguida por **hemiparesia espástica** (vários dias após a lesão), na qual a metade contralateral do corpo fica fraca, os reflexos de estiramento são mais intensos, e o tônus muscular aumenta. Os músculos flexores do membro superior e os extensores do membro inferior são especialmente afetados. O **sinal de Babinski** (dorsiflexão do hálux, além de extensão e abdução (como um leque) dos outros dedos do pé, em resposta a um firme estímulo na planta do pé) também está presente no membro contralateral à lesão, e **clônus** (contrações rítmicas em resposta à manutenção do alongamento dos músculos) pode ser observado. O tônus aumentado é abruptamente interrompido em resposta a grandes esforços para superá-lo (**sinal do canivete**).

Hemiparesia espástica é o resultado da interrupção massiva dos *outputs* de áreas motoras do córtex, incluindo aqueles da formação reticular do tronco encefálico. Portanto, essa condição pode resultar de lesões no córtex cerebral, no ramo posterior da cápsula interna, ou na medula espinal (funículo lateral com fibras corticospinais e outras fibras descendentes, misturadas em parte). Por outro lado, lesões apenas no córtex motor primário ou lesões seletivas das fibras corticospinais na pirâmide causam fraqueza e sinal de Babinski, mas não espasticidade acentuada.

Lesões dos neurônios motores superiores são diferentes, em termos de resultados, das lesões dos NMIs. Doenças do NMI também são acompanhadas por fraqueza, mas, nesse caso,

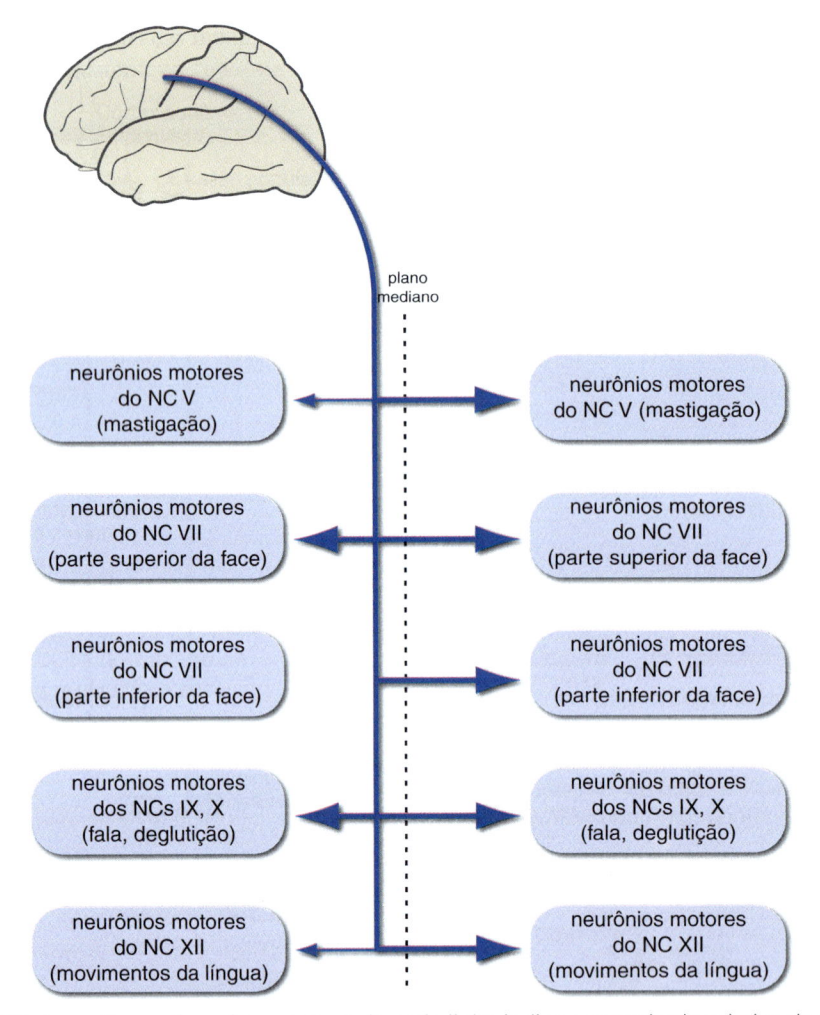

**FIG 18.7** Trato corticonuclear. A espessura de cada linha indica a magnitude relativa da projeção.

os reflexos e o tônus são reduzidos, sem presença de sinal de Babinski. Além disso, os músculos fracos sofrem **fasciculação** (espasmos musculares) e **atrofia** (definhamento). Uma doença em que existe perda de neurônios motores superiores e inferiores é a **esclerose lateral amiotrófica** (ELA; também conhecida como doença de Lou Gehrig). Nessa doença em particular, podem ocorrer sinais e sintomas como atrofia muscular, fasciculações, espasticidade, e até mesmo achados corticonucleares (veja seção a seguir). Achados patológicos incluem o desaparecimento do funículo lateral da medula espinal e perda de substância cinzenta nos cornos anteriores, com alguma atrofia do lobo frontal. Infelizmente, não há tratamento para interromper a progressão da doença, somente tratamentos como o uso de baclofeno (agonista dos receptores do ácido gama-aminobutírico B [GABA B]) para ajudar a atenuar a espasticidade.

### Existem Neurônios Motores Superiores para Núcleos Motores de Nervos Cranianos

Axônios de neurônios motores superiores para núcleos motores de nervos cranianos formam o trato corticonuclear

(Fig. 18.7). Essas fibras basicamente acompanham o trato corticospinal até chegarem ao nível dos núcleos no tronco encefálico, onde terminam. No entanto, em contraposição às fibras corticospinais, elas apresentam, em grande parte, distribuição bilateral. O fato é que, com apenas uma grande exceção, lesões corticonucleares em um lado não causam fraqueza contralateral persistente em músculos inervados por nervos cranianos. A principal exceção envolve os músculos da parte inferior da face, cujos neurônios motores são predominantemente inervados pelo córtex cerebral contralateral e, em decorrência disso, lesões corticonucleares em um dos lados causam fraqueza contralateral somente na parte inferior da face (Fig. 12.9). Além disso, na maioria dos indivíduos, os núcleos dos nervos trigêmeo e hipoglosso recebem mais fibras cruzadas do que não cruzadas, e lesões corticonucleares podem resultar em fraqueza leve e, na maioria das vezes, passageira dos músculos contralaterais da mastigação ou da língua.

## QUESTÕES DE ESTUDO

1. Uma afinadora de teremim de 72 anos de idade com histórico de doença cardiovascular apresentou início súbito de confusão e concomitante fraqueza em seus membros superior e inferior esquerdos. É provável que a fraqueza seja decorrente de lesão em quais dos seguintes locais?
   a. Hemisfério esquerdo do cerebelo.
   b. Giro frontal inferior direito.
   c. Cápsula interna direita.
   d. Núcleo lentiforme direito.
   e. Lóbulo parietal superior direito.

2. Influências descendentes nos neurônios motores da medula espinal incluem todas as opções abaixo, *exceto:*
   a. projeções cruzadas do núcleo rubro.
   b. projeções cruzadas do núcleo ventral lateral (VL) do tálamo.
   c. projeções reticulospinais bilaterais.
   d. projeções não cruzadas dos núcleos vestibulares aos músculos antigravitacionais.

3. No sentido superior, a partir do sulco lateral, a ordem de representação das partes do corpo no córtex motor primário é:
   a. membro inferior, membro superior, cabeça.
   b. membro superior, membro inferior, cabeça.
   c. membro superior, cabeça, membro inferior.
   d. membro inferior, cabeça, membro superior.
   e. cabeça, membro superior, membro inferior.

4. A área motora suplementar está localizada:
   a. na face medial do hemisfério cerebral, anterior ao córtex motor primário.
   b. na face medial do hemisfério cerebral, posterior ao córtex motor primário.
   c. na face lateral do hemisfério cerebral, anterior ao córtex motor primário.
   d. no lobo parietal, posterior ao córtex somatossensitivo.
   e. na face superolateral do hemisfério cerebral, anterior ao córtex pré-motor.

5. Doença do neurônio motor superior e doença do neurônio motor inferior são semelhantes no sentido de que em ambas as condições:
   a. os reflexos de estiramento são reduzidos.
   b. os músculos sofrem fasciculação e atrofia.
   c. os músculos flexores do membro superior são mais afetados do que os extensores.
   d. o sinal de Babinski está presente.
   e. nenhuma das anteriores.

6. Espasticidade do lado direito ocorre provavelmente após lesão em:
   a. lobo frontal esquerdo.
   b. ramo posterior da cápsula interna esquerda.
   c. funículo lateral esquerdo da medula espinal.
   d. (a) ou (b).
   e. nenhuma das anteriores.

7. Lesão no córtex motor em um dos lados geralmente causa a maior parte da fraqueza contralateral ao:
   a. falar.
   b. deglutir.
   c. elevar as pálpebras.
   d. sorrir.

8. Conforme o bíceps se contrai cada vez com maior força, a ordem em que as unidades motoras são recrutadas é:
   a. FR, FI, L.
   b. FR, L, FI.
   c. FI, FR, L.
   d. FI, L, FR.
   e. L, FR, FI.
   f. L, FI, FR.

9. Um maratonista de 32 anos de idade usará provavelmente os seguintes tipos de fibras musculares durante uma corrida de 42 quilômetros:
   a. Glicolítica tipo I.
   b. Glicolítica tipo II.
   c. Oxidativa tipo I.
   d. Oxidativa tipo II.
   e. Oxidativa tipo III.

10. Uma lesão na parte lateral do corno anterior no nível L4–L5 resultaria provavelmente em:
   a. fraqueza em todo o membro inferior.
   b. fraqueza no músculo glúteo máximo.
   c. fraqueza no hálux.
   d. espasticidade em todo o membro inferior.
   e. espasticidade no músculo glúteo máximo.
   f. espasticidade no hálux.

11. A ativação de uma única unidade motora resulta em:
   a. contração muscular das unidades motoras L, depois FI, e, finalmente, FR.
   b. contração muscular das unidades motoras L, depois FR e, finalmente, FI.
   c. contração muscular das unidades motoras FR, depois FI e, finalmente, L.
   d. contração muscular de diferentes unidades motoras ao mesmo tempo.
   e. contração muscular apenas das unidades motoras L.

12. Um homem de 42 anos de idade apresenta diplopia (visão dupla); fraqueza, atrofia e sinais de fasciculações no membro superior direito; fraqueza e hiper-reflexia no membro inferior direito; e sinal de Babinski no pé direito. O que poderia causar esses sinais e sintomas?
   a. Lesão no pedúnculo cerebral esquerdo do mesencéfalo.
   b. Lesão na cápsula interna esquerda.
   c. Lesão no giro pré-central esquerdo.
   d. Manifestações de esclerose lateral amiotrófica.
   e. Manifestações de doença de Parkinson.

13. A utilização de toxina botulínica para causar paralisia flácida local de músculos esqueléticos a fim de reduzir dores de cabeça tensionais age por:
   a. ativação dos canais nicotínicos nos músculos esqueléticos.
   b. ativação da liberação de acetilcolina sobre o músculo esquelético.
   c. ativação da liberação de ácido gama-aminobutírico sobre o músculo esquelético.
   d. inibição da liberação de acetilcolina sobre o músculo esquelético.
   e. inibição da liberação de glutamato sobre o músculo esquelético.

# Núcleos da Base

Historicamente, os núcleos da base têm sido considerados componentes importantes do sistema motor. Na verdade, sua função vai muito além disso e provavelmente estão envolvidos, até certo ponto, na maioria das funções do prosencéfalo. No entanto, sua relação com o movimento é o aspecto mais compreendido e o que se torna clinicamente evidente em distúrbios como a doença de Parkinson e a doença de Huntington. As inter-relações dos núcleos da base e das áreas motoras do córtex cerebral são enfatizadas neste capítulo, mas você deve ter em mente que os núcleos da base têm amplas conexões, similares em princípio e paralelas nos detalhes, com a maioria das outras áreas do córtex cerebral.

## OS NÚCLEOS DA BASE INCLUEM CINCO NÚCLEOS PRINCIPAIS

### CONCEITOS-CHAVE

O estriado e o globo pálido são os principais componentes prosencefálicos dos núcleos da base.
A substância negra e o núcleo subtalâmico estão interconectados com o estriado e o globo pálido.

O significado do termo "núcleos da base" tem mudado ao longo dos anos e hoje a maioria das pessoas concorda que existem seis elementos principais na lista: **núcleo caudado**, **putâmen**, **globo pálido**, **núcleo accumbens**, **substância negra** e **núcleo subtalâmico** (Figs. 19.1 e 19.2). O núcleo caudado e o putâmen têm conexões similares, embora paralelas, e são coletivamente denominados **estriado**. O putâmen e o globo pálido possuem conexões bem diferentes, mas estão fisicamente ligados; em conjunto, são conhecidos como **núcleo lentiforme** (da palavra em latim para "lentilha"). O núcleo accumbens é encontrado apenas na parte mais anterior dos núcleos da base; e é identificado em conformidade com o putâmen e o caudado.

Os termos **estriado-** e **-striado** são utilizados para fazer referência às fibras que entram ou saem do estriado; por exemplo, as fibras corticostriadas começam no córtex cerebral e terminam no núcleo caudado ou putâmen. Do mesmo modo, os termos **pálido-** e **-palidal**, **nigro-** e **-nigral**, e **subtálamo-** e **-subtalâmico** são utilizados para fazer referência às fibras que entram ou saem do globo pálido, da substância negra ou do núcleo subtalâmico.

O núcleo caudado dispõe-se paralelo ao ventrículo lateral, com sua **cabeça** volumosa na parede do corno frontal, um **corpo** menor adjacente à parte central do ventrículo e uma **cauda** ainda menor adjacente ao corno temporal.

O núcleo caudado e o putâmen fundem-se um com o outro anteriormente na base do septo pelúcido; a área de fusão é o **núcleo accumbens**, reconhecida como a terceira divisão do estriado.

O núcleo lentiforme (putâmen + globo pálido) é subjacente ao lobo insular e tem a forma de uma cunha esférica. O globo pálido é mais medial, afinando parte da cunha e estendendo-se em direção ao forame interventricular e o tálamo; apresenta duas partes com conexões distintas: o **globo pálido lateral** (GPl), adjacente ao putâmen, e o **globo pálido medial** (GPm), mais próximo do tálamo.

A substância negra está situada basicamente na parte rostral do mesencéfalo, entre o pedúnculo cerebral e o núcleo rubro; parte dela estende-se rostralmente para o diencéfalo. A substância negra é outra estrutura de duas partes. A **parte compacta** (SNc), mais próxima do núcleo rubro, contém os

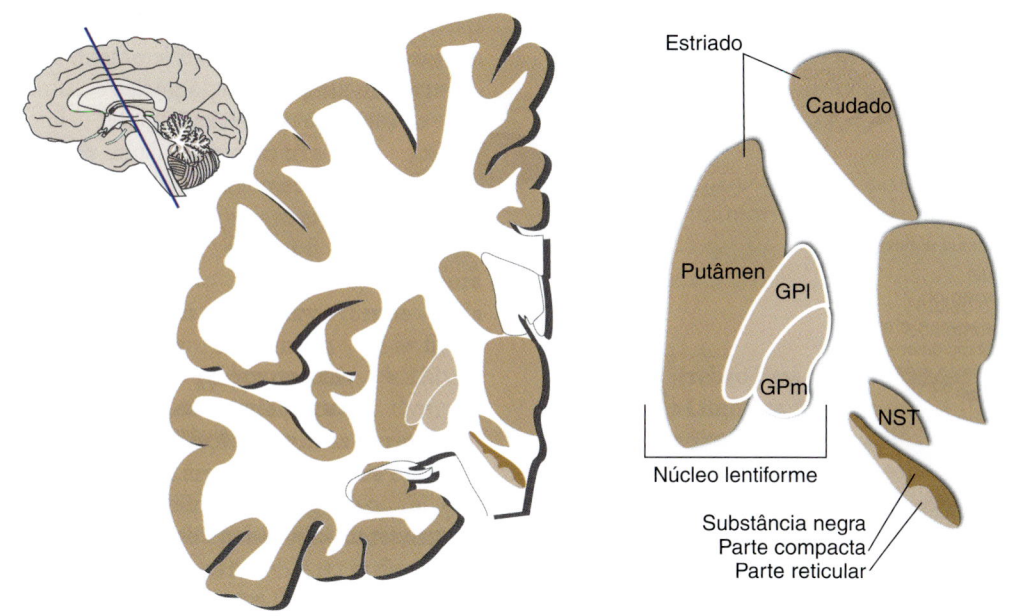

**FIG 19.1** Principais componentes dos núcleos da base e terminologia utilizada para designá-los. O núcleo accumbens, terceiro componente do estriado, é anterior a esse plano de corte (Fig. 19.2). *GPl*, globo pálido lateral; *GPm*, globo pálido medial; *NST*, núcleo subtalâmico.

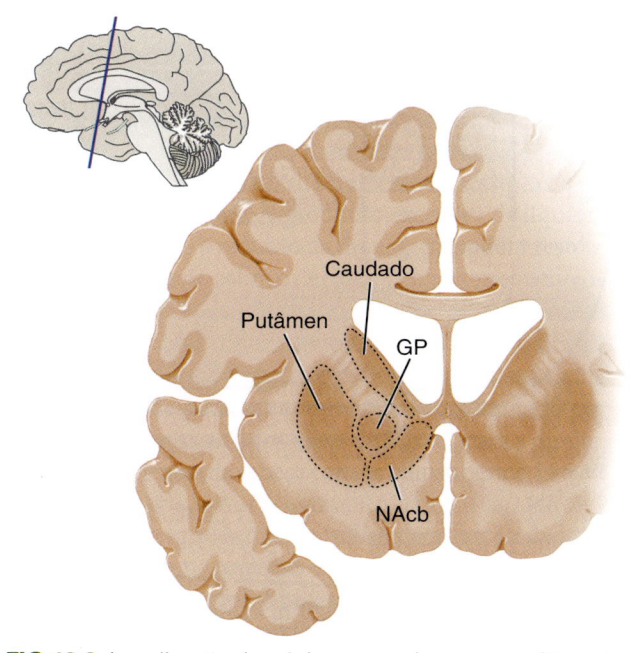

**FIG 19.2** Localização do núcleo accumbens na região antero-ventral do cérebro, compondo o estriado. Ele não é encontrado à medida que se avança em direção às áreas posteriores do cérebro. O estriado ventral inclui o núcleo accumbens.

neurônios dopaminérgicos pigmentados, que deram origem ao seu nome; a **parte reticular** (**SNr**), adjacente ao pedúnculo cerebral, é, na verdade, uma porção deslocada do GPm.

O núcleo subtalâmico, como seu nome sugere, é inferior ao tálamo, em situação imediatamente superior à extremidade rostral da substância negra.

## O CIRCUITO DOS NÚCLEOS DA BASE ENVOLVE VÁRIOS CIRCUITOS PARALELOS QUE MODULAM O *OUTPUT* CORTICAL

### CONCEITO-CHAVE

Os neurônios aferentes chegam do córtex ao estriado e núcleo subtalâmico; os eferentes saem do globo pálido e da substância negra.

Como uma lesão nos núcleos da base causa distúrbios de movimento (e outros)? Para a maioria delas, sabemos apenas as linhas gerais da resposta, mas há um fator básico a ser lembrado: os núcleos da base não enviam *outputs* importantes para os neurônios motores inferiores. No entanto, eles atuam principalmente influenciando o que sai do córtex cerebral. Por isso, os núcleos da base desempenham um papel na iniciação de processos como movimentos, pensamentos e motivações.

O estriado é, de certo modo, a principal parte do *input* dos núcleos da base, que recebe informações excitatórias (glutamato) de amplas áreas corticais (diferentes áreas para diferentes partes do estriado). GPm e SNr são as principais estruturas de *output*, que enviam projeções inibitórias (ácido gama-aminobutírico [GABA]) para o tálamo que, por sua vez, projeta para uma porção restrita dessa ampla área cortical (Fig. 19.3). Pelo fato das projeções talamocorticais serem excitatórias, o globo pálido ocupa uma posição para suprimir ou facilitar a atividade cortical por meio de padrões variados de inibição no tálamo; o equilíbrio das conexões excitatórias e inibitórias interposto entre o estriado e GPm/SNr ajuda a determinar o padrão. Por exemplo, inibir um neurônio inibitório do GPm pode ter o mesmo efeito prático no tálamo que aumentar os *inputs* excitatórios para a mesma parte do tálamo (Fig. 19.4).

Todas essas estruturas, e a maioria de suas interconexões, estão em um hemisfério cerebral, portanto a lesão de qualquer uma delas resulta em déficits contralaterais.

Embora a via córtico-estriado-pálido-talâmica seja representada comumente como um único circuito, na realidade ela é um sistema de circuitos paralelos sobrepostos, cada um conectado de acordo com os mesmos princípios (Fig. 19.5).

Desse modo, o núcleo caudado, por exemplo, recebe *inputs* de uma ampla área do córtex, diferente da área relacionada com os *inputs* do putâmen ou do núcleo accumbens (estriado ventral) e influencia sua parte do globo pálido, que, por sua vez, projeta-se para a sua parte do tálamo e sua área cortical restrita.

O subsistema do putâmen é a parte com maior envolvimento direto nos distúrbios de movimento. Seus *inputs* vêm das áreas motoras e somatossensitivas que ladeiam o sulco central. Seus *outputs* chegam às áreas motoras do córtex (em especial, à **área motora suplementar**) por meio dos núcleos ventral lateral (VL) e ventral anterior (VA) do tálamo. Esse conjunto de conexões é coerente com a noção de que o putâmen e a área motora suplementar, de alguma forma, estão envolvidos no planejamento ou iniciação dos movimentos voluntários.

O núcleo caudado, por outro lado, está mais envolvido nas funções cognitivas, embora se saiba menos sobre como esse envolvimento se revela em nossas atividades diárias. Os *inputs* do

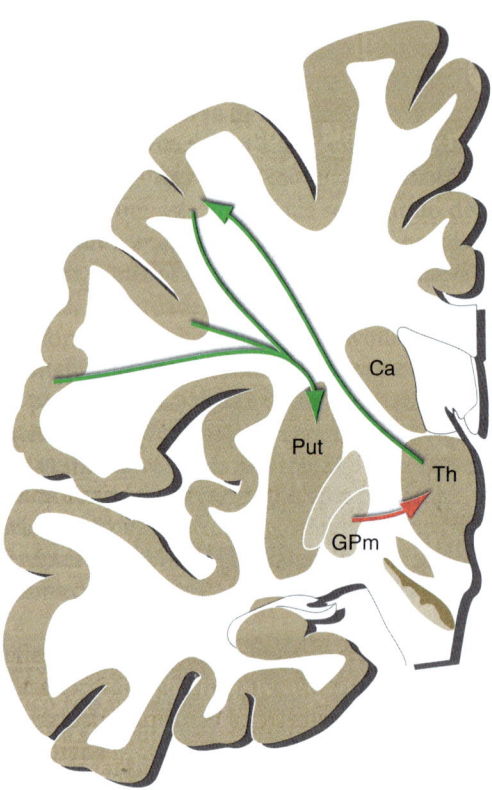

**FIG 19.3** Padrão geral de conexões de *input-output* (entrada-saída) dos núcleos da base. O putâmen (Put) é exibido como um exemplo do estriado; o núcleo caudado (Ca) e o núcleo accumbens (fora desse plano de corte) têm conexões similares, mas com diferentes áreas do córtex e diferentes partes do GPm e do tálamo (Th). As conexões excitatórias são exibidas em verde, as conexões inibitórias em vermelho. *GPm*, globo pálido medial.

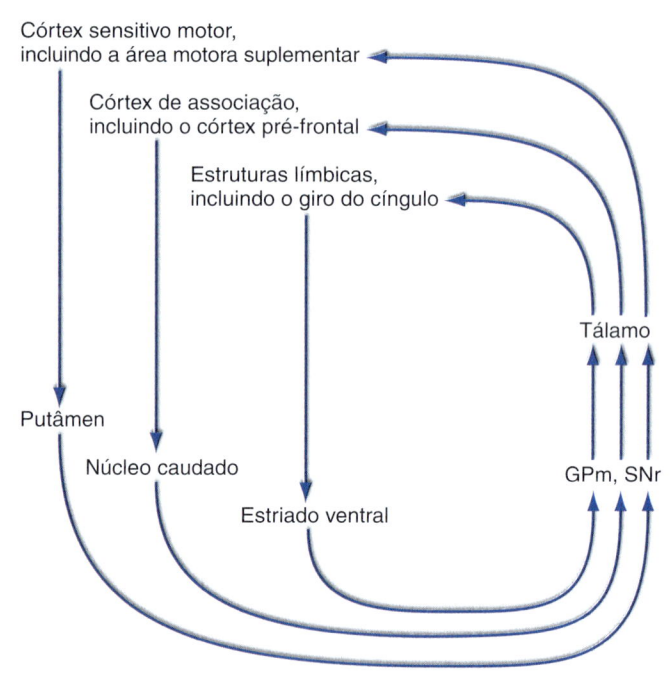

**FIG 19.5** Circuitos paralelos através dos núcleos da base. *GPm*, globo pálido medial; *SNr*, parte reticular da substância negra.

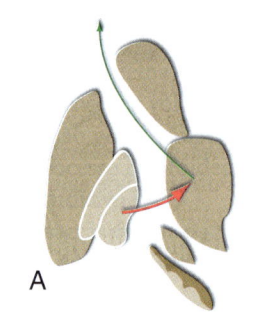
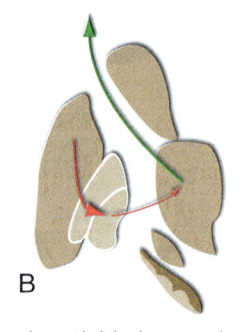
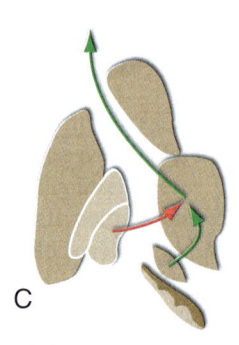

**FIG 19.4** Esquema do modo pelo qual a atividade em alguma parte do sistema nervoso pode ser aumentada pela inibição ou excitação de outra parte do sistema nervoso. Os níveis basais de atividade nos neurônios talamocorticais (A) podem ser aumentados ao se impossibilitar a inibição do tálamo (B) ou pelo aumento dos *inputs* excitatórios para o tálamo (C). As conexões excitatórias são exibidas em verde e as conexões inibitórias em vermelho.

caudado vêm de áreas de associação generalizadas do córtex cerebral; os *outputs* do caudado, por meio do núcleo VA e do núcleo medial dorsal (MD), chegam ao córtex pré-frontal. Dessa forma, as conexões anatômicas são apropriadas para um envolvimento do caudado nas funções cognitivas.

Por fim, o núcleo accumbens e áreas adjacentes do estriado (denominados coletivamente de estriado ventral) recebem *inputs* de estruturas límbicas e projetam-se, por meio de parte do globo pálido e do tálamo, de volta para o córtex límbico (descrito no Cap. 23).

## AS INTERCONEXÕES DOS NÚCLEOS DA BASE DETERMINAM O PADRÃO DE SEUS *OUTPUTS*

O processamento nos núcleos da base baseia-se, em grande parte, nos níveis de inibição flutuantes. Os neurônios do estriado e do pálido usam GABA como transmissor; o núcleo subtalâmico é a única grande área de projeções excitatórias (glutamato).

### O Córtex Cerebral, a Substância Negra e o Tálamo Enviam Projeções para o Estriado

**CONCEITOS-CHAVE**

Parte da substância negra modula o *output* do estriado e outras partes dos núcleos da base.
Diferentes partes do estriado estão envolvidas no movimento, cognição e afeto.
O estriado projeta para o globo pálido e para a substância negra.
O globo pálido lateral distribui sinais inibitórios dentro dos núcleos da base.

Embora os *inputs* do córtex cerebral predominem, as projeções dopaminérgicas moduladoras da SNc (para o caudado e o putâmen) e da área tegmental ventral (ATV) (para o núcleo accumbens) constituem uma segunda categoria importante de *inputs* do estriado; a deficiência de dopamina na SNc causa doença de Parkinson, enquanto sua deficiência na ATV causa alterações nos fenômenos motivacionais. Alguns núcleos intralaminares também enviam projeções para o estriado, mas pouco se sabe sobre a importância dessas conexões.

### O Globo Pálido Medial e a Parte Reticular da Substância Negra Fornecem o *Output* dos Núcleos da Base

Diferentes partes do estriado enviam projeções para determinadas partes do globo pálido (ambos os segmentos) e da SNr. O GPl envia projeções inibitórias para a maioria das outras partes dos núcleos da base, mas o GPl e a SNr fornecem os principais *outputs* dos núcleos da base. As fibras de *output* palidal (GPm) chegam ao tálamo por dois feixes. A alça lenticular curva-se ao redor da margem medial da cápsula interna. O fascículo lenticular atravessa diretamente a cápsula interna. Os dois feixes unem-se às fibras de *output* cerebelar inferiormente ao tálamo e formam o fascículo talâmico, que, em seguida, faz sinapse no núcleo VA do tálamo.

O circuito córtex-estriado-GPm/SNr-tálamo-córtex muitas vezes é considerado uma via direta através dos núcleos da base, o que facilita o movimento (Fig. 19.6), um circuito cujo

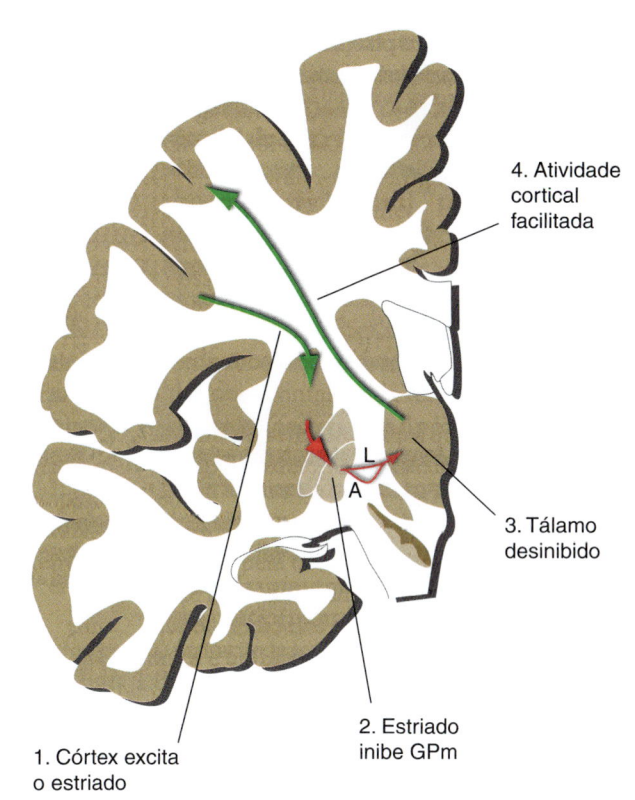

4. Atividade cortical facilitada

L

A

3. Tálamo desinibido

2. Estriado inibe GPm

1. Córtex excita o estriado

**FIG 19.6** "Via direta" através dos núcleos da base. Conexões excitatórias são exibidas em verde e inibitórias em vermelho. *A*, alça lenticular; *GPm*, globo pálido medial; *L*, fascículo lenticular.

distúrbio explica parcialmente os movimentos lentos e restritos da doença de Parkinson.

### O Núcleo Subtalâmico Faz Parte de uma Via Indireta através dos Núcleos da Base

O *output* do GPm e da SNr é determinado pelo equilíbrio dos *inputs* inibitórios e excitatórios que eles recebem. O estriado é uma fonte importante de *inputs* inibitórios. O núcleo subtalâmico, por outro lado, fornece um poderoso *input* excitatório. Em geral, o núcleo subtalâmico é considerado parte de uma via indireta através dos núcleos da base (Fig. 19.7), que tem um efeito exatamente oposto ao da via indireta sobre a atividade talâmica. De acordo com um modelo de função dos núcleos da base, o equilíbrio de atividade nas vias direta e indireta ajuda a determinar quais atividades corticais são facilitadas e quais são suprimidas. As fibras que cursam nos dois sentidos entre o núcleo subtalâmico e o globo pálido penetram a cápsula interna como pequenos feixes chamados coletivamente de fascículo subtalâmico.

### OS RAMOS PERFURANTES DO CÍRCULO ARTERIAL DO CÉREBRO IRRIGAM OS NÚCLEOS DA BASE

Assim como outras estruturas cerebrais profundas, os núcleos da base são irrigados por ramos perfurantes do círculo arterial do cérebro (polígono de Willis); o padrão é previsível a partir da organização anteroposterior dos componentes dos núcleos da base. A substância negra e o núcleo subtalâmico estão no

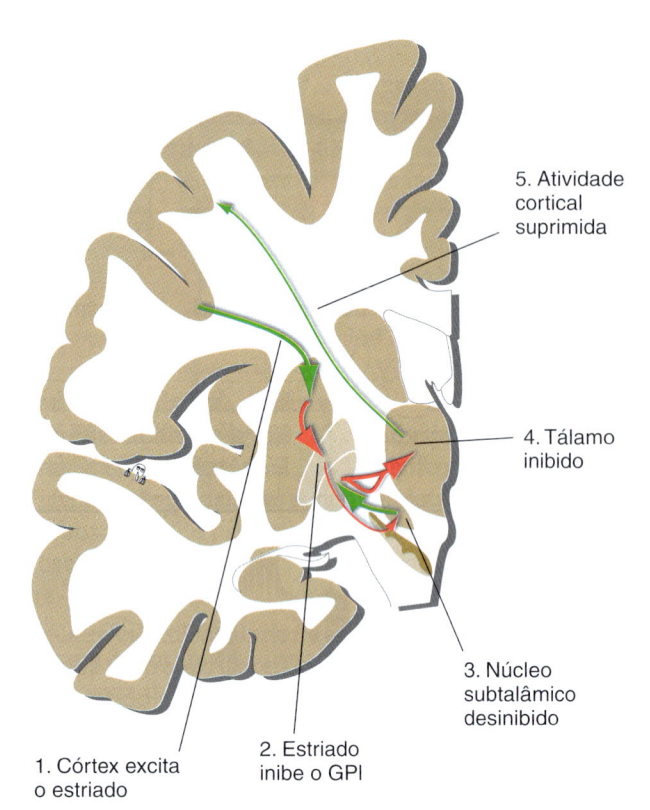

5. Atividade cortical suprimida

4. Tálamo inibido

3. Núcleo subtalâmico desinibido

2. Estriado inibe o GPI

1. Córtex excita o estriado

**FIG 19.7** "Via indireta" através dos núcleos da base. Conexões excitatórias são exibidas em verde e inibitórias em vermelho. *GPI*, globo pálido lateral.

mesencéfalo (ou próximos dele), portanto são irrigados por ramos das partes posteriores do círculo (i.e., das artérias cerebral posterior e comunicante posterior). O núcleo lentiforme, um pouco mais anterior, é irrigado pela artéria corióidea anterior e por ramos da artéria cerebral média. Por fim, os ramos da artéria cerebral anterior ajudam a irrigar o núcleo accumbens e a cabeça do núcleo caudado.

## MUITOS DISTÚRBIOS DOS NÚCLEOS DA BASE RESULTAM EM ANOMALIAS DE MOVIMENTO

### CONCEITO-CHAVE

Propriedades anatômicas e neuroquímicas dos núcleos da base são sugestivas para tratamentos eficazes dos distúrbios.

Os distúrbios dos núcleos da base mais conhecidos são caracterizados por uma combinação de sinais positivos e negativos –

os sinais positivos são contrações musculares involuntárias em vários padrões e os sinais negativos representados pela dificuldade para iniciar a contração muscular. A doença de Parkinson é o exemplo clássico. Os sinais positivos incluem um tremor de repouso, especialmente pronunciado nas mãos, e um aumento geral do tônus em todos os músculos, chamado rigidez. Os sinais negativos incluem movimentos lentos (bradicinesia) e quantidade reduzida de movimento (hipocinesia ou acinesia). Não há alteração específica na força ou nos reflexos. A doença de Parkinson é caracterizada por perda de neurônios dopaminérgicos que se estendem da SNc ao estriado. Essa perda de *input* de dopamina resulta em redução na atividade de output do estriado que, ao final, resulta em maior atividade inibitória do GPm sobre o tálamo. Tratamentos da doença de Parkinson incluem uma forma de dopamina, a levodopa, que consegue atravessar a barreira hematoencefálica, combinada com carbidopa, que protege a levodopa da degradação enzimática periférica. Além disso, podem ser usados agonistas do receptor de dopamina (p. ex., bromocriptina, ropinirol, pramipexol) ou compostos que inibem a degradação da dopamina (inibição da monoaminoxidase – selegilina; inibição da catecol-O-metiltransferase [COMT] – tolcapona e entacapona) (Cap. 8).

Outros distúrbios dos núcleos da base, como a doença de Huntington, podem ser acompanhados por diferentes tipos de movimentos involuntários, incluídos em três categorias gerais: movimentos rápidos conhecidos como coreia; movimentos lentos, de contorção, conhecidos como atetose; e movimentos bruscos em arremesso de membros inteiros, denominados balismo. A doença de Huntington é causada por uma mutação autossômica dominante devido ao excesso de repetições CAG no gene da huntingtina, que codifica uma proteína anormal. Isso resulta em uma perda mais seletiva de neurônios estriados na via indireta. Os tratamentos incluem antagonistas da dopamina (p. ex., risperidona) ou fármacos que causam depleção da dopamina (p. ex., tetrabenazina). Em alguns distúrbios, o aumento do tônus é ainda maior do que na doença de Parkinson; em outros, ele é menor.

Muitos sintomas dos distúrbios dos núcleos da base parecem coerentes com o modelo de circuito direto-indireto. Por exemplo, a interrupção da projeção dopaminérgica da substância negra para o estriado, a causa da doença de Parkinson, deve aumentar o *output* de GPm/SNr e suprimir o movimento. Além disso, a lesão do núcleo subtalâmico desativa a via indireta e causa, de fato, balismo no lado oposto (i.e., hemibalismo contralateral). No entanto, outras observações são incompatíveis e parecem indicar que o modelo de circuito direto-indireto é, na melhor das hipóteses, uma explicação parcial.

## ■ QUESTÕES DE ESTUDO

1. Um jogador de handebol americano de 39 anos de idade notou um início súbito de movimentos involuntários no seu lado direito. Seus membros superior e inferior direitos faziam movimentos em arremesso, amplos e violentos, que interferiam no jogo. O local mais provável da lesão era:
   a. na substância negra esquerda.
   b. na substância negra direita.
   c. no globo pálido esquerdo.
   d. no globo pálido direito.
   e. no núcleo subtalâmico esquerdo.
   f. no núcleo subtalâmico direito.

2. O termo "fibras estriadonigrais" pode ser usado para fazer referência às fibras que se estendem:
   a. do núcleo caudado à substância negra.
   b. da substância negra ao putâmen.
   c. do núcleo subtalâmico à substância negra.
   d. do globo pálido à substância negra.

**3.** A principal fonte de *inputs* para o núcleo caudado é:
   **a.** o globo pálido.
   **b.** o núcleo subtalâmico.
   **c.** o putâmen.
   **d.** as áreas de associação do córtex, como o córtex pré--frontal.
   **e.** o córtex motor e somatossensitivo.

**4.** O principal circuito através do qual os núcleos da base influenciam o córtex cerebral envolve uma projeção:
   **a.** do globo pálido para o tálamo.
   **b.** do globo pálido para a substância negra.
   **c.** do estriado para o tálamo.
   **d.** do estriado para o córtex cerebral.
   **e.** do globo pálido para o córtex cerebral.

**5.** A espasticidade e a rigidez parkinsoniana são similares, pois em ambas as condições há:
   **a.** fraqueza.
   **b.** reflexo de estiramento exacerbado.
   **c.** maior tônus do bíceps.
   **d.** tremor em repouso.
   **e.** nenhuma das opções anteriores.

**6.** Os núcleos da base incluem todos os componentes abaixo, exceto:
   **a.** globo pálido.
   **b.** putâmen.
   **c.** substância negra.
   **d.** tálamo.
   **e.** núcleo subtalâmico.

Responda às questões 7 a 12 usando o diagrama abaixo. Cada questão pode ter várias respostas e cada letra pode ser usada mais de uma vez.

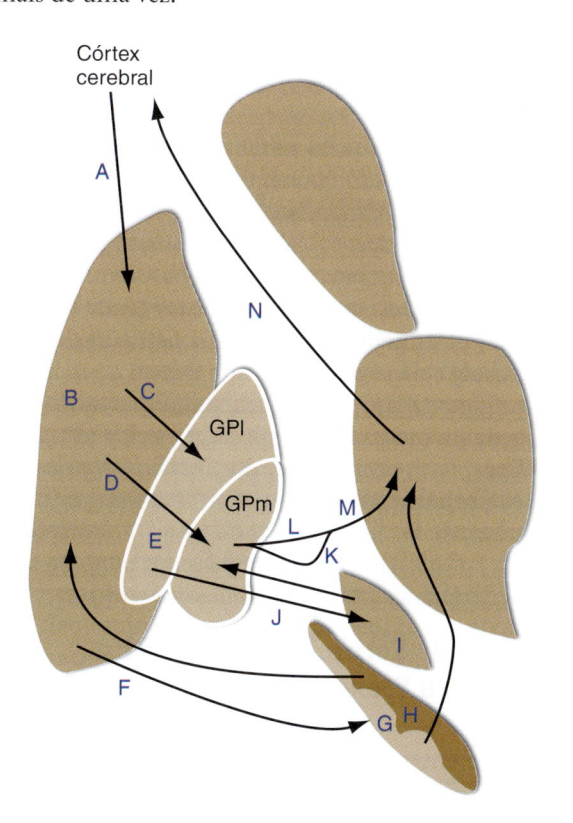

**7.** Fascículo talâmico.

**8.** Núcleo subtalâmico.

**9.** Localização dos corpos neuronais que usam a dopamina como neurotransmissor.

**10.** Localização dos corpos neuronais que usam o ácido gama-aminobutírico como neurotransmissor.

**11.** Localização dos corpos neuronais que usam o glutamato como neurotransmissor.

**12.** Local da perda neuronal na doença de Parkinson.

**13.** Uma técnica neurocirúrgica atual para ajudar os pacientes com doença de Parkinson que tendem a ser resistentes ao tratamento médico inclui a estimulação cerebral profunda (ECP) de um determinado núcleo. Embora o nome afirme que há estimulação, o método resulta em uma frequência de corrente que inativa o núcleo. Que parte dos núcleos da base deve ser inativada ao usar a ECP para melhorar a acinesia/hipocinesia nos pacientes com doença de Parkinson?
   **a.** Globo pálido medial (GPm).
   **b.** Caudado.
   **c.** Putâmen.
   **d.** Parte compacta da substância negra (SNc).
   **e.** Núcleo subtalâmico.

**14.** Um medicamento apropriado para tratar um paciente com doença de Huntington é a(o):
   **a.** bromocriptina.
   **b.** levodopa/carbidopa.
   **c.** ropinirol.
   **d.** tetrabenazina.
   **e.** tolcapona.

**15.** Um ano após ser diagnosticado com doença de Parkinson, o paciente nota que o medicamento não funciona tão bem com o passar do tempo. O paciente toma uma dose extra sobre a dose original. Que tipo de comportamento pode ocorrer?
   **a.** Acinesia.
   **b.** Bradicinesia.
   **c.** Coreia.
   **d.** Tremor de repouso.
   **e.** Movimentos tônico-clônicos.

# 20

# Cerebelo

O cerebelo ajuda a coordenar o movimento por amostragem da maioria dos tipos de informação sensitiva, comparando os movimentos em curso com os pretendidos, e emitindo sinais de planejamento ou correção. As comparações são feitas em um córtex cerebelar uniforme e precisamente organizado e os sinais de planejamento ou correção são emitidos através de um conjunto de núcleos cerebelares profundos. Em virtude de seu *output* estar relacionado com a coordenação do movimento e não com a percepção, as lesões cerebelares acarretam em incoordenação, sem alterações sensitivas.

## O CEREBELO PODE SER DIVIDIDO EM ZONAS TRANSVERSAIS E LONGITUDINAIS

### CONCEITOS-CHAVE

Fissuras transversais dividem o cerebelo em lobos.
Conexões funcionais dividem o cerebelo em zonas longitudinais.

Do ponto de vista da anatomia macroscópica, a **fissura primária** divide o **corpo** do cerebelo em **lobos anterior** e **posterior** e outra fissura profunda separa-o do **flóculo** e do **nódu-**

lo (juntos formam **o lobo floculonodular**) (Fig. 20.1). Às vezes são empregados diversos nomes exóticos a várias partes dos lobos anterior e posterior, mas a maioria tem utilidade clínica limitada. Um nome digno de nota é a **tonsila** do cerebelo, parte do lobo posterior mais próxima do flóculo. A tonsila é uma das partes mais inferiores do cerebelo e os processos expansivos na fossa posterior podem provocar sua herniação através do forame magno com subsequente compressão do bulbo.

Em termos de conexões e funções, entretanto, é mais conveniente dividir cada metade do cerebelo em três zonas longitudinais – um **verme** mediano e um **hemisfério** com uma parte **medial** e uma parte **lateral** maior. O verme está envolvido na coordenação dos movimentos do trono. As partes medial e lateral do hemisfério estão envolvidas nos movimentos dos membros ipsilaterais, mas de maneiras diferentes.

### Os Núcleos do Cerebelo Estão Contidos na Substância Branca

O plano fundamental de organização geral do cerebelo envolve conexões aferentes que chegam ao córtex cerebelar, que por sua vez enviam projeções para os núcleos contidos na substância branca cerebelar. Em seguida, esses núcleos dão origem

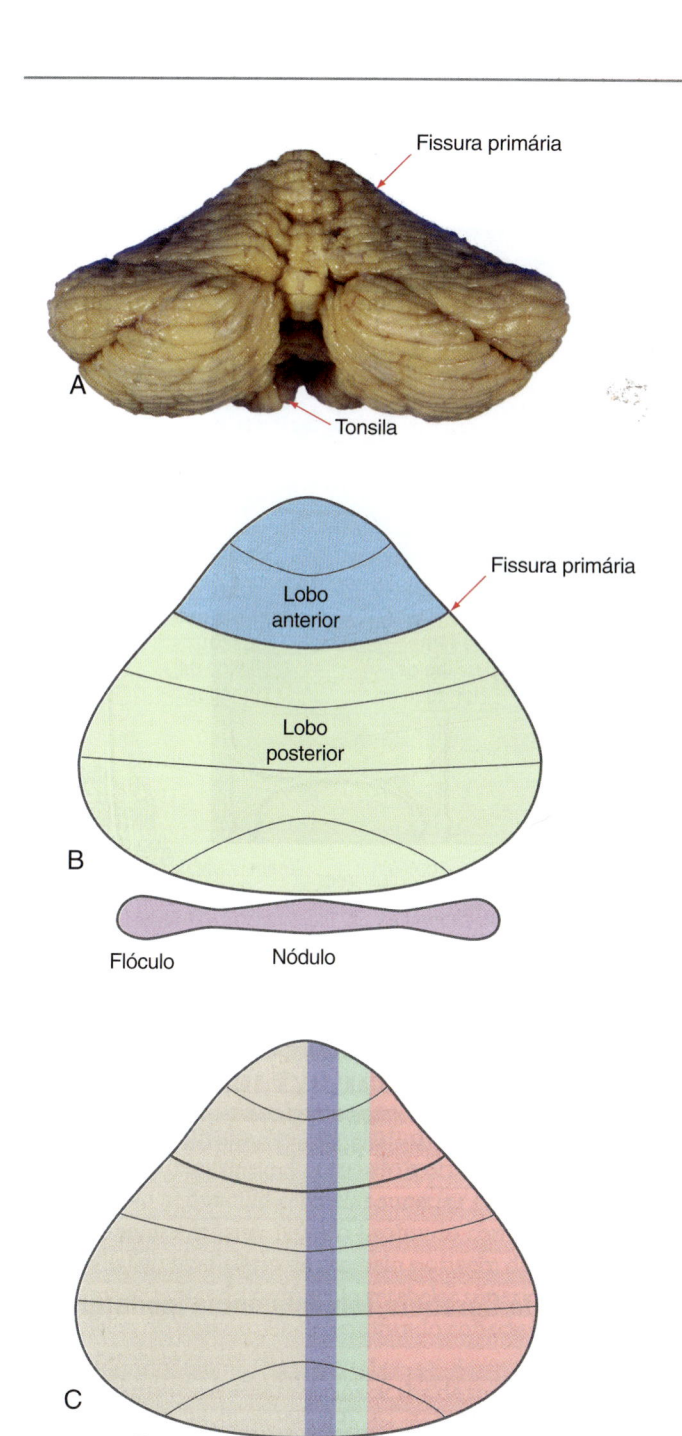

**FIG 20.1** Vista posterior do cerebelo (A) e dois diagramas similares mostrando sua divisão transversal em lobos (B) e longitudinal em zonas funcionais (C). O diagrama representa um cerebelo achatado em vista posterior, de modo que todas as suas partes possam ser visualizadas.

ao *output* do cerebelo. Existem três núcleos em cada lado do cerebelo, dispostos em série: **núcleo do fastígio** (mais medial), **interpósito** (constituído dos núcleos emboliforme e globoso) e **denteado** (mais lateral).

## Três Pedúnculos Transmitem a Entrada e a Saída de Cada Metade do Cerebelo

Três pedúnculos contendo os aferentes e eferentes cerebelares prendem o cerebelo no tronco encefálico (Fig. 20.2). O pedúnculo cerebelar superior é a principal rota de saída do seu lado do cerebelo, carregando todos os eferentes dos núcleos denteado e interposto e alguns dos eferentes do núcleo fastigial. O pedúnculo cerebelar médio é a rota de entrada das informações provenientes do córtex cerebral, carregando as fibras dos núcleos pontinos contralaterais. Então, por eliminação, o pedúnculo cerebelar inferior é um feixe complexo, carregando a maior parte dos aferentes cerebelares restantes (incluindo as fibras trepadeiras do núcleo olivar inferior, conforme descrito um pouco mais tarde) e dos tratos espinocerebelares, bem como dos eferentes cerebelares restantes.

## TODAS AS PARTES DO CEREBELO COMPARTILHAM PRINCÍPIOS GERAIS DE ORGANIZAÇÃO

Todas as partes do cerebelo têm um córtex com a mesma estrutura e usam os mesmos circuitos básicos (Fig. 20.3; *inputs* → córtex → núcleos profundos → *outputs*). Isso indica que todas as partes do cerebelo realizam a mesma operação básica (ainda misteriosa) e que as diferenças funcionais entre as diferentes regiões do cerebelo são simplesmente reflexo das diferentes fontes de *input* e dos alvos de *output*.

### Os *Inputs* Chegam ao Córtex Cerebelar como Fibras Musgosas e Trepadeiras

As fibras aferentes chegam ao córtex cerebelar em duas formas: **fibras musgosas** e **fibras trepadeiras** (Fig. 20.4). As fibras trepadeiras, todas provenientes do **complexo olivar inferior** contralateral da parte rostral do bulbo, terminam diretamente sobre os dendritos das **células de Purkinje**, que fornecem o *output* do córtex cerebelar. As fibras musgosas, por outro lado, provêm de vários outros locais e terminam sobre as minúsculas **células granulosas** do córtex cerebelar, as quais emitem **fibras paralelas**, que fazem sinapse com os dendritos das células de Purkinje. Embora as fibras musgosas tenham origem bilateral no sistema nervoso central (SNC), as que chegam a um lado do cerebelo conduzem informações ipsilaterais do corpo (p. ex., ver Figs. 20.6 e 20.7 mais adiante neste capítulo).

A maior parte do *output* da célula de Purkinje é encaminhada aos núcleos do cerebelo que, por sua vez, fornecem a maior parte do *output* do cerebelo. Contudo, alguns axônios de células de Purkinje não usam os núcleos do cerebelo e estendem-se diretamente aos núcleos vestibulares do tronco encefálico.

### As Células de Purkinje do Córtex Cerebelar Estendem-se aos Núcleos do Cerebelo

O lobo floculonodular está relacionado principalmente com a função vestibular (postura e movimentos oculares) e a maior parte de seu *output* é conduzida direta ou indiretamente aos núcleos vestibulares. As três zonas longitudinais do restante do cerebelo encaminham seus *outputs* para três núcleos dispostos

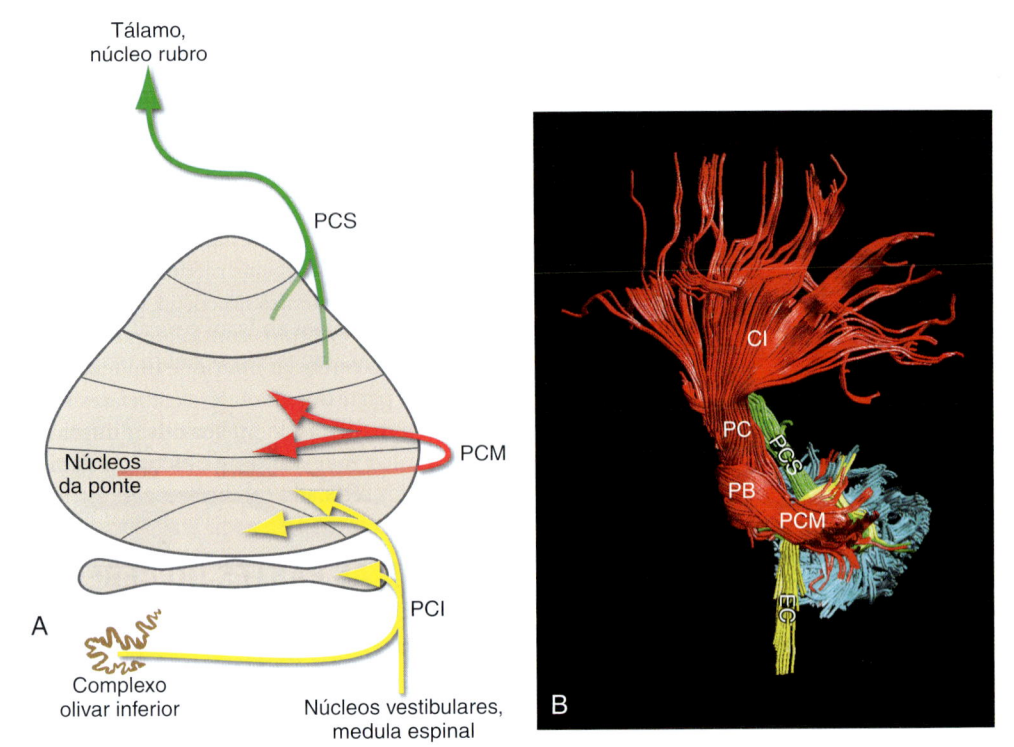

**FIG 20.2** (A) Conteúdo dos pedúnculos cerebelares. Para simplificar, os pedúnculos inferior e superior são representados como estruturas inteiramente aferentes ou eferentes; cada um deles contém, na realidade, um número menor de fibras que se estendem em sentido oposto. *PCI*, pedúnculo cerebelar inferior; *PCM*, pedúnculo cerebelar médio; *PCS*, pedúnculo cerebelar superior. (B) Vista lateral esquerda de uma bela imagem por tensor de difusão dos pedúnculos cerebelares. Fibras de amplas áreas corticais descem pela cápsula interna (CI), convergem no pedúnculo cerebral (PC) e chegam aos núcleos na parte basilar da ponte (PB); os núcleos da ponte enviam projeções para a metade contralateral do cerebelo através do pedúnculo cerebelar médio (PCM). As fibras espinocerebelares (EC) entram no cerebelo através do pedúnculo cerebelar inferior (PCI). Por fim, as fibras cerebelares eferentes saem pelo pedúnculo cerebelar superior (PCS). Fibras mais curtas que interconectam diferentes partes do cerebelo são exibidas em azul. (Modificado de Catani M et al.: Altered cerebellar feedback projections in Asperger syndrome, *NeuroImage* 41:1184, 2008. Agradecimentos ao Dr. Marco Catani).

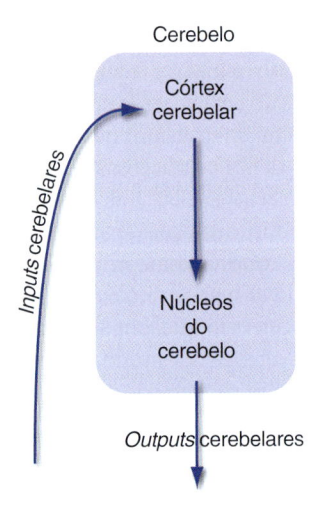

**FIG 20.3** Padrão geral dos *inputs* e *outputs* cerebelares.

## Um Lado do Cerebelo Tem Influência Ipsilateral no Corpo

Cada núcleo do fastígio, ao retransmitir o output do verme, envia projeções bilaterais à formação reticular e aos núcleos vestibulares. No entanto, os sistemas da parte medial do hemisfério/núcleo interpósito e parte lateral do hemisfério/núcleo denteado de cada lado estão conectados de modo que eles ajudam a controlar os membros ipsilaterais. Isso significa que, embora existam muitos cruzamentos medianos nos circuitos cerebelares, todos eles relacionam-se de modo que um lado do cerebelo influencia os membros ipsilaterais. Por exemplo, o córtex cerebral de um lado afeta os membros contralaterais, portanto ele também deve estar conectado com a metade contralateral do cerebelo.

## Os Detalhes das Conexões Variam de Acordo com as Zonas

Cada zona funcional do cerebelo está conectada não apenas com um núcleo específico de *output*, mas também com um conjunto distinto de *inputs* (Fig. 20.6). O lobo floculonodular recebe principalmente aferências vestibulares. O verme e a parte medial dos hemisférios recebem *inputs* **espinocerebelares**

em série, de medial a lateral (Fig. 20.5): verme → núcleo do fastígio, parte medial do hemisfério → núcleo interpósito (globoso + emboliforme) e parte lateral do hemisfério → núcleo denteado.

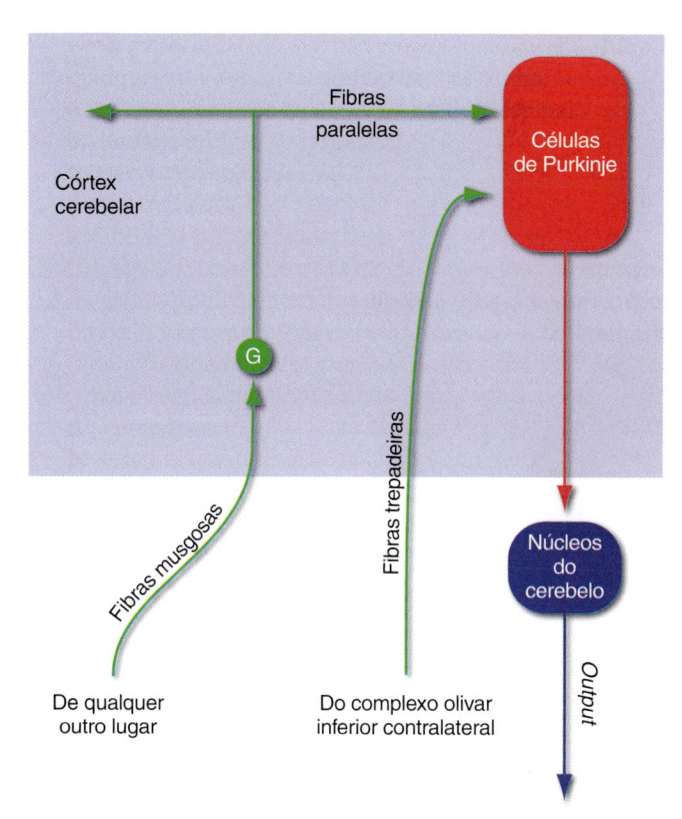

**FIG 20.4** Córtex e núcleos do cerebelo. Conexões excitatórias são exibidas em *verde* e inibitórias em *vermelho*. As projeções dos núcleos do cerebelo são exibidas em uma terceira cor porque, embora a maioria seja excitatória, algumas são inibitórias. *G*, células granulosas.

e *inputs* do córtex motor (através dos núcleos da ponte) do cérebro. A parte lateral dos hemisférios recebe *inputs* através dos **núcleos da ponte** de amplas as áreas corticais. (Esses não são os únicos *inputs* para essas zonas, mas sugerem a função principal de cada uma delas.)

## O CÓRTEX CEREBELAR RECEBE *INPUTS* DE VÁRIAS ORIGENS

Cada porção do córtex cerebelar recebe múltiplos *inputs*, mas em um padrão diferenciado – fibras trepadeiras de uma determinada parte do complexo olivar inferior contralateral, fibras musgosas dos núcleos da ponte contralaterais correlacionados com o input de uma determinada área do córtex cerebral, e algumas outras que são exclusivas para a referida porção do córtex cerebelar.

### Os *Inputs* Vestibulares Chegam ao Flóculo e ao Verme

Os *inputs* vestibulares provenientes dos núcleos vestibulares e diretamente do nervo vestibular chegam ao lobo floculonodular e também ao verme.

### A Medula Espinal Envia Projeções ao Verme e à Parte Medial do Hemisfério do Cerebelo

O verme e, particularmente, a parte medial do hemisfério do cerebelo recebem *inputs* sobrepostos de fibras musgosas ipsilaterais provenientes da medula espinal e dos núcleos do nervo trigêmeo (portanto, do mesmo lado do corpo) e contralaterais do córtex cerebral (portanto, do mesmo lado do corpo mais uma vez) em um padrão de sobreposição relativamente

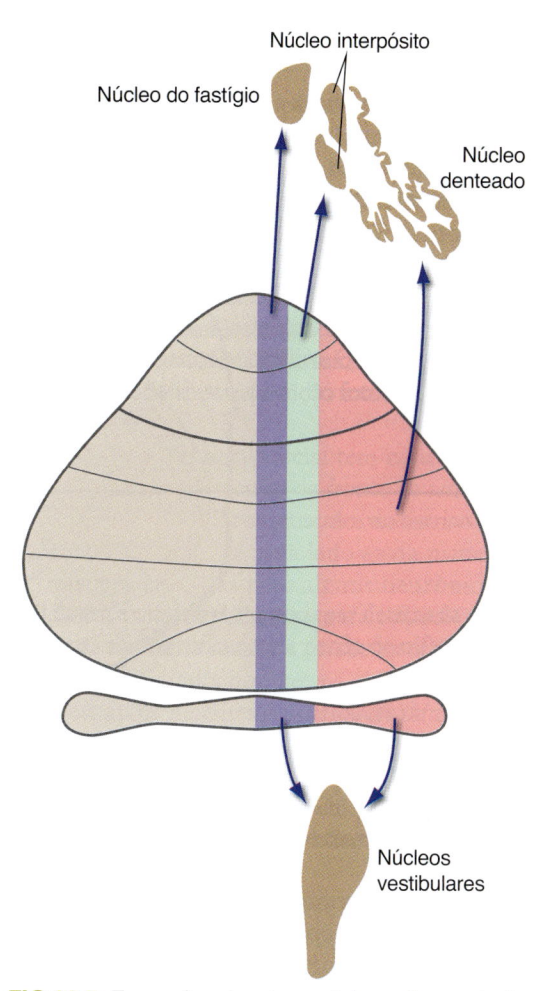

**FIG 20.5** Zonas funcionais e núcleos do cerebelo.

somatotópico. Os *inputs* espinais e corticais (principalmente do córtex motor), que representam os membros, chegam à parte medial do hemisfério do cerebelo; aqueles que representam o tronco chegam ao verme.

### O Córtex Cerebral Envia Projeções para o Cerebelo por Meio dos Núcleos da Ponte

Os *inputs* e *outputs* da parte lateral do hemisfério do cerebelo destacam a importância do córtex cerebral. Os *inputs*, por meio dos núcleos da ponte, chegam dos córtices motor, pré-motor e somatossensitivo contralaterais e, até mesmo, do córtex de associação. Elementos como as fibras espinocerebelares e vestibulocerebelares não chegam a essa parte do cerebelo, mais uma vez sugerindo sua função.

### Fibras Trepadeiras Têm Origem no Complexo Olivar Inferior

O complexo olivar inferior é a única origem das fibras trepadeiras que se distribuem à metade contralateral do cerebelo. A projeção é organizada topograficamente, de modo que cada pequena parte do complexo olivar inferior envia projeções para uma pequena região específica do córtex cerebelar.

### A Informação Visual e Auditiva Chega ao Cerebelo

O cerebelo não usa apenas informações sensoriais para ajudar a planejar e orientar o movimento. Projeções de partes do

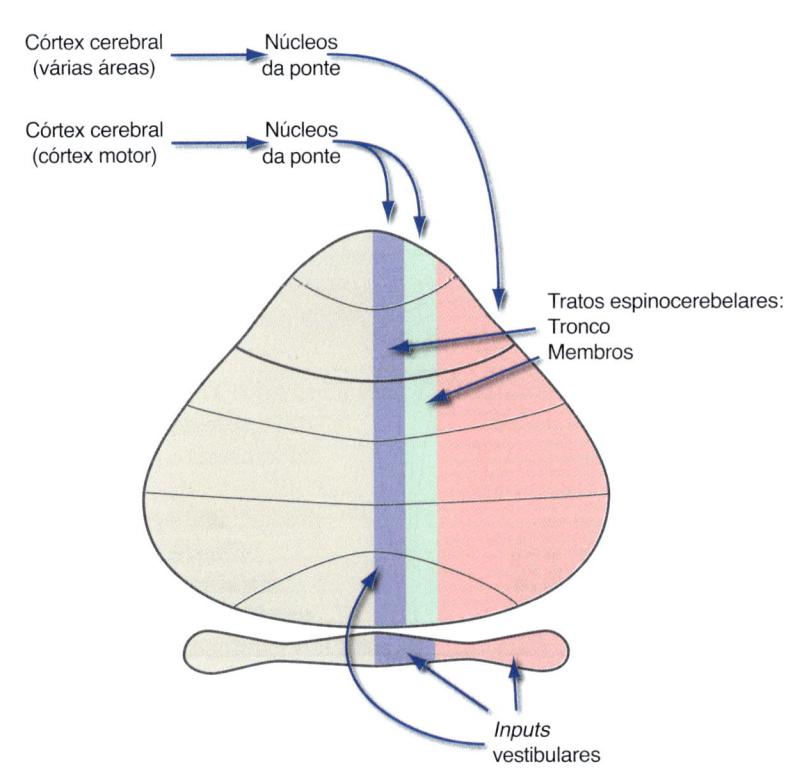

**FIG 20.6** Principais fontes de fibras musgosas para as zonas funcionais do cerebelo.

córtex visual e auditivo, por meio de seu próprio subconjunto de núcleos da ponte, chegam à parte do verme que recebe informações somatossensitivas da cabeça.

## CADA ZONA LONGITUDINAL TEM UM *OUTPUT* DISTINTO

### CONCEITOS-CHAVE

O verme envia projeções para o núcleo do fastígio.
As partes medial e lateral de cada hemisfério enviam projeções para os núcleos interpósito e denteado.

Além de apresentar um conjunto distinto de *inputs* (Fig. 20.6), cada zona funcional do córtex cerebelar também exibe um padrão distinto de projeções para os núcleos do cerebelo (Fig. 20.5). Esses núcleos, por sua vez, emitem outras projeções que apresentam correlação funcional.

O núcleo do fastígio envia projeções através do pedúnculo cerebelar inferior, sobretudo para os núcleos vestibulares e a formação reticular. Os núcleos interpósito e denteado enviam projeções através do pedúnculo cerebelar superior, cuja maioria das fibras cruza o plano mediano na parte caudal do mesencéfalo, atravessa o núcleo rubro (ou passa à sua volta) e chega aos núcleos ventral lateral/ventral anterior (VL/VA) do tálamo (Fig. 20.7). Algumas fibras do núcleo interpósito terminam na parte do núcleo rubro que origina o trato rubrospinal; algumas do núcleo denteado chegam à parte (muito maior) do núcleo rubro que envia projeções ao complexo olivar inferior pelo que se acredita ser um circuito de aprendizagem motora.

## PADRÕES DE CONEXÕES INDICAM AS FUNÇÕES DAS ZONAS LONGITUDINAIS

Os padrões específicos de conexão das diferentes zonas funcionais do cerebelo geralmente são coerentes com os tipos de déficits decorrentes de lesões em cada zona (Tabela 20.1).

### A Parte Lateral dos Hemisférios do Cerebelo Está Envolvida no Planejamento dos Movimentos

As conexões da parte lateral dos hemisférios do cerebelo são controladas por um grande circuito que se estende do córtex cerebral, através do cerebelo, e retorna aos córtices motor e pré-motor. Esse é o substrato anatômico para a contribuição da parte lateral dos hemisférios do cerebelo no planejamento dos movimentos, em particular os movimentos aprendidos, que se tornam mais rápidos e precisos ao longo do tempo.

### A Parte Medial dos Hemisférios do Cerebelo Está Envolvida no Ajuste dos Movimentos dos Membros

A parte medial dos hemisférios do cerebelo, por outro lado, é organizada para comparar o movimento pretendido (*inputs* do córtex motor) ao movimento em curso (informação sensitiva da medula espinal). Em seguida, os sinais de correção do núcleo interpósito saem do cerebelo através do pedúnculo cerebelar superior, cruzam o plano mediano na **decussação dos pedúnculos cerebelares superiores** na parte caudal do mesencéfalo para chegar ao núcleo rubro e ao tálamo. As fibras **rubrospinais** cruzam novamente o plano mediano e estendem-se à medula espinal. Desse modo, a parte medial de um hemisfério do cerebelo está relacionada com os movimentos

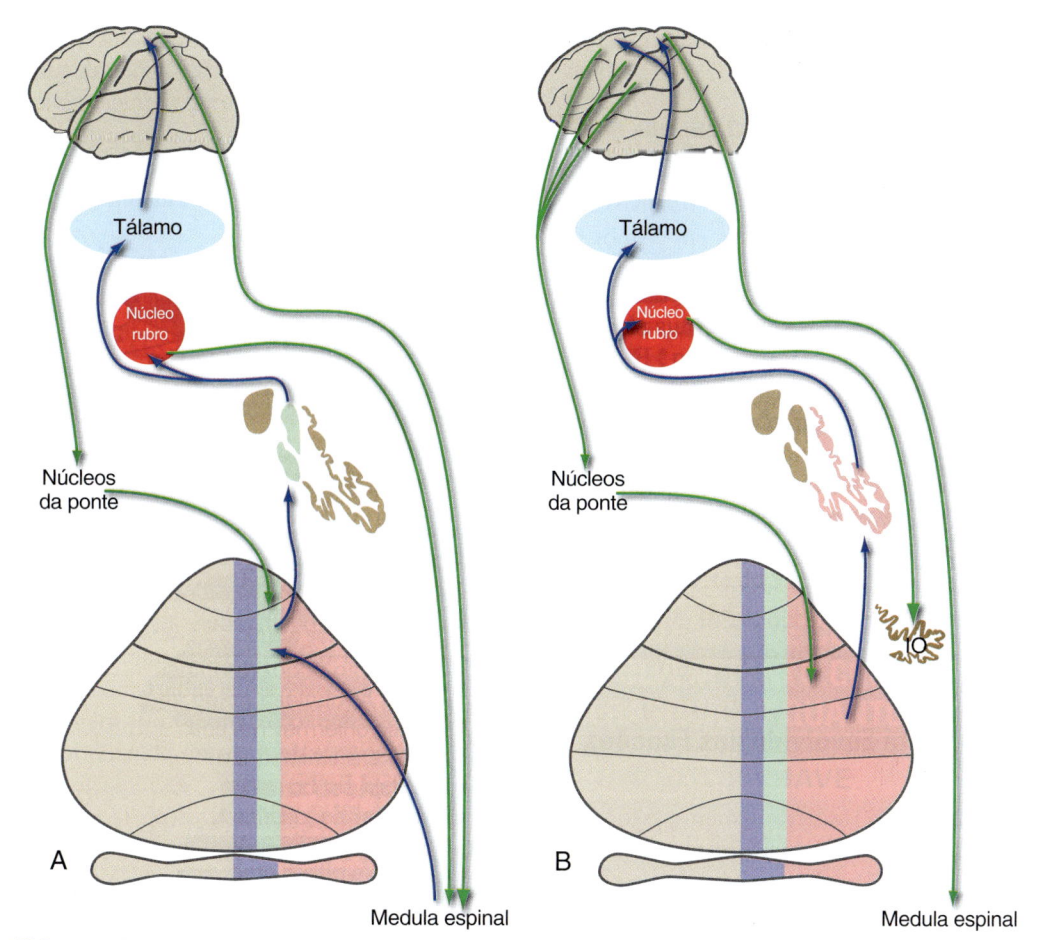

**FIG 20.7** Padrão de conexões das partes medial (A) e lateral (B) de um hemisfério do cerebelo. *OI*, complexo olivar inferior.

| TABELA 20.1 | O Cerebelo | | | |
|---|---|---|---|---|
| | **Parte Lateral do Hemisfério** | **Parte Medial do Hemisfério** | **Verme** | **Lobo FLoculonodular** |
| *Inputs* | Córtices pré-motor e motor primário[a] | Córtex motor primário, parcialmente da medula espinal | Medula espinal, núcleos vestibulares | Núcleos vestibulares |
| Núcleos | Denteado | Interpósito | Do fastígio | Vestibulares e do fastígio |
| *Outputs* | Tálamo (VL) para o córtex pré-motor | Tálamo (VL) para o córtex motor primário | Núcleos vestibulares, formação reticular | Núcleos vestibulares |
| Função | Planejar o movimento | Corrigir o movimento | Ajustar a postura | Equilíbrio, movimentos oculares coordenados |

[a]Alguns *inputs* de somatosensitivo.
*VL,* ventral lateral.

dos membros ipsilaterais. O núcleo interpósito também pode influenciar o *output* corticospinal por meio de projeções através do núcleo VL do tálamo; no ser humano, essas conexões são mais importantes do ponto de vista funcional do que a projeção rubrospinal.

### O Verme Está Envolvido nos Ajustes Posturais

Os *inputs* do verme, provenientes dos núcleos vestibulares e das fibras espinocerebelares que representam o tronco, estão relacionados com a orientação geral e a postura do corpo. De modo similar, os *outputs* do verme influenciam os neurônios vestibulospinais e reticulospinais relacionados com os músculos antigravitacionais e outros músculos proximais; isso

sugere um papel no ajuste da postura e nos programas motores (p. ex., caminhar).

### O Flóculo e o Verme Estão Envolvidos nos Movimentos Oculares

Conforme foi mencionado no Capítulo 14 e será novamente no Capítulo 21, o sistema vestibular desempenha um papel importante nos movimentos vestíbulo-oculares e outros tipos de movimentos oculares lentos. As conexões vestibulares do flóculo o tornam um outro elemento importante nos movimentos oculares lentos (Cap. 21). Além disso, as conexões vestibulares/visuais do verme lhe permitem contribuir na coordenação das mudanças no percurso do olhar (Cap. 21), assim como o resto do cerebelo é importante na coordenação dos movimentos em geral.

## O Cerebelo Está Envolvido na Aprendizagem Motora

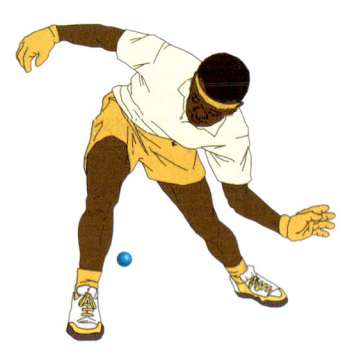

Em geral, pensamos na aprendizagem em termos de fatos e eventos, mas na realidade existem muitos tipos de memória – podemos aprender não apenas fatos, mas também habilidades, hábitos, associações emocionais e até mesmo respostas reflexas modificadas. O cerebelo está envolvido pelo menos na modificação dos reflexos e na aquisição de novas habilidades físicas. As poderosas sinapses excitatórias que as fibras trepadeiras fazem com as células de Purkinje têm importância fundamental nas mudanças subjacentes a essas formas de **aprendizagem motora**.

## O Cerebelo Também Está Envolvido nas Funções Cognitivas

A importância do cerebelo foi tradicionalmente associada somente à coordenação do movimento (e, mais recentemente, à aprendizagem motora). No entanto, os núcleos da ponte recebem *inputs* não só dos córtices somatossensitivo e motor,

mas também dos córtices de associação e límbico. Além disso, existem alguns relatos de alterações cognitivas após lesão cerebelar. Por isso, embora o planejamento e a coordenação do movimento sejam suas funções principais, é provável que o cerebelo, assim como os núcleos da base, desempenhe um papel global nas funções que usualmente atribuímos ao córtex cerebral.

## AS SÍNDROMES CLÍNICAS APRESENTAM CORRELAÇÃO COM AS ZONAS FUNCIONAIS

### CONCEITOS-CHAVE

Lesões medianas causam instabilidade postural.
Lesões laterais causam ataxia dos membros.
Lesão do flóculo afeta os movimentos oculares.

Na realidade, uma lesão cerebelar parcial tende a afetar o verme, um hemisfério do cerebelo ou o lobo floculonodular. Uma lesão no verme causa instabilidade postural e marcha cambaleante com base alargada. Uma lesão em um hemisfério causa incoordenação (**ataxia**) dos membros ipsilaterais, em parte decorrente de erros no planejamento de movimentos (parte lateral do hemisfério) e, em parte, de erros na correção de movimentos já iniciados (parte medial do hemisfério). Uma lesão do lobo floculonodular também causa marcha cambaleante com base alargada, além de afetar os movimentos oculares (nistagmo, ver Capítulo 21).

## ▌ QUESTÕES DE ESTUDO

1. Os axônios das células granulosas do cerebelo são:
   a. fibras paralelas.
   b. fibras musgosas.
   c. fibras trepadeiras.
   d. o principal *output* do córtex cerebelar.
   e. frutos da imaginação de Jack Nolte.
2. A maior parte do *output* do cerebelo é representada por:
   a. axônios de células de Purkinje.
   b. fibras trepadeiras.
   c. axônios oriundos dos núcleos do cerebelo.
   d. fibras musgosas.
3. O córtex do verme do cerebelo envia projeções principalmente para:
   a. o núcleo do fastígio.
   b. o núcleo denteado.
   c. o núcleo interpósito.
   d. os núcleos vestibulares.
4. O lobo floculonodular envia projeções principalmente para:
   a. o núcleo do fastígio.
   b. o núcleo denteado.
   c. o núcleo interpósito.
   d. os núcleos vestibulares.
5. A fissura primária do cerebelo marca a divisão entre:
   a. os lobos anterior e posterior.

   b. os lobos anterior e floculonodular.
   c. os lobos posterior e floculonodular.
   d. o verme e a parte medial do hemisfério.
   e. as partes medial e lateral do hemisfério.
6. As fibras espinocerebelares que conduzem informações sobre a posição do membro estendem-se principalmente:
   a. à parte medial do hemisfério.
   b. à parte lateral do hemisfério.
   c. ao verme.
7. A informação conduzida do hemisfério cerebral direito para o cerebelo cruza o plano mediano:
   a. na decussação dos pedúnculos cerebelares superiores.
   b. ao cursar do tálamo direito (VL/VA) até a ponte.
   c. na ponte, como fibras pontocerebelares.
   d. essa informação não cruza o plano mediano.

Para as questões 8 a 10, faça a correspondência dos tipos de fibras na coluna à esquerda com os pedúnculos cerebelares na coluna à direita; cada pedúnculo pode ser usado mais de uma vez ou nunca.

8. Fibras trepadeiras.
9. Fibras de *output* do núcleo interpósito.
10. Projeções do cerebelo para os núcleos vestibulares.

a. Pedúnculo cerebelar inferior.
b. Pedúnculo cerebelar médio.
c. Pedúnculo cerebelar superior.

11. Existe um pequeno trato espinolivar da medula espinal até o complexo olivar inferior. Baseado em seus conhecimentos sobre as conexões cerebelares, você acha que esse trato é basicamente cruzado ou não cruzado?

12. Qual lado do corpo e estrutura são respectivamente afetados por uma lesão na metade esquerda da parte rostral do mesencéfalo:

    a. esquerdo; pedúnculo cerebelar inferior.
    b. esquerdo; pedúnculo cerebelar médio.
    c. esquerdo; pedúnculo cerebelar superior.
    d. direito; pedúnculo cerebelar inferior.
    e. direito; pedúnculo cerebelar médio.
    f. direito; pedúnculo cerebelar superior.

13. Embora mais de 15 tipos diferentes de ataxia espinocerebelar ocorram geralmente por degeneração do cerebelo ou das vias que levam ao cerebelo, baseado em seus conhecimentos sobre os tratos espinocerebelares, qual a primeira parte do cerebelo a diminuir de tamanho?

    a. Lobo floculonodular.
    b. Parte lateral do hemisfério.
    c. Parte medial do hemisfério.
    d. Verme.

14. Um rapaz de 22 anos de idade estava andando de bicicleta quando, sem notar um grande buraco na rua, saiu "voando" por cima do guidão. Infelizmente, e por uma certa irresponsabilidade, ele não estava usando capacete e bateu a lateral da cabeça, mas conseguiu se levantar e voltar para casa. Cerca de meia hora depois de sua queda, começou a sentir uma forte tontura e foi levado ao pronto-socorro por seu colega de quarto. A caminho do pronto-socorro, ele desmaiou. O que poderia estar acontecendo nessa situação de emergência?

    a. Hemorragia grave com herniação do tronco encefálico.
    b. Hemorragia grave com herniação da tonsila do cerebelo.
    c. Hemorragia grave com herniação cingulada.
    d. Hemorragia grave com herniação uncal.

15. Uma lesão no lobo floculonodular resulta frequentemente em:

    a. acinesia.
    b. ataxia.
    c. discinesia.
    d. distonia.
    e. nistagmo.

# Controle dos Movimentos Oculares

Os fotorreceptores em todo o reino animal usam mecanismos de transdução associados à proteína G para maior sensibilidade, mas pagam um preço em velocidade: as imagens precisam permanecer na retina por cerca de um décimo de segundo para serem vistas com clareza. Além disso, nos animais com fóvea central (como nós), as imagens precisam permanecer exatamente nessa pequena parte da retina. Todos os animais com olhos formadores de imagem alternam entre períodos relativamente curtos de mudança do olhar (durante os quais a visão é ruim) e períodos maiores de estabilização de imagem. Por fim, os animais com olhos direcionados para a frente (mais uma vez, como nós) precisam manter as fóveas centrais direcionadas para a mesma região do meio ambiente a fim de possibilitar a percepção binocular de profundidade; se essa parte do sistema falhar e as duas imagens não corresponderem, o resultado é a diplopia (visão dupla).

Dois tipos básicos de movimentos são necessários para manter nossos olhos alinhados dessa forma. Primeiro, para objetos mantidos a uma distância constante de nós, precisamos mover os dois olhos na mesma direção e com a mesma amplitude; esses são os movimentos conjugados. Segundo, para objetos em distâncias variáveis, precisamos convergir ou divergir nossos olhos; esses são chamados adequadamente de movimentos de vergência. Existem dois tipos bem diferentes de movimentos conjugados: os rápidos, denominados sacadas, utilizados para mudar a direção do olhar ou acompanhar algo que se move muito rápido, e os lentos, que são utilizados para estabilizar as imagens enquanto nos movemos ou os objetos se movem.

## SEIS MÚSCULOS EXTRÍNSECOS DO BULBO DO OLHO MOVEM O OLHO NA ÓRBITA

Precisamos mover cada olho em várias combinações de seis direções. Quatro delas são óbvias – medial (adução), lateral (abdução), superior (elevação) e inferior (abaixamento).

As duas outras são movimentos torcionais, que você faz para manter os olhos nivelados enquanto inclina a sua cabeça para um lado ou outro. A rotação medial (torção interna) move a parte superior do olho em direção ao nariz e a rotação lateral (torção externa) no sentido contrário. Os movimentos nessas seis direções são realizados por seis pequenos músculos extrínsecos do bulbo do olho, mas nem sempre há correspondência direta entre os movimentos e cada músculo (Tabela 21.1).

### Os Músculos Retos Medial e Lateral Aduzem e Abduzem os Olhos

A adução e abdução são os movimentos mais lineares. Eles ocorrem por contração dos músculos reto medial e lateral, respectivamente, que se originam na parte posterior da órbita e inserem-se nas superfícies medial e lateral do olho.

### Os Músculos Retos Superior e Inferior e os Oblíquos Têm Ações Mais Complexas

Os quatro músculos restantes – reto superior, reto inferior, oblíquo superior e oblíquo inferior – não estão dispostos inteiramente no mesmo plano de uma das direções do movimento ocular, pois suas ações são mais complexas. Por exemplo, o bulbo do olho (ao olhar para algo bem distante) está direcionado diretamente para a frente no interior da órbita, mas o eixo da órbita – que corresponde à direção de tração dos músculos retos superior e inferior – está direcionado não só para trás, mas também medialmente (para o nariz) (Fig. 21.1). O resultado é que a contração do músculo reto superior produz principalmente elevação, mas também traciona a parte superior do olho em direção ao nariz (i.e., rotação medial e adução). Do mesmo modo, o músculo reto inferior produz principalmente abaixamento, mas também rotação lateral e adução. Os músculos oblíquos superior e inferior produzem principalmente rotação medial e rotação lateral, respectivamente. No entanto, como eles inserem-se posteriormente ao equador do olho e o tracionam parcialmente no sentido anterior, eles também produzem movimento em outras direções (Tabela 21.1).

**TABELA 21.1  Músculos Extrínsecos do Bulbo do Olho, Movimentos Oculares e Nervos Cranianos**

| Movimento | Músculo Principal | Colaboradores |
|---|---|---|
| abdução | reto lateral (VI) | oblíquo inferior (III) oblíquo superior (IV) |
| adução | reto medial (III) | reto inferior (III) reto superior (III) |
| abaixamento | reto inferior (III) | oblíquo superior (IV) |
| elevação | reto superior (III) | oblíquo inferior (III) |
| rotação lateral | oblíquo inferior (III) | reto inferior (III) |
| rotação medial | oblíquo superior (IV) | reto superior (III) |

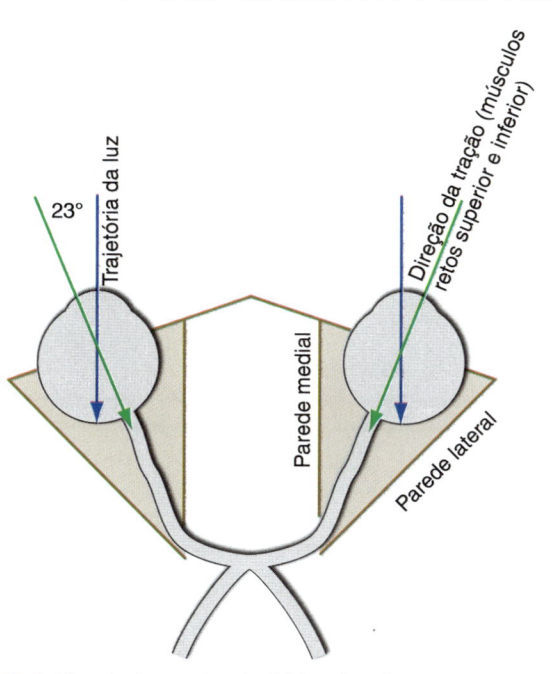

**FIG 21.1** Eixo óptico e eixo da órbita. Ao olharmos em linha reta para algum objeto distante, a trajetória da luz atravessa o centro da pupila e da lente, e prossegue diretamente até a fóvea central na região posterior do olho. No entanto, os músculos retos superior e inferior estão alinhados com o meio da órbita; como as paredes lateral e medial da órbita formam um ângulo de aproximadamente 45 graus, a direção de tração desses músculos é de cerca de 23 graus em relação à linha do olhar.

Em geral, usamos os seis músculos na maioria dos movimentos oculares, excitando alguns neurônios motores e inibindo outros, contraindo alguns músculos e relaxando outros. Por exemplo, a abdução envolve a contração simultânea não só do músculo reto lateral, mas também dos dois oblíquos, bem como o relaxamento dos outros três músculos. Entretanto, para facilitar o estudo, este capítulo considera apenas os movimentos verticais e horizontais e assume que eles são mediados aparentemente somente pelas contrações dos quatro músculos retos.

## EXISTEM MOVIMENTOS OCULARES CONJUGADOS RÁPIDOS E LENTOS

Há duas razões para que ocorram movimentos oculares conjugados: (1) colocar uma imagem na fóvea central e (2) mantê-la nesse local. Desse modo, existem duas categorias gerais de movimentos oculares conjugados. Movimentos rápidos (sacadas) colocam imagens na fóvea central e movimentos lentos as mantêm ali.

Assim como existem **programas motores** para eventos como a marcha (caminhar), que podem ser modulados por projeções descendentes de locais como o córtex motor, existem grupos de neurônios subcorticais especializados em gerar os sinais de sincronismo para movimentos oculares rápidos e lentos e transmiti-los aos núcleos dos nervos oculomotor, troclear e abducente (Fig. 21.2). Esses centros de sincronismo recebem *inputs* das partes do cérebro que podem iniciar os movimentos oculares e depois enviam seus *inputs* aos neurônios motores apropriados; assim como acontece com outros movimentos, o cerebelo e os núcleos da base desempenham um papel no planejamento e na coordenação dos movimentos oculares. As projeções dos **núcleos vestibulares** sobrepõem-se a essa organização de modo que possamos ajustar a posição dos olhos para compensar movimentos da cabeça.

### Os Movimentos Oculares Rápidos, Balísticos, Colocam Imagens na Fóvea Central

**CONCEITO-CHAVE**

Programas motores para sacadas são encontrados na ponte e no mesencéfalo.

Sacadas são movimentos conjugados rápidos (Fig. 21.3), pelos quais nossos olhos conseguem se mover rapidamente, a até 700 graus/segundo. Usamos sacadas nos movimentos oculares voluntários ao olhar para algo que surge de relance na periferia, para alcançar algo que está se movendo rápido demais e na fase rápida do **nistagmo**. Mover nossos olhos desse modo é mais difícil do que parece. Isso requer uma salva muito rápida

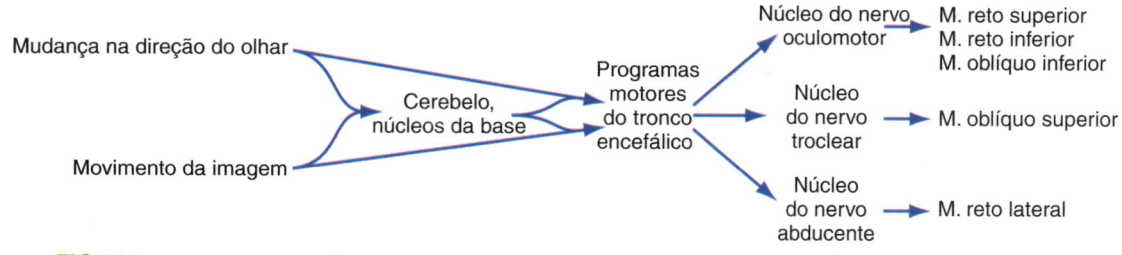

**FIG 21.2** Visão geral dos sistemas de controle do movimento ocular. (Isso é apenas um esquema e não pretende mostrar, por exemplo, que os núcleos da base enviam projeções diretas aos programas motores do tronco encefálico para movimentos oculares.)

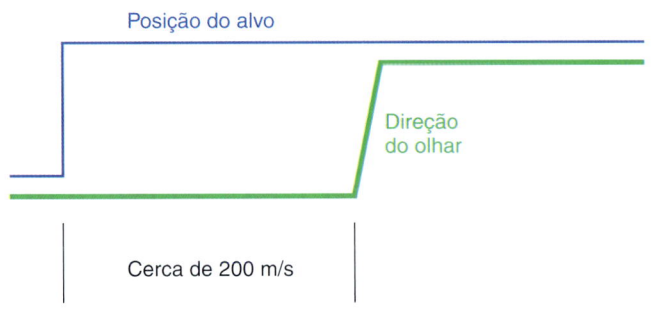

Posição do alvo

Direção do olhar

Cerca de 200 m/s

**FIG 21.3** Sacada em resposta ao movimento súbito de um alvo.

(de até 1.000 impulsos/segundo) nos neurônios motores para gerar velocidade e, em seguida, uma taxa de disparo sustentada e cuidadosamente calculada para manter os olhos em sua nova posição. Sacadas são movimentos predefinidos, como se o cérebro calculasse a que distância precisamos nos mover, estabelecesse o momento adequado e em seguida disparasse. Após iniciada, a sacada normalmente não pode ser alterada, por exemplo, se o alvo se mover novamente. Uma das poucas maneiras de modificar uma sacada é através dos núcleos vestibulares. Ao mover sua cabeça durante uma sacada, o **reflexo vestíbulo-ocular** (RVO) (Fig. 14.11) compensará automaticamente o movimento.

O mecanismo para sacadas verticais é razoavelmente direto. Os músculos retos superior e inferior, ambos inervados pelo nervo oculomotor, são os músculos principais. Dessa forma, os elementos de sincronismo (interneurônios para as sacadas verticais) podem ser encontrados na parte rostral do mesencéfalo, próximo dos colículos superiores e da comissura posterior, nas sacadas para cima; e mais profundo no mesencéfalo, próximo da margem posteromedial do núcleo rubro, nas sacadas para baixo. Tudo o que comprime a parte rostral do mesencéfalo, como tumores da pineal, costumam causar paralisia seletiva do olhar para cima; lesões mais profundas, próximo do núcleo rubro, podem afetar de maneira seletiva as sacadas para baixo.

Para os movimentos conjugados horizontais, as coisas não são tão simples assim, pois precisamos coordenar o músculo reto lateral de um olho com o músculo reto medial do outro olho. Isso é feito não apenas com neurônios em cada núcleo do nervo abducente, mas também com interneurônios que se estendem pelo fascículo longitudinal medial (FLM) contralateral para o núcleo do nervo oculomotor Fig. 12.3). (Esses interneurônios abducentes são ativados não só durante as sacadas, mas também durante todos os movimentos horizontais para o mesmo lado.) Os sinais de sincronismo são gerados por interneurônios da **formação reticular pontina paramediana** (**FRPP**), próximos ao núcleo do nervo abducente. A FRPP em um lado da ponte organiza os sinais para sacadas direcionadas ao mesmo lado.

### Os Campos Oculares Frontais e o Colículo Superior Disparam Sacadas para o Lado Oposto.
Como as sacadas são usadas de maneira notória nos movimentos oculares voluntários, não é de surpreender que elas possam ser disparadas a partir dos lobos frontais. A área específica envolvida, chamada **campo ocular frontal**, é imediatamente anterior ao local onde a cabeça é representada no córtex motor. Uma lesão frontal unilateral não causa problemas com as sacadas verticais, portanto aparentemente os movimentos oculares verticais têm representação bilateral. No caso das sacadas horizontais, cada hemisfério cerebral desenca-

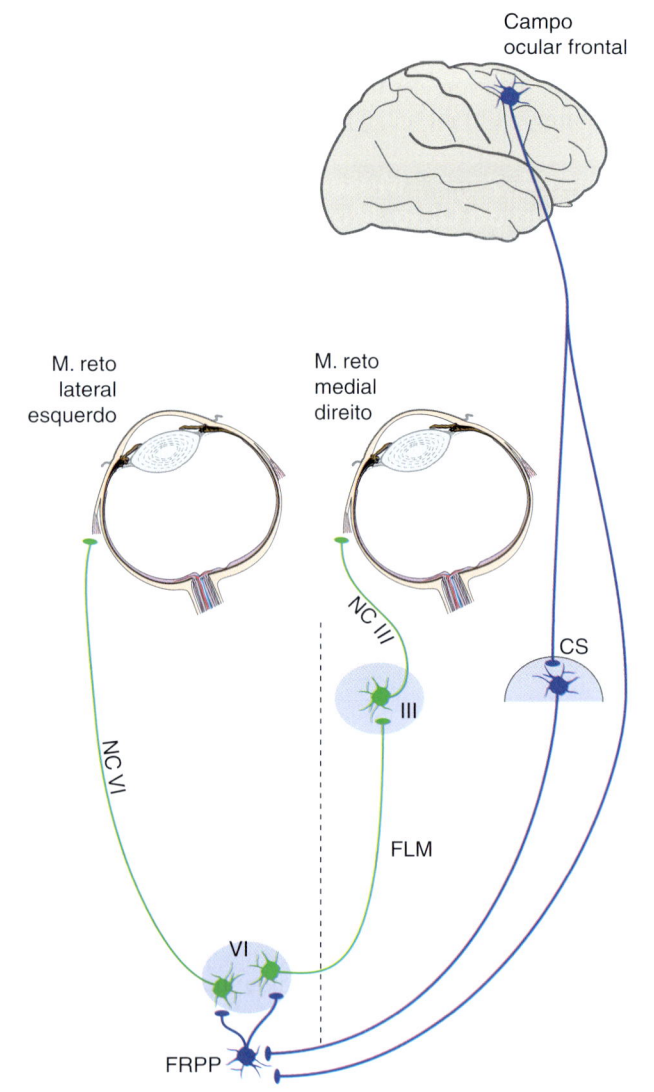

**FIG 21.4** Circuitos das sacadas voluntárias para a esquerda. *III*, Núcleo do nervo oculomotor; *VI*, núcleo do nervo abducente; *FLM*, fascículo longitudinal medial; *FRPP*, formação reticular pontina paramediana; *CS*, colículo superior.

deia movimentos para o lado oposto (Fig. 21.4). No entanto, após lesões frontais unilaterais, mesmo as sacadas horizontais retornam rapidamente (normalmente em questão de dias). Não está claro o quanto dessa recuperação depende do outro lobo frontal ou de outras áreas corticais, e o quanto depende do **colículo superior**.

## Os Movimentos Oculares Lentos, Guiados, Mantêm as Imagens na Fóvea Central

Uma imagem pode sair da fóvea se você ou o objeto se moverem. Com isso, temos dois tipos diferentes de movimentos oculares suaves, mais lentos: um que utiliza o feedback vestibular e o outro, o feedback visual. (A razão para serem mais lentos do que as sacadas é que leva tempo para produzir e usar esse feedback sensorial.)

### O Reflexo Vestíbulo-Ocular Compensa o Movimento da Cabeça.
O reflexo vestíbulo-ocular (RVO) permite-lhe manter uma imagem na fóvea central enquanto se move. Se não quiser manter uma imagem na fóvea central – por exemplo, ao girar a cabeça para olhar outra coisa – as projeções do **flóculo** para os **núcleos vestibulares** podem anulá-lo.

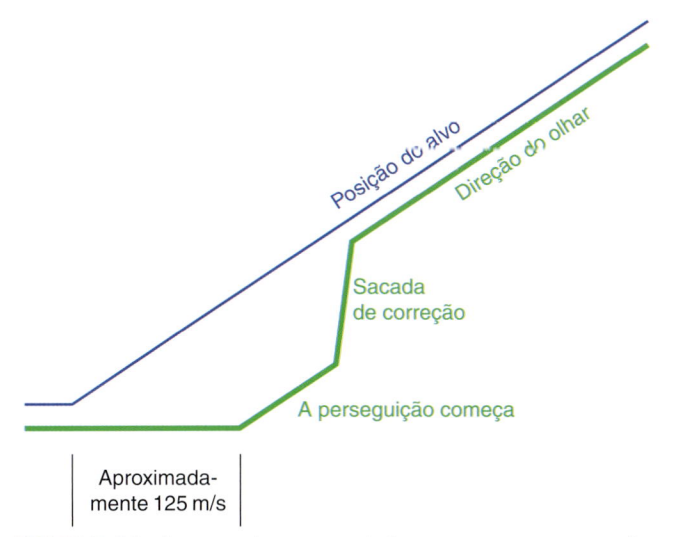

**FIG 21.5** Movimento de perseguição em resposta a um alvo que se move lentamente.

## Movimentos de Perseguição Lenta Compensam o Movimento do Alvo.

Usamos movimentos de **perseguição** ou **rastreamento** para acompanhar um objeto em movimento assim que sua imagem esteja na fóvea, ou perto dela. Os movimentos de perseguição podem ocorrer em uma velocidade máxima de cerca de 50 graus/s. Em decorrência disso, objetos que se movimentam com rapidez ou de forma irregular demandam uma combinação de sacadas e movimentos de perseguição. Além disso, existe uma latência de aproximadamente 125 m/s nos movimentos de perseguição quando um alvo começa a se mover, de modo que na hora em que começamos a acompanhá-lo, sua imagem saiu da fóvea central; o sistema nervoso central (SNC) monitora tudo isso e produz uma sacada de correção quando necessário (Fig. 21.5).

Embora os movimentos de perseguição possam ter início mais rápido do que as sacadas (125 *versus* 200 m/s), eles utilizam uma via com uma quantidade aparentemente muito maior de circuitos. Os sinais das áreas do córtex de associação visual e do campo ocular frontal sensíveis a movimento chegam a um pequeno grupo específico de núcleos da ponte para depois, em sequência, chegar ao flóculo, núcleos vestibulares, e núcleos dos nervos abducente, troclear e oculomotor (Fig. 21.6). (Isso acontece provavelmente em virtude de uma relação evolutiva entre os movimentos de perseguição e a supressão do RVO.) Assim como no caso das sacadas, os movimentos verticais são desencadeados bilateralmente. Por mais estranho que pareça, cada hemisfério cerebral está mais envolvido na ativação de movimentos de perseguição horizontal para o mesmo lado (provavelmente um subproduto da relação evolutiva com os circuitos cerebelares).

## AS MUDANÇAS NA DISTÂNCIA DO OBJETO REQUEREM MOVIMENTOS DE VERGÊNCIA

Os movimentos de vergência fazem parte do **reflexo de perto** (Fig. 17.9). O ramo aferente do reflexo é a via visual normal do bulbo do olho até o lobo occipital. O córtex de associação visual do lobo occipital envia projeções para o mecanismo eferente no mesencéfalo. Esse reflexo de perto é diferente dos outros por envolver o córtex. Ocorrem três eventos no reflexo

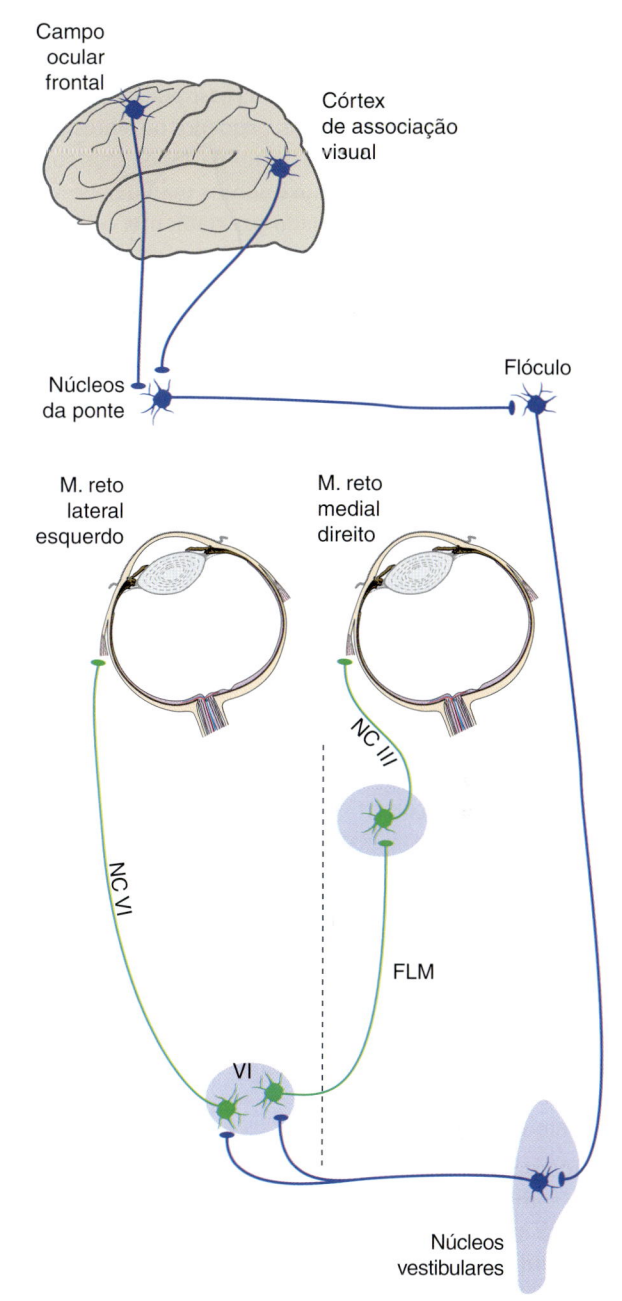

**FIG 21.6** Circuitos para os movimentos de perseguição à esquerda. *III*, Núcleo do nervo oculomotor; *VI*, núcleo do nervo abducente; *FLM*, fascículo longitudinal medial.

de perto: 1) os músculos ciliares contraem-se e promovem o "arredondamento" da lente (acomodação); 2) os músculos esfíncteres das pupilas contraem-se e assim melhoram o desempenho óptico; e 3) os músculos retos mediais contraem-se para produzir uma discreta convergência dos olhos.

## OS NÚCLEOS DA BASE E O CEREBELO PARTICIPAM DO CONTROLE DO MOVIMENTO OCULAR

Os movimentos oculares, como os demais movimentos, utilizam os núcleos da base e o cerebelo no seu planejamento e coordenação.

Um dos circuitos paralelos através dos núcleos da base (Fig. 19.5) estende-se pelo campo ocular frontal, **núcleo** caudado e substância negra (parte reticular). Esse circuito chega não só ao tálamo, mas também ao colículo superior. Pacientes com distúrbios dos núcleos da base podem apresentar movimentos oculares involuntários, pequenos ou lentos, muito semelhantes aos movimentos de outras partes de seus corpos.

O cerebelo participa dos movimentos oculares de várias maneiras. Conforme mencionado previamente, o flóculo é importante para a supressão do RVO e para a produção de movimentos de perseguição lenta. Além disso, parte do verme (próximo de onde a cabeça é representada) ajuda a coordenar as sacadas; uma lesão neste local pode resultar em sacadas dismétricas, da mesma forma que uma lesão em outros locais do cerebelo pode resultar em movimentos dismétricos dos membros.

## QUESTÕES DE ESTUDO

1. Um jogador de handebol americano de 39 anos de idade o procura queixando-se de dificuldade repentina para ler as páginas de esportes, pois não consegue mover os olhos da esquerda para a direita. Você confirma que ele não consegue olhar para a direita ao seu comando, mas nota que seus olhos conseguem se mover para a direita quando você rola uma bola de handebol pelo chão. O local mais provável da lesão é;
   a. o núcleo do nervo abducente esquerdo.
   b. o núcleo do nervo abducente direito.
   c. o lobo frontal esquerdo.
   d. o lobo frontal direito.
   e. o FLM esquerdo.
   f. o FLM direito.

2. A via e o mecanismo do reflexo de perto incluem todas as opções a seguir, exceto:
   a. o núcleo do nervo oculomotor.
   b. o córtex visual.
   c. o FLM.
   d. o músculo esfíncter da pupila.
   e. o músculo ciliar.

3. O músculo mais importante para a rotação medial (torção interna) dos olhos é o:
   a. oblíquo inferior.
   b. reto inferior.
   c. reto lateral.
   d. reto medial.
   e. oblíquo superior.
   f. reto superior.

4. Qual dos seguintes movimentos oculares seria o menos afetado por uma lesão no nervo oculomotor?
   a. Abdução.
   b. Adução.
   c. Abaixamento.
   d. Elevação.
   e. Rotação lateral (torção externa).
   f. Rotação medial (torção interna).

5. Uma paciente foi avaliada no pronto-socorro após início repentino de cefaleia intensa com "tontura". Ao esguichar água quente ou fria em qualquer uma das orelhas, ela exibiu nistagmo de amplitude e direção normais. Entretanto, quando a paciente tentou suprimir o nistagmo ao fixar o olhar em um sinal na parede, ela não conseguiu. O local mais provável da lesão era:
   a. os núcleos da base.
   b. o cerebelo.
   c. os lobos occipitais.

6. Um podador de árvores de 32 anos de idade queixou-se com seu médico de que está cansado o tempo todo e que recentemente teve problemas para olhar para cima nas árvores e realizar o seu trabalho. Mediante um exame ocular, você nota que quando o paciente é solicitado a olhar para cima, seus olhos permanecem no nível médio, ainda que todos os demais movimentos oculares sejam normais. Qual é a explicação mais razoável para esses achados?
   a. Lesão no lobo floculonodular.
   b. Lesão na formação reticular pontina paramediana.
   c. Lesão no músculo oblíquo superior dos dois olhos.
   d. Tumor pineal.
   e. Tumor hipofisário.

7. Uma mulher de 24 anos de idade tem convulsões com sacadas repetidas dos olhos para a esquerda. Onde poderia ser o local de origem dessas convulsões?
   a. Metade esquerda do cerebelo.
   b. Metade direita do cerebelo.
   c. Lobo frontal esquerdo.
   d. Lobo frontal direito.
   e. Lobo occipital esquerdo.
   f. Lobo occipital direito.

8. A estimulação dos núcleos da formação reticular pontina paramediana (FRPP) produz:
   a. movimento dos dois olhos para a esquerda.
   b. movimento dos dois olhos para a direita.
   c. movimento do olho esquerdo para a esquerda.
   d. movimento do olho esquerdo para a direita.
   e. movimento do olho direito para a esquerda.
   f. movimento do olho direito para a direita.

9. Qual é o neurotransmissor responsável pelas contrações dos músculos reto medial, ciliar e esfíncter da pupila durante o reflexo de perto?
   a. Acetilcolina.
   b. Ácido gama-aminobutírico.
   c. Glutamato.
   d. Norepinefrina.
   e. Serotonina.

10. Explique qual receptor (ou quais receptores) responde ao neurotransmissor na contração dos músculos extrínsecos do bulbo do olho em comparação às contrações do músculo ciliar ou esfíncter da pupila.

# Córtex Cerebral

O córtex cerebral é, em última análise, a parte do sistema nervoso central (SNC) que nos torna humanos. Outras partes do SNC, como as vias sensitivas, introduzem dados brutos, o sistema ativador reticular ajusta os níveis de excitabilidade, mas o córtex é onde os eventos são analisados, os planos são idealizados e as respostas são formuladas. O córtex cerebral é uma grande camada de **módulos** funcionais repetidos, em que as operações de diferentes arranjos de módulos correspondem a funções mentais cada vez mais complexas.

## A MAIOR PARTE DO CÓRTEX CEREBRAL É NEOCÓRTEX

### CONCEITOS-CHAVE

As células piramidais são os neurônios neocorticais mais numerosos.
O neocórtex tem seis lâminas (camadas).

A maioria das áreas do córtex cerebral compõe o **neocórtex**, o que significa que elas têm seis **lâminas** mais ou menos distintas (numeradas de **I** a **VI** da superfície à profundidade). Cerca de 80% de todos os neurônios corticais são **células piramidais**, cujo formato é indicado pelo nome. Eles têm um **dendrito apical** longo, que ascende em direção à superfície cortical, uma série de **dendritos basais** e um axônio que emerge da base do corpo celular. Quase todos os axônios que saem do córtex cerebral pertencem às células piramidais. Os 20% restantes de neurônios corticais são uma variedade de **células não piramidais**, em sua maioria representadas por células pequenas e também por interneurônios inibitórios com axônios que não saem do córtex.

A lâmina I contém poucas células e muitas sinapses (assim como a camada superficial do córtex cerebelar [Cap. 20], onde fibras musgosas e trepadeiras fazem sinapse com os dendritos das células de Purkinje). A lâmina VI contém células piramidais modificadas em forma de fuso. As quatro lâminas intermediárias

do neocórtex são camadas alternadas de células pequenas e de células piramidais grandes, em sua maioria. Áreas corticais que não emitem muitos axônios longos, como as áreas sensitivas primárias, estão repletas de pequenas células piramidais e não piramidais e são chamadas de **áreas granulares**. As áreas corticais que emitem muitos axônios longos, como o córtex motor, têm muitas células piramidais grandes e são denominadas **áreas agranulares**.

## Diferentes Camadas Neocorticais Têm Conexões Distintas

O arranjo dos estratos do neocórtex constitui um mecanismo para classificar seus *inputs* e *outputs*. Fibras aferentes de outras áreas corticais (a maioria), do tálamo e de núcleos modulatórios do tronco encefálico e de outros locais distribuem-se em padrões distintos entre as várias lâminas. De maneira semelhante, as células piramidais de qualquer lâmina têm alvos preferidos; por exemplo, os neurônios piramidais da lâmina V projetam para o estriado, o tronco encefálico e a medula espinal, e os neurônios piramidais da lâmina VI projetam para o tálamo.

**O Corpo Caloso e a Comissura Anterior Interconectam os Dois Hemisférios Cerebrais.** Uma fonte de fibras aferentes de outras áreas corticais é o hemisfério contralateral. O **corpo caloso** é um feixe de várias centenas de milhões de axônios que interconectam os dois hemisférios cerebrais. Muitas dessas fibras estendem-se de áreas do córtex frontal, parietal ou occipital de um lado para as áreas homólogas do outro lado. No entanto, outras fibras interconectam áreas funcionalmente relacionadas, mas não correspondentes. Projeções dos lobos frontais compõem o **joelho** e a metade anterior do **tronco** do corpo caloso. Os lobos parietais enviam projeções através da metade posterior do **tronco,** e os lobos occipitais e partes dos lobos temporais através do amplo **esplênio**.

A **comissura anterior** contém fibras semelhantes que interconectam o restante dos lobos temporais, assim como outras fibras que interconectam componentes do sistema olfatório. Há uma **comissura posterior** localizada logo acima do colículo superior, mas é muito pequena e curta, com conexões simples para o reflexo pupilar à luz bilateral.

**Feixes de Associação Interconectam Áreas Dentro de Cada Hemisfério Cerebral.** A segunda fonte geral de fibras aferentes corticocorticais são outras áreas no mesmo hemisfério. Muitas dessas fibras estendem-se em **feixes de associação** bem definidos, mas misturados com outros feixes de fibras na substância branca do hemisfério cerebral, e não tão evidentes quanto o corpo caloso e a comissura anterior. Um feixe de associação funcionalmente importante é o **fascículo longitudinal superior** (**arqueado**), que cursa superiormente ao lobo insular; como descrito um pouco mais adiante, ele interconecta duas importantes áreas de linguagem.

## O Neocórtex Também Apresenta uma Organização Colunar

Apesar das camadas do neocórtex apresentarem disposição paralela à superfície cortical, outros dados indicam que ele é organizado funcionalmente em **colunas** com cerca de 100 µm de largura e orientadas perpendicularmente à superfície cortical. Os terminais existentes em uma área cortical, que provêm do tálamo ou de outra área cortical, são frequentemente organizados em tais colunas, separadas por outras colunas que não recebem esses terminais. O córtex visual é organizado em colunas de células com propriedades de resposta semelhantes, com colunas adjacentes que diferem em alguns parâmetros. Da mesma maneira, o córtex somatossensitivo é organizado em colunas de neurônios que respondem melhor a um determinado tipo de estímulo.

## ÁREAS NEOCORTICAIS SÃO ESPECIALIZADAS PARA DIFERENTES FUNÇÕES

> ### CONCEITO-CHAVE
> Diferentes áreas neocorticais possuem estruturas sutilmente diferentes.

Embora todo o neocórtex tenha a mesma estrutura básica em termos de porcentagens de células piramidais e não piramidais, camadas e colunas, as áreas ainda diferem umas das outras em termos de fatores como o tamanho das células e a espessura das camadas. Essas diferenças acabam sendo correlacionadas com diferenças de função e conexões, e por isso levam a mapas sistemáticos de áreas corticais. Vários sistemas de mapeamento foram criados, e alguns números do mapa criado por Brodmann são de uso comum. **Números de Brodmann** importantes são indicados entre parênteses nas figuras deste capítulo.

## Existem Áreas Sensitivas, Motoras, de Associação e Límbicas

> ### CONCEITOS-CHAVE
> O córtex somatossensitivo primário está no lobo parietal.
> O córtex visual primário está no lobo occipital.
> O córtex auditivo primário está no lobo temporal.
> Existem áreas primárias vestibulares, gustatórias e olfatórias.
> A maioria das áreas motoras está no lobo frontal.
> As áreas de associação medeiam funções mentais superiores.
> O córtex de associação parietal medeia a orientação espacial.

**Áreas primárias** (Fig. 22.1) do córtex são aquelas relacionadas diretamente com o meio ambiente, seja através de *inputs* de núcleos talâmicos de retransmissão sensitiva ou de *outputs* para o tronco encefálico e medula espinal. O córtex **motor primário** ocupa parte do giro pré-central; o córtex **somatossensitivo primário**, do giro pós-central; o córtex **auditivo primário**, dos giros temporais transversos; e o córtex **visual primário**, ocupa as margens do sulco calcarino. Essas áreas primárias contêm mapas **somatotópicos, tonotópicos** ou **retinotópicos** precisos, porém distorcidos, com grandes representações de áreas funcionalmente importantes, como os dedos, as frequências da fala e a fóvea central. Há também uma área **gustatória primária** na parte anterior do lobo insular e uma área **vestibular primária** na parte posterior do lobo insular, mas sabe-se relativamente pouco sobre elas. O **córtex olfatório primário** (Cap. 13), dentro e próximo da parte anterior do lobo temporal, chamado **córtex piriforme**, é diferente por não ser neocortical e não receber *input* do tálamo.

Adjacente a cada uma das áreas corticais primárias estão áreas envolvidas na mesma função e que recebem projeções

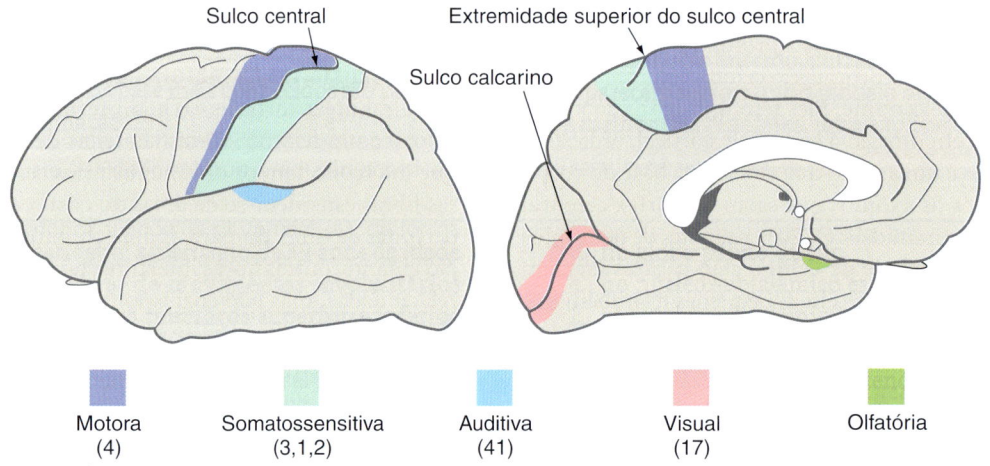

Sulco central     Extremidade superior do sulco central

Sulco calcarino

| Motora (4) | Somatossensitiva (3,1,2) | Auditiva (41) | Visual (17) | Olfatória |

**FIG 22.1** Áreas sensitivas e motoras primárias e números de Brodmann comumente associados a elas. As áreas gustatórias e vestibulares não são visíveis nesses diagramas por estarem ocultas no lobo insular.

de uma área primária (e geralmente também de um núcleo relé pertinente do tálamo). Elas têm mapas somatotópicos, tonotópicos e retinotópicos menos precisos do que as áreas primárias, mas suas células têm propriedades de resposta mais complexas. São denominadas **áreas de associação unimodal** (isto é, de função única) (Fig. 22.2). Correspondendo à grande importância da visão para os primatas, existe uma expansão particularmente grande do **córtex de associação visual**. Lesões em áreas unimodais podem causar diferentes tipos de **agnosia** (de uma palavra grega que significa "falta de conhecimento") para determinada modalidade sensitiva, em que alguém é incapaz de reconhecer objetos ou algumas de suas propriedades ao usar uma modalidade sensitiva específica, embora a sensação básica ao usar essa modalidade seja normal; perda da capacidade de reconhecer faces ou cores são dois exemplos. O córtex pré-motor e a área motora suplementar são áreas unimodais comparáveis adjacentes ao córtex motor primário.

As áreas de associação unimodal enviam *outputs* convergentes para duas grandes áreas mais complexas do córtex de associação (Fig. 22.3). A primeira é a região **parietoccipitotemporal** cercada por áreas sensitivas; ela recebe *inputs* talâmicos do **pulvinar** (que também envia projeções para áreas de associação sensitivas unimodais). A segunda é anterior ao córtex pré-motor e denominada **córtex pré-frontal**; ela recebe *inputs* talâmicos do **núcleo medial dorsal**. Neurônios nessas áreas têm propriedades ainda mais complexas; eles podem responder a múltiplos tipos de estímulos e apenas sob condições comportamentais específicas. Lesões nessas **áreas de associação multimodal** podem causar déficits mais complexos do que uma simples fraqueza ou diminuição de sensibilidade. **Apraxia** refere-se a uma condição em que alguém é incapaz de realizar um movimento aprendido, apesar da vontade de se mover e de não apresentar fraqueza ou falta de coordenação, e muitas vezes acompanha lesão parietal esquerda. As **síndromes de negligência**, de certa maneira, análogos sensoriais da apraxia, são condições em que a pessoa é incapaz de direcionar a atenção para um lado e pode negar totalmente a existência de um lado inteiro de seu corpo. Na maioria das vezes, a negligência contralateral acompanha lesão do lobo parietal ou temporal direito com negligência do lado esquerdo.

**Áreas límbicas** do córtex cerebral (Fig. 22.4), descritas com mais detalhes no Capítulo 23, operam no comportamento emocional e relacionado a impulsos pela interconexão do hipotálamo

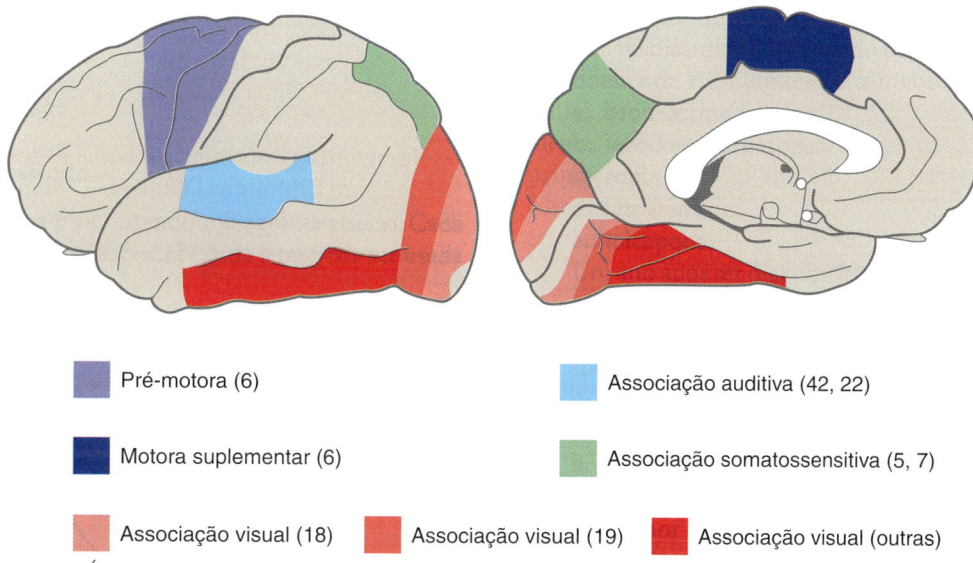

| | |
|---|---|
| ■ Pré-motora (6) | ■ Associação auditiva (42, 22) |
| ■ Motora suplementar (6) | ■ Associação somatossensitiva (5, 7) |
| ■ Associação visual (18) ■ Associação visual (19) ■ Associação visual (outras) | |

**FIG 22.2** Áreas de associação unimodal e números de Brodmann comumente associados a elas. As áreas de associação olfatória e gustatória não são visíveis nesses diagramas por estarem ocultas no córtex orbital. Existem outras áreas vestibulares, mas não está claro se uma (ou mais) é comparável a outras áreas unimodais.

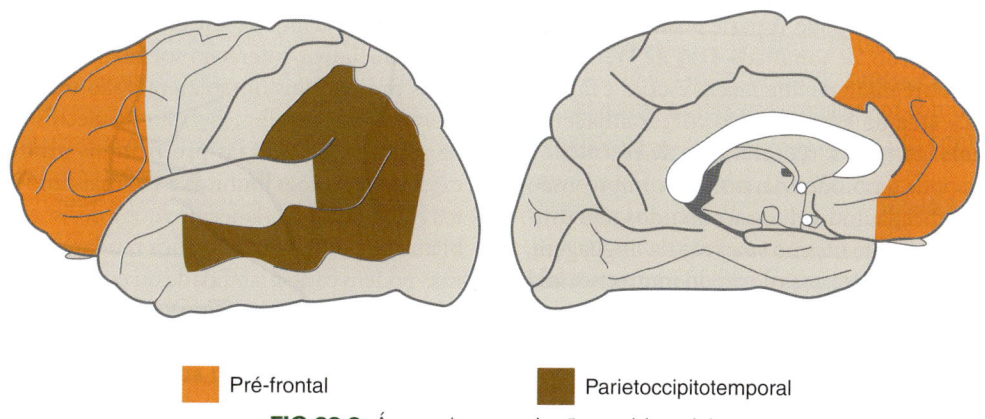

| | |
|---|---|
| ■ Pré-frontal | ■ Parietoccipitotemporal |

**FIG 22.3** Áreas de associação multimodal.

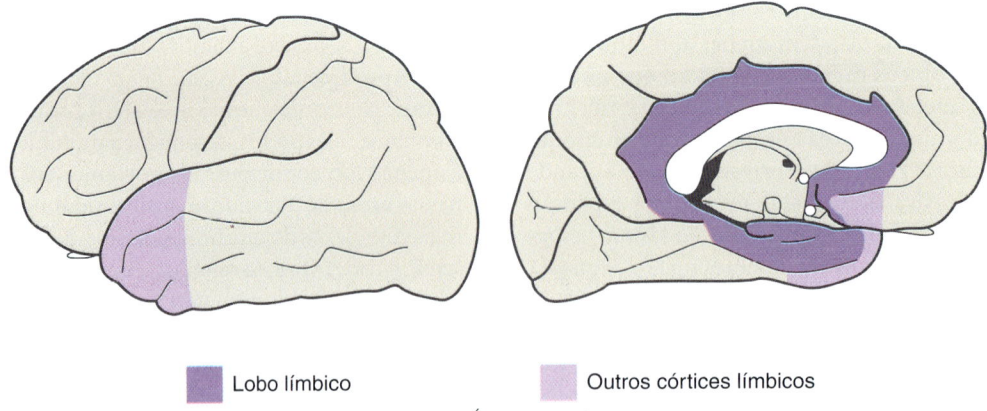

Lobo límbico          Outros córtices límbicos

**FIG 22.4** Áreas límbicas.

| Afasia | Linguagem Espontânea | Compreensão | Repetição |
|---|---|---|---|
| Broca | Não fluente, apenas palavras essenciais | Relativamente ok | Precária |
| Wernicke | Fluente, porém com conteúdo inadequado | Precária | Precária |
| Condução | Idêntica à de Wernicke | Relativamente ok | Precária |
| Global | Não fluente | Precária | Precária |

**TABELA 22.1   Características das Principais Síndromes de Afasia**

com outras áreas do córtex. As principais áreas límbicas são os **giros do cíngulo** e **para-hipocampal**, com extensões no **lobo insular**, no **polo temporal** anterior e na face **orbital** do lobo frontal.

**Áreas de Linguagem Margeiam o Sulco Lateral, Geralmente no Hemisfério Esquerdo.** Quase todas as pessoas destras, e a maioria das canhotas, possuem hemisférios esquerdos **dominantes** para a produção e compreensão da linguagem. Duas áreas no hemisfério esquerdo são particularmente importantes (Tabela 22.1). A parte posterior do giro frontal inferior esquerdo, denominada **área de Broca**, está envolvida na produção da linguagem escrita e falada. Lesões que afetam a área de Broca e estruturas profundas a ela causam **afasia não fluente** (**motora**, de **expressão**, ou **de Broca**), em que a compreensão encontra-se relativamente íntegra, mas a linguagem é produzida apenas com dificuldade. A parte posterior do giro temporal superior esquerdo, denominada **área de Wernicke**, está envolvida na compreensão da linguagem escrita e falada. Lesões que afetam a área de Wernicke e o córtex adjacente causam **afasia fluente** (**sensitiva**, **receptiva**, ou **de Wernicke**), em que a linguagem pode ser produzida, mas sua compreensão é relativamente prejudicada. Indivíduos acometidos têm dificuldade para compreender até mesmo sua própria linguagem, por isso é produzida com fluidez, mas de modo impreciso; isso resulta em palavras incorretas e frases sem sentido. Lesões que afetam o fascículo longitudinal superior (que interconecta as áreas de Broca e Wernicke) e o giro supramarginal sobrejacente causam **afasia de condução**, na qual um indivíduo fala

e escreve como um afásico de Wernicke, mas compreende a linguagem relativamente bem. Lesões que englobam as áreas de Broca e Wernicke causam **afasia global**, em que a produção e a compreensão da linguagem são prejudicadas. Lesões fora dessa **zona de linguagem perisilviana** (assim denominada porque delimita a fissura de Sílvio, outro nome para o sulco lateral) podem produzir outras formas de afasia não fluente ou fluente, por eliminar *inputs* importantes para a área de Broca ou de Wernicke; contudo, pelo fato de as conexões entre o córtex auditivo e essas áreas de linguagem ainda estarem íntegras, esses pacientes ainda são capazes de repetir as palavras faladas.

**Os Hemisférios Cerebrais Direito e Esquerdo São Especializados para Diferentes Funções.** O **hemisfério esquerdo** da maioria das pessoas é dominante não apenas para a linguagem, mas também para a capacidade matemática, o planejamento de movimentos especializados e para a análise lógica e sequencial. O **hemisfério direito**, por outro lado, é melhor para padrões espaciais e musicais e também para resolução de problemas de maneira mais intuitiva. Os equivalentes das áreas de Broca e Wernicke no hemisfério direito são importantes para a produção e o reconhecimento, respectivamente, dos aspectos rítmicos e musicais (**prosódia**) da linguagem que transmitem muito do seu significado emocional.

**O Córtex Pré-frontal Medeia a Memória de Trabalho e a Tomada de Decisões.** O córtex pré-frontal recebe *inputs* de áreas de associação sensitivas e motoras, bem como de áreas límbicas. Ele usa essas informações para se concentrar nas coisas e mantê-las na **memória de trabalho**, e também para desempenhar um papel importante em vários aspectos da personalidade como iniciativa, interação social, insight e visão de futuro. As áreas pré-frontais dorsolaterais são mais importantes para a memória de trabalho, atenção e aspectos lógicos da resolução de problemas. As áreas pré-frontais orbitomediais possuem extensas conexões límbicas e são mais importantes para aspectos emocionais de planejamentos e decisões. Lesões pré-frontais bilaterais podem causar pouca mudança na inteligência básica, mas podem causar labilidade ou embotamento emocional, perda de moderação do comportamento social, dificuldade para manter a atenção, além de diminuição do impulso, da curiosidade e da criatividade. Lesões pré-frontais unilaterais podem causar alterações semelhantes, mas menos pronunciadas.

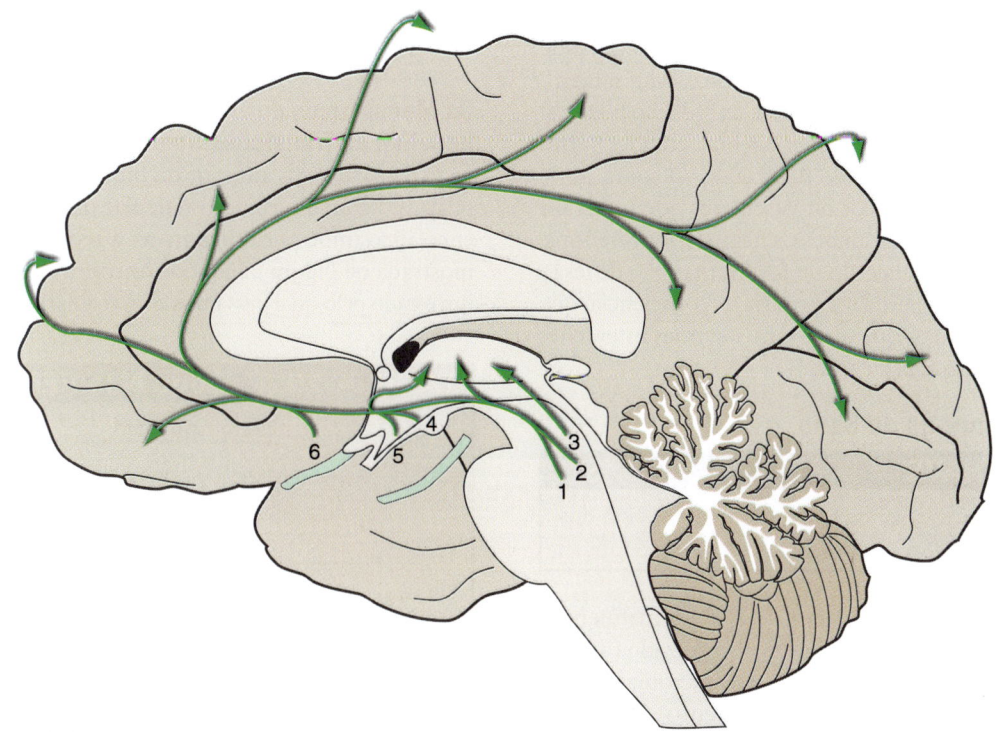

**FIG 22.5** Principais locais de origem de projeções modulatórias difusas para o tálamo e o córtex que afetam o nível de consciência. *1*, núcleos da rafe (serotonina); *2*, *locus ceruleus* (noradrenalina); *3*, formação reticular mesencefálica (acetilcolina); *4*, área hipotalâmica posterior, próxima aos corpos mamilares (histamina); *5*, área hipotalâmica lateral, próxima ao fórnice (orexina); *6*, núcleo basilar (acetilcolina). Todos esses grupos de neurônios enviam projeções tanto para o tálamo quanto para o córtex, exceto *3* (para o tálamo) e *6* (para o córtex).

## O CORPO CALOSO UNE OS DOIS HEMISFÉRIOS CEREBRAIS

Nossos dois hemisférios cerebrais recebem *inputs* de lados opostos do corpo ou do meio externo, controlam os lados opostos do corpo e são especializados para diferentes funções cognitivas, embora desfrutemos de uma consciência única e unificada. Isso é possível graças ao corpo caloso, que informa cada hemisfério das atividades do outro. Os casos raros em que essa comunicação é interrompida resultam em anormalidades peculiares que refletem a operação independente dos dois hemisférios. Por exemplo, um paciente poderia ser incapaz de descrever verbalmente qualquer estímulo encaminhado ao hemisfério direito, pois esse hemisfério seria incapaz de conduzir a informação relevante às áreas de linguagem no hemisfério esquerdo.

### Síndromes de Desconexão Podem Resultar de Lesões na Substância Branca

A função normal de uma área do córtex cerebral depende não apenas do córtex em si, mas também de suas conexões de *input* (entrada) e *output* (saída). Desse modo, a desconexão entre áreas corticais pode produzir déficits funcionais semelhantes àqueles que resultam de lesões corticais. O seccionamento do corpo caloso fornece um exemplo extremo de uma síndrome de desconexão. Houve casos em que o córtex motor de um indivíduo foi desconectado das áreas de linguagem; isso lhe causou incapacidade de fazer movimentos quando solicitado e,

portanto, parecia ser apráxico. Da mesma maneira, a desconexão entre o córtex visual e as áreas de linguagem pode tornar a pessoa incapaz de ler, apesar de ter visão e compreensão da linguagem normais. Foram realizados exames mais detalhados da interrupção ou lesão dos tratos da substância branca em casos de traumatismo cranioencefálico usando imagens do tensor de difusão; achados recentes sugerem que golpes no cérebro podem gerar forças de cisalhamento e de torção que danificam e destroem os tratos da substância branca.

## CONSCIÊNCIA E SONO SÃO PROCESSOS ATIVOS

A consciência – o estado de vigília da autoconsciência – é resultado de interações entre o córtex cerebral e outras partes do sistema nervoso. O conteúdo de consciência é reflexo das interações momento a momento entre as diferentes áreas corticais; o nível de consciência é regulado por projeções modulatórias difusas para o tálamo e o córtex (Fig. 22.5). Conforme mencionado no Capítulo 11, algumas dessas projeções provêm do sistema de ativação reticular ascendente (SARA) do tronco encefálico; outras têm origem no hipotálamo e na parte basilar do telencéfalo. Os principais componentes incluem neurônios quimicamente codificados da parte rostral da ponte e do mesencéfalo (p. ex., noradrenérgicos, serotoninérgicos), neurônios hipotalâmicos que usam histamina ou orexina (um neuropeptídeo) como neurotransmissor, e neurônios colinérgicos do núcleo basilar e da formação reticular mesencefálica.

Coletivamente, essa rede de neurônios modulatórios regula o nível de excitabilidade do córtex e ajuda a alternar a atividade dos neurônios talâmicos entre os modos tônico e em salvas.

A perda de consciência sempre decorre da redução bilateral de atividade em amplas áreas do córtex cerebral, grandes partes da rede moduladora difusa ou do diencéfalo. O coma pode resultar de eventos metabólicos ou vasculares que inativam ou lesionam grandes áreas de ambos os hemisférios cerebrais, ou de lesão bilateral no diencéfalo ou SARA, mas não de lesão unilateral. O sono é uma perda temporária de consciência, que resulta de processos ativos que "desligam" algumas interações bilaterais geradoras de consciência.

## Existem Duas Formas de Sono

### CONCEITO-CHAVE

Circuitos de controle do sono REM (movimento rápido dos olhos) estão localizados no tronco encefálico.

Durante a vigília, o eletroencefalograma (EEG) normalmente é representado por um sinal pequeno e dessincronizado (durante a atenção) ou contém ondas pequenas e sincronizadas em ritmo alfa de 8 a 13 Hz (durante o relaxamento). À medida que adormecemos, o EEG dessincronizado em vigília dá lugar, em etapas, a um sinal de ondas lentas (ondas delta, < 4 Hz) cada vez mais sincronizado. Esses estágios do sono não REM, que culminam no sono de ondas lentas, são interrompidos periodicamente por intervalos de sono REM, nos quais há um EEG dessincronizado como o da vigília, acompanhado de

sonhos detalhados e salvas de movimentos rápidos dos olhos (Tabela 22.2).

### Os Mecanismos do Tronco Encefálico e do Prosencéfalo Regulam as Transições Sono-Vigília.

A atividade coordenada da parte mais anterior do hipotálamo (a área pré-óptica) (Cap. 23) com a formação reticular da parte caudal do tronco encefálico inibe periodicamente a rede promotora de vigília mostrada na Figura 22.5 e adormecemos (Fig. 22.6). O sono é um estado pelo qual passamos com regularidade, em um período

### TABELA 22.2   Sono Não REM e REM

| | Sono Não REM | Sono REM |
|---|---|---|
| EEG | Progressivamente maior, mais lento, mais sincronizado | Pequeno, rápido, dessincronizado |
| Tônus muscular | Um pouco reduzido | Quase abolido |
| Limiar de excitação | Alto | Mais alto |
| Atividade mental | Sonhos vagos | Sonhos detalhados e complexos |
| Atividade do SNA | Aumento da atividade parassimpática; respiração e pulso lentos e regulares | Aumento da atividade simpática; respiração e pulso irregulares |

*SNA*, sistema nervoso autônomo; *EEG*, eletroencefalograma; *REM*, movimento rápido dos olhos.

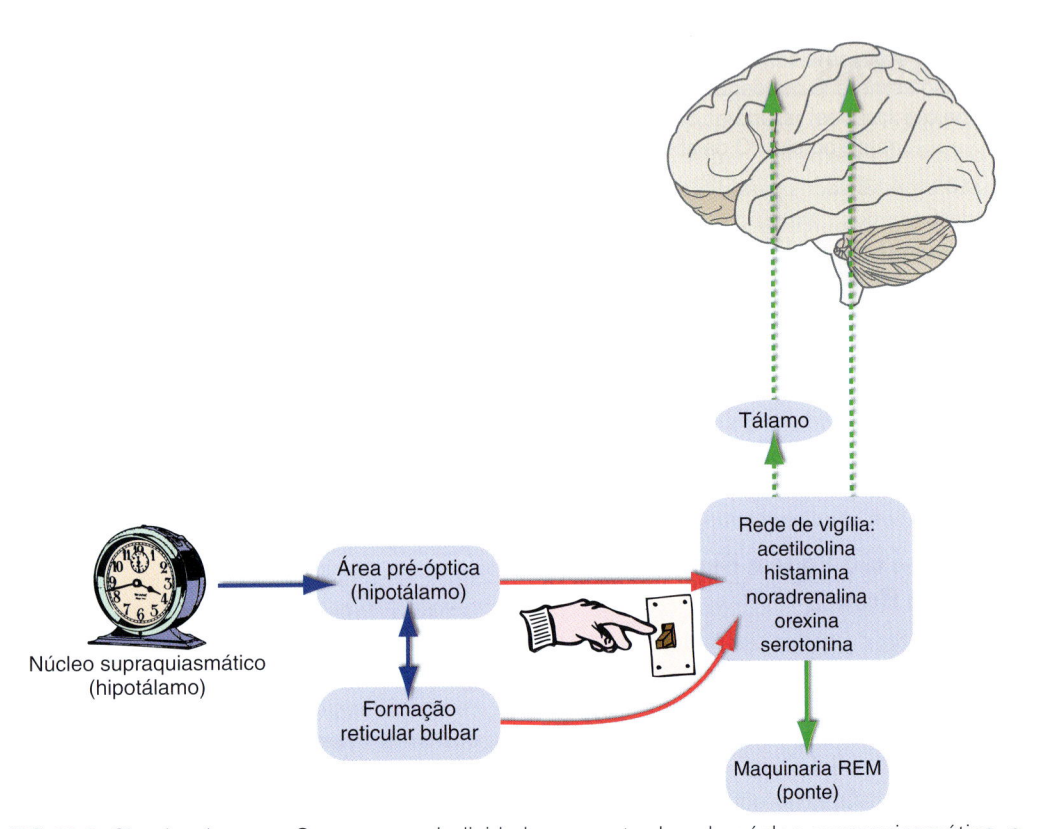

**FIG 22.6** Circuito do sono. Com uma periodicidade orquestrada pelo núcleo supraquiasmático, a área pré-óptica e a formação reticular bulbar "desligam" a rede promotora de vigília. Embora essa rede esteja desligada, a maquinaria REM na ponte fica ligada com o seu próprio período de cerca de 90 minutos. *REM,* movimento rápido dos olhos.

de cerca de 24 horas. O relógio que controla o ciclo sono-vigília está no **núcleo supraquiasmático** do hipotálamo (Cap. 23); seu *output* é sincronizado com o ciclo dia-noite por meio de *inputs* provenientes da retina, bem como dos níveis receptivos de melatonina, e os sinais são retransmitidos para a área pré-óptica. À medida que a luz do dia diminui e os níveis de melatonina aumentam, o núcleo supraquiasmático envia sinais excitatórios para o núcleo pré-óptico, que, por sua vez, envia sinais inibitórios para os neurônios orexinérgicos e histaminérgicos do hipotálamo. A diminuição da orexina, da histamina e da rede promotora de vigília do SARA reduz a atividade cortical, e tem início o sono de ondas lentas. O sono REM, por outro lado, depende da maquinaria neural localizada na ponte que "liga e desliga" a cada 90 minutos durante períodos de sono de ondas lentas.

## QUESTÕES DE ESTUDO

1. Os principais neurônios de *output* do córtex cerebral são as:
   a. células estreladas.
   b. células granulosas.
   c. células de Purkinje.
   d. células piramidais.

2. A maioria das fibras da comissura anterior interliga os:
   a. lobos frontais.
   b. lobos parietais.
   c. lobos occipitais.
   d. lobos temporais.

Responda às perguntas 3 a 10 usando o diagrama a seguir. Cada letra pode ser usada uma vez, mais de uma vez ou nenhuma vez.

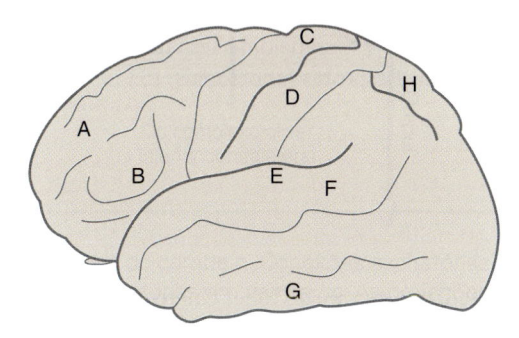
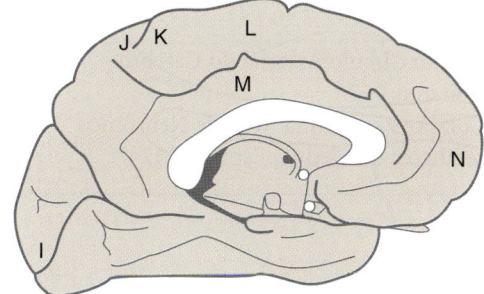

3. Área 17.
4. Córtex agranular.
5. Córtex de associação somatossensitiva.
6. Córtex límbico.
7. Área motora suplementar.
8. Área 6.
9. Lesões neste local causam problemas de compreensão da linguagem.
10. No hemisfério direito, lesões neste local podem fazer com que a fala seja monótona e monotônica.
11. O sono REM e o sono de ondas lentas são semelhantes, pois:
    a. em relação à vigília, o EEG em ambos os estados é de menor amplitude.
    b. ambos são caracterizados por sonhos visuais detalhados.
    c. o tônus muscular é quase abolido.
    d. a maquinaria neural básica para ambos está no tálamo.
    e. nenhuma das anteriores.
12. Depois de sofrer um incidente cardiovascular, um contador aposentado de 57 anos de idade passou a ter dificuldade com habilidades matemáticas básicas e problemas para calçar um par de luvas. Qual área do SNC pode ter sido lesada?
    a. Lobo frontal esquerdo.
    b. Lobo parietal esquerdo.
    c. Lobo temporal esquerdo.
    d. Lobo frontal direito.
    e. Lobo parietal direito.
    f. Lobo temporal direito.

13. Uma treinadora de bichos-preguiça de 69 anos foi encontrada pintando quadros de seus animais, mas apenas o lado direito deles era retratado. Quando perguntada por quê, ela simplesmente afirmou: "Eu estou pintando tudo que eu reconheço" e foi fazer seu trabalho. Se você fizesse uma ressonância magnética, em que parte do córtex dela você poderia ver uma patologia?
    a. Lobo frontal esquerdo.
    b. Lobo occipital esquerdo.
    c. Lobo temporal esquerdo.
    d. Lobo occipital direito.
    e. Lobo parietal direito.
    f. Lobo temporal direito.
14. Um indivíduo que tem problemas com a memória de trabalho e incapacidade de mudar rapidamente de tarefa, com sinais comportamentais de perseverança, provavelmente teria lesão em:
    a. córtex pré-frontal dorsolateral.
    b. lobo límbico.
    c. córtex pré-frontal orbital.
    d. lobos parietais.
    e. córtex pré-frontal ventromedial.
15. Lesões no núcleo pré-óptico do hipotálamo provavelmente resultariam em:
    a. sonolência constante (narcolepsia).
    b. incapacidade de detectar o ciclo dia-noite.
    c. incapacidade de dormir (insônia).
    d. inibição do SARA.
    e. perda de melatonina.

# Impulsos e Emoções: O Hipotálamo e o Sistema Límbico

## SUMÁRIO DO CAPÍTULO

Existe toda uma esfera de atividade mental que vai além da simples percepção de estímulos e formulação lógica de respostas. Temos impulsos e ânsias e a maioria de nossas experiências é emocionalmente colorida. Esse colorido emocional e sua relação com os impulsos básicos é o âmbito do sistema límbico. O hipotálamo regula a função autônoma e o comportamento relacionado com o impulso; as estruturas límbicas servem como pontes entre o hipotálamo e o neocórtex.

## O HIPOTÁLAMO COORDENA COMPORTAMENTOS RELACIONADOS COM O IMPULSO

O hipotálamo é um ponto nodal nos circuitos neurais subjacentes aos comportamentos relacionados com o impulso (Fig. 23.1). Ele apresenta interconexões com partes viscerais do sistema nervoso, através das quais é informado sobre, e controla fatores como glicemia, pressão arterial e temperatura corporal. O hipotálamo também se interconecta com estruturas límbicas, através das quais você percebe as necessidades homeostáticas ("Estou com fome"). Por fim, o hipotálamo não emite apenas *outputs* neurais, mas também vias para controlar a hipófise.

### O Hipotálamo Pode Ser Subdividido no Sentido Rostrocaudal e Mediolateral

Partes do hipotálamo estão expostas na base do encéfalo, circundadas pelo círculo arterial do cérebro (polígono de Willis). Os corpos mamilares formam a extremidade posterior do hipotálamo, onde estão situados próximo dos pedúnculos cerebrais. Entre os corpos mamilares e o quiasma e trato ópticos, há uma pequena saliência denominada túber cinéreo. A eminência mediana emerge do túber cinéreo e estreita-se no infundíbulo, ao qual a hipófise está conectada. Esses pontos de referência na base do encéfalo são usados para dividir o hipotálamo no sentido rostrocaudal (Fig. 23.2) em uma região anterior (superior ao quiasma óptico, estende-se anteriormente à lâmina terminal), uma região tuberal (túber cinéreo e área superior a ele) e uma região posterior (corpos mamilares e área superior a eles).

O hipotálamo também pode ser dividido no sentido de medial para lateral. A substância cinzenta central (periaquedutal) do mesencéfalo continua na delgada zona periventricular presente na parede do terceiro ventrículo. O fórnice atravessa as áreas rostrocaudais (longitudinais) em direção ao corpo mamilar e é usado como ponto de referência para dividir o restante do hipotálamo em zonas medial e lateral.

### *Inputs* Hipotalâmicos Têm Origem em Diversos Locais do Sistema Nervoso

#### CONCEITOS-CHAVE

A maioria dos *inputs* do prosencéfalo tem origem em estruturas límbicas.

*Inputs* do tronco encefálico e da medula espinal atravessam o fascículo medial do telencéfalo e o fascículo longitudinal posterior.

O hipotálamo contém neurônios sensitivos intrínsecos.

O hipotálamo recebe muitos *inputs* (Fig. 23.3), mas a maioria pertence a duas categorias gerais: *inputs* de núcleos do tronco encefálico e da medula espinal, que transmitem informações sobre o estado de seu corpo, e aqueles de estruturas límbicas como o corpo amigdaloide, o hipocampo e os núcleos septais. *Inputs* sobre o estado do corpo ("Está ficando quente aqui" ou "A

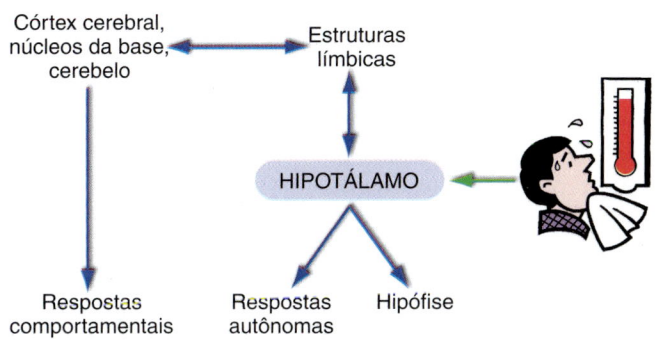

FIG 23.1 Visão geral das funções límbica e hipotalâmica nas respostas às mudanças ambientais.

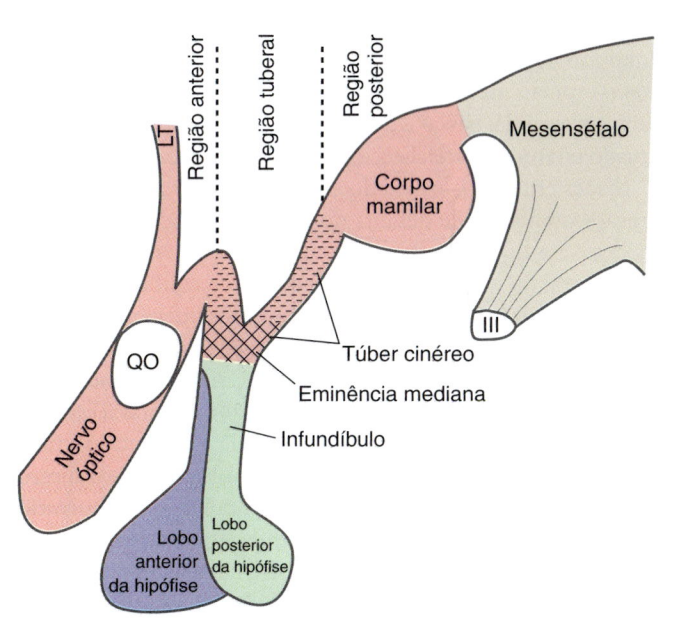

**FIG 23.2** Subdivisões do hipotálamo no sentido rostrocaudal (longitudinal) e os dois lobos da hipófise. *III*, nervo oculomotor; *LT*, lâmina terminal (membrana na extremidade anterior do terceiro ventrículo); *QO*, quiasma óptico.

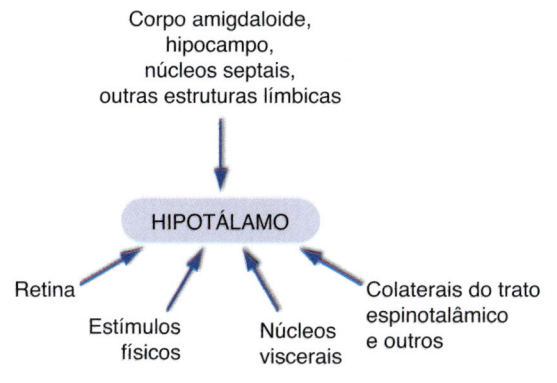

**FIG 23.3** *Inputs* para o hipotálamo.

glicemia está diminuindo") chegam de lugares como os **núcleos do trato solitário** por meio do **fascículo longitudinal posterior**, que percorre a substância cinzenta central (periaquedutal) do mesencéfalo e adentra a zona periventricular; através do **fascículo medial do telencéfalo**, que se estende da formação reticular para a área hipotalâmica lateral; e como ramos de tratos (p. ex., o trato espinotalâmico). *Inputs* límbicos chegam do corpo amigdaloide,

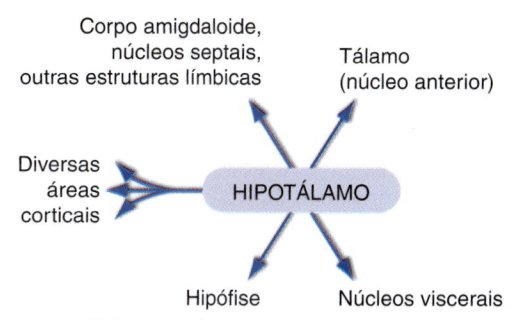

**FIG 23.4** *Outputs* do hipotálamo.

do hipocampo (através do fórnice) e dos núcleos septais e outros locais (através do fascículo medial do telencéfalo), os quais, coletivamente, mantêm o hipotálamo informado sobre outros aspectos do ambiente ("Não é um bom lugar para tirar minha camisa").

*Inputs* na forma de estímulos físicos diretos provenientes da retina também chegam ao hipotálamo. Os axônios de algumas células ganglionares da retina terminam no pequeno **núcleo supraquiasmático** em cada lado da área hipotalâmica rostral (anterior). O núcleo supraquiasmático é o "relógio mestre" para a maioria dos **ritmos circadianos**, e as informações da retina ajudam a sincronizar esses ritmos com o dia de 24 horas. Por fim, alguns neurônios hipotalâmicos são receptores sensitivos que respondem diretamente à temperatura, à osmolalidade sanguínea ou à concentração de algumas substâncias químicas ou hormônios no sangue que passam pelo hipotálamo.

## *Outputs* Hipotalâmicos Correspondem Amplamente aos *Inputs*

As conexões hipotalâmicas com núcleos viscerais e estruturas límbicas são majoritariamente recíprocas (Fig. 23.4). Projeções através do fascículo longitudinal posterior e do fascículo medial do telencéfalo chegam a locais como os núcleos do trato solitário, o **núcleo posterior do nervo vago** e o **núcleo intermediolateral** da medula espinal para respostas autônomas ("Melhor começar a suar"). Projeções através do fascículo medial do telencéfalo e outras vias atingem o corpo amigdaloide, núcleos septais e outras estruturas límbicas para respostas cognitivas ("Talvez eu possa encontrar o termostato"). (O *output* hipotalâmico chega ao hipocampo através de uma via mais sinuosa, que passa pelo tálamo, conforme descrito no Cap. 24). Além disso, projeções modulatórias difusas para o tálamo e o córtex cerebral desempenham um papel fundamental nos ciclos de sono-vigília (Figs. 22.5 e 22.6).

**O Hipotálamo Controla os Dois Lobos da Hipófise.** Os últimos e principais *outputs* hipotalâmicos controlam a glândula **hipófise** por meio de dois mecanismos distintos (Fig. 23.5). (1) Neurônios hipotalâmicos dos núcleos **supraóptico** e **paraventricular** são fontes de **hormônio antidiurético** (**vasopressina**) e **ocitocina**. Eles transportam esses hormônios pelos seus axônios até o **lobo posterior** da hipófise (a maior parte da **neuro-hipófise**), onde são liberados na circulação. (2) Neurônios hipotalâmicos situados no túber cinéreo e, próximo a ele, produzem pequenos peptídeos que servem como **fatores de liberação** e **de inibição** (isto é, hormônio liberador de tireotrofina, hormônio liberador de corticotrofina, hormônio liberador de gonadotrofina, hormônio liberador do hormônio do crescimento,

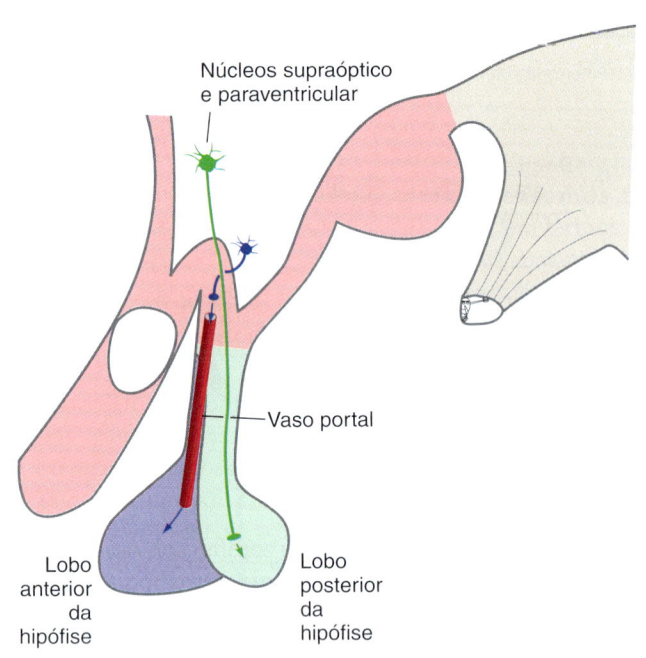

**FIG 23.5** Controle hipotalâmico da hipófise.

somatostatina e dopamina) para o **lobo anterior** da hipófise (a maior parte da **adeno-hipófise**). Eles transportam esses fatores pelos seus axônios e os liberam em capilares na eminência mediana. Esses capilares, em seguida, convergem em **vasos portais** da hipófise que percorrem o pedículo infundibular até um segundo leito capilar na adeno-hipófise. Os fatores liberadores e inibidores saem do segundo leito capilar e controlam a produção de hormônios da adeno-hipófise (isto é, hormônio estimulante da tireoide, hormônio adrenocorticotrófico, hormônio folículo-estimulante, hormônio luteinizante, hormônio do crescimento e prolactina) que, afinal, são liberados na circulação.

### Ramos Perfurantes do Círculo Arterial do Cérebro Irrigam o Hipotálamo

O pedículo infundibular está situado no centro do círculo arterial do cérebro (polígono de Willis), o que indica de onde vem o suprimento de sangue do hipotálamo – pequenos ramos perfurantes ou centrais de todo o círculo.

### O Hipotálamo Colabora com uma Rede de Neurônios do Tronco Encefálico e da Medula Espinal

As conexões do hipotálamo colocam-no em uma situação para controlar toda a gama de mecanismos homeostáticos e comportamentos relacionados com o impulso – regulação da temperatura, ingestão de alimentos e líquidos, função cardiovascular, comportamento sexual, regulação hormonal, agressão e assim por diante. Embora algumas dessas atividades envolvam principalmente ajustes autônomos (p. ex., reflexos cardiovasculares), os músculos esqueléticos desempenham um papel importante em outras (p. ex., respiração). O controle normal da **micção (urinação)** fornece um bom exemplo de coordenação entre aferências viscerais, percepção consciente, músculo liso, músculo esquelético e controle voluntário.

**A Micção Normal Envolve um Centro Gerador de Padrão na Ponte.** A bexiga urinária é um reservatório que passa a maior parte do tempo armazenando urina; pode fazê-lo porque a pres-

são dentro da bexiga em geral é baixa – o músculo liso de sua parede (o **detrusor da bexiga**) relaxa e os **esfíncteres interno** (músculo liso) e **externo** (músculo esquelético) **da uretra** em seu colo contraem-se. Este **modo de armazenamento** é mantido por *inputs* simpáticos e por disparo tônico de neurônios motores para o esfíncter externo (Fig. 23.6A). Periodicamente os esfíncteres relaxam, o detrusor contrai-se e a urina é eliminada por inibição dos componentes simpáticos e ativação do sistema parassimpático com o relaxamento do esfíncter externo. Nos bebês isso ocorre de maneira automática, por meio de um circuito reflexo na medula espinal que é suprimido mais tarde na vida. Para crianças e adultos, entrar nesse **modo de eliminação** é mais complicado, porque é necessário tomar decisões sobre horários e lugares apropriados para urinar. A **substância cinzenta periaquedutal** congrega *inputs* de tensão na parede da bexiga por meio de *inputs* espinais ascendentes, do hipotálamo e do córtex cerebral para, em seguida, passar a decisão ao **centro pontino da micção** situado no tronco encefálico, que executa a urinação (Fig. 23.6B).

Lesões em vários níveis do sistema nervoso central (SNC) causam uma série de déficits no controle da bexiga urinária, análogos aos que acometem músculos esqueléticos. As lesões da parte sacral da medula espinal ou da cauda equina são muito parecidas com lesões de neurônios motores inferiores: o músculo detrusor da bexiga é incapaz de se contrair, de modo que a bexiga urinária expande-se sob pressão relativamente baixa. Em seguida, há pressão suficiente para que alguma urina seja expelida, mas a bexiga urinária nunca se esvazia. Em contrapartida, lesões entre a parte torácica média da medula espinal e o centro pontino da micção assemelham-se a uma lesão de neurônio motor superior. Os reflexos da medula espinal ressurgem e tornam-se hiperativos, de modo que a bexiga urinária tenta se esvaziar mesmo quando o volume está baixo. Em decorrência de lesão no nível mediotorácico, o músculo esfíncter externo da uretra nunca recebe um sinal do centro pontino da micção avisando-lhe para relaxar, portanto, o detrusor tem que contrair muito para produzir pressão suficiente para superá-lo. O perigo nesse momento é que a urina pode voltar pelos ureteres e danificar os rins. Lesões acima da ponte deixam todo esse circuito intacto, mas podem remover alguns *inputs* para o centro pontino da micção, causando uma variedade de problemas, como maior urgência ou redução da sensibilidade social.

### O Hipotálamo e os Centros Geradores de Padrão Associados Mantêm Variáveis Fisiológicas Dentro de Limites Restritos.
De maneira semelhante, o hipotálamo monitora uma série de outras variáveis fisiológicas e está envolvido na ativação de um conjunto adequado de respostas autônomas, hormonais e comportamentais às mudanças dessas variáveis – secretando mais hormônio antidiurético em resposta ao aumento da osmolalidade plasmática, por exemplo, enquanto, ao mesmo tempo, contribui para uma sensação de sede por meio de interações com o sistema límbico.

## ESTRUTURAS LÍMBICAS ESTÃO INTERPOSTAS ENTRE O HIPOTÁLAMO E O NEOCÓRTEX

Percebemos múltiplos atributos das coisas – não apenas seus atributos físicos, mas também se são cativantes, assustadoras e assim por diante. A integração desses vários atributos ocorre nas

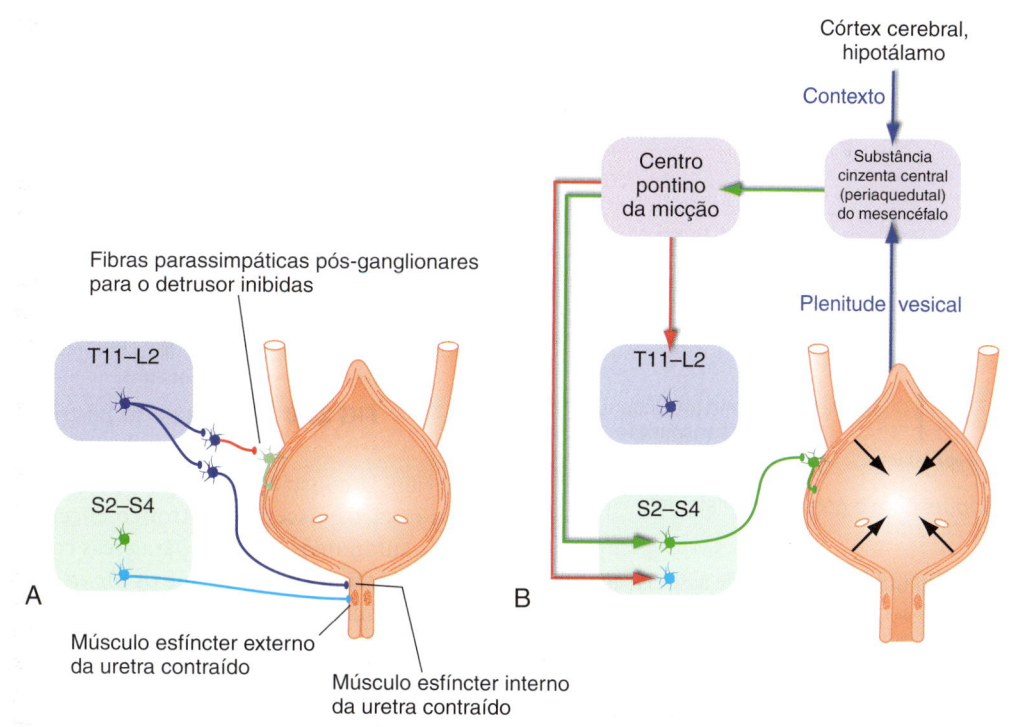

**FIG 23.6** Controle da micção. (A) No modo de armazenamento, a inervação simpática relaxa o músculo detrusor da bexiga e contrai o músculo esfíncter interno da uretra. Ao mesmo tempo, neurônios motores inferiores em S2 causam contração do músculo esfíncter externo da uretra. (B) No modo de eliminação, tudo isso é invertido por sinais descendentes do centro pontino da micção.

áreas de associação multimodal do córtex cerebral (Fig. 22.3) pela utilização de múltiplos *inputs*. Informações sobre atributos físicos provêm das áreas de associação unimodal, enquanto as informações sobre seus atributos relacionados com o impulso provêm de estruturas límbicas. Atributos de objetos ou situações relacionados com o impulso também têm implicações em respostas autônomas e comportamentais, as quais são mediadas pelas mesmas estruturas límbicas em conjunto com o hipotálamo e a área septal adjacente. Desse modo, a noção geral do sistema límbico é que suas estruturas servem como uma espécie de ponte entre o neocórtex e o comportamento quando impulsos e emoções estão envolvidos (Fig. 23.1).

## O Giro do Cíngulo, o Hipocampo e o Corpo Amigdaloide São Componentes Centrais do Subsistema Límbico

O sistema límbico, que inclui áreas corticais e estruturas não corticais, é dividido em dois subsistemas, um centrado no **hipocampo** e outro no **corpo amigdaloide**. Cada um usa diferentes áreas do córtex cerebral como via de acesso às áreas de associação multimodal. O subsistema hipocampal está principalmente envolvido no aprendizado e na memória, conforme descrito no Capítulo 24.

## O Córtex do Cíngulo Atua como Via de Acesso Entre o Sistema Límbico e o Neocórtex

### CONCEITOS-CHAVE

- O córtex do cíngulo recebe uma grande variedade de *inputs* do córtex e do tálamo.
- O córtex do cíngulo projeta-se para o córtex cerebral e o hipocampo.

O córtex do cíngulo, representado pelo giro situado logo acima do corpo caloso, é um centro que contém áreas sensitivas e motoras e está envolvido no autocontrole e na tomada de decisões. Parte integrante do sistema límbico que tem comunicação recíproca com o hipocampo e o neocórtex multimodal, desempenha um papel no processamento da aprendizagem e da memória ao associar efeitos comportamentais à motivação (isto é, uma determinada conquista induz uma resposta emocional positiva, que resulta em aprendizagem). Lesões da parte anterior do giro do cíngulo podem causar total supressão do comportamento motivado – nada no ambiente é percebido como importante o suficiente para o paciente falar ou realizar um movimento – consequentemente, a pessoa parece imóvel e completamente desconectada de seu ambiente, embora não seja considerada comatosa. Essa condição extrema de falta de atividade límbica é denominada **mutismo acinético**. A depressão é associada com frequência à atividade reduzida no giro do cíngulo.

## O Corpo Amigdaloide Tem um Papel Central nas Respostas Emocionais

### CONCEITOS-CHAVE

- O corpo amigdaloide recebe uma ampla variedade de *inputs* sensitivos.
- O corpo amigdaloide projeta-se para o córtex cerebral e o hipotálamo.

O corpo amigdaloide ("amígdala"), uma coleção de núcleos localizados no lobo temporal na extremidade anterior do hipocampo, é um elo fundamental entre experiências e reações emocionais a elas. Ele recebe uma grande quantidade de *inputs* sensitivos de todos os tipos a partir do tronco encefálico,

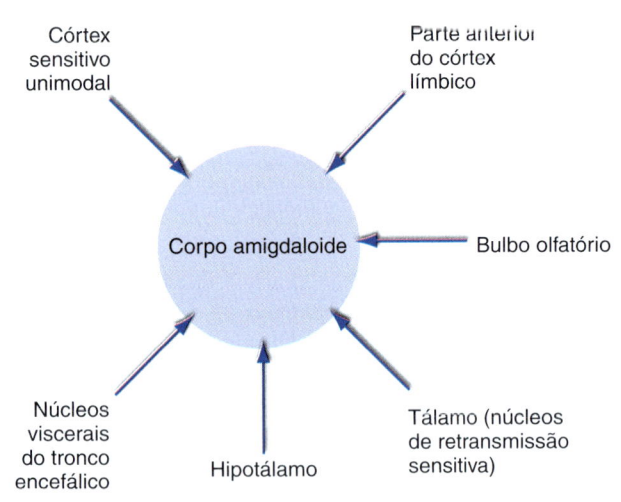

**FIG 23.7** *Inputs* para o corpo amigdaloide.

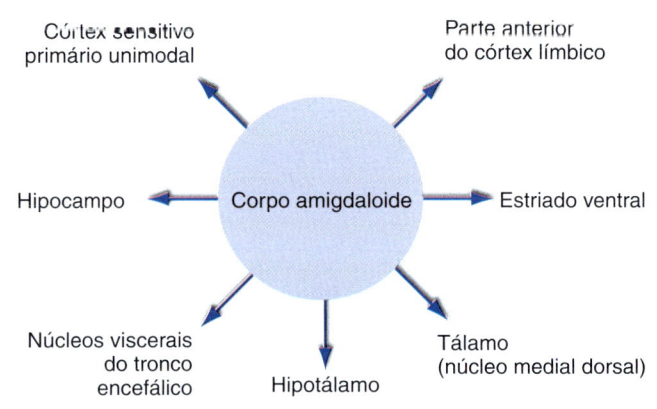

**FIG 23.8** *Outputs* do corpo amigdaloide.

tálamo, hipotálamo, bulbo olfatório e áreas de associação unimodal (Fig. 23.7). Além disso, recebe *inputs* de partes anteriores do lobo límbico e áreas adjacentes, incluindo os córtices temporal anterior e orbital e o lobo insular. Conexões com o hipotálamo estendem-se pela estria terminal e por uma via mais difusa, que contorna inferiormente o núcleo lentiforme. A estria terminal, como o fórnice, curva-se ao redor do ventrículo lateral, mas, nesse caso, cursa em posição imediatamente medial ao núcleo caudado; durante grande parte do seu trajeto, ela encontra-se no sulco entre o núcleo caudado e o tálamo.

As experiências emocionais são acompanhadas pela percepção consciente da emoção, reações autônomas e maior percepção dos eventos em andamento; *outputs* do corpo amigdaloide (Fig. 23.8) ajudam a mediar tudo isso. *Outputs* para a parte anterior do córtex límbico, diretamente e através do núcleo medial dorsal do tálamo, contribuem para a experiência consciente. *Outputs* destinados ao hipotálamo e aos núcleos viscerais do tronco encefálico medeiam respostas autônomas. Aqueles para áreas corticais sensitivas são ainda mais numerosos do que os *inputs* e ajudam a melhorar o desempenho quando a pressão é grande. Além disso, *outputs* para o estriado ventral acionam os núcleos da base, e *outputs* para o hipocampo afetam a probabilidade de que um evento seja lembrado (Cap. 24).

### O Corpo Amigdaloide Está Envolvido em Aspectos da Aprendizagem Relacionados com a Emoção. O corpo amigdaloide usa suas interconexões com os córtices límbico e sensitivo e com o hipotálamo para formar e expressar associações entre objetos e as reações que provocam. Ou seja, embora o hipocampo seja fundamental para lembrar que um evento ocorreu (Cap. 24), o corpo amigdaloide é importante não apenas para lembrar se o evento foi "bom" ou "ruim", mas também para desencadear respostas apropriadas ("sentimentos viscerais") na próxima vez que um evento semelhante ocorrer.

## ▌QUESTÕES DE ESTUDO

**1.** O reparo anatômico que separa as zonas lateral e medial do hipotálamo é:
   **a.** a comissura anterior.
   **b.** o fascículo longitudinal posterior.
   **c.** o fórnice.
   **d.** o fascículo medial do telencéfalo.
   **e.** a estria terminal.

**2.** Os corpos mamilares integram a região _____ do hipotálamo.
   **a.** anterior
   **b.** tuberal
   **c.** posterior
   **d.** lateral

**3.** Os neurônios que funcionam como marca-passo e controlam a maioria dos ritmos circadianos estão localizados no:
   **a.** corpo amigdaloide.
   **b.** hipocampo.
   **c.** núcleo paraventricular.
   **d.** núcleo supraquiasmático.
   **e.** núcleo supraóptico.

**4.** A produção de hormônios da adeno-hipófise é controlada por:
   **a.** *input* neural direto dos núcleos supraópticos e paraventriculares.
   **b.** *input* neural direto de neurônios do túber cinéreo.
   **c.** hormônios secretados pelos núcleos supraóptico e paraventricular e liberados em vasos sanguíneos hipotalâmicos.
   **d.** fatores liberadores e inibidores secretados na circulação porta-hipofisária por neurônios hipotalâmicos.

**5.** A estria terminal interconecta _____ e _____.
   **a.** corpo amigdaloide, hipocampo
   **b.** corpo amigdaloide, hipotálamo
   **c.** giro do cíngulo, giro para-hipocampal
   **d.** núcleos do trato solitário, hipotálamo

**6.** A maioria dos neurônios que usam histamina como neurotransmissor está localizada no(s):
   **a.** corpo amigdaloide.
   **b.** tronco encefálico.
   **c.** hipocampo.
   **d.** hipotálamo.
   **e.** núcleos septais.

7. Durante o período em que uma bexiga urinária normal é preenchida, as taxas de disparo dos neurônios parassimpáticos sacrais, neurônios simpáticos lombares e neurônios no centro pontino da micção são, respectivamente:
   a. alta, alta, alta
   b. alta, alta, baixa
   c. alta, baixa, alta
   d. alta, baixa, baixa
   e. baixa, baixa, baixa
   f. baixa, baixa, alta
   g. baixa, alta, baixa
   h. baixa, alta, alta

8. O corpo amigdaloide recebe *inputs* substanciais:
   a. de neurônios intrínsecos sensíveis à temperatura.
   b. do núcleo posterior do nervo vago.
   c. do córtex visual primário.
   d. do estriado ventral.
   e. do córtex de associação visual.

9. Fibras eferentes do corpo amigdaloide ao tálamo geralmente terminam no núcleo _____.
   a. anterior
   b. medial dorsal
   c. geniculado lateral
   d. pulvinar
   e. ventral lateral

10. Um jogador de handebol americano de 39 anos de idade relatou que toda vez que ele olhava para uma quadra onde havia perdido uma partida nas finais de um torneio do ano anterior, sua pressão arterial subia. A conexão neural mais importante implícita nessa reação foi uma projeção do _____ para o _____.
    a. corpo amigdaloide, hipocampo
    b. corpo amigdaloide, hipotálamo
    c. corpo amigdaloide, tálamo
    d. hipocampo, corpo amigdaloide
    e. hipotálamo, corpo amigdaloide
    f. tálamo, hipotálamo

11. São núcleos do hipotálamo responsáveis pela produção de ocitocina e vasopressina liberadas pela neuro-hipófise:
    a. arqueado e paraventricular.
    b. arqueado e pré-óptico.
    c. arqueado e supraóptico.
    d. supraóptico e paraventricular.
    e. supraóptico e pré-óptico.

12. Um dano no nível mediotorácico da medula espinal resulta em lesão dos neurônios motores superiores destinados aos neurônios abaixo do nível do dano, incluindo aqueles para a bexiga urinária. Em um paciente com bexiga espástica, que tipo de medicamento seria útil para evitar que a urina retorne pelos ureteres e cause lesão nos rins?
    a. Um antagonista adrenérgico.
    b. Um agonista adrenérgico.
    c. Um agonista colinérgico muscarínico.
    d. Um antagonista colinérgico muscarínico.
    e. (b) ou (d).
    f. (a) ou (c).

13. Um guitarrista de 41 anos de idade teve um infarto isquêmico recente no SNC e acha que não gosta mais de tocar guitarra e não tem motivação para fazê-lo quando incentivado a tocar. Seu parceiro afirma que, desde que sofreu o acidente vascular encefálico, ele parece completamente desconectado do passado e só quer ficar sem fazer nada. Onde ele poderia ter sofrido lesão no SNC?
    a. Corpo amigdaloide.
    b. Parte anterior do córtex do cíngulo.
    c. Hipocampo.
    d. Hipotálamo.
    e. Córtex pré-frontal.

# 24

# Formação, Modificação e Reparo de Conexões Neuronais

O sistema nervoso apresenta capacidade bem menor de reparar-se após lesões do que outros órgãos, mas isso não significa que não possa mudar. Há um amplo ajuste de conexões durante o desenvolvimento, mas também em encéfalos adultos; sinapses em todo o encéfalo modificam sua força em escalas de tempo que variam de segundos a anos. Algumas dessas modificações são a base do aprendizado e da memória normais.

Há esperança de que o aumento da **plasticidade** em adultos, ou a reativação da plasticidade do desenvolvimento, tornem possíveis níveis muito maiores de reparo neurológico em um futuro próximo.

## NEURÔNIOS E CONEXÕES SÃO PRODUZIDOS EM EXCESSO DURANTE O DESENVOLVIMENTO

Processos de desenvolvimento semelhantes estão presentes na formação de animais com corpos tão diferentes quanto cobras, toupeiras-nariz-de-estrela e seres humanos, e cada um deles precisa de um sistema nervoso compatível com seu corpo. Por exemplo, os seres humanos precisam de mais neurônios motores nos segmentos da medula espinal que inervam os membros, mas as cobras não. Isso pode ser feito começando com um número básico de neurônios em cada segmento medular e adicionar mais onde necessário, mas, na verdade, uma abordagem exatamente oposta é adotada. Os segmentos da medula espinal, e todas as outras partes do sistema nervoso central (SNC), começam com mais neurônios do que precisarão e as células adicionais morrem durante o desenvolvimento. Da mesma maneira, cada neurônio começa com mais processos do que um dia precisará, e os excedentes são eliminados durante o desenvolvimento.

Esse conjunto de processos de plasticidade do desenvolvimento resulta em sistemas nervosos compatíveis aos corpos e ambientes nos quais eles vivem. A desvantagem dessa estratégia é que anormalidades ambientais durante o desenvolvimento podem levar a sistemas nervosos permanentemente "mal conectados".

## Fatores Neurotróficos Garantem que Números Adequados de Neurônios Sobrevivam

Um fator crítico que determina se um determinado neurônio sobrevive ou morre durante o desenvolvimento é o seu sucesso em acumular **fatores neurotróficos** de tipos específicos, diferentes tipos para diferentes tipos neuronais (Fig. 24.1). Fatores neurotróficos são produzidos em quantidades limitadas pelos tecidos-alvo (p. ex., músculos, glândulas, outros neurônios), interiorizados por terminações pré-sinápticas e transportados em direção ao corpo celular, onde atuam para prevenir a **apoptose** (morte celular programada) e promover o crescimento. Voltando ao exemplo da medula espinal, mais células do gânglio sensitivo de nervo espinal e neurônios motores sobrevivem em níveis onde há muito tecido-alvo na periferia (p. ex., parte cervical inferior da medula espinal) do que em níveis onde há menos (p. ex., mediotorácico). Mas isso não se restringe à medula espinal – em todo o sistema nervoso, cerca de metade de todos os neurônios produzidos durante o desenvolvimento morrem antes do nascimento.

## Ramificações Axonais São Podadas para Corresponder às Exigências Funcionais

Muito tempo depois de os neurônios terminarem de competir uns com os outros pela sobrevivência, eles continuam competindo por fatores neurotróficos em um esforço para preservar suas conexões (24.2).

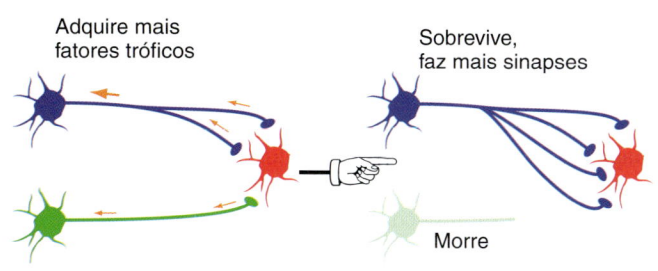

**FIG 24.1** Competição por fatores tróficos e seus efeitos na sobrevivência neuronal durante o desenvolvimento.

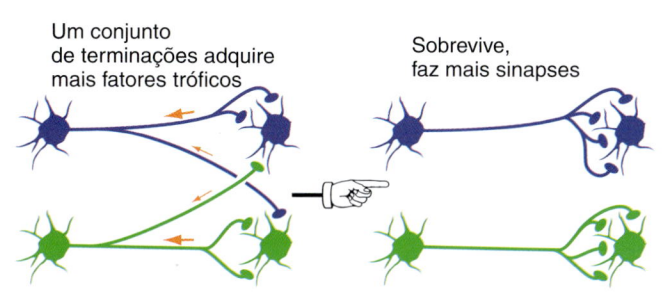

**FIG 24.2** Competição por fatores tróficos que levam à sobrevivência e proliferação de ramos axonais durante o desenvolvimento.

O exemplo mais conhecido é a inervação de um músculo esquelético por neurônios motores inferiores. Logo no início, fibras musculares individuais recebem *inputs* de vários neurônios motores. Por volta da época do nascimento, todos, exceto um *input*, foram removidos e o único sobrevivente desenvolveu-se em uma única junção neuromuscular especializada. Poda semelhante ocorre em todo o sistema nervoso; dependendo da área envolvida, esse é um processo que pode continuar bem depois do nascimento.

### Poda de Conexões Neuronais Ocorre Durante Períodos Críticos.
Conexões neuronais são removidas e refinadas durante janelas de tempo limitado, chamadas de **períodos críticos**. São períodos nos quais os padrões de conexões são ajustados e assim concluem grande parte do processo de associar o sistema nervoso ao corpo e ao ambiente; após o seu término, outras mudanças são muito mais difíceis. A desvantagem nesse caso é que a plasticidade reduzida torna difícil a reparação após lesões em sistemas nervosos adultos.

O prazo dos períodos críticos está aproximadamente correlacionado com a complexidade das funções neurais. Isso faz sentido porque, por exemplo, as áreas corticais multimodais não podem terminar de refinar suas conexões até que áreas unimodais sejam concluídas. Alguns padrões de conexões (p. ex., inervação do músculo esquelético) são finalizados no nascimento ou antes. Outros (p. ex., sutilezas da linguagem) continuam por mais uma década ou mais.

Isso tem implicações clínicas importantes: anormalidades nos olhos, orelhas e situações sociais precoces precisam ser evitadas ou corrigidas para evitar déficits permanentes.

## CONEXÕES SINÁPTICAS SÃO AJUSTADAS AO LONGO DA VIDA

Períodos críticos não podem ser o fim da história, porque mudanças na força sináptica continuam ao longo da vida. Algumas mudanças duram não mais que alguns minutos, mas

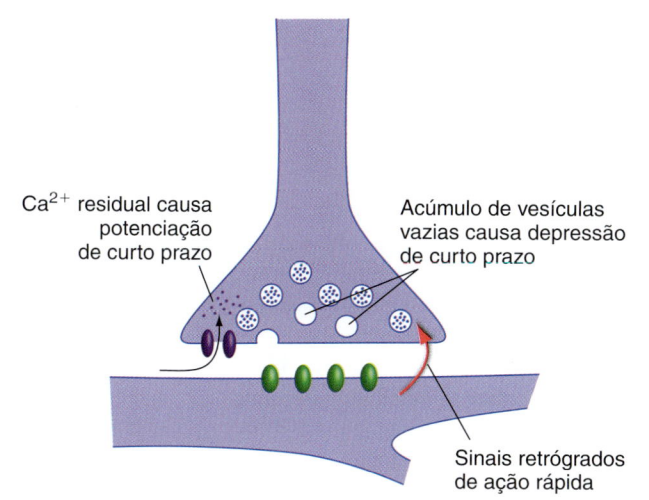

**FIG 24.3** Alguns mecanismos de mudanças de curto prazo na força sináptica.

outras duram horas ou anos, tempo suficiente para desempenhar funções essenciais em processos, como aprendizado e memória. Alterações na concentração pré-sináptica ou pós-sináptica de $Ca^{2+}$ desempenham um papel importante em muitas dessas mudanças, mas não todas.

### Existem Ajustes de Curto Prazo e de Longo Prazo da Força Sináptica

> **CONCEITO-CHAVE**
>
> Mapas corticais são ajustados ao longo da vida.

Algumas mudanças de curto prazo na força sináptica decorrem naturalmente da função sináptica normal (Fig. 24.3). Algum $Ca^{2+}$ extra em torno de um terminal pré-sináptico após a liberação do neurotransmissor, por exemplo, pode resultar na **potenciação** da liberação do neurotransmissor em resposta ao próximo potencial de ação. A estimulação de alta frequência de uma terminação pré-sináptica pode causar depleção de vesículas sinápticas, que resulta na **depressão** da liberação subsequente por um momento. Mensageiros retrógrados de ação rápida, como o óxido nítrico, também podem causar alterações de curto prazo.

Mudanças de longo prazo podem envolver quase qualquer parte imaginável de elementos pré-sinápticos ou pós-sinápticos. Um exemplo notório é a inserção ou remoção de receptores pós-sinápticos de neurotransmissores, que resultam em **potenciação de longo prazo** (**PLP**) ou **depressão de longo prazo** (**DLP**). Isso pode ser desencadeado por influxo pós-sináptico de $Ca^{2+}$ através dos **receptores NMDA** (Fig. 24.4). Os receptores NMDA (assim denominados em virtude do *N*-metil-d-aspartato que se liga a eles) são receptores de glutamato com algumas propriedades especiais. Primeiro, eles só abrem quando se ligam ao glutamato *e* a membrana precisa ser despolarizada (a despolarização libera o bloqueio do poro de cátions pelo $Mg^{2+}$), tornando-os grandes detectores de atividade simultânea em múltiplas sinapses – algo que poderia ser um elemento fundamental para a formação da memória. Segundo, eles são menos seletivos que outros canais iônicos e deixam passar $Ca^{2+}$ (além de $Na^+$ e $K^+$). Quantidades maiores de entrada de $Ca^{2+}$ causam PLP, enquanto pequenas quantidades ou a falta de entrada de $Ca^{2+}$

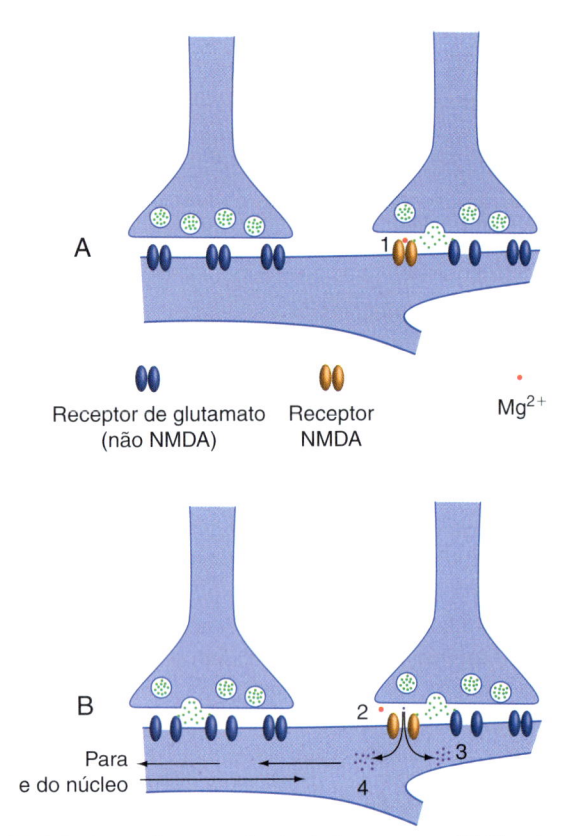

**FIG 24.4** Indução de potenciação de longo prazo (PLP) e depressão de longo prazo (DLP) por entrada de $Ca^{2+}$ através de canais de *N*-metil-D-aspartato (NMDA). (A) Se apenas a sinapse da direita estiver ativa, a despolarização não é adequada para remover o $Mg^{2+}$ do seu local de ligação no receptor NMDA (1) e o canal não abre. (B) A atividade simultânea na sinapse à esquerda desaloja o $Mg^{2+}$ (2) e possibilita que ele se abra quando o glutamato está ligado. O $Ca^{2+}$ que entra pelo canal NMDA possui efeitos locais (3) e de longo alcance (4). Mudanças locais incluem inserção ou remoção de receptores de neurotransmissores (causando PLP ou DLP, respectivamente). Os efeitos de longo alcance incluem interações com o núcleo, que resultam em mudanças na síntese de receptores de neurotransmissores e outras moléculas sinápticas.

causam DLP. A comunicação subsequente com o núcleo iniciada pelo $Ca^{2+}$ pode tornar essas alterações muito duradouras.

Modificações da força sináptica desempenham importante função nos ajustes dos mapas corticais ao longo da vida. Esses mapas eram tradicionalmente considerados estáticos, mas, na verdade, o uso dedicado de alguma parte do corpo ou *input* (p. ex., prática intensa com um instrumento musical) faz que a parte correspondente do mapa expanda-se. Por outro lado, o uso restrito (p. ex., ter um braço engessado) faz que a representação diminua. As mudanças nos mapas começam a acontecer em poucas horas e envolvem muito rapidamente a formação de novas conexões. A perda de um membro pode resultar na diminuição da área cortical, enquanto os membros restantes tendem a ganhar mais representação cortical ao longo do tempo.

## Vários Sistemas de Memória Dependem de Ajustes da Força Sináptica

A maioria de nós associa a memória a fatores como aprender listas de itens antes de fazer um teste ou escrever um livro, mas na verdade existem vários tipos de memória, cada uma relacionada com partes específicas do SNC (Fig. 24.5). Memórias de fatos (p. ex., quem está representado em uma nota de um dólar) e eventos (p. ex., os detalhes do último jogo de handebol) são **memórias declarativas**, o que significa que você pode *declará-las* verdadeiras. Memórias de fatos, também denominadas **memórias semânticas**, abrangem uma série de categorias, incluindo fatos históricos, relações matemáticas e os significados das palavras; **memórias episódicas** incluem as especificidades dos eventos, incluindo seu momento de ocorrência. **Memórias não declarativas,** como habilidades, padrões de comportamento e reações emocionais, são aprendidas com o passar do tempo, mas apresentam-se, sobretudo, de maneira subconsciente.

Uma visão simples de como formamos memórias, em particular as declarativas, é que dois processos qualitativamente diferentes estão envolvidos. A primeira é a **memória de curto prazo**, um processo que depende da atenção direcionada e da atividade neuronal contínua. A interrupção desse processo, por

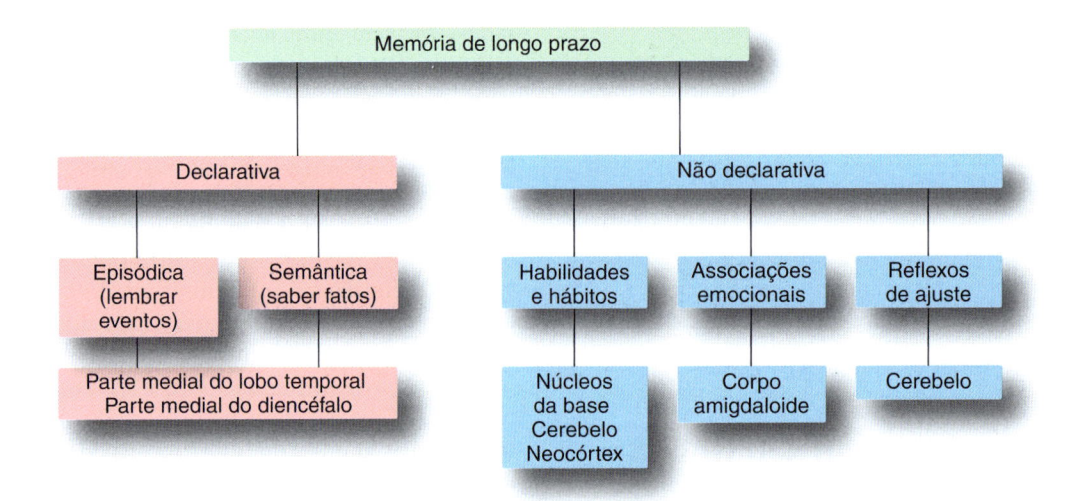

**FIG 24.5** Principais categorias de memória de longo prazo e partes relevantes do SNC envolvidas em cada uma.

exemplo, por perda temporária de consciência, causa a perda de todos os itens na memória de curto prazo. As memórias de curto prazo são gradualmente copiadas ou **consolidadas** na **memória de longo prazo**, o que provavelmente envolve mudanças estruturais e fisiológicas permanentes nas sinapses cerebrais. Após algo ser copiado para a memória de longo prazo, ele pode sobreviver à falta de atenção e até à perda de consciência, e pode persistir por toda a vida.

## O Hipocampo e as Regiões Corticais Adjacentes São Essenciais para a Memória Declarativa

### CONCEITOS-CHAVE

O hipocampo é uma estrutura cortical que margeia o corno temporal do ventrículo lateral.

O fórnice é uma importante via de saída (*output*) do hipocampo.

O córtex entorrinal é a principal fonte de *inputs* para o hipocampo.

Os *outputs* do hipocampo chegam ao córtex entorrinal, corpo mamilar e núcleos septais.

Lesões bilaterais nos hipocampos ou nas regiões mediais do diencéfalo prejudicam a memória declarativa.

O **hipocampo** é uma área distinta do córtex cerebral, dobrada em direção ao giro para-hipocampal do lobo temporal, e considerada parte do sistema límbico. Ele é formado pelo **giro denteado** e pelo **hipocampo propriamente dito**, duas faixas interligadas de córtex de três camadas (diferentemente do neocórtex de seis camadas descrito no Cap. 22), juntamente com o **subículo**, uma zona de transição entre o hipocampo propriamente dito e o neocórtex do lobo temporal (Fig. 24.6). A parte anterior do **giro para-hipocampal** (**córtex entorrinal**) é a principal interface entre o hipocampo e vastas áreas de córtex de associação (Figs. 24.7 e 24.8), o que possibilita ao hipocampo servir de alguma forma como um elo fundamental inerente à memória declarativa. Lesões bilaterais nos hipocampos e em áreas vizinhas do córtex, ou nas áreas diencefálicas com as quais estão interconectados (corpos mamilares e núcleos anteriores dos tálamos), causam **amnésia anterógrada**, na qual novas memórias de fatos e eventos não podem ser formadas. A **amnésia retrógrada** após essas lesões não é tão grave, indicando que as memórias de longo prazo geralmente residem fora do hipocampo.

*Inputs* para o córtex entorrinal e deste para o hipocampo provêm de diversas áreas unimodais, multimodais e límbicas (Fig. 24.7). Além disso, os *inputs* colinérgicos modulatórios dos núcleos septais chegam diretamente ao hipocampo, ao seguirem em sentido "retrógrado" pelo **fórnice**, uma grande via de *output* do hipocampo (Fig. 24.8). Por fim, há projeções diretas do corpo amigdaloide para o hipocampo. Conforme discutido mais adiante neste capítulo, o corpo amigdaloide é importante para marcar o significado emocional de situações e eventos; essa conexão afeta a probabilidade de algo ser registrado como memória declarativa, dependendo de nossa reação emocional a ela.

Em seguida, o hipocampo projeta de maneira recíproca e difusa, por meio do córtex entorrinal, para áreas unimodais, multimodais e límbicas (Fig. 24.8). *Outputs* do hipocampo também chegam indiretamente ao córtex límbico através do

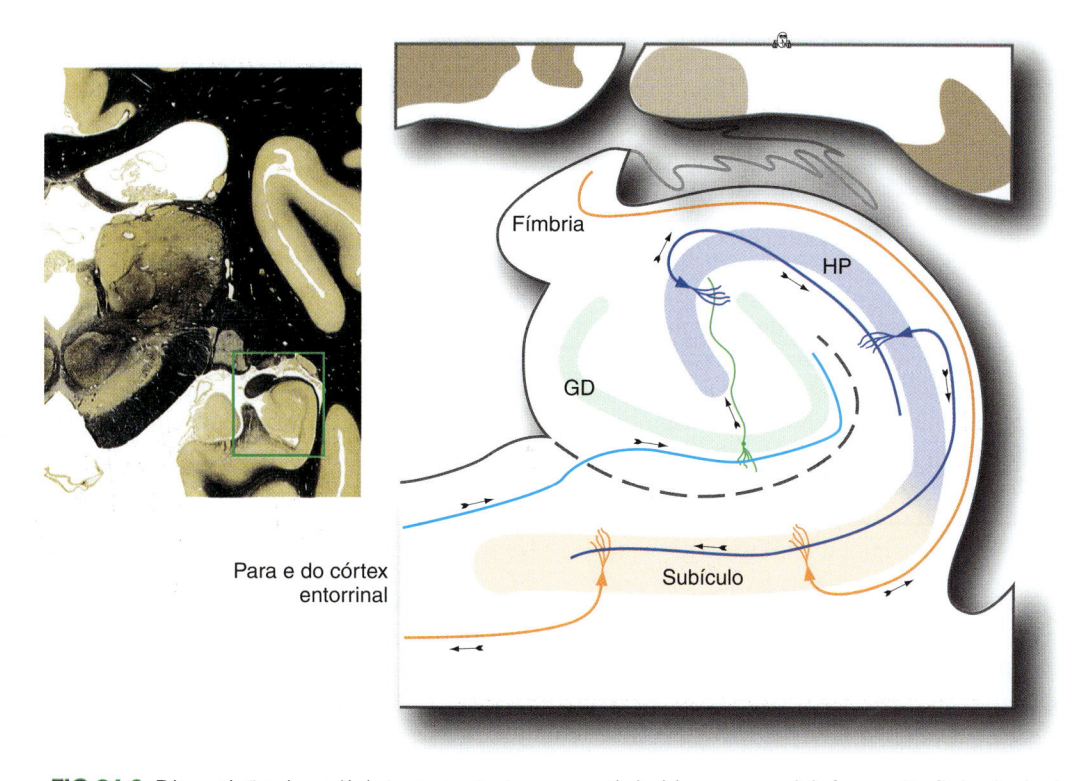

**FIG 24.6** Disposição das células em corte transversal do hipocampo. A informação flui principalmente em uma direção, chega do córtex entorrinal e passa por várias sinapses sequenciais no hipocampo antes de atingir o subículo. A fímbria ("franja") do hipocampo é a coleção de fibras que sai (ou chega) através do fórnice. *GD,* giro denteado; *HP,* hipocampo propriamente dito.

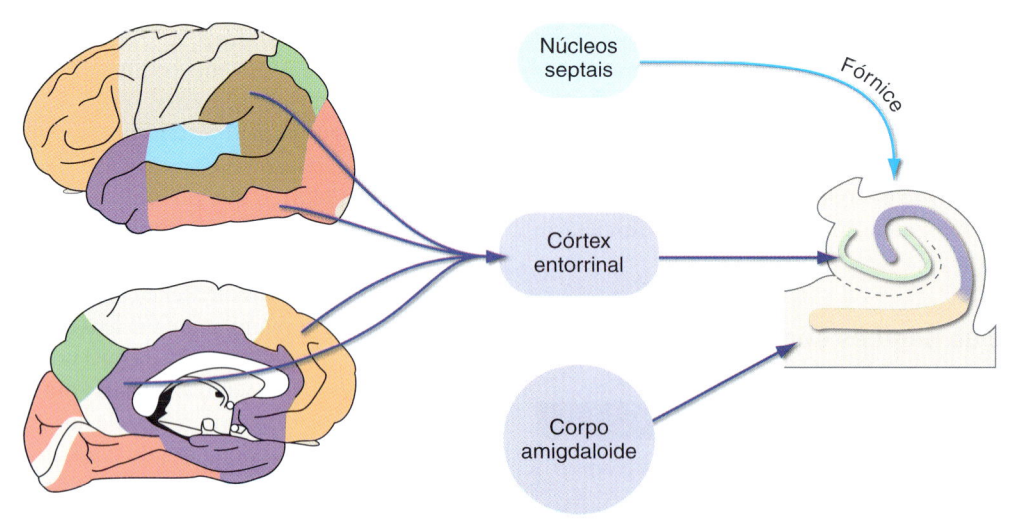

**FIG 24.7** *Inputs* para o hipocampo.

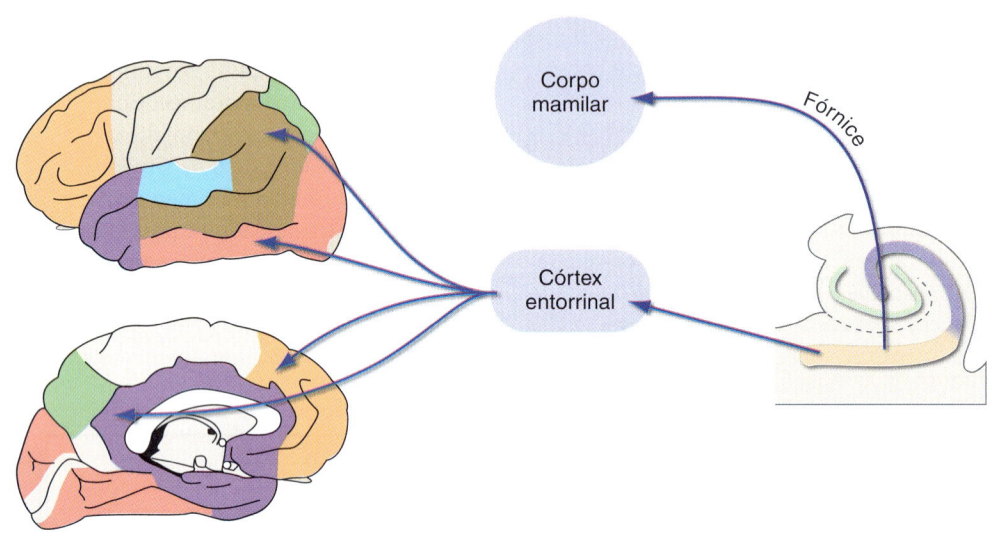

**FIG 24.8** *Outputs* do hipocampo.

fórnice, por meio de projeções para o corpo mamilar. O fórnice curva-se ao redor do ventrículo lateral; separa-se do hipocampo próximo ao esplênio do corpo caloso, estende-se no sentido anterior ao longo da margem inferior do septo pelúcido, curva-se inferiormente na frente do forame interventricular e entra no hipotálamo. O corpo mamilar envia projeções para o **núcleo anterior** do tálamo pelo **fascículo mamilotalâmico**, e esta conexão faz parte de uma alça hipocampal conhecida como **circuito de Papez** (hipocampo → corpo mamilar → núcleo anterior → cíngulo e giro para-hipocampal → hipocampo). As funções associadas a esses *outputs* diretos e indiretos para o córtex límbico na formação de memórias declarativas ainda não são compreendidas.

## O Corpo Amigdaloide Tem um Papel Central nas Respostas Emocionais

Uma forma de aprendizado fundamental para a sobrevivência é imaginar quais situações são mais prazerosas e quais podem ser desagradáveis ou perigosas. As conexões do corpo amigdaloide (Figs. 23.7 e 23.8) são bem apropriadas para contribuir nessa aprendizagem emocional. O corpo amigda-

loide recebe *inputs* sobre aspectos intrinsecamente agradáveis ou desagradáveis (estômago cheio, soco doloroso) e é programado para que tais eventos causem reações autônomas (através do hipotálamo) e sentimentos conscientes (através de projeções para o giro do cíngulo). Informações do tálamo e áreas sensitivas unimodais chegam aos mesmos neurônios do corpo amigdaloide; associar um estímulo neutro (p. ex., ao ver um chocolate ou um escorpião) a efeitos agradáveis ou desagradáveis causa ativação de receptores NMDA, PLP, e resposta emocional à experiência subsequente com os estímulos previamente neutros.

## Os Núcleos da Base São Importantes para Alguns Tipos de Memória Não Declarativa

Os núcleos da base e o cerebelo colaboram com áreas motoras do córtex cerebral à medida que aprendemos a nos mover com mais rapidez e precisão, como ao aprender a tocar um instrumento musical; essa colaboração é baseada nos circuitos longos do córtex → núcleos da base ou cerebelo → tálamo → córtex (Figs. 19.2 e 20.7). Os núcleos da base, no entanto, têm um papel mais abrangente no aprendizado de padrões de comportamento. Rotineiramente, tomamos decisões sobre como agir com base em experiências acumuladas de maneira subconsciente que possibilitam "sugestões fundamentadas" sobre efeitos prováveis (p. ex., decidir se devemos levar um guarda-chuva com base na aparência do céu pela manhã). O aprendizado desse tipo de tomada de decisão é baseado sobretudo nas interconexões entre o núcleo caudado e o córtex de associação (Fig. 19.4).

## O Cerebelo É Importante para Alguns Tipos de Memória Não Declarativa

O cerebelo desempenha um papel especial na aprendizagem de como ajustar os movimentos para se adaptar a novas circunstâncias. Isso varia desde ajustar o ganho de reflexos (p. ex., o flóculo altera o ganho do reflexo vestíbulo-ocular para compensar o uso de óculos) até modificar os movimentos dos membros. As interconexões difusas da parte lateral dos hemisférios do cerebelo com áreas não motoras do córtex cerebral indicam que elas provavelmente têm um papel mais abrangente na aprendizagem de várias habilidades mentais também. As poderosas sinapses excitatórias estabelecidas pelas fibras trepadeiras com as células de Purkinje conferem ao complexo olivar inferior um papel particularmente importante nas funções de aprendizagem do cerebelo.

# O REPARO DO SNP É MAIS EFICAZ DO QUE O REPARO DO SNC

Uma vez terminados os períodos de morte neuronal e poda de conexões durante o desenvolvimento, os neurônios sobreviventes modificam seus padrões de expressão gênica e concentram-se na função e na manutenção, e não no crescimento. Isso limita o grau de reparo após lesões, especialmente no SNC.

Se um neurônio no SNP ou no SNC morre por doença ou lesão, em geral ele não é substituído (embora as células-tronco, conforme descrito um pouco mais adiante, ofereçam alguma esperança para isso no futuro). Se um axônio é seccionado transversalmente, a parte separada do corpo celular degenera (**degeneração walleriana**) (Fig. 24.9). As interações tróficas do neurônio são interrompidas, e pode haver mudanças **anterógradas** nas células com as quais ele faz sinapse e mudanças **retrógradas** nos neurônios que fazem sinapse com ele. Dependendo do sucesso do neurônio em regenerar seu axônio, todas essas mudanças podem ser revertidas ou o neurônio (ou até mesmo seus parceiros sinápticos) pode morrer.

## Fibras de Nervos Podem se Regenerar Após Lesão

Após a transecção de um axônio no SNP, as células de Schwann proliferam e secretam fatores tróficos. Em resposta, o neurônio afetado intensifica seu processo de síntese proteica e começa a desenvolver um novo axônio. Nesse processo, embora aumente a síntese de RNA, os corpos de Nissl espalham-se e a célula parece perder muito de sua basofilia (**cromatólise** – "perda de cor"). Se o axônio em crescimento atinge com sucesso o seu antigo alvo, alterações anterógradas (p. ex., atrofia muscular) e retrógradas são revertidas, e a função é restaurada.

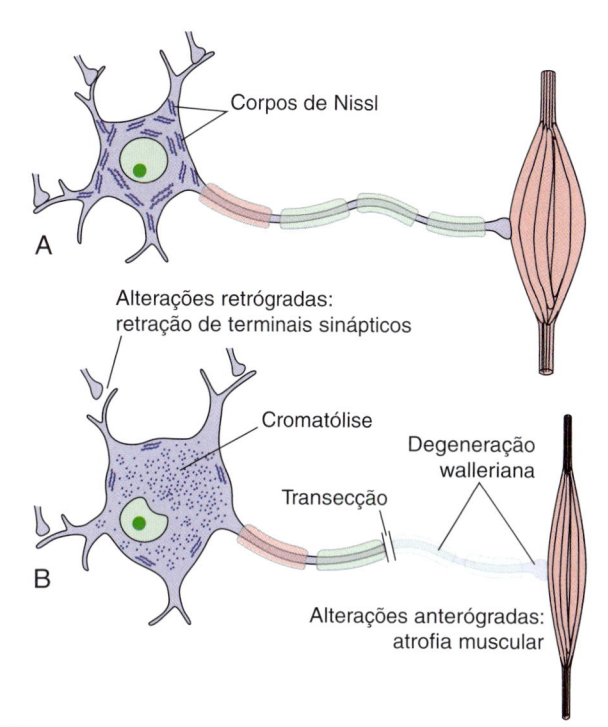

**FIG 24.9** (A) Conexão normal do neurônio motor inferior (NMI) com o músculo esquelético e (B) cromatólise e degeneração walleriana em resposta à transecção do axônio do NMI.

## Células Gliais do SNC Impedem Reparo Após Lesão

Após a transecção de um axônio no SNC, a história é diferente por duas razões principais. Primeiro, astrócitos e oligodendrócitos não respondem com secreção de fatores tróficos, de modo que o neurônio afetado é incapaz de ativar genes relacionados ao crescimento. Em segundo lugar, astrócitos e oligodendrócitos realmente interferem na regeneração. Ambos aumentam a produção de fatores *inibidores* do crescimento que normalmente ajudam a estabilizar as conexões no sistema nervoso de adultos. Astrócitos hipertrofiam e isolam a área lesionada, formando uma cicatriz glial que bloqueia o progresso de qualquer regeneração axonal. Como resultado de tudo isso, em geral há uma resposta cromatolítica limitada e o axônio não regenera.

## Novos Neurônios São Adicionados ao Sistema Nervoso Central em Quantidade Limitada ao Longo da Vida

Durante muito tempo, a convicção geral era de que os humanos nasciam com todos os neurônios que sempre teriam. Evidências recentes, no entanto, indicam que existem **células-tronco** latentes – células com potencial para gerar novos neurônios – junto às paredes de todos os ventrículos, e que existem dois locais onde novos neurônios são gerados ao longo da vida. Células-tronco no giro denteado originam novos neurônios denteados que podem participar da formação de memórias declarativas. Células-tronco na parede do corno frontal do ventrículo lateral originam novos interneurônios inibitórios que migram para o bulbo olfatório. Induzir células-tronco ativas ou latentes a se diferenciarem de maneira controlada pode tornar possível, algum dia, a substituição dos neurônios perdidos.

## QUESTÕES DE ESTUDO

1. Existem mais neurônios motores inferiores (NMI) no segmento L5 da medula espinal do que em T5 porque, durante o desenvolvimento:
   a. nascem mais NMI em L5 do que em T5.
   b. morrem mais NMI em T5 do que em L5.
   c. alguns NMI nascidos em T5 migram para L5.

2. As pessoas tendem a ter lembranças particularmente vivas dos detalhes que envolvem os principais eventos de suas vidas, como casamentos e nascimento de crianças. Uma importante conexão neural responsável pela excelência dessas memórias estende-se do(s) _____ ao _____.
   a. corpo amigdaloide, hipocampo
   b. núcleos da base, hipocampo
   c. núcleos da base, tálamo
   d. cerebelo, corpo amigdaloide
   e. hipotálamo, hipocampo

3. O termo *período crítico* refere-se a uma fase durante a qual os neurônios:
   a. adquirem uma identidade permanente (p. ex., como um neurônio do córtex cerebral) por breve exposição a fatores críticos de crescimento.
   b. competem uns com os outros por locais sinápticos, resultando em padrões relativamente permanentes de conexões.
   c. migram das paredes do tubo neural para seus destinos finais em locais como camadas específicas do córtex cerebral.
   d. proliferam e têm uma necessidade vital de fatores de crescimento.

4. A maioria das fibras no sistema do fórnice conecta _____ a _____.
   a. corpo amigdaloide, hipotálamo
   b. corpo amigdaloide, núcleos septais
   c. giro do cíngulo, giro para-hipocampal
   d. hipocampo, hipotálamo

5. Depois da transecção de um axônio no SNC adulto:
   a. a parte do axônio distal à transecção regenera uma conexão com o corpo da célula parental.
   b. células de Schwann nas proximidades da transecção proliferam e formam uma cicatriz que bloqueia a regeneração.
   c. oligodendrócitos adjacentes à transecção secretam substâncias que inibem ativamente a regeneração.
   d. a parte do axônio distal à transecção degenera, deixando para trás um caminho através do qual a parte proximal do axônio cresce novamente.

6. É mais provável que lesões no _____ causem prejuízo da memória não declarativa.
   a. núcleo anterior do tálamo
   b. cerebelo
   c. córtex entorrinal
   d. fórnice
   e. hipocampo
   f. corpo mamilar

7. Abrir o canal de um receptor NMDA requer simultânea _____ e _____.
   a. ligação de acetilcolina, ligação de $Mg^{2+}$
   b. ligação de acetilcolina, despolarização da membrana celular
   c. ligação de acetilcolina, hiperpolarização da membrana celular
   d. ligação de glutamato, ligação de $Mg^{2+}$
   e. ligação do glutamato, despolarização da membrana celular
   f. ligação de acetilcolina, hiperpolarização da membrana celular

Para as questões 8 a 10, indique qual dos seguintes componentes do SNC provavelmente tem maior participação em cada tipo de aprendizagem.
   a. Corpo amigdaloide.
   b. Núcleos da base.
   c. Cerebelo.
   d. Hipocampo.

8. Aprender a escolher o caminho mais eficaz ao dirigir até a escola, dependendo do tempo e da hora do dia.

9. Ter noção do significado de novas palavras e frases à medida que elas tornam-se comuns.

10. Ajustar a força de contração do músculo reto lateral durante sacadas, em resposta a pequenas aderências de tecido conjuntivo na órbita.

# Questionário Global

O conteúdo deste guia de estudo, bem como as questões de estudo que acompanham o material, foi até agora dividido em partes (espero) fáceis de digerir. Essa divisão por capítulos, no entanto, pretende ser apenas uma abordagem gradual para se conseguir uma compreensão mais ampla da organização geral do sistema nervoso central. Este apêndice é constituído de uma série de perguntas formuladas para abranger todo o conteúdo do livro. Algumas delas são questões simples de revisão referentes a capítulos específicos, enquanto outras requerem a integração do conteúdo de vários capítulos. Algumas têm mais de uma resposta correta.

1. A informação sensitiva que chega de um lado do corpo ou da cabeça normalmente chega ao córtex cerebral do hemisfério contralateral. Para isso, os axônios que cruzam o plano mediano pertencem a:
   a. neurônios sensitivos primários
   b. neurônios de segunda ordem ou de ordem superior na via sensitiva
   c. neurônios talâmicos
   d. poderia ser qualquer um dos anteriores, dependendo da via sensitiva

2. Vilosidades aracnóideas são:
   a. locais em que o líquido cerebroespinal (LCE) é secretado
   b. locais em que o LCE é filtrado a partir do sangue
   c. locais em que o LCE é bombeado para fora do espaço subaracnóideo e entra na circulação venosa
   d. locais em que o LCE é impelido passivamente por pressão hidráulica para o sistema venoso
   e. pequenas casas de férias para aranhas no sul da França[a]

3. Quando o LCE é retirado durante uma punção lombar, a extremidade da agulha está inserida no:
   a. espaço extradural (epidural)
   b. espaço subaracnóideo
   c. espaço subdural
   d. espaço subpial

4. A síndrome bulbar medial (o nome sugere a localização da lesão) refere-se a uma condição em que um paciente apresenta espasticidade, além de diminuição da sensibilidade proprioceptiva e tátil em um lado do corpo, combinada com fraqueza e atrofia contralaterais da língua. De que maneira a língua desviaria ao ser protraída? Que estruturas lesadas são responsáveis por esses achados? A oclusão de qual artéria ou artérias provavelmente causaria tal síndrome?

5. Um colecionador de borboletas canhoto de 65 anos de idade queixa-se de ter cada vez mais dificuldade para coletar borboletas porque "vê em dobro", o que o confunde. Seu exame revela ptose palpebral direita, estrabismo lateral do olho direito e pupila direita moderadamente dilatada. Ele é completamente incapaz de mover o olho direito para a esquerda além da posição intermédia. Você não consegue encontrar absolutamente qualquer outro distúrbio neurológico. Após a angiografia, o radiologista informa que o paciente tem um grande aneurisma intracraniano. Você imediatamente diz: "Aha! Eu sabia! É um aneurisma de ...".

6. Um jogador de handebol americano de 39 anos de idade, numa fúria insana por causa de uma advertência do árbitro, apresentou perda súbita de consciência e caiu no chão. Foi levado às pressas para um pronto-socorro e tratado devido a uma hemorragia intracraniana. Ao examiná-lo vários dias depois, você percebe fraqueza de seus membros superior e inferior direitos. O firme estímulo na planta do pé direito faz que o dedão do pé levante e os outros dedos se afastem como um leque. O paciente olha para você com a cabeça virada para a esquerda porque ele diz que em qualquer outra posição ele vê em dobro. Quando você pede para ele olhar para frente, seu olho esquerdo é desviado medialmente. Quando você pede para ele olhar para a direita, o movimento do olho direito é normal e o olho esquerdo se move ainda mais no sentido medial. Quando você pede para ele olhar para a esquerda, o movimento do olho direito é normal e o olho esquerdo apresenta um movimento lateral quase, mas não completamente, até a posição intermédia. O exame sensorial é normal e não há outros achados de nervos cranianos. Onde está a lesão? Que artéria, ou ramo de qual artéria, causou isso?

7. Uma patinadora *roller derby* destra, de 33 anos de idade, chega até você queixando-se de ataques periódicos de *tinnitus* ("som de campainha" ou "zumbido") em sua orelha esquerda e vertigem (a sensação de que tudo está se movendo – seu corpo e as coisas ao seu redor – quando ela está em pé ou sentada imóvel). Ela diz que esses ataques têm se tornado mais frequentes no último ano e, agora, entre os ataques, sente como se não conseguisse ouvir tão bem com a orelha esquerda quanto consegue com a direita. O exame revela que o seu limiar auditivo é realmente elevado na orelha esquerda, tanto ao testar a condução aérea como a condução óssea. Você também percebe que tocar a córnea com um chumaço de algodão provoca um piscar rápido de seu olho direito e um piscar um pouco lento do olho esquerdo. Então você percebe que ela parece ter um sorriso um pouco assimétrico: o lado direito de sua face se move mais do que o esquerdo. Qual a causa mais provável dos distúrbios dessa paciente?

---

[a]Agradecimentos ao Dr. Tom Finger.

8. Uma topologista destra de 57 anos de idade, ao discutir os vários canais das garrafas de Klein, de repente ficou tonta e caiu no chão. Ela não perdeu a consciência, mas ficou levemente confusa e reclamou de uma forte cefaleia por vários dias depois da queda. Após a hospitalização e a recuperação parcial, alguns sintomas e sinais persistiram. A paciente foi encaminhada a você, um eminente neurologista, para diagnóstico e tratamento duas semanas após o episódio. Seu exame revelou o seguinte:
   a. A paciente estava alerta, orientada, racional e não demonstrava sinal de confusão.
   b. Ela não reclamava mais de cefaleia.
   c. Houve perda completa da sensibilidade à dor e temperatura no lado direito do corpo.
   d. Sua voz parecia rouca e um pouco anormal, e sua prega vocal esquerda e a metade esquerda do palato mole pareciam paralisadas.
   e. Houve perda da sensibilidade à dor e temperatura no lado esquerdo da face.
   f. Ela se queixou de sentir-se frequentemente tonta.
   g. Seus membros superior e inferior esquerdos estavam levemente atáxicos. Por exemplo, se ela tentasse pegar algo com a mão esquerda, a mão oscilava ao se aproximar do objeto.
   h. Sua história revelou que gozava de excelente saúde, mas gradualmente desenvolveu hipertensão nos últimos anos.

Poderia uma única lesão ser responsável por todos esses achados? Quais estruturas foram lesadas? Qual foi a causa mais provável?

9. No tronco encefálico, existem locais onde uma única lesão relativamente discreta pode causar:
   a. sinal de Babinski bilateral?
   b. perda bilateral de sensibilidade tátil e proprioceptiva em todo o corpo?
   c. perda bilateral de sensibilidade à dor e temperatura em todo o corpo?
   d. sinais bilaterais de disfunção cerebelar?

10. Organize as seguintes fibras em ordem de velocidade de condução, com a mais rápida primeiro: aferentes de fusos neuromusculares, aferentes de receptores de temperatura, axônios de neurônios motores gama.
    a. Gama, temperatura, fuso
    b. Gama, fuso, temperatura
    c. Fuso, gama, temperatura
    d. Temperatura, gama, fuso
    e. Fuso, temperatura, gama

11. Um neurologista de meia-idade passeava pelo parque da cidade tarde da noite usando um chapéu peculiar e rindo de si mesmo (como costumava fazer) quando foi confundido com um alce por um caçador impetuoso. A metade esquerda de sua medula espinal foi cortada em T12. Que problemas neurológicos você esperaria que ele tivesse um mês depois?

12. A endolinfa:
    a. preenche o labirinto ósseo
    b. preenche uma parte restrita do labirinto membranáceo

c. tem alto teor de $K^+$ em relação ao líquido extracelular comum
   d. nenhuma das anteriores

13. Surdez da orelha esquerda pode ser causada por lesões em:
    a. núcleos cocleares esquerdos
    b. núcleos cocleares direitos
    c. lemnisco lateral esquerdo
    d. lemnisco lateral direito
    e. (a) ou (c)
    f. (a) ou (d)

14. A melhor maneira de explicar os *deficits* de campo visual mostrados abaixo (área sombreada = deficiente) seria por lesão:
    a. no centro do quiasma óptico
    b. bilateral aos lobos temporais
    c. bilateral aos lobos parietais
    d. na metade inferior de cada lobo occipital

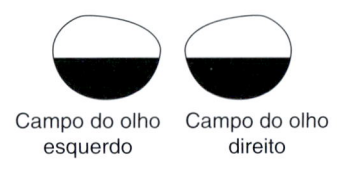

Campo do olho esquerdo    Campo do olho direito

15. As seguintes opções indicam núcleos relés do tálamo, *exceto*:
    a. núcleo anterior
    b. núcleo medial dorsal (MD)
    c. núcleo geniculado medial
    d. núcleo ventral lateral (VL)
    e. núcleo ventral posteromedial (VPM)

16. O ramo anterior da cápsula interna contém:
    a. a radiação auditiva
    b. o trato corticonuclear
    c. o trato corticospinal
    d. as fibras eferentes do pulvinar
    e. as projeções talâmicas para o giro do cíngulo

Responda às perguntas 17-20 usando o diagrama das conexões dos núcleos da base a seguir:

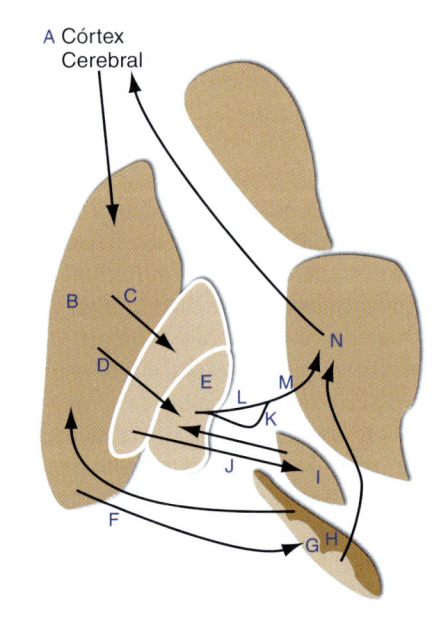

A Córtex Cerebral

17. Fascículo subtalâmico
18. VA/VL
19. Localização de corpos celulares de neurônios que utilizam glutamato como neurotransmissor
20. Localização de corpos celulares de neurônios que utilizam ácido gama-aminobutírico (GABA) como neurotransmissor
21. Hemibalismo direito resulta de lesão no:
    a. núcleo subtalâmico direito
    b. núcleo subtalâmico esquerdo
    c. globo pálido direito
    d. globo pálido esquerdo
    e. nenhuma das anteriores
22. Um neuroanatomista e *designer* de chapéus de 37 anos de idade se envolveu em uma séria colisão com um peixe grande. Quando você o examinou (o neuroanatomista, claro; o peixe saiu ileso), notou que, ao tocar levemente a córnea esquerda, apenas o olho esquerdo piscou; ao tocar a córnea direita, novamente apenas o olho esquerdo piscou. Qual dos seguintes locais seria o principal responsável por esses achados após sofrer uma lesão?
    a. O núcleo do nervo oculomotor direito, com preservação dos núcleos sensitivos e motores dos nervos trigêmeo e facial.
    b. As adjacências do núcleo do nervo abducente direito, por afetar o joelho (interno) do nervo facial.
    c. O trato espinal do nervo trigêmeo direito, com preservação de todos os outros sistemas.
    d. O trato corticonuclear esquerdo, com preservação do núcleo do nervo oculomotor e os núcleos sensitivos e motores dos nervos trigêmeo e facial.
23. A metade caudal da ponte recebe parte de seu suprimento sanguíneo da artéria:
    a. vertebral
    b. cerebelar inferior posterior
    c. cerebelar inferior anterior
    d. cerebelar superior
    e. cerebral posterior
24. Células ciliadas em um ducto semicircular:
    a. geram potenciais receptores em sentidos opostos no início e no final de uma rotação
    b. continuam a responder por toda a rotação
    c. são estimuladas da melhor maneira por aceleração linear
    d. têm estereocílios imersos em perilinfa
25. O aumento dos reflexos de estiramento nos músculos extensores do membro inferior esquerdo resulta de lesão em:
    a. hemisfério esquerdo do cerebelo
    b. neurônios dopaminérgicos da substância negra direita
    c. lobo frontal direito (áreas 4 e 6)
    d. (b) ou (c)
    e. todas as anteriores
26. As fibras trepadeiras da metade esquerda do cerebelo têm origem em:
    a. núcleos da ponte esquerdos
    b. núcleos da ponte direitos
    c. complexo olivar inferior esquerdo
    d. complexo olivar inferior direito
    e. nenhuma das anteriores

27. A maior parte das fibras eferentes do putame estende-se ao(s):
    a. núcleo subtalâmico
    b. núcleo caudado
    c. núcleos VA/VL do tálamo
    d. globo pálido
    e. corpo amidaloide
28. O núcleo do tálamo que apresenta relação mais estreita com o córtex de associação parietoccipitotemporal é o:
    a. VPL/VPM
    b. medial dorsal
    c. pulvinar
    d. anterior
    e. centromediano
29. O diencéfalo embrionário dá origem a:
    a. putame
    b. hipotálamo
    c. lobo insular
    d. colículo superior
    e. corpo amigdaloide
30. No interior do crânio, o espaço real normalmente presente é o:
    a. subaracnóideo
    b. subdural
    c. extradural
    d. (a) e (b)
    e. nenhuma das anteriores
31. A hidrocefalia não comunicante pode ser causada por obstrução de:
    a. todas as três aberturas do quarto ventrículo
    b. um forame interventricular
    c. o aqueduto do mesencéfalo
    d. qualquer uma das anteriores
    e. nenhuma das anteriores
32. Um corante insolúvel em lipídeos injetado em um ventrículo lateral **não** conseguiria:
    a. cruzar o revestimento ependimário do ventrículo e difundir-se entre os neurônios do SNC
    b. passar pelo sistema ventricular, entrar no espaço subaracnóideo e atravessar vilosidades aracnóideas, entrando finalmente no sangue venoso
    c. difundir-se através do revestimento epitelial do plexo corióideo e entrar nos capilares corióideos
    d. parar nas junções oclusivas entre as células endoteliais dos capilares cerebrais
    e. parar nas junções oclusivas entre as células aracnóideas
33. Um jogador de handebol americano que está envelhecendo rapidamente, distraído e chateado por perder um tiro fácil durante uma partida com um estudante de medicina, colidiu com uma parede em alta velocidade e ficou inconsciente por vários minutos. Mais tarde descobriu-se que ele havia sofrido lesões anóxicas na parte medial de ambos os lobos temporais. Qual das seguintes opções você acha que relata seu maior problema quando voltou a jogar handebol?
    a. ele não conseguia lembrar as regras
    b. ele havia esquecido todos os seus truques e não poderia reaprendê-los

   c. ele não conseguia se lembrar de um dia para o outro quem vencera o último jogo
   d. ele ficou surdo e não podia ouvir as chamadas do árbitro
34. O núcleo posterior do nervo vago envia seus axônios para:
   a. gânglios parassimpáticos
   b. músculos estriados da faringe
   c. núcleos do trato solitário
   d. calículos gustatórios no palato e epiglote
35. Um degustador de peixes dourados de 37 anos de idade comparece ao seu consultório com o olho direito desviado medialmente, fraqueza de todo o lado direito da face e incapacidade de mover qualquer olho além da posição intermédia quando tenta olhar para a direita. O único local da lesão responsável por esses achados é o:
   a. córtex frontal esquerdo, incluindo córtex motor primário e campos oculares frontais
   b. córtex frontal direito, incluindo córtex motor primário e campos oculares frontais
   c. área lateral direita do tronco encefálico no nível do sulco bulbopontino
   d. área medial direita do tronco encefálico no nível caudal da ponte
36. Na espasticidade e na rigidez parkinsoniana, qual das seguintes alterações é observada nos músculos extensores do membro inferior?
   a. força reduzida
   b. reflexos de estiramento aumentados
   c. tônus aumentado
   d. todas as anteriores
   e. nada disso é observado em ambas as condições

Use a seguinte lista de possíveis respostas para as perguntas 37-40:

   a. hipocampo
   b. corpo amigdaloide
   c. ambos
   d. nenhum

37. É de fato uma área do córtex cerebral
38. Recebe *inputs* principalmente do córtex entorrinal
39. Envia projeções para o núcleo medial dorsal do tálamo
40. Tem um longo feixe de *output* (saída) que se curva ao redor do ventrículo lateral

41. Os canais de $Na^+$ dependentes de voltagem são encontrados em maior abundância em que parte(s) de um neurônio típico?
42. A esclerose múltipla causa áreas focais de perda de mielina no SNC. Esse processo de desmielinização envolve perda local ou lesão de qual tipo de célula?

Para as questões 43-45, escolha o local mais provável de lesão para cada descrição do caso.

   a. lobo frontal esquerdo
   b. lobo parietal esquerdo
   c. lobo temporal esquerdo
   d. lobo frontal direito
   e. lobo parietal direito
   f. lobo temporal direito

43. Paciente que apresenta fala fluente, mas com muitos erros de conteúdo e dificuldade para compreender tanto a linguagem escrita quanto a falada.
44. Paciente que ignora metade de seu corpo, não consegue se vestir e até nega que esse lado faça parte de seu corpo.
45. Paciente que compreende o significado literal da linguagem, mas que tem dificuldade para distinguir a entonação emocional na fala dos outros.
46. Em que parte do encéfalo a degeneração de neurônios causaria perda mais pronunciada de dopamina nos lobos frontais?
47. Os neurônios do _____ têm axônios noradrenérgicos amplamente ramificados que atingem a maior parte do SNC.

Para as questões 48-50, escolha a condição da lista a seguir que melhor explicaria as alterações descritas.

   a. bloqueio dos canais de $K^+$ dependentes de voltagem
   b. bloqueio de canais de $Na^+$ dependentes de voltagem
   c. diminuição da concentração de $K^+$ extracelular
   d. diminuição da concentração de $Na^+$ extracelular
   e. aumento da concentração de $K^+$ extracelular
   f. aumento da concentração de $Na^+$ extracelular

48. Mudança na tensão do pico dos potenciais de ação de +30 mV para +10 mV.
49. Ampliação de potenciais de ação, com eliminação da pós-hiperpolarização.
50. Diminuição do tamanho dos potenciais inibitórios pós-sinápticos (PIPS).

# Respostas

## CAPÍTULO 1

1. **b.** Lemnisco, fascículo e pedúnculo referem-se a estruturas de substância branca, deixando o putâmen como a escolha lógica. O putâmen é, na verdade, um grande núcleo que faz parte dos núcleos da base.
2. **a.** O núcleo lentiforme é um componente importante dos núcleos da base, de localização subcortical em cada hemisfério cerebral (Fig. 1.1 e Tabela 1.1).
3. **c.** O mesencéfalo, a ponte e o bulbo são as três subdivisões do tronco encefálico (Fig. 1.1 e Tabela 1.1).
4. **b.** O tálamo e o hipotálamo são os principais componentes do diencéfalo (Fig. 1.1 e Tabela 1.1).
5. **a.** O corpo amigdaloide, um dos principais componentes do sistema límbico, está localizado profundamente à face medial do lobo temporal (Fig. 1.1 e Tabela 1.1).
6. **e.**
7. **f.**
8. **c.**
9. **b.** Células ependimárias especializadas formam um epitélio secretor e produzem líquido cerebroespinal (LCE) (Fig. 5.2).
10. **f.**
11. **e.** A cinesina e a dineína movem as organelas ao longo de microtúbulos durante o transporte rápido.
12. **c.** Embora contatos sinápticos possam ocorrer em qualquer lugar de um neurônio, os dendritos são o principal local.
13. **g.** Os corpos de Nissl são grandes aglomerados de retículo endoplasmático rugoso.
14. **b.** Embora qualquer parte de um neurônio possa ser pré-sináptica em alguns locais, as sinapses mais comuns ocorrem entre terminais axonais e dendritos.
15. **c.** As células microgliais (micróglia) desenvolvem-se a partir da mesoderme.
16. **d.** As outras são todas doenças desmielinizantes.
17. **a.** O estado de "encarceramento" é característico de lesão na ponte, parte do tronco encefálico.

## CAPÍTULO 2

1. **b.** O fechamento defeituoso do tubo neural causa malformação dos ossos sobrejacentes. Se o neuróporo rostral não se fechar, pode ocorrer anencefalia, como nesse caso.

2. **a.** Células da crista neural dão origem ao SNP, incluindo as células dos gânglios viscerais (autônomos) (Fig. 2.2).
3. **e.** O crânio e a face estavam normais e os hemisférios cerebrais presentes, o que indica o fechamento adequado do tubo neural e a diferenciação do telencéfalo e do diencéfalo a partir do prosencéfalo. Essa malformação provavelmente ocorreu mais tarde no desenvolvimento.
4. **b.** Ver Fig. 2.1.
5. **c.** Esse é o único elemento do SNP entre as opções listadas. (Embora os axônios dos neurônios motores estendam-se à periferia, seus corpos celulares residem no SNC onde foram formados.)
6. **c.** Ver Fig. 2.5.
7. **a.** Ver Fig. 2.5.
8. **e.** Ver Fig. 2.5.
9. **b.** Ver Fig. 2.5.
10. **a.** Ver Fig. 2.5.
11. **e.** Ver Fig. 2.5.
12. **d.** Ver Fig. 2.5.
13. **c.** Ver Fig. 2.5.
14. **a.** Ver Fig. 2.5.
15. **a.** Tubos neurais abertos possibilitam que a alfa-fetoproteína vaze para o líquido amniótico ou para o soro materno.

## CAPÍTULO 3

1. **c.** Giro pós-central.
2. **h.** Continua na face medial do hemisfério.
3. **c.** Giro pós-central, posterior ao sulco central.
4. **e.** O córtex visual está localizado superior e inferiormente ao sulco calcarino.
5. **f.** O giro mais medial do lobo temporal (na verdade parte do lobo límbico).
6. **h.** Entre o mesencéfalo (**g**) e o bulbo (**i**). Sua grande parte basilar projeta-se anteriormente.
7. **d.** Expansão posterior que contém fibras occipitais e algumas parietais e temporais.
8. **c.** Fórnice
9. **f.** Tálamo.
10. **e.** Hipotálamo
11. **b.** Córtex profundo no sulco lateral.
12. **c.** Putâmen + globo pálido.
13. **f.** Estrutura mediana dividida pelo terceiro ventrículo.
14. **c.** O núcleo lentiforme.
15. **d.** Camada cortical dobrada do lobo límbico.

16. **c.** As fibras aferentes primárias têm seus corpos celulares em locais como gânglios na periferia e terminam no SNC sem cruzar.
17. **b.** Como os neurônios motores quase sempre emitem projeções ipsilaterais, **a** é improvável. De fato, conforme explicado no Capítulo 12, a explicação proposta em **b** está correta.
18. **b.** Ver Fig. 3.8.
19. **d.** Lesões cerebelares não causam defeitos sensitivos; causam um distúrbio do movimento ipsilateral.
20. **d.** Ver Fig. 3.10.

## CAPÍTULO 4

1. **a.** As artérias meníngeas residem na camada periosteal da parte encefálica da dura-máter, e a ruptura dessas artérias pode separar a dura-máter do crânio (Fig. 4.4).
2. **b.** A parte encefálica da dura-máter está aderida externamente ao crânio e internamente à aracnoide-máter, portanto, não há espaço extradural ou subdural real. A pia-máter, por outro lado, está aderida à superfície do SNC e separada da aracnoide-máter pelo espaço subaracnóideo (Fig. 4.1).
3. **a.** O nome "dura" é derivado da palavra latina para rígido ou resistente (como em durável) para designar essa membrana espessa e colágena. A aracnoide e a pia são muito mais delicadas.
4. **a.** O giro do cíngulo, logo acima do corpo caloso, é adjacente à foice do cérebro.
5. **b.** O unco do lobo temporal pode ser pressionado inferiormente sob o tentório e comprimir o mesencéfalo. **a.** O giro do cíngulo sofre herniação sob a foice do cérebro. **c.** O tentório do cerebelo separa o cerebelo do tronco encefálico. **d.** As tonsilas do cerebelo sofrem herniação através do forame magno.
6. **b.** Células que compõem uma camada específica da aracnoide-máter, conectadas umas às outras por faixas de junções oclusivas, e formam uma barreira de difusão (Figs. 4.1 e 6.5).
7. **c.** As vilosidades aracnóideas atuam como orifícios na barreira aracnóidea e assim possibilitam o movimento passivo do LCE para os seios (venosos) da dura-máter (Fig. 4.2).
8. **c.** O sistema de suspensão meníngea torna-se necessário pela *falta* de rigidez do SNC.
9. **a.** A parte espinal da dura-máter não tem componente periosteal, portanto há um espaço entre essa parte da dura-máter e o periósteo das vértebras (Fig. 4.3).
10. **c.** A herniação uncal comprime o mesencéfalo no tronco encefálico, muitas vezes exercendo pressão sobre o nervo oculomotor (NC III), o que resulta em perda de função e pupila dilatada.
11. **c.** Essas são hemorragias extradurais (ou epidurais), que assumem a forma de uma lente biconvexa e não atravessam as suturas do crânio, pois a dura-máter está firmemente aderida a essas áreas. As hemorragias subdurais geralmente apresentam formato semilunar e não conseguem atravessar as deflexões da dura-máter entre os hemisférios cerebrais ou em direção à "cavidade cerebelar".

## CAPÍTULO 5

1. O ventrículo lateral direito se expandirá nesse caso de hidrocefalia não comunicante. As outras partes do sistema ventricular não sofreriam alteração, pois ainda comunicam-se com o espaço subaracnóideo e vilosidades aracnóideas.
2. **b.** A TC convencional produz mapas de densidade radiográfica, de modo que o osso é mais claro e o ar é mais escuro.
3. **d.** Ver Fig. 3.6.
4. **d.** A abertura mediana e as duas aberturas laterais são orifícios presentes no quarto ventrículo e são vias através das quais o sistema ventricular comunica-se com o espaço subaracnóideo.
5. **a.** O plexo corióideo é encontrado em todos os quatro ventrículos. No entanto, em cada ventrículo lateral, cresce como um único cordão em forma de C que se estende do corno temporal através da parte central para, em seguida, atravessar o forame interventricular. Não há extensão para o corno frontal do ventrículo lateral.
6. **c.** As células epiteliais corióideas são unidas umas às outras por junções oclusivas, formando uma barreira de difusão.
7. **d.** O epitélio corióideo é uma camada especializada de células ependimárias, como o epitélio secretor. Substâncias que atravessam as camadas endotelial e pial do plexo corióideo, em seguida, são ativamente transportadas através do epitélio corióideo (Fig. 5.2).
8. As vilosidades aracnóideas são as principais vias pelas quais o LCE entra no sistema venoso, e a maioria está localizada nas paredes do seio sagital superior. Oclusões anteriores possibilitam que o LCE chegue à maior parte das vilosidades, mas as oclusões posteriores bloqueiam de fato essa via normal de circulação do LCE.
9. **d.** A substância cinzenta, a substância branca e o LCE têm aspectos opostos nas imagens ponderadas em T1 e T2. Osso e ar produzem pouco sinal em qualquer tipo de imagem devido à falta de prótons (Fig. 5.6).
10. **b.** As imagens ponderadas em T2 são opostas às de T1. Imagens ponderadas em T2 são usadas com frequência para identificar achados patológicos.
11. **a.**
12. **e.** a circulação normal do LCE pode ser bloqueada por **b.** ou **c.** e resultar em hidrocefalia; em ambos os casos, pelo menos parte do sistema ventricular é isolada do espaço subaracnóideo. **a.** também bloqueia o fluxo de LCE e causa hidrocefalia, mas nesse caso, todo o sistema ventricular ainda tem comunicação com o espaço subaracnóideo; portanto, **a.** causa hidrocefalia *comunicante*.
13. **c.** O plexo corióideo contém epitélio corióideo, enquanto a camada interna da aracnoide-máter contém células derivadas da neuroectoderme que contêm junções oclusivas, as quais impedem a passagem de substâncias entre as células. Os capilares corióideos são permeáveis e assim possibilitam que as substâncias movam-se em direção e cheguem ao epitélio corióideo, mas não o atravessem. A pia-máter, sem junções oclusivas, não constitui uma barreira.

**14. d.** O bloqueio do sistema ventricular em qualquer local antes do LCE deixar o tronco encefálico é considerado hidrocefalia não comunicante. **a.** As malformações de Chiari são causadas pela descida das tonsilas do cerebelo através do forame magno. **b.** A hidrocefalia comunicante deve-se ao bloqueio de líquido na metade externa do sistema ventricular que o impede de chegar e entrar no sistema venoso da dura-máter. **c.** O tumor meníngeo dural é considerado um tumor tipicamente benigno denominado meningioma, que apresenta crescimento lento fora do sistema ventricular. **e.** A herniação uncal sob o tentório frequentemente causa perda da função do nervo oculomotor (NC III).

# CAPÍTULO 6

**1. d.** A normalidade dos nervos cranianos indica que o tronco encefálico provavelmente não foi acometido, eliminando a artéria vertebral. Campos visuais normais indicam que os lobos occipitais provavelmente não foram afetados, excluindo a artéria cerebral posterior. A artéria cerebral anterior não irriga áreas corticais relacionadas com a face e o membro superior, deixando a artéria cerebral média como a responsável.

**2. c.** As artérias vertebrais e cerebelares inferiores posteriores contribuem para a irrigação do bulbo; e as artérias cerebelares superiores e cerebrais posteriores para a irrigação da parte rostral da ponte e do mesencéfalo (Fig. 6.3).

**3. e.** A artéria basilar tem ramos perfurantes que irrigam estruturas medianas da ponte e da parte caudal do mesencéfalo (Fig. 6.3).

**4. b.** As artérias vertebrais contribuem para irrigar as estruturas medianas do bulbo, enquanto as artérias cerebelares posteriores inferiores, a caminho do cerebelo, irrigam as partes laterais do bulbo.

**5. a.** A artéria cerebral anterior e seus ramos são paralelos ao corpo caloso, e irrigam o giro do cíngulo e a face medial dos lobos frontal e parietal (Fig. 6.2).

**6. a.** Dividido entre as cerebrais anterior e média.
   **b.** Cerebral anterior.
   **c.** Cerebral média
   **d.** Uma pequena parte pela cerebral média, mas principalmente pela cerebral posterior.
   **e.** Na sua maioria pela cerebral posterior e cerebelar superior.
   **f.** (Também uma pequena parte pela cerebral anterior)
   **g.** (Também uma pequena parte pela cerebral anterior)
   **h.** Cerebral posterior.

**7.** Pode não ter efeito em qualquer um dos casos porque, em circunstâncias normais, pouco sangue flui pelas duas artérias. Alguns déficits podem surgir, se ramos perfurantes de uma ou ambas as artérias comunicantes estiverem envolvidos, em decorrência de lesão no diencéfalo.

**8. c.** Ver Fig. 6.4.

**9. d.** A caminho do lobo occipital, a artéria cerebral posterior irriga as faces medial e inferior do lobo temporal (Fig. 6.2).

**10. b.** Ramos distais da artéria cerebral média são distribuídos para a face superolateral do hemisfério e alimentam o sistema de veias superficiais (Fig. 6.6). A veia cerebral interna faz parte do sistema de veias profundas.

**11. c.** Ver Fig. 6.5. Os capilares corióideos, ao contrário dos outros capilares do SNC, são fenestrados; a pia-máter é livremente permeável em todos os locais.

**12. a.** A autorregulação mantém o fluxo total de sangue para o encéfalo relativamente constante. Alterações metabólicas locais resultam em aumento do fluxo para áreas ativas compensada pela diminuição do fluxo para áreas relativamente inativas.

**13. b.** Um infarto isquêmico pode começar a desaparecer com o tempo, possibilitando algum sangramento na área lesada. Colaterais de áreas adjacentes não danificadas podem sangrar na área lesada.

**14. a.** Os núcleos da base são propensos a infartos lacunares devido aos vasos sanguíneos de pequeno diâmetro que se originam das grandes artérias carótidas internas ou cerebrais médias; isso possibilita que pequenos êmbolos passem pelos vasos maiores, mas que fiquem aprisionados nos vasos menores que penetram e irrigam os núcleos da base e a cápsula interna.

**15. d.** A hemorragia subaracnóidea costuma apresentar sintomas como "a pior cefaleia de todos os tempos".

# CAPÍTULO 7

**1. a.** O fechamento dos canais de $K^+$ aumenta a permeabilidade relativa da membrana ao $Na^+$, de modo que o potencial de membrana se aproxima do $V_{Na}$.

**2. b.** O fechamento de canais de $Na^+$ aumenta a permeabilidade relativa da membrana ao $K^+$, portanto o potencial de membrana se aproxima de $V_K$. (Em neurônios típicos, é uma hiperpolarização muito pequena, porque não há muita permeabilidade ao $Na^+$ para começar e o potencial de membrana já está próximo de $V_K$).

**3. a.** Isso move $V_{Na}$ para um valor mais positivo. Como o potencial de membrana é uma média ponderada entre $V_K$ e $V_{Na}$, ocorre uma pequena despolarização.

**4. b.** Isso move $V_K$ para um valor mais negativo. Como o potencial de membrana é uma média ponderada entre $V_K$ e $V_{Na}$, ocorre uma hiperpolarização.

**5. a.** A falta de bombeamento permite suprimir os gradientes de concentração de $Na^+$ e $K^+$, o que leva o potencial de membrana para ou em direção a 0 mV.

**6. a.** Um diâmetro grande facilita o fluxo de corrente pelo dendrito, e poucos canais abertos dificultam a saída da corrente; ambos os fatores aumentam a constante de comprimento.

**7. b.** $V_{Na}$ reduzido, pico reduzido do potencial de ação.

**8. a.** Potencial de ação prolongado, ausência de pós-hiperpolarização.

**9. c.** Potencial de ação prolongado, mas uma pós-hiperpolarização ainda está presente, indicando a abertura dos canais de $K^+$.

**10. c.** O diâmetro maior e a presença de mielina aumentam a velocidade de condução.

**11. c.** Os anestésicos locais bloqueiam os poros do canal de sódio dependente da voltagem. A aspirina é um medicamento anti-inflamatório não esteroidal (AINE). A carbamazepina e o ácido valproico, usados como anticonvulsivantes e estabilizadores de humor, prolongam o estado inativado dos canais de sódio dependentes de voltagem, mas não bloqueiam os canais. A retigabina, utilizada como anticonvulsivante, prolonga a abertura dos canais de potássio dependentes de voltagem.

**12. c.** A cocaína tem uma função adicional de bloquear a recaptação da noradrenalina, que resulta em vasoconstrição. A cocaína também bloqueia a recaptação da dopamina e causa euforia, o que resulta no uso recreativo ilegal.

**13. c.** Todos os outros, dependendo da dose, podem causar teratogenicidade.

## CAPÍTULO 8

**1. a.** Ver Tabela 8.1.

**2. d.** Neuropeptídeos são sintetizados e empacotados no corpo celular, em seguida são transportados ao longo do axônio; transmissores de moléculas pequenas são sintetizados por enzimas solúveis nos terminais sinápticos.

**3. a.** A acetilcolina é o principal transmissor excitatório do SNP e neste caso atua nos receptores nicotínicos.

**4. f.** O GABA é o principal transmissor inibitório do SNC.

**5. a.** A acetilcolina é o principal transmissor excitatório do SNP e nesse caso atua novamente nos receptores nicotínicos.

**6. e.** O glutamato é o principal transmissor excitatório no SNC, usado em cerca de 90% das sinapses do SNC.

**7. f.** O GABA é o principal transmissor inibitório do SNC.

**8. b.** A degeneração dos neurônios dopaminérgicos pigmentados da substância negra (parte compacta) causa doença de Parkinson (Fig. 11.9 e Capítulo 19).

**9. e.** O glutamato é o principal transmissor excitatório do SNC.

**10. d.** Os núcleos da rafe são encontrados ao longo da linha mediana de todo o tronco encefálico e contêm serotonina.

**11. c.** Os neurônios do *locus ceruleus* são encontrados principalmente na parte rostral da ponte e contêm norepinefrina.

**12. c.** Com poucas exceções, os efeitos pós-sinápticos não são mediados por canais dependentes de voltagem. Dos canais dependentes de ligantes listados, apenas um canal $Na^+/K^+$ causa despolarização quando aberto.

**13. b.** A etossuximida bloqueia os canais de cálcio do tipo T, com alta concentração no tálamo. A entacapona inibe a catecol-O-metiltransferase, a desipramina é um antidepressivo tricíclico que bloqueia a recaptação de noradrenalina e serotonina, a selegilina inibe a monoamina oxidase, e a tetrabenazina bloqueia a recaptação vesicular da dopamina, resultando em depleção de dopamina.

**14. a.** A bupropiona não apenas bloqueia a recaptação de noradrenalina e serotonina, mas também de dopamina, e é frequentemente usada quando os indivíduos não sentem mais prazer nas coisas. O edrofônio inibe a acetilcolinesterase e é usado para miastenia grave. A fluoxetina e a paroxetina bloqueiam a recaptação apenas da serotonina. A selegilina inibe a monoamina oxidase.

**15. c.** Miastenia grave.

**16. c.** A piridostigmina inibe a acetilcolinesterase, aumentando assim os níveis de acetilcolina. A toxina botulínica inibe a liberação de acetilcolina, a desipramina é um antidepressivo tricíclico que inibe a recaptação de noradrenalina e serotonina, a tetrabenazina bloqueia a recaptação vesicular de dopamina e o tolcapona bloqueia a catecol-O-metiltransferase.

## CAPÍTULO 9

**1. d.** Refere-se às características de cada receptor, que pode ser despolarizante ou hiperpolarizante, e não precisa ser a maior resposta possível. Não precisa aumentar a taxa de potenciais de ação.

**2. e.** Os potenciais receptores se propagam de modo eletrotônico, como potenciais pós-sinápticos.

**3. b.** Observe que o receptor responde vigorosamente enquanto o estímulo está mudando, mas para de responder quando o estímulo é constante.

**4. b.** Ver Fig. 9.5.

**5. b.** Estimular os neurônios motores gama causa contração das extremidades das fibras intrafusais. Isso, por sua vez, alonga a parte central das fibras intrafusais, onde as terminações do receptor de estiramento são aplicadas, e faz que as fibras aferentes primárias disparem mais rapidamente.

**6. a., c.**

**7. e.** É uma questão do tipo "pegadinha", mas a maioria dos receptores de tato tem diâmetro médio e muitos são pouco mielinizados ou não mielinizados.

**8. a., c.**

**9. b., d.** Embora alguns sejam pouco mielinizados, muitos não são mielinizados.

**10. b., d.**

**11. c.** O epineuro é contínuo com a dura-máter e compartilha sua força mecânica.

**12. c.** O perineuro é contínuo com a aracnoide-máter e contém uma continuação da barreira aracnóidea.

**13. c.** Fusos neuromusculares detectam atividade estática e dinâmica do músculo esquelético.

**14. a.** O alongamento muscular é detectado pelas fibras do fuso que são inervadas por fibras do tipo Ia (de grande diâmetro e mielinizadas). Dor e temperatura são detectadas por fibras *c* que são pequenas e não mielinizadas. A detecção do estímulo visceral é realizada por pequenas fibras não mielinizadas. O tato é mediado por fibras A-beta que têm diâmetro médio e são mielinizadas, mas menos que as fibras Ia.

**15. b.** Alodinia é definida como estímulo normalmente não nocivo que é percebido como doloroso.

## CAPÍTULO 10

**1.** A primeira coisa que ocorre é o acometimento das fibras que cruzam na comissura branca anterior para formar os tratos espinotalâmicos de ambos os lados naquele nível. Isso levaria à perda bilateral de sensibilidade à dor e temperatura nos dermátomos representados pelas fibras que atravessam os segmentos lesados (os dermátomos correspondem aos níveis medulares de um a dois segmentos caudais à lesão). Lesões subsequentes são variáveis, mas, em geral, envolvem neurônios motores inferiores (NMI) próximos e causam fraqueza com subsequente atrofia dos músculos inervados pelos segmentos acometidos.

2. Os segmentos acometidos podem ser determinados com base nos reflexos alterados. Nesse caso, dermátomos específicos podem ser testados quanto à perda sensitiva. Além disso, a lesão da raiz anterior resulta gradualmente em atrofia muscular, enquanto a lesão da raiz posterior não. Talvez de maneira mais simples, o paciente ainda será capaz de realizar contrações voluntárias do músculo se a inervação aferente estiver afetada, mesmo que os reflexos que envolvam o músculo sejam hipoativos.

3. A fraqueza de todos os membros sugere lesão bilateral dos tratos corticospinais laterais. Déficits bilaterais de sensibilidade à dor e temperatura sugerem lesão dos tratos espinotalâmicos laterais em ambos os lados. Juntos, esses achados implicam lesões de ambos os funículos laterais. A sensibilidade tátil íntegra implica em funículos posteriores íntegros. A artéria espinal anterior irriga toda a medula espinal, com exceção dos cornos posteriores e funículos posteriores, e sua oclusão pode produzir lesões extensas, de um a vários segmentos. A irrigação do trato corticospinal lateral pode derivar parcialmente da artéria espinal posterior, de modo que o grau de fraqueza é variável de um caso para outro. Essa é a clássica síndrome da artéria espinal anterior.

4. **d.** Parte da intumescência cervical.

5. **a.** Existem apenas oito segmentos cervicais.

6. **c.** Existem neurônios simpáticos pré-ganglionares de T1 a L3.

7. **b.** Ver Fig. 10.1.

8. **d.** Trato espinotalâmico.

9. **b.** Fascículo cuneiforme, fibras aferentes primárias de grande diâmetro (incluindo aquelas de fusos neuromusculares) provenientes do membro superior.

10. **e.** As fibras aferentes primárias geralmente não cruzam o plano mediano.

11. **c.** Trato corticospinal lateral.

12. **e.** Ver Fig. 10.3.

13. **c.** **a** e **b** estão incorretos (Fig. 10.8), e **c** descreve a função geral dos neurônios simpáticos.

14. **b.** Lesões que acometem a metade esquerda da medula espinal (isto é, síndrome de Brown-Séquard) resultam em perda ipsilateral de atividades sensitivas e motoras no mesmo nível, em decorrência de lesão das fibras aferentes primárias ao entrarem na medula espinal e de lesão dos NMI no corno anterior. Abaixo da lesão há comprometimento do trato espinotalâmico, com perda contralateral de sensibilidade à dor e temperatura; dos funículos posteriores, com perda ipsilateral de sensibilidade tátil e proprioceptiva; e hiperreflexia com sinal de Babinski ipsilaterais devido ao comprometimento do trato corticospinal.

15. **b.** Lesões dos funículos posteriores (p. ex., *tabes dorsalis* devido a neurossífilis) resultam em perda de equilíbrio por incapacidade de detectar a situação dos músculos (perda de propriocepção).

## CAPÍTULO 11

1. **d.** Essa é sutil. A fraqueza e o sinal de Babinski do lado esquerdo são compatíveis com lesões no lado direito do tronco encefálico. A incoordenação implica em lesões no cerebelo ou em suas conexões. Para explicar a incoordenação dos membros esquerdos causada por lesão no lado direito, você precisa encontrar um lugar onde, por exemplo, os *outputs* cerebelares tenham se cruzado a caminho do tálamo. A parte rostral do mesencéfalo, acima da decussação dos pedúnculos cerebelares superiores, é um desses lugares.

2. **e.** Ver Fig. 11.7.

3. **d.** Ver Fig. 11.6.

4. **a.** Ver Fig. 11.2.

5. **b.** Ver Fig. 11.3.

6. **d.** Ver Fig. 11.6.

Para 7-11, ver Fig. 11.12.

7. **d.** ou **f.**

8. **b.** (com contribuição de **a.** e **e.**)

9. **a.** (com contribuições de **b.**)

10. **c.**

11. **d.**

12. **b.** A degeneração dos neurônios dopaminérgicos pigmentados da substância negra (parte compacta) causa doença de Parkinson (Cap. 19).

13. **d.** Núcleos da rafe (Fig. 11.10).

14. **c.** Ver Fig. 11.8.

15. **a.** Ver Fig. 11.11.

16. **c.** e **d.** Diminuição dos níveis de serotonina e/ou noradrenalina

17. **a.** Níveis diminuídos

18. **f.** O GABA atua nos canais de cloreto (GABA$_A$) ou nos receptores acoplados à proteína G (GABA$_B$) para inibir o neurônio pós-sináptico.

19. **b.** A via mesolímbica (área tegmental ventral ao núcleo accumbens) resulta em euforia. O aumento da dopamina está associado a todas as drogas de abuso.

20. **b.** Talvez níveis aumentados de dopamina; medicamentos para esquizofrenia incluem antagonistas da dopamina.

## CAPÍTULO 12

1. **f.** Ptose direita e estrabismo lateral: NC III direito, pressupõe lesão no lado direito do mesencéfalo. Fraqueza à esquerda e Babinski: pedúnculo cerebral direito (mesencéfalo).

2. **a.** Fraqueza, sinal de Babinski e comprometimento do tato e do sentido de posição do lado direito: trato corticospinal e lemnisco medial esquerdos. Fraqueza da língua no lado esquerdo: núcleo ou nervo hipoglosso esquerdo (bulbo) ou, possivelmente, trato corticonuclear direito. Como os sinais de trato longo indicam lesão no lado esquerdo, lesão no hipoglosso esquerdo é mais provável. Essa é a síndrome bulbar medial (Fig. 12.11).

3. **e.** Dessa vez, a fraqueza do membro e da língua está toda à esquerda, o que sugere lesão do trato corticospinal/

corticonuclear. O músculo reto lateral direito enfraquecido (NC VI) indica lesão no lado direito da ponte.

**4. a.** Síndrome bulbar lateral (Fig. 12.11).

**5. b.** Essas fibras pertencem ao nervo glossofaríngeo.

**6. c.** As fibras aferentes primárias quase sempre terminam ipsilateralmente e não chegam ao tálamo. O núcleo principal do nervo trigêmeo recebe informações de tato.

**7.** Sim, porque o núcleo principal é lateral ao núcleo motor, o que equivale às suas origens a partir das placas alar e basal.

**8. d.** Ver Fig. 12.6.

**9. d.** Ver Fig. 12.9.

**10. b.** Ver Fig. 12.2.

**11. b.** O nervo trigêmeo (à medida que deixa o tronco encefálico) contém fibras sensitivas somáticas e axônios motores para o músculo masseter e outros músculos.

**12. d.** Sem fibras do nervo hipoglosso, sem informação olfatória; o trato solitário termina nos núcleos do trato solitário.

**13.** Supondo que apenas um dos quatro nervos esteja lesado, ao tocar a córnea esquerda:

se ambos os olhos piscarem, o nervo trigêmeo esquerdo e ambos os nervos faciais devem estar OK;

se nenhum dos olhos piscar, o nervo trigêmeo esquerdo deve estar lesado;

se apenas o olho esquerdo piscar, o nervo facial direito deve estar lesado;

se apenas o olho direito piscar, o nervo facial esquerdo deve estar lesado.

**14.** Três exemplos: abrasão da córnea por objetos estranhos devido à perda do reflexo de piscar; lesão mastigatória da face interna da bochecha por perda de sensibilidade; babação e perda de alimento de um lado da boca, também por perda de sensibilidade. Todos esses efeitos seriam ipsilaterais ao tratamento.

**15. a.** O NC VII também inerva o músculo estapédio e, quando lesado, é incapaz de promover a contração desse músculo e, consequentemente, reduz suas ações na janela do vestíbulo (oval); isso resulta na incapacidade de diminuir a sobrecarga de baixas frequências.

## CAPÍTULO 13

**1. c.** As sensações gustatórias básicas estão íntegras (tratos solitários OK). "Odores" apurados – sentido químico comum – íntegros (nervos linguais OK).

**2. d.** Sem fibras do nervo hipoglosso, sem informação olfatória; o trato solitário termina no núcleo do trato solitário.

**3. b.** Ver Fig. 13.5.

**4. b.** Ver Fig. 13.1.

**5. c.** As células receptoras gustatórias não têm axônios e usam mecanismos acoplados à proteína G e outros.

**6. c.** Existem terminações aferentes nociceptivas na cavidade nasal que, ao serem ativadas, tal como acontece com outros estímulos nocivos, podem resultar na ativação do sistema ativador reticular ascendente (SARA).

**7. d.** Existe uma correlação entre a perda de neurônios olfatórios e os neurônios dopaminérgicos da substância negra.

**8. a.** A perda condutiva é a incapacidade dos odorantes acessarem a maquinaria neurossensorial do NC I. O dano neurossensorial é uma lesão à célula sensorial especializada e/ou ao nervo ou parte da via aferente.

**9. a.** Ageusia é definida como a perda da gustação. Agnosia é a incapacidade de processar informações sensoriais (ou seja, sente-se o cheiro ou o gosto de algo, mas não existe certeza do que é). A amnésia é um déficit de memória. A anomia é um tipo de afasia com fala fluente, mas incapaz de utilizar as palavras corretas para ter significado. A hipergustação é definida como uma sensibilidade elevada ao paladar.

**10. e.** Esse é o córtex orbital do lobo frontal que recebe múltiplos *inputs* sensoriais relacionados ao sabor.

## CAPÍTULO 14

**1. a.** O músculo estapédio esquerdo não se contrai sob qualquer circunstância, isso indica lesão do nervo facial esquerdo. O som aplicado na orelha esquerda pode fazer o músculo estapédio direito se contrair, isso indica que o NC VIII esquerdo está OK. (Fig. 14.6).

**2. a.** Esse é um problema seletivo com a condução de ar na orelha direita. A condução óssea em ambas as orelhas é aparentemente normal, descartando **b** e **c**. Nem **d** nem **e** causariam um problema unilateral pronunciado.

**3. c.** A perilinfa *circunda* o labirinto membranáceo; o vestíbulo faz parte do labirinto ósseo e contém o sáculo e o utrículo.

**4. d.** Ver Figs. 14.1 e 14.2.

**5. a.** A vantagem mecânica dos ossículos é discreta.

**6. a.** A endolinfa tem alto teor de $K^+$ e baixo de $Na^+$, e as sinapses não podem funcionar nesse ambiente. O helicotrema conecta dois compartimentos preenchidos com perilinfa.

**7. d.** A lâmina basilar é mais larga e flexível próximo ao ápice da cóclea e, portanto, ressoa em frequências mais baixas.

**8. a.** Ver Fig. 14.4.

**9. c.** As fibras aferentes primárias do nervo coclear terminam sem cruzar nos núcleos cocleares. Em todos os níveis rostrais a esse, a informação de ambas as orelhas é comparada. Ver Fig. 14.5.

**10. c.**

**11. a.** Os ductos semicirculares respondem melhor a mudanças na velocidade angular, o sáculo, a inclinações quando a cabeça está horizontalizada.

**12. b.**

**13. c.** O nistagmo vestibular não persiste durante a rotação mantida. Ver Fig. 14.8.

**14. d.** Quando estimuladas, as cúpulas e células ciliadas do ducto semicircular posterior resultam em direção vertical do reflexo vestíbulo-ocular (RVO) com nistagmo típico no sentido ascendente. Os cristais de carbonato podem desalojar-se do utrículo e cair na parte mais baixa do vestíbulo, onde o ducto posterior está localizado.

**15. b.** Ruídos externos normalmente resultam em reflexos dentro da orelha (NC VII e NC VIII), que reduzem os sons aumentando a faixa de frequência da voz humana (aproximadamente 5.000 Hz). O bloqueio de condução resulta na diminuição dos ruídos externos, diminuindo os reflexos normais, e pode soar mais alto (tente colocar um diapasão vibrando sobre a linha mediana da cabeça, enquanto tampa uma orelha e repara se soa mais alto na orelha tampada).

## CAPÍTULO 16

**1. e.** Núcleo de retransmissão somatossensitiva do corpo.
**2. d.** Núcleo de associação para o córtex pré-frontal.
**3. f.** Núcleo de retransmissão para visão (o pulvinar também projeta para partes do lobo occipital).
**4. e.** Núcleo de retransmissão somatossensitiva do corpo.
**5. a.** Núcleo de retransmissão límbica.
**6. c.** Núcleo de retransmissão auditiva.
**7. b.** Núcleo de retransmissão motora.
**8. a.** Para o giro do cíngulo.
**9. b.**
**10. c., d.** Informações da parte superior do campo visual cursam pela alça temporal (de Meyer) que se estende ao lobo temporal através da parte sublentiforme da cápsula interna, enquanto a maior parte da radiação óptica utiliza a parte retrolentiforme da cápsula interna.
**11. b.** O ramo posterior é adjacente ao núcleo ventral posterolateral.
**12. b.** O ramo posterior da cápsula interna contém tratos para conduzir toda a informação motora e somatossensitiva contralaterais. A lesão de neurônio motor superior resulta em sinais cruzados somente na parte inferior da face (NC VII) e causa ligeiro desvio da língua para o lado oposto da lesão.
**13.** O sistema ativador reticular ascendente (SARA, isto é, aminas biogênicas e acetilcolina) envia os *inputs* do tálamo, que resultam em estados neuronais tônicos durante ciclos conscientes e de vigília. À medida que os níveis de neurotransmissores do SARA diminuem até o final do dia, o núcleo reticular do tálamo (neurônios com ácido gamaaminobutírico – GABA) torna-se mais ativo, o que resulta na conversão dos núcleos do tálamo para o modo em salvas. Isso é discutido em detalhes no Capítulo 22.

## CAPÍTULO 17

**1. d.** Hemianopsia nasal esquerda: apenas um olho acometido, portanto deve ser devido a uma lesão na frente do quiasma óptico ou no lado do quiasma óptico.
**2. f.** Lesão do trato óptico esquerdo → hemianopsia homônima direita. (Também pode ser **l.**)
**3. a.** Lesão do nervo óptico esquerdo → cegueira do olho esquerdo.

**4. h.** As fibras que representam os quadrantes superiores do campo visual passam pela parte sublentiforme da cápsula interna e pela alça temporal (de Meyer).
**5. b.** Lesão das fibras que cruzam no quiasma óptico (das metades nasais das retinas) → hemianopsia bitemporal.
**6. l.** Lesão do córtex visual esquerdo → hemianopsia homônima direita, geralmente com preservação macular.
**7. b.** Ver Fig. 17.2.
**8. b.** O nervo óptico deixa a parte posterior do olho um pouco medial à fóvea central. Como a óptica inverte tudo, o ponto cego é um pouco lateral à fóvea central no campo visual.
**9. a.** A fóvea central é uma região de cones intimamente compactados.
**10. c.** Fibras que se estendem à margem inferior do sulco calcarino, representam os quadrantes superiores do campo visual e cursam pela parte sublentiforme da cápsula interna.
**11. b.** A metade esquerda de cada retina, isto é, o campo visual direito, é representada no lobo occipital esquerdo, e a fóvea central projeta para a parte posterior do lobo occipital.
**12. b.** Pupilas assimétricas geralmente decorrem de lesões dos nervos motores que inervam a íris. Uma pupila aumentada implica em um músculo dilatador sem oposição, causado por lesão do nervo oculomotor; a ausência de resposta à luz confirma isso. (Outra possibilidade é lesão da própria íris.)
**13. b.** Os cones não são forçados a cuidar apenas da visão de cores. Por exemplo, você está usando seus cones foveais para ler esta impressão em preto e branco.
**14. b.** Ver Fig. 17.8 e 17.9.
**15. b.** Ver Fig. 17.3.

## CAPÍTULO 18

**1. c.** Dentre as estruturas listadas, somente lesões na cápsula interna causariam fraqueza (Fig. 18.4).
**2. b.** O tálamo envia projeções apenas para outras estruturas do prosencéfalo, principalmente o córtex cerebral.
**3. e.**
**4. a.** Ver Fig. 18.5.
**5. e.** **a** e **b** são características de lesão no NMI, **c** e **d**, de lesão no neurônio motor superior.
**6. d.** As fibras corticospinais cruzam na decussação das pirâmides, de modo que **c** teria efeitos ipsilaterais.
**7. d.** Os neurônios motores para os músculos da laringe, faringe e da parte superior da face recebem inervação corticonuclear bilateral, enquanto os músculos da parte inferior da face (sorriso) recebem *input* unilateral do córtex motor contralateral. (Fig. 18.7).
**8. f.**
**9. c.** As fibras oxidativas do tipo I são usadas para longas distâncias, enquanto as oxidativas/glicolíticas mistas do tipo II são usadas para corridas mais curtas

(aproximadamente 0,8 a 1,6 km) e as glicolíticas do tipo II são usadas para corridas de velocidade. Não existem fibras do tipo III.

10. **c.** NMIs residem no corno anterior; fraqueza e atrofia ocorrem quando eles sofrem lesão. A parte lateral do corno anterior da medula espinal correlaciona-se com músculos mais distais do corpo. NMIs de L4 inervam o hálux enquanto os NMIs de S1 e S2 inervam o músculo glúteo máximo.

11. **e.** A única resposta razoável é a unidade motora L, uma vez que uma unidade motora inerva apenas um tipo de fibra muscular.

12. **d.** Achados de lesão mista de NMS e NMI, juntamente com um sinal de nervo craniano, sugerem esclerose lateral amiotrófica (ELA). Não há achados de fraqueza ou espasticidade causadas pela doença de Parkinson.

13. **d.** O principal neurotransmissor encontrado na junção neuromuscular é a acetilcolina. A toxina botulínica bloqueia a capacidade do neurônio pré-sináptico liberar acetilcolina, que resulta em paralisia flácida.

## CAPÍTULO 19

1. **e.** Movimentos descontrolados de arremesso de ambos os membros de um lado tipificam o hemibalismo. Distúrbios dos núcleos da base são contralaterais à lesão.

2. **a.** "Estriado-" indica que as fibras originam-se no caudado, putâmen ou estriado ventral; "-nigral" indica que elas terminam na substância negra.

3. **d.** O núcleo caudado recebe a maior parte de seus *inputs* corticais das áreas de associação; o putâmen, das áreas somatossensitivas e motoras; e o estriado ventral, de estruturas límbicas (Fig. 19.4).

4. **a.** Ver Fig. 19.2.

5. **c.** A rigidez não é caracterizada por fraqueza ou aumento de reflexos, e a espasticidade não é caracterizada por tremor em repouso. Entretanto, a rigidez inclui aumento do tônus da maioria ou de todos os músculos, e a espasticidade inclui aumento do tônus dos músculos flexores nos membros superiores. Assim, ambas as condições têm em comum o aumento do tônus do bíceps braquial.

6. **d.** Ver Fig. 19.1.

7. **M.** No principal circuito que conecta os núcleos da base ao córtex cerebral, as fibras palidotalâmicas estendem-se pelo fascículo lenticular (**L**) e alça lenticular (**K**), que se associam a fibras eferentes cerebelares para formar o fascículo talâmico.

8. **I.** *Inputs* do GPl, *outputs* para o GPm.

9. **H.** *Outputs* dopaminérgicos da SNc para o estriado (e outras partes dos núcleos da base).

10. **B, E e G.** *Outputs* do estriado, globo pálido e SNr são todos GABAérgicos.

11. **I.** O núcleo subtalâmico é a principal fonte de projeções excitatórias (glutamato) *dentro* dos núcleos da base.

12. **H.** Neurônios dopaminérgicos da SNc.

13. **e.** A inativação do núcleo subtalâmico (que remove a única via excitatória) diminui o *output* inibitório do GPm e resulta na inicialização de mais movimento. A inativação de todos os outros núcleos reduz movimento.

14. **d.**

15. **c.** O uso excessivo de medicamentos para a doença de Parkinson pode resultar em movimentos exagerados semelhantes aos observados em um paciente com doença de Huntington. **a, b** e **d** são movimentos esperados de um paciente não medicado com doença de Parkinson e movimentos tônico-clônicos são observados durante uma convulsão generalizada.

## CAPÍTULO 20

1. **a.** Ver Fig. 20.4.

2. **c.** As fibras musgosas e trepadeiras são aferentes cerebelares. Apenas alguns axônios de Purkinje deixam o cerebelo; a maioria estende-se aos núcleos do cerebelo, que por sua vez fornecem o *output* cerebelar (Fig. 20.3).

3. **a.** Ver Fig. 20.5.

4. **d.** Ver Fig. 20.5.

5. **a.** Ver Fig. 20.1.

6. **a.** O verme e a parte medial do hemisfério recebem a maior parte das fibras aferentes da medula espinal para o cerebelo; o verme está relacionado com o tronco, a parte medial do hemisfério com os membros.

7. **c.** Essa informação deve cruzar o plano mediano em algum lugar para manter o lado esquerdo do cerebelo e o hemisfério cerebral direito relacionados com o lado esquerdo do corpo. Os pedúnculos cerebelares superiores são eferentes do cerebelo, e o tálamo não envia projeções à ponte.

8. **a.** As fibras trepadeiras provêm do complexo olivar inferior contralateral e compõem a maior parte do pedúnculo cerebelar inferior (Fig. 20.2A).

9. **c.** Exceto pelas fibras eferentes para os núcleos vestibulares e formação reticular (que cursam pelo pedúnculo inferior), quase todas as fibras cerebelares eferentes estendem-se através do pedúnculo cerebelar superior (Fig. 20.2A).

10. **a.** Através do corpo justarrestiforme, parte do pedúnculo cerebelar inferior.

11. Como as fibras olivocerebelares, isto é, as fibras trepadeiras, são cruzadas, as fibras espino-olivares também precisariam cruzar o plano mediano para manter um lado do cerebelo relacionado com o mesmo lado do corpo.

12. **f.** O pedúnculo cerebelar superior cruza na parte caudal do mesencéfalo e representa a metade contralateral do corpo a caminho do córtex motor através do tálamo.

13. **c.** O trato espinocerebelar conduz *inputs* à parte medial do hemisfério do cerebelo para a correção de movimentos.

14. **b.** Hemorragia no interior do córtex resulta em alterações corticais que podem deprimir as tonsilas do cerebelo através do forame magno, comprimindo o tronco encefálico e causando perda de consciência.

15. **e.** O lobo floculonodular envia *outputs* para os núcleos vestibulares, além do núcleo do nervo abducente, e é responsável pelo RVO.

## CAPÍTULO 21

1. **c.** Movimentos oculares voluntários (sacadas) no sentido contralateral são desencadeados a partir do campo ocular frontal (Fig. 21.4). Movimentos de rastreamento envolvem áreas corticais mais posteriores. Lesões no núcleo do nervo abducente afetariam ambos os tipos de movimento. (Outro possível local de lesão para explicar esse problema seria o lado direito da formação reticular pontina paramediana [FRPP].)

2. **c.** Convergência não requer coordenação entre os músculos retos medial e lateral.

3. **e.** O oblíquo superior estende-se através da parte superior do olho e traciona-o em direção ao nariz, girando o olho.

4. **a.** A abdução depende principalmente do músculo reto lateral (NC VI), e o nervo oculomotor contribui de modo relativamente discreto por meio do músculo oblíquo inferior.

5. **b.** O flóculo desempenha um papel crítico na supressão e adaptação do RVO.

6. **d.** A glândula pineal, localizada logo acima do colículo superior, pode sofrer hipertrofia, que resulta em pressão e inativação dos interneurônios com perda de sacadas ascendentes. Os tumores hipofisários podem secretar grandes quantidades de melatonina, que atua no núcleo supraquiasmático do hipotálamo e causa sonolência. O lobo floculonodular está relacionado com a perseguição suave; a FRPP, com sacadas horizontais; e o músculo oblíquo inferior (não o oblíquo superior), com movimentos oculares ascendentes. O tumor hipofisário frequentemente resulta em déficits heterônomos de campo visuais.

7. **d.** A estimulação do campo ocular frontal direito, situado no lobo frontal imediatamente anterior à área da face no córtex motor primário, causa movimentos sacádicos dos dois olhos para a esquerda.

8. **b.** A FRPP recebe *input* do córtex contralateral, inclusive sua conexão interneuronal com o núcleo do nervo abducente, o qual também contém neurônios para o fascículo longitudinal medial (FLM), portanto ambos os olhos fazem movimentos sacádicos para o lado da estimulação da FRPP.

9. **a.** Ver Capítulo 17.

10. Os músculos extrínsecos (esqueléticos) do bulbo do olho recebem acetilcolina do NC III; isso atua nos canais nicotínicos. Os músculos (lisos) ciliar e esfíncter da pupila recebem acetilcolina como parte do sistema parassimpático; isso atua nos receptores muscarínicos acoplados à proteína G. O músculo (liso) dilatador da pupila recebe noradrenalina como parte da inervação simpática; isso atua nos receptores adrenérgicos acoplados à proteína G.

## CAPÍTULO 22

1. **d.**
2. **d.**
3. **I.** Córtex visual primário
4. **C** (também **K**). O córtex agranular contém muitas células piramidais grandes com longos axônios. O córtex motor primário é o principal exemplo.
5. **H.** Lobo parietal, especialmente a parte superior.
6. **M.** O giro do cíngulo, que, juntamente com o giro para-hipocampal, compõe quase todo o lobo límbico.
7. **L.** Anterior ao córtex motor primário, na face medial do hemisfério.
8. **L.** Córtex pré-motor e motor suplementar.
9. **F.** Área de Wernicke.
10. **B.** Lesões no giro frontal inferior não dominante causam problemas de geração de prosódia; lesões no giro temporal superior não dominante causam problemas de compreensão.
11. **e.** Grande parte da maquinaria básica para ambos os tipos de sono está no tronco encefálico. O EEG do sono REM é comparável ao EEG de vigília e alerta. Enquanto o EEG durante o sono de ondas lentas é grande e lento, **b** e **c** são típicos do sono REM.
12. **b.** Lesões no lobo parietal esquerdo resultam em apraxia, enquanto lesões no giro angular dentro do lobo parietal esquerdo frequentemente resultam em incapacidade de realizar operações aritméticas.
13. **e.** Lesões no lobo parietal direito resultam em formas de heminegligência do lado esquerdo. **c** e **f.** Lesões no lobo temporal estão associadas à audição, alguns tipos de compreensão auditiva, déficits visuais unimodais, bem como aprendizagem/memória emocional, olfatória e explícita. **b** e **d.** Lesões no lobo occipital resultam em déficits visuais.
14. **a.** O córtex pré-frontal dorsolateral é importante na memória de trabalho, no raciocínio abstrato/lógico e no planejamento. **c** e **e.** Os córtices pré-frontais ventromedial e orbital desempenham papéis nas respostas emocionais e na tomada de decisão, em que o córtex pré-frontal orbital é importante em múltiplos sinais relacionados ao sabor. **b.** O lobo límbico é discutido no Capítulo 23. **d.** O lobo parietal é discutido nas questões 12 e 13.
15. **c.** O núcleo pré-óptico normalmente envia sinais inibitórios aos núcleos histaminérgicos, orexinérgicos e do SARA, para reduzir o mecanismo de vigília. Lesões causariam insônia. **a.** A narcolepsia é frequentemente causada por perda de orexina. **b.** Os neurônios supraquiasmáticos detectam o ciclo dia-noite e regulam-no. **d.** Seria excitação do SARA. **e.** A melatonina é sintetizada na glândula pineal.

## CAPÍTULO 23

1. **c.**
2. **c.** Ver Fig. 23.2.

3. **d.** Ver Fig. 22.6.

4. **d.** Ver Fig. 23.5.

5. **b.** A estria terminal, uma via relativamente pequena em humanos, estende-se na parede do ventrículo lateral com fibras de e para o corpo amigdaloide.

6. **d.** 4 na Fig. 22.5.

7. **g.** Durante a fase de armazenamento, neurônios simpáticos inibem o músculo detrusor da bexiga, os parassimpáticos são relativamente silenciosos, e o centro pontino da micção está "desligado" (Fig. 23.6A).

8. **e.** Ver Fig. 23.7.

9. **b.** Ver Fig. 23.8.

10. **b.** O corpo amigdaloide forma memórias emocionais significativas de objetos e eventos, e o hipotálamo desencadeia as reações autônomas. Isso é discutido um pouco mais no Capítulo 24.

11. **d.** O núcleo arqueado é responsável pela dopamina e pelo hormônio liberador de gonadotrofinas (GnRH). O núcleo pré-óptico é responsável pelo GnRH. O núcleo paraventricular também é responsável pelo hormônio liberador de tireotrofina, pelo hormônio liberador de corticotrofina e pela somatostatina.

12. **e.** Para evitar que a bexiga contraia, você deve ativar o modo de armazenamento (simpático) administrando um agonista adrenérgico, e impedir a contração do músculo detrusor da bexiga (inibe o modo de eliminação) administrando um antagonista colinérgico (antagonista do receptor muscarínico). O músculo esquelético do esfíncter está sob controle do receptor nicotínico.

13. **b.** Típico de acidente vascular no giro do cíngulo, que gera mutismo acinético.

## CAPÍTULO 24

1. **b.** Os neurônios são superproduzidos durante o desenvolvimento, e o excesso de neurônios é eliminado em todo o sistema nervoso.

2. **a.** Embora o hipocampo tenha papel central na formação de memórias declarativas, os *inputs* provenientes do corpo amigdaloide afetam a probabilidade de que a memória declarativa de algum evento seja registrada.

3. **b.** a, c e d acontecem antes que as conexões sejam refinadas durante os períodos críticos.

4. **d.** Ver Fig. 24.8.

5. **c.**

6. **b.** Todas as outras opções estão relacionadas com o hipocampo e a memória declarativa.

7. **e.** Ver Fig. 24.4.

8. **b.** Esse é o tipo de memória não declarativa, baseada em probabilidades aprendidas aos poucos, nas quais há envolvimento dos núcleos da base.

9. **d.** Conhecer o significado das palavras é uma forma de memória declarativa.

10. **c.** O cerebelo é excelente em ajustar movimentos para se adequar às circunstâncias.

## APÊNDICE 1: QUESTIONÁRIO GLOBAL

1. **b.** Os axônios aferentes primários e talamocorticais normalmente não cruzam o plano mediano (Fig. 3.8).

2. **d.** Ver Fig. 4.2.

3. **b.** A cisterna lombar é uma expansão do espaço subaracnóideo preenchida com LCE (Fig. 4.3).

4. A língua desvia em direção ao lado fraco; lesão do trato corticospinal, lemnisco medial e nervo hipoglosso de um lado (Fig. 12.11); artéria espinal anterior ou, mais provavelmente, vertebral.

5. Todos esses achados podem ser explicados por lesão no nervo oculomotor direito (NC III; lesão seletiva em um núcleo do nervo oculomotor é muito rara). Um aneurisma em qualquer local próximo à bifurcação da artéria basilar pode ser o responsável. Na verdade, o local mais provável é a origem da artéria comunicante posterior.

6. A fraqueza dos membros superior e inferior direitos, com sinal de Babinski, implica em lesão do trato corticospinal lateral direito na parte superior da medula espinal, ou no trato corticospinal esquerdo em algum local rostral à medula espinal. O distúrbio de movimento ocular indica lesão do nervo abducente esquerdo e situa a lesão no lado esquerdo da parte caudal da ponte. Nesse caso, a lesão que envolve um ramo perfurante da artéria basilar é a responsável pelos achados. (A artéria cerebelar inferior anterior [ACIA] irriga uma área posterolateral a esta.)

7. O limiar auditivo elevado do lado esquerdo indica lesão do NC VIII esquerdo ou dos núcleos cocleares esquerdos, mas não de localização mais rostral no sistema auditivo. A lesão do nervo parece mais provável porque não há sinais de lesão cerebelar, embora o pedúnculo cerebelar inferior esteja adjacente aos núcleos cocleares. Lesões do NC VIII também explicariam a vertigem. O sorriso assimétrico e o reflexo de piscar lento indicam lesão do núcleo ou do nervo facial esquerdo. NC VII e NC VIII estão próximos (Fig. 12.1) ao ângulo pontocerebelar, e os achados podem ser simplesmente explicados por um tumor nessa região (p. ex, um schwannoma vestibular).

8. Essa é uma variação da clássica síndrome bulbar lateral (de Wallenberg) (Fig. 12.11). As artérias vertebral ou cerebelar inferior posterior esquerdas são as mais prováveis culpadas. **c.** Lesão do trato espinotalâmico esquerdo; **d.** Lesão do núcleo ambíguo esquerdo; **e.** Lesão do trato espinal do nervo trigêmeo esquerdo; **f.** Lesão dos núcleos vestibulares esquerdos; **g.** Lesão do pedúnculo cerebelar inferior esquerdo.

9. **a.** Pirâmides ou decussação das pirâmides no bulbo. **b.** Cruzamento de fibras arqueadas internas no bulbo, ou onde ambos os lemniscos mediais são adjacentes ao plano mediano na parte rostral do bulbo. **c.** Não; os tratos espinotalâmicos nunca estão próximos do plano mediano no tronco encefálico. **d.** Decussão dos pedúnculos cerebelares superiores na parte caudal do mesencéfalo; ou, se possível, na parte rostral do bulbo ao afetar as fibras cruzadas de ambos os complexos olivares inferiores; ou fibras cruzadas na parte basilar da ponte que se estendem pelos pedúnculos cerebelares médios.

10. **c.** As fibras aferentes do fuso neuromuscular são grandes e intensamente mielinizadas, os axônios gama são de diâmetro médio e as fibras dos receptores de temperatura são pequenas e levemente mielinizadas ou não mielinizadas (Fig. 9.7).

11. Paresia espástica ipsilateral abaixo do nível de T12 (trato corticospinal), déficit ipsilateral tátil e proprioceptivo abaixo do nível de T12 (fascículo grácil) e perda contralateral de sensibilidade à dor e temperatura começando um pouco abaixo do nível de T12 (trato espinotalâmico). Isso é conhecido como síndrome de Brown-Séquard.

12. **c.** A endolinfa preenche todo o labirinto membranáceo, portanto, **a** e **b** estão incorretas, e a endolinfa tem, de fato, a composição peculiar descrita.

13. **a.** Fibras aferentes da cóclea esquerda terminam nos núcleos cocleares esquerdos; em seguida, as informações são distribuídas bilateralmente (Fig. 14.5).

14. **c.** a causaria hemianopsia bitemporal; **b** e **d** causariam hemianopsia homônima *superior* (Fig. 17.5).

15. **b.** O núcleo medial dorsal é o núcleo de associação para o córtex pré-frontal.

16. **e.** Fibras eferentes do núcleo anterior (Tabela 16.1 ). Todos os outros estão no ramo posterior (**b, c, d**) ou na parte retrolentiforme (**d**) ou sublentiforme (**a, d**).

17. **J.** Fibras que se estendem nos dois sentidos através da cápsula interna para interconectar o núcleo subtalâmico (**i**) e o globo pálido.

18. **N.** VA/VL é a parte de retransmissão motora do tálamo.

19. **A, I** e **N.** Todos os *outputs* do córtex, núcleo subtalâmico e tálamo usam glutamato.

20. **B, E** e **G.** Todos os *outputs* do estriado, globo pálido e parte reticular da substância negra (SNr) são GABAérgicos.

21. **b.** A lesão do núcleo subtalâmico está associada ao hemibalismo. As conexões dos núcleos da base são restritas principalmente a um hemisfério cerebral, de modo que sua lesão tem repercussão contralateral.

22. **b.** O músculo orbicular do olho direito, controlado pelo nervo facial direito, não está funcionando (Fig. 12.8). (Mais déficits seriam esperados se houvesse lesão do FLM ou do núcleo do nervo abducente.)

23. **c.** a e b irrigam o bulbo, **d**, as partes rostral da ponte e caudal do mesencéfalo e; **e**, o mesencéfalo e o tálamo (Fig. 11.12).

24. **a.** A endolinfa continua se movendo por algum tempo no final da rotação, o que causa uma reversão no sentido relativo do fluxo (Fig. 14.8).

25. **c.** A lesão cerebelar geralmente causa diminuição dos reflexos; a doença de Parkinson geralmente não é acompanhada por alterações de reflexo.

26. **d.** As fibras trepadeiras originam-se do complexo olivar inferior, cruzam o plano mediano e entram no cerebelo através do pedúnculo cerebelar inferior (Fig. 20.2A).

27. **d.** O principal circuito dos núcleos da base é: estriado → globo pálido → tálamo → córtex cerebral → estriado (Fig. 19.5).

28. **c.**

29. **b.** O putâmen, o lobo insular e o corpo amigdaloide são derivados telencefálicos (Fig. 2.5).

30. **a.** Os espaços subdural e extradural podem tornar-se espaços reais em decorrência de determinadas hemorragias (Fig. 4.4), mas o espaço subaracnóideo é o único normalmente presente.

31. **d.** Em todas essas situações, parte do (ou todo o) sistema ventricular não apresenta mais comunicação com o espaço subaracnóideo.

32. **c.** O epitélio corióideo faz parte do sistema de barreira do SNC (Fig. 6.5), portanto os solutos não se difundem através dele.

33. **c.** A lesão temporal medial não elimina todas as memórias antigas ou afeta as habilidades; o córtex auditivo está situado mais lateralmente, nos giros temporais transversos.

34. **a.** O principal núcleo parassimpático do tronco encefálico (Fig. 12.2).

35. **d.** A fraqueza de toda a metade direita da face indica lesão do núcleo ou nervo facial direito na parte caudal da ponte. A síndrome de movimento ocular denominada "um e meio" confirma isso.

36. **c.** A força e os reflexos não são comprometidos na rigidez parkinsoniana. O tônus, no entanto, está aumentado em toda a parte na rigidez e, de maneira desproporcional, nos flexores do membro superior e nos extensores do membro inferior na doença do neurônio motor superior.

37. **a.** Córtex de três camadas, mas ainda córtex.

38. **a.** Ver Fig. 24.7.

39. **b.** E este para os córtices orbital e límbico (parte anterior). (Fig. 23.8).

40. **c.**

41. Na zona de gatilho para iniciação de potenciais de ação (geralmente considerada o segmento inicial do axônio) e ao longo do axônio (axônio não mielinizado) ou nos nodos de Ranvier (axônio mielinizado).

42. Oligodendrócitos, que formam bainhas de mielina no SNC.

43. **c.** Afasia de Wernicke (geralmente envolve lesões mais amplas do que aquelas restritas apenas à área de Wernicke).

44. **e.** ou **f.** Negligência contralateral, tradicionalmente considerada a mais comum após lesão parietal direita (embora uma lesão no lobo temporal direito possa ter a mesma importância).

45. **f.** Distúrbio de prosódia equivalente à afasia de Wernicke.

46. A área tegmental ventral, que envia projeções para o córtex frontal e estruturas límbicas (Fig. 11.9).

47. *Locus ceruleus* (Fig. 11.8).

48. **d.** A diminuição do gradiente de concentração de $Na^+$ move $V_{Na}$ para uma voltagem mais baixa.

49. **a.** Os canais de $K^+$, dependentes de voltagem, são um componente importante do mecanismo de repolarização, e a maior permeabilidade ao $K^+$ é responsável pela pós-hiperpolarização.

50. **e.** PIPS típicos são causados pelo aumento da permeabilidade a $K^+$ ou $Cl^-$. Diminuir o gradiente de concentração de $K^+$ faz que mudanças na permeabilidade de $K^+$ tenham menos efeito.

# Figuras em Branco

Os esquemas a seguir são apresentados na mesma ordem em que apareceram no texto. Você pode achá-los úteis para testar seus conhecimentos ou para revisão.

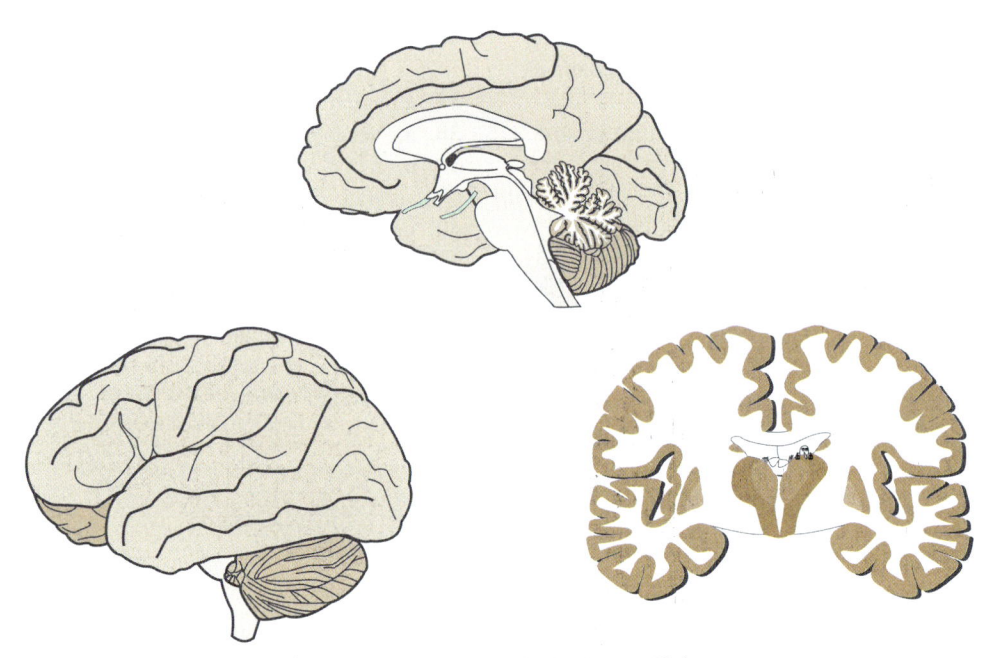

**FIG A3.1** Partes principais do encéfalo.

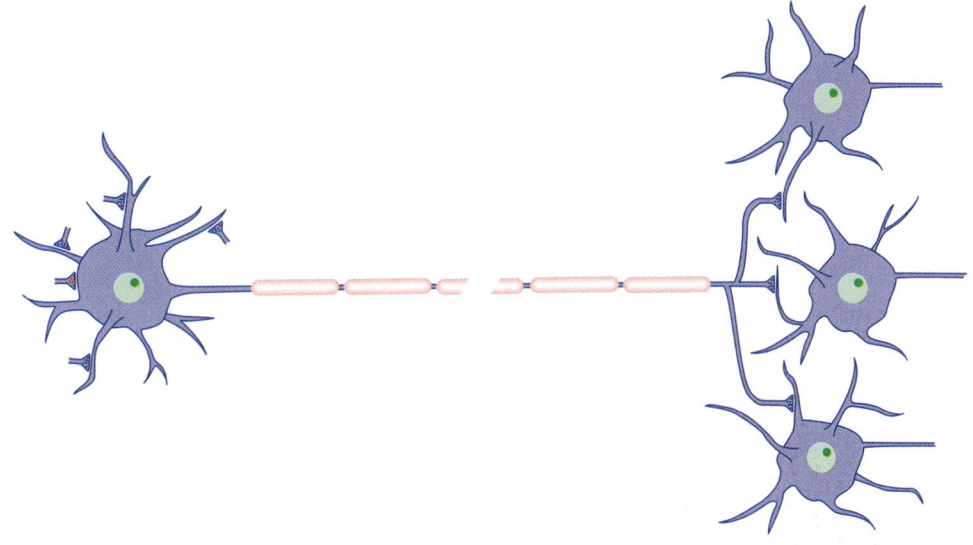

**FIG A3.2** Neurônio típico.

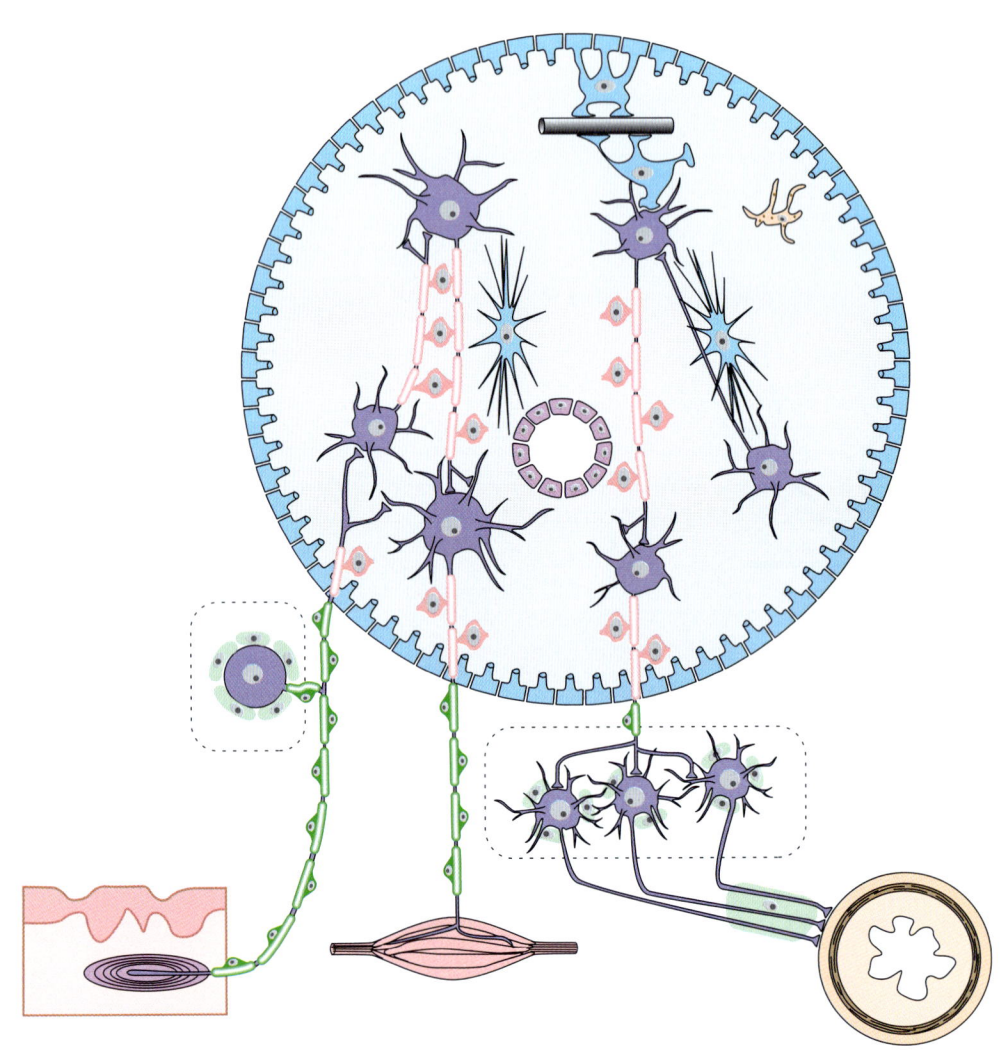

**FIG A3.3** Tipos de células no SNP e no SNC.

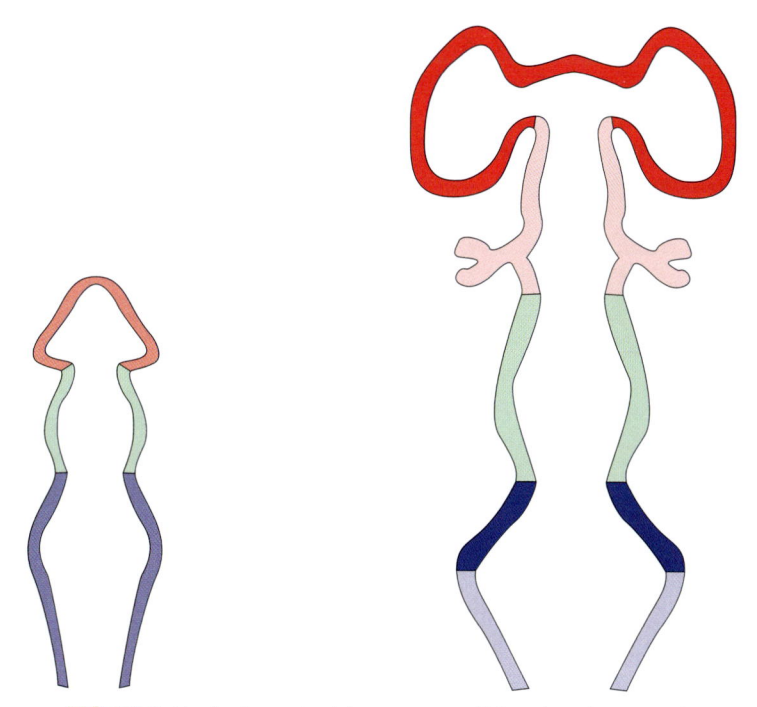

**FIG A3.4**  Vesículas primárias e secundárias do tubo neural.

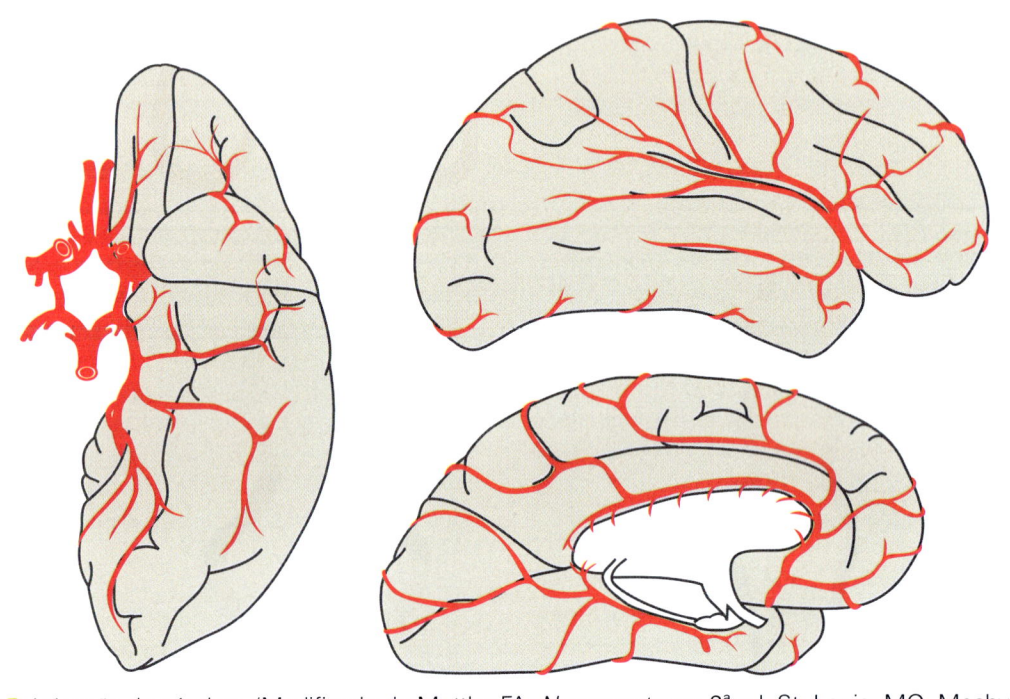

**FIG A3.5** Irrigação do cérebro. (Modificado de Mettler FA: *Neuroanatomy*, 2ª ed. St. Louis, MO, Mosby, 1948.)

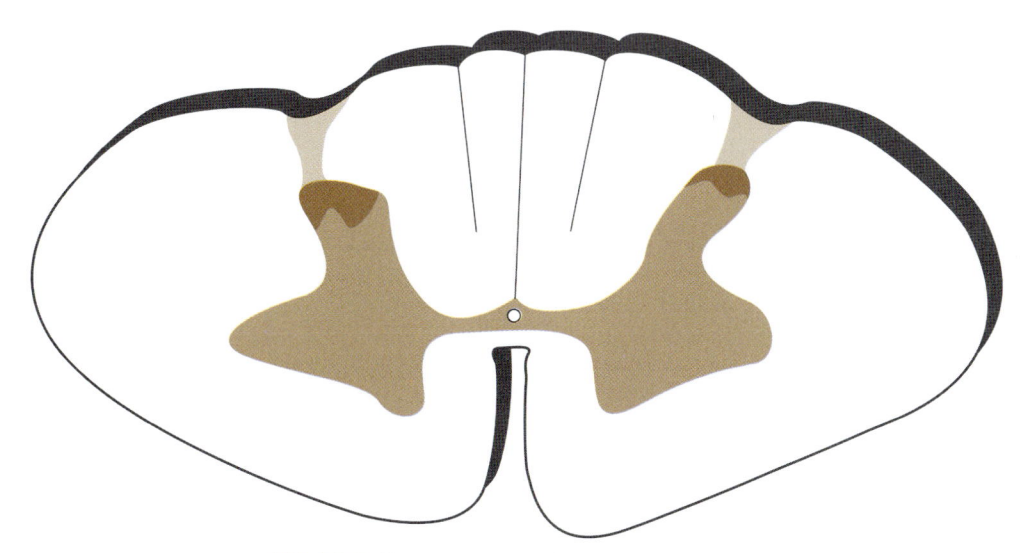

**FIG A3.6** Corte transversal da medula espinal.

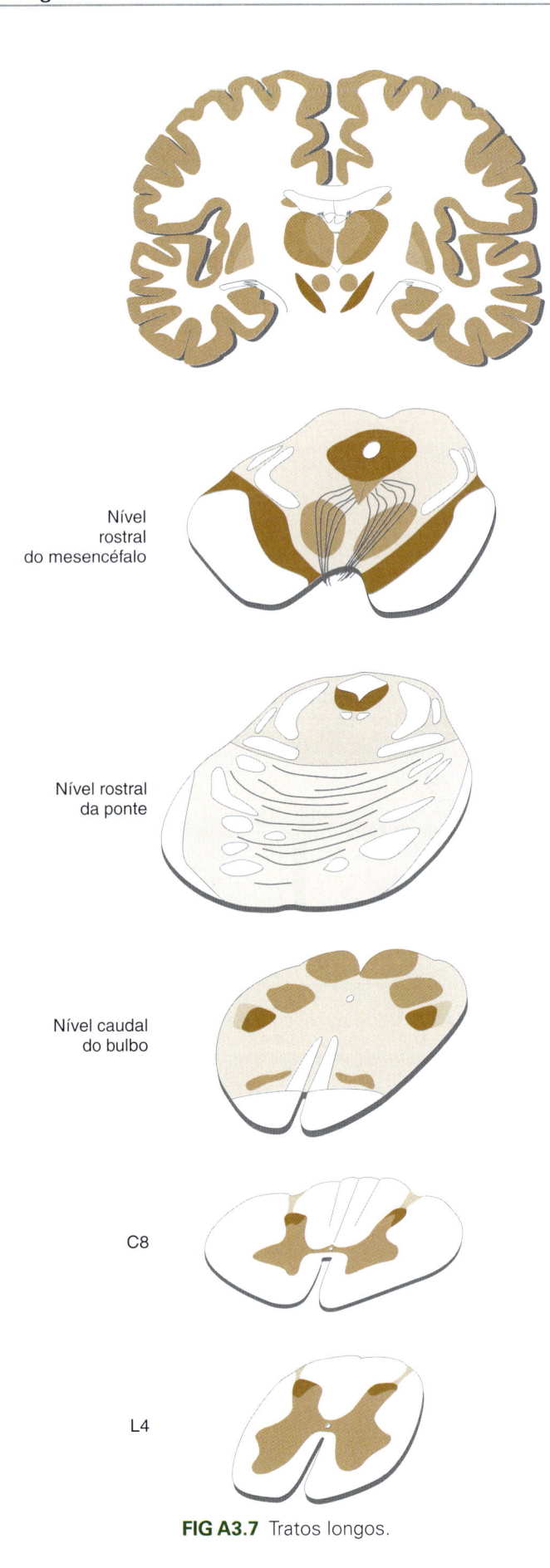

Nível
rostral
do mesencéfalo

Nível rostral
da ponte

Nível caudal
do bulbo

C8

L4

**FIG A3.7** Tratos longos.

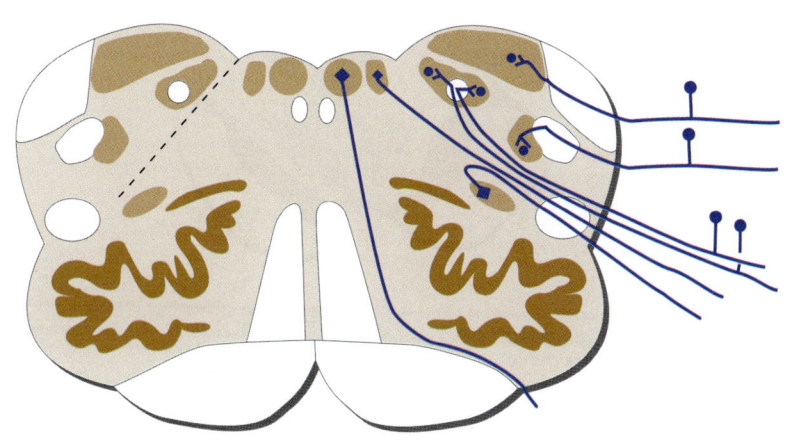

**FIG A3.8** Núcleos de nervos cranianos.

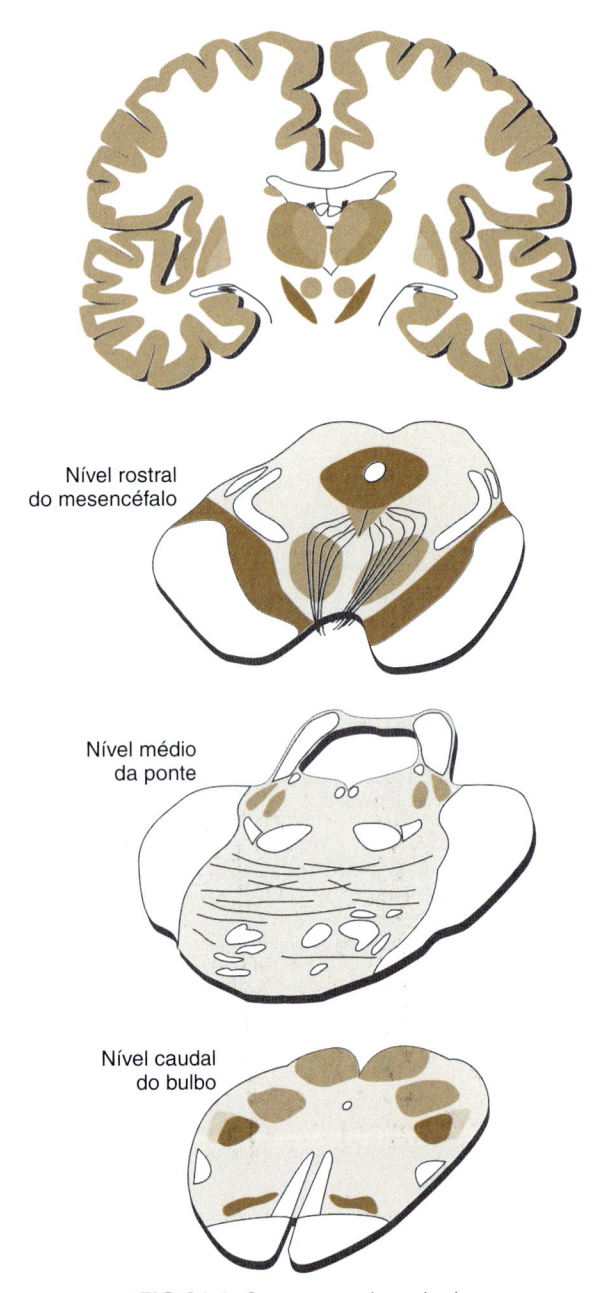

Nível rostral
do mesencéfalo

Nível médio
da ponte

Nível caudal
do bulbo

**FIG A3.9** Conexões trigeminais.

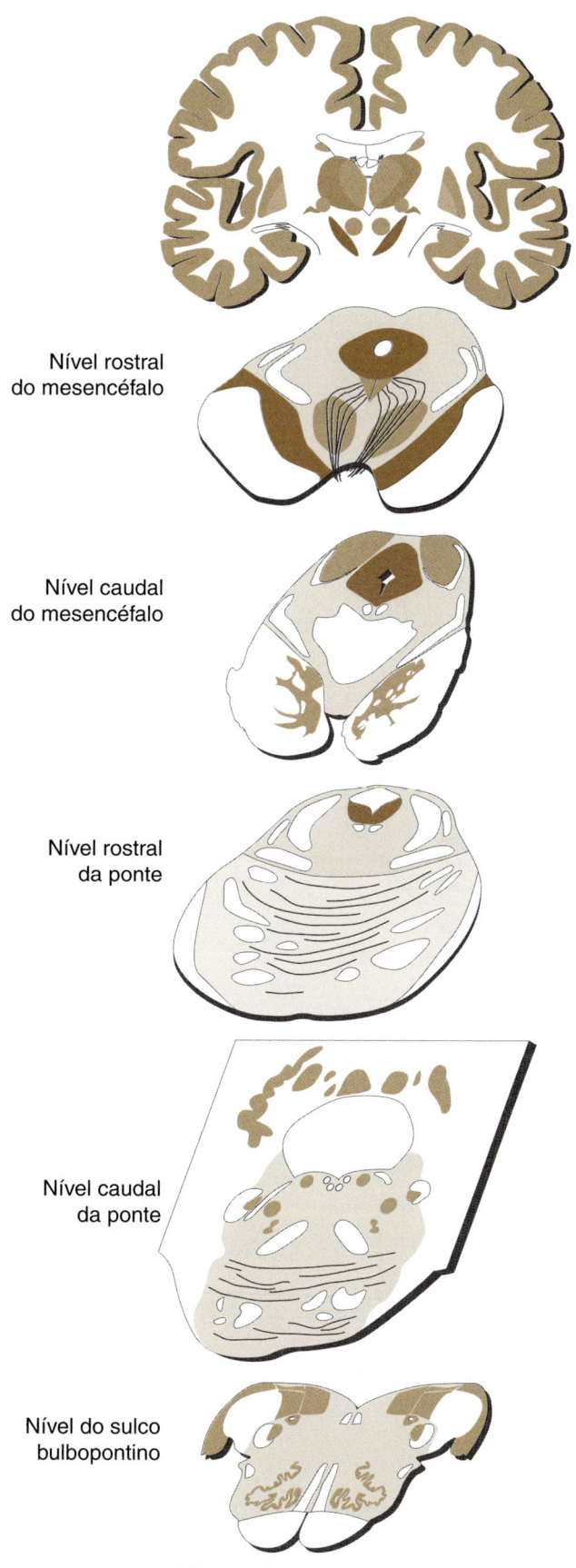

Nível rostral
do mesencéfalo

Nível caudal
do mesencéfalo

Nível rostral
da ponte

Nível caudal
da ponte

Nível do sulco
bulbopontino

**FIG A3.10** Via auditiva.

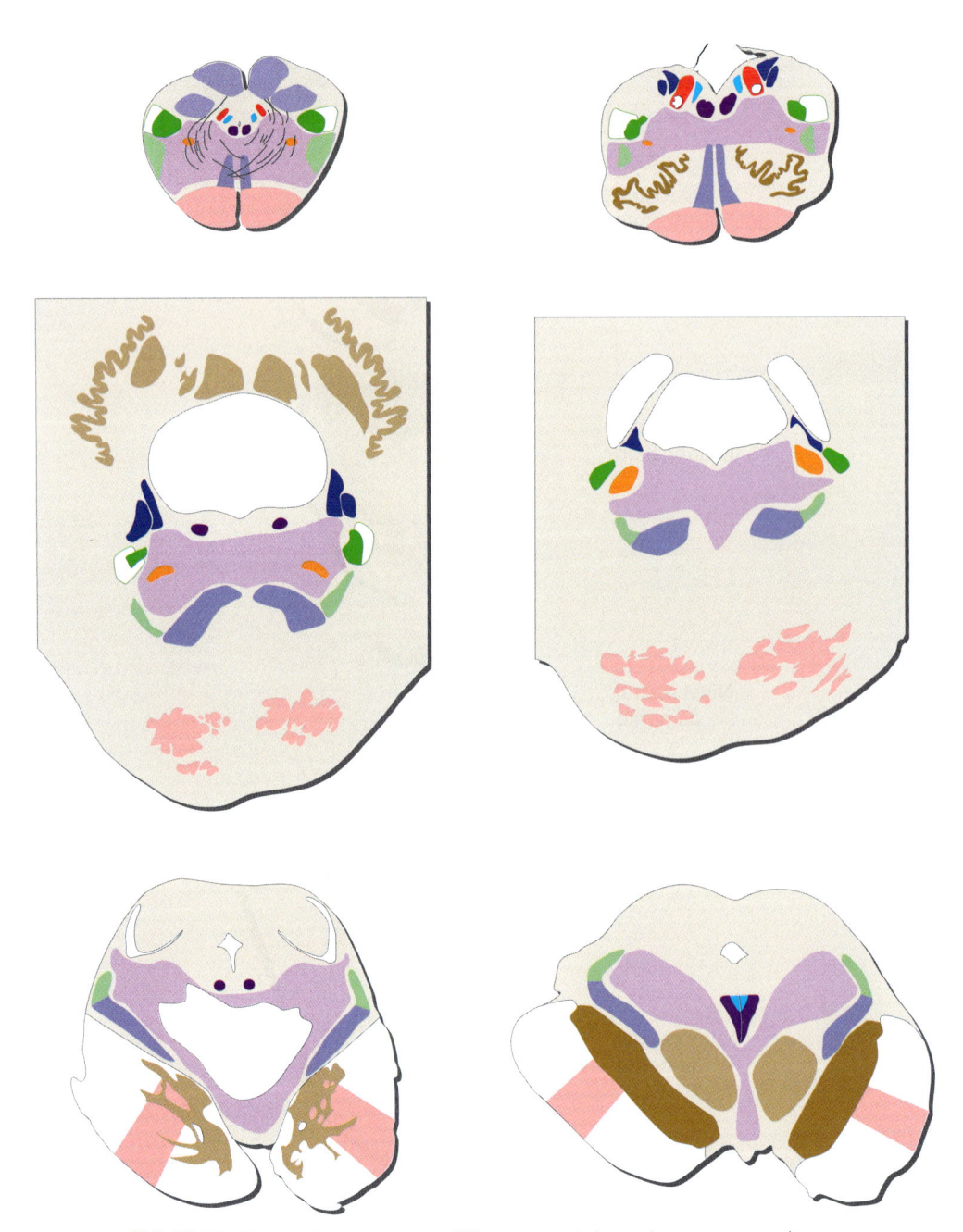

**FIG A3.11** Cortes do tronco encefálico com núcleos de nervos cranianos.

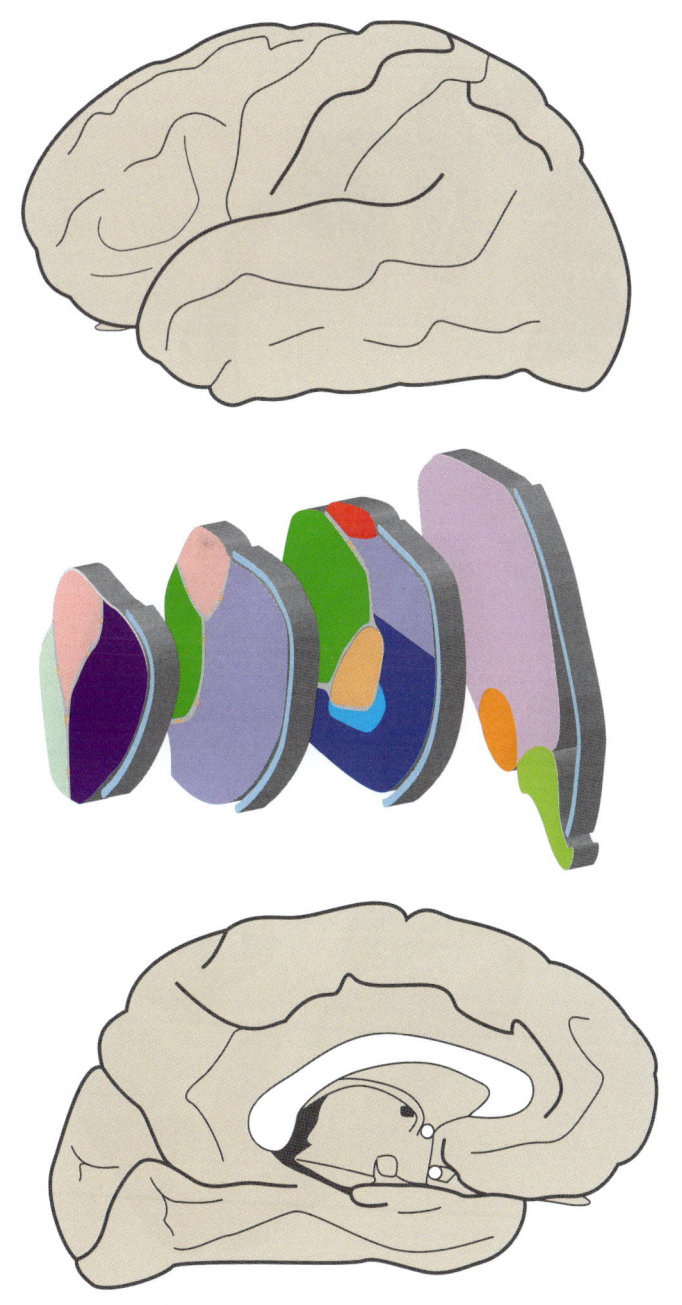

**FIG A3.12**  Conexões talamocorticais.

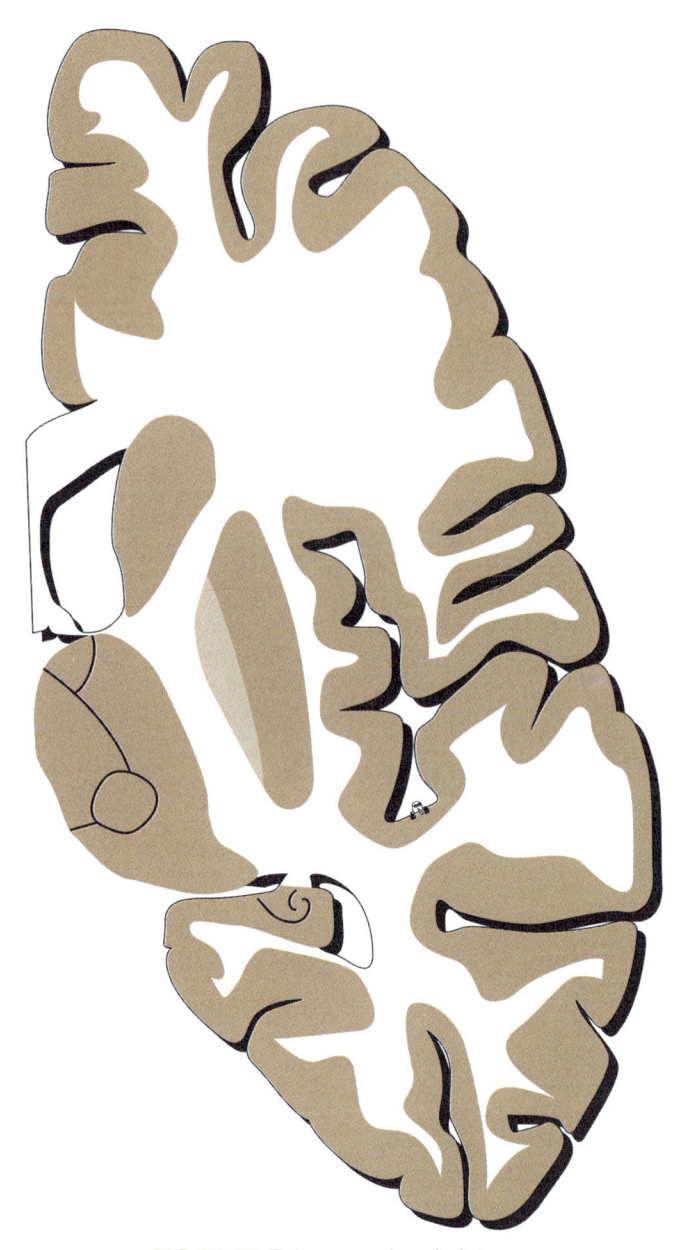

**FIG A3.13** Tálamo e cápsula interna.

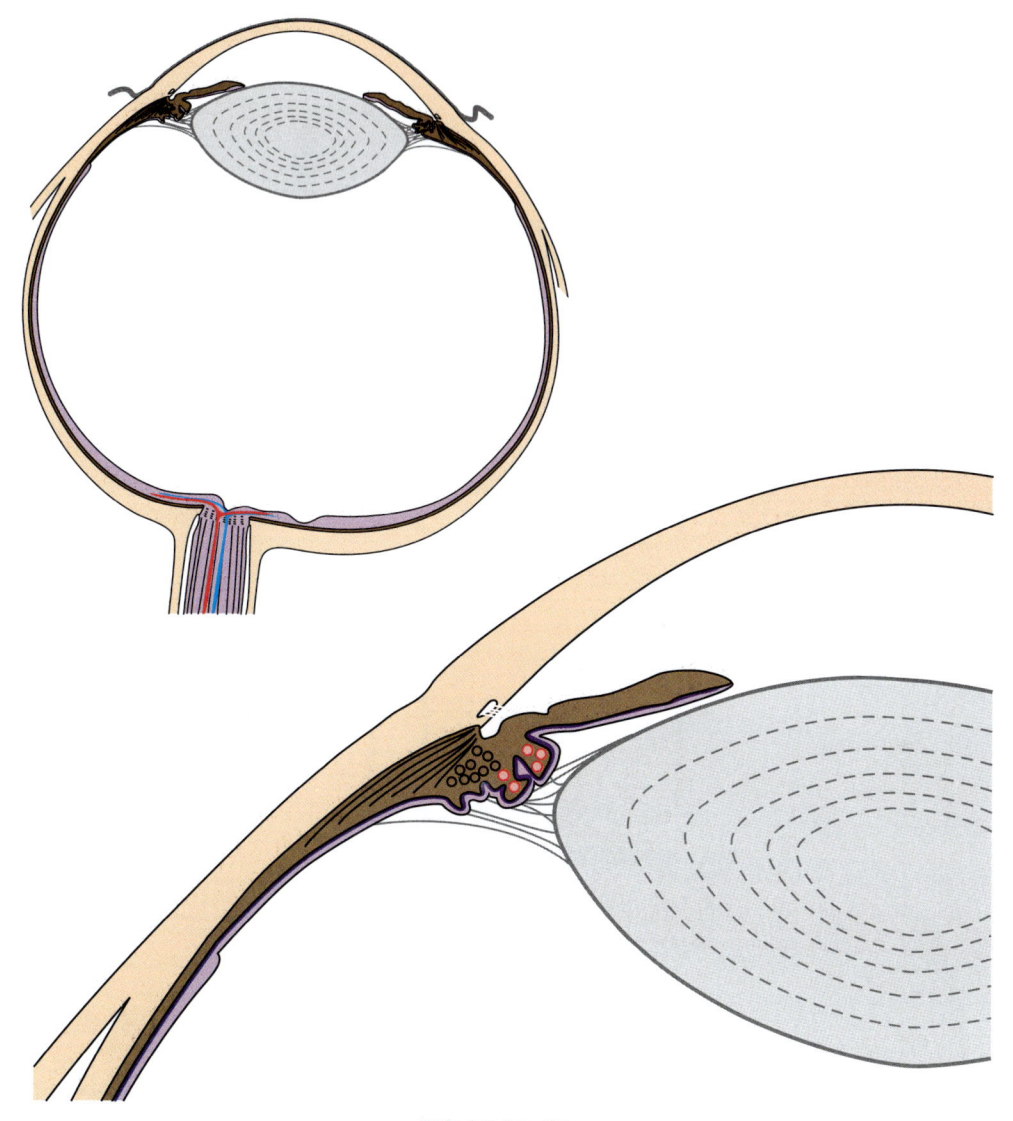

**FIG A3.14** Olho.

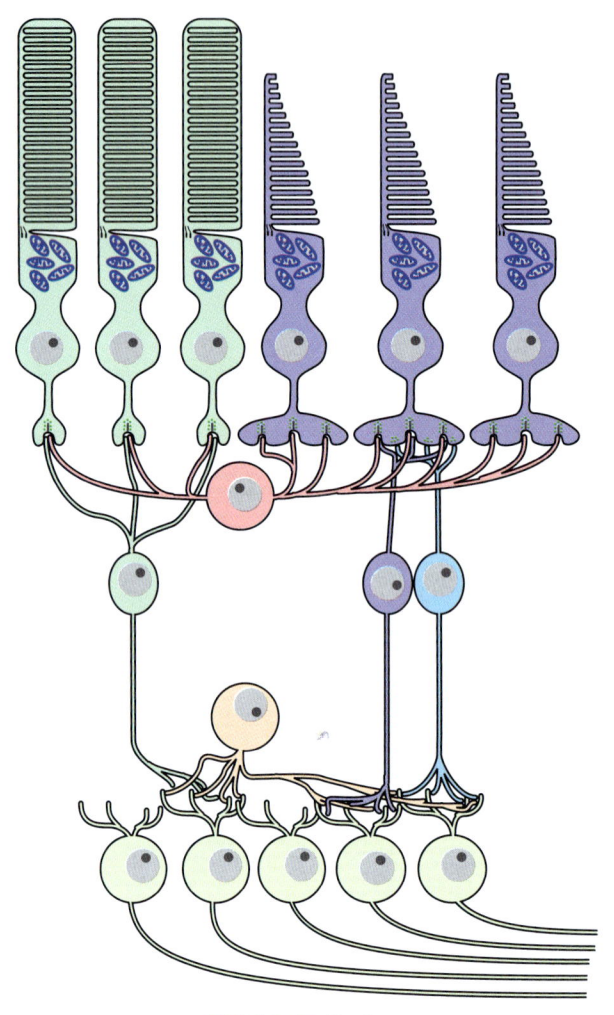

**FIG A3.15** Retina.

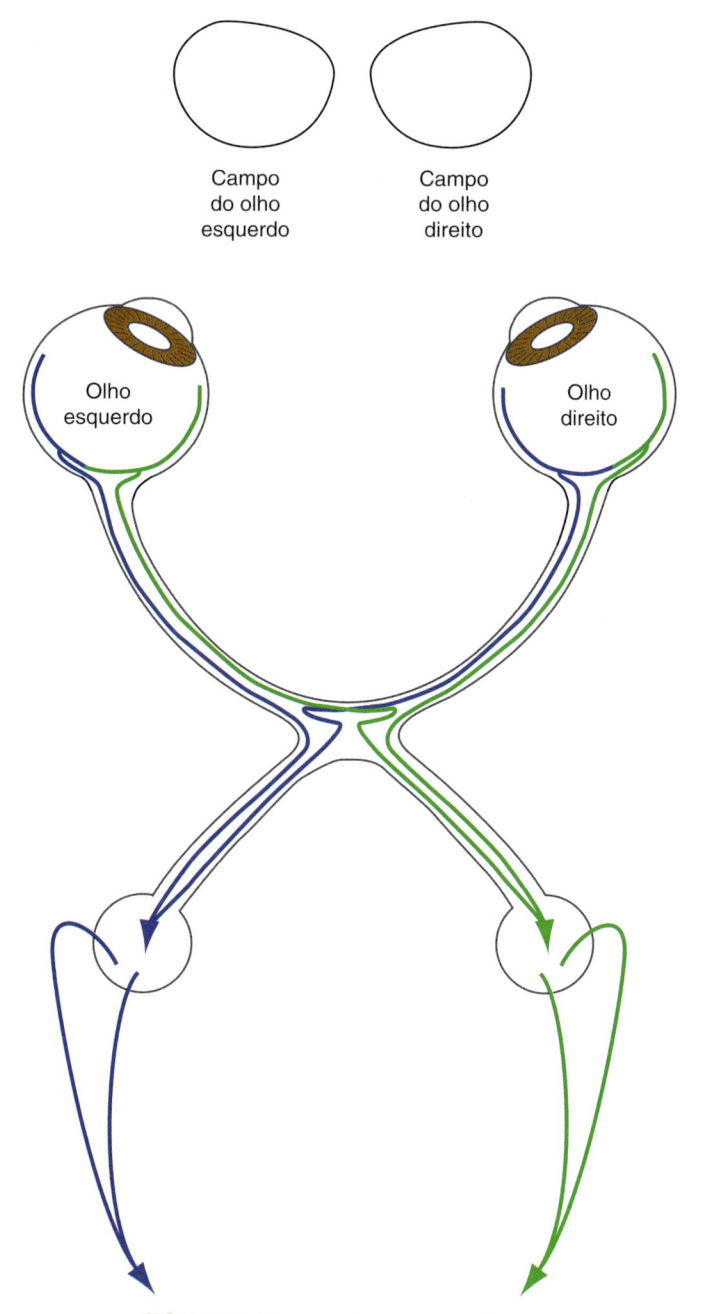

Campo
do olho
esquerdo

Campo
do olho
direito

Olho
esquerdo

Olho
direito

**FIG A3.16** Via visual e campos visuais.

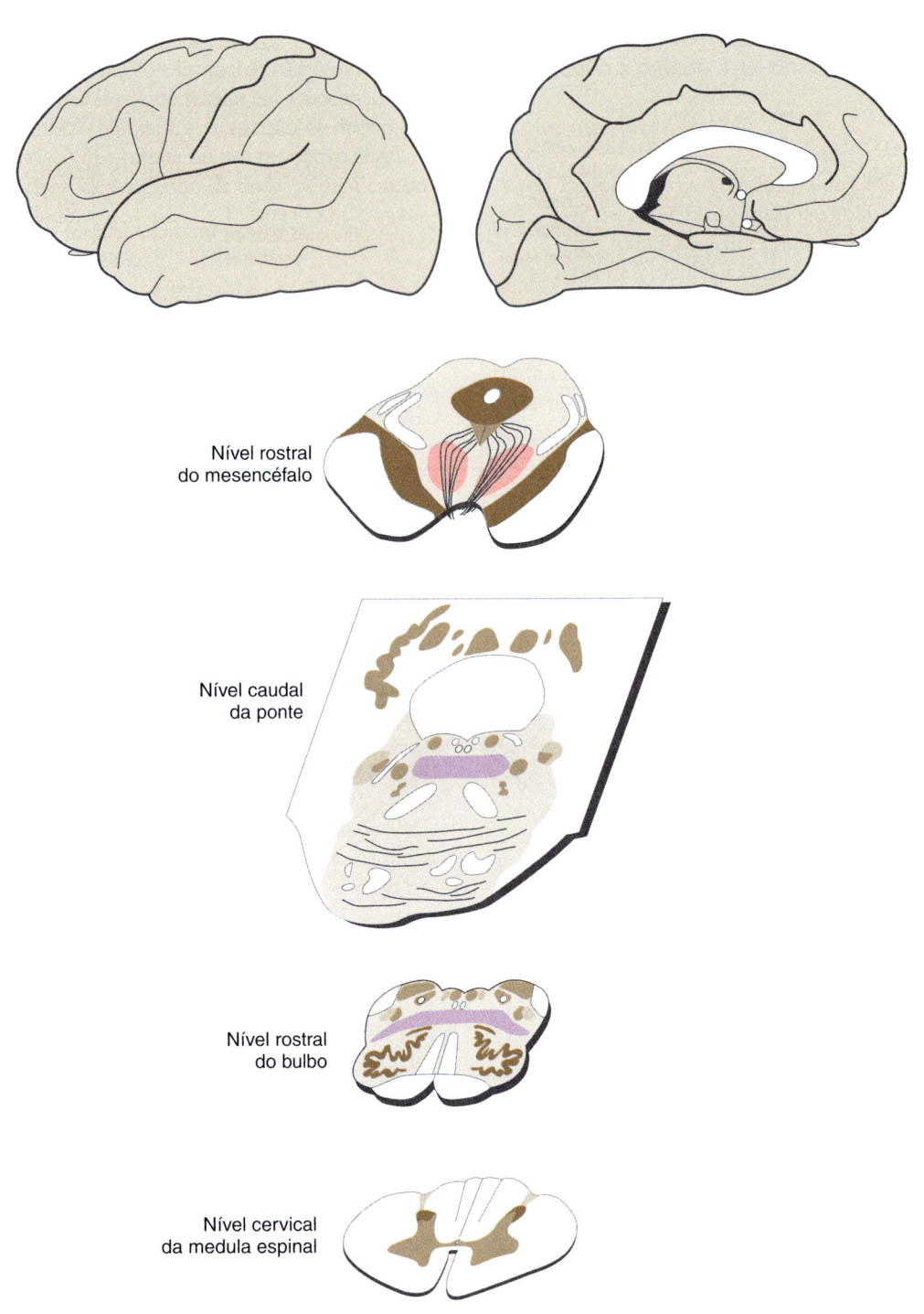

Nível rostral
do mesencéfalo

Nível caudal
da ponte

Nível rostral
do bulbo

Nível cervical
da medula espinal

**FIG A3.17** Neurônios motores superiores.

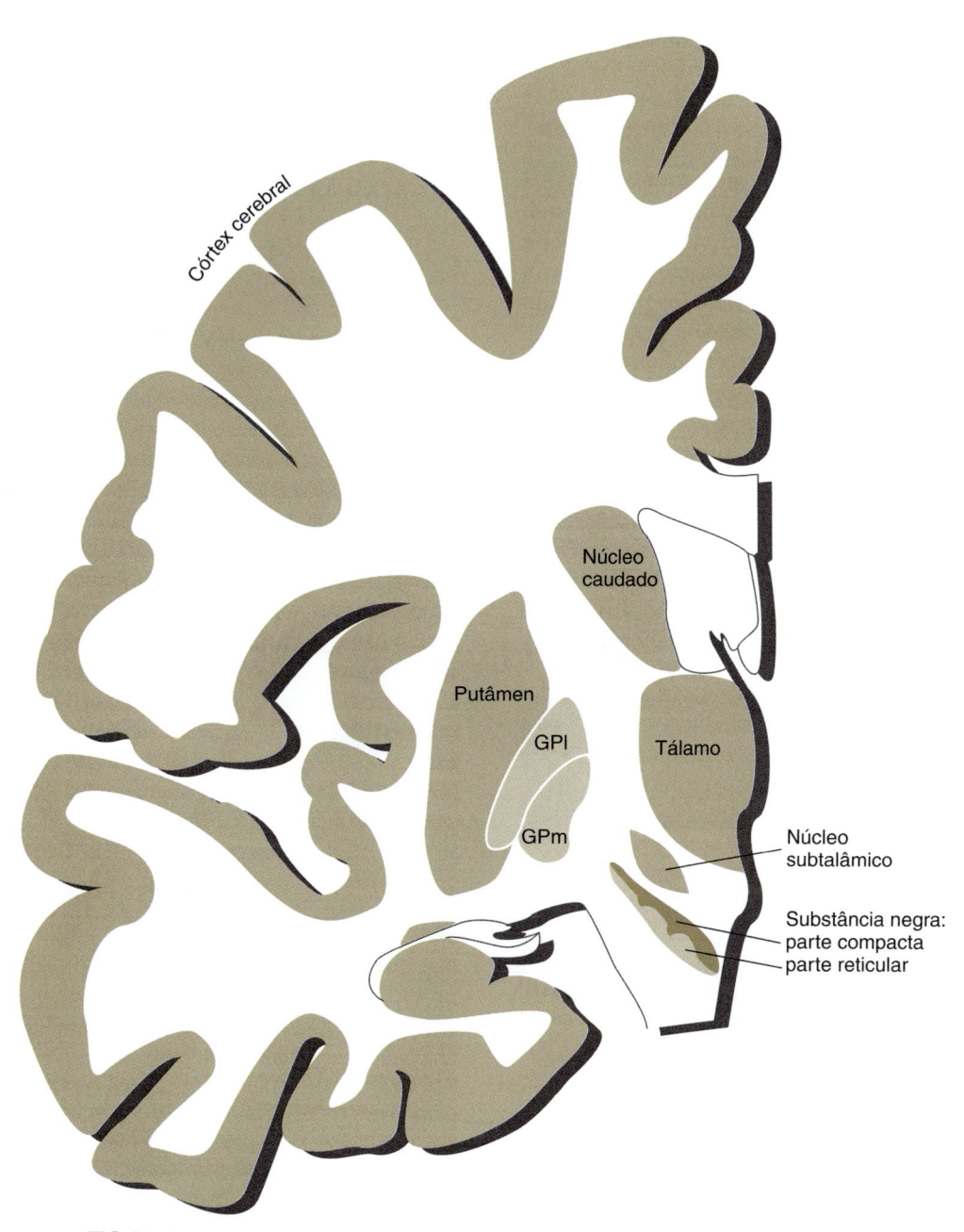

**FIG A3.18** Núcleos da base. *GPl,* globo pálido lateral; *GPm,* globo pálido medial.

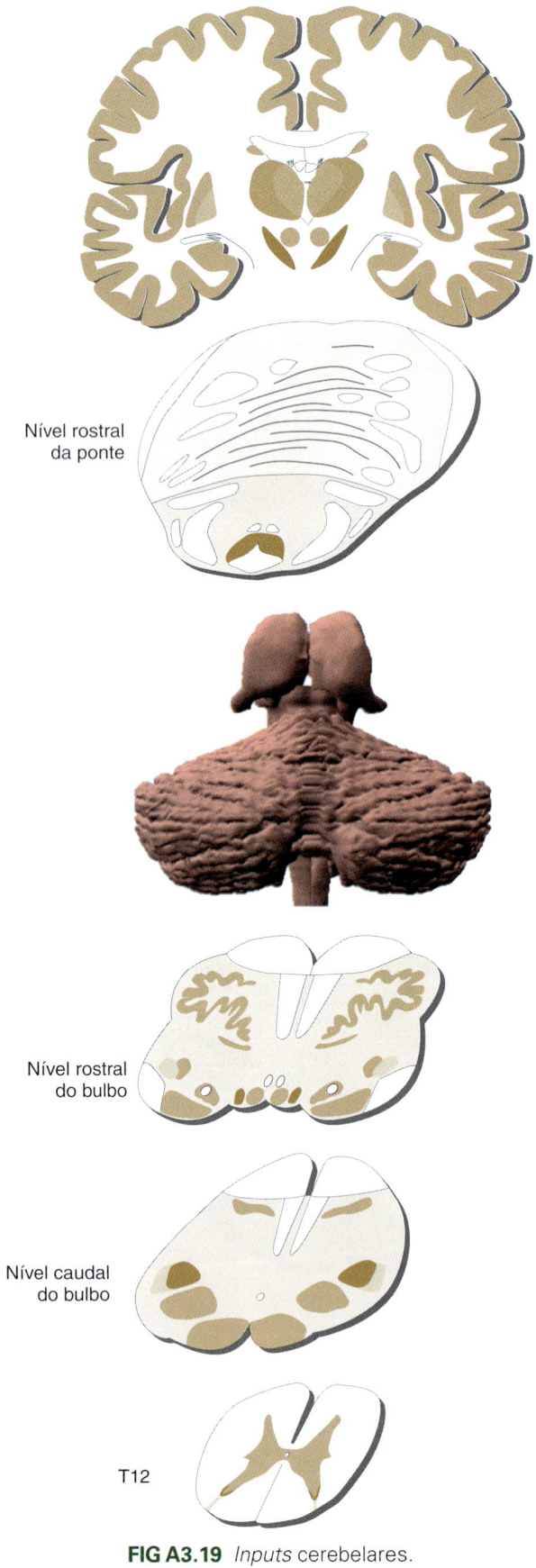

Nível rostral
da ponte

Nível rostral
do bulbo

Nível caudal
do bulbo

T12

**FIG A3.19** *Inputs* cerebelares.

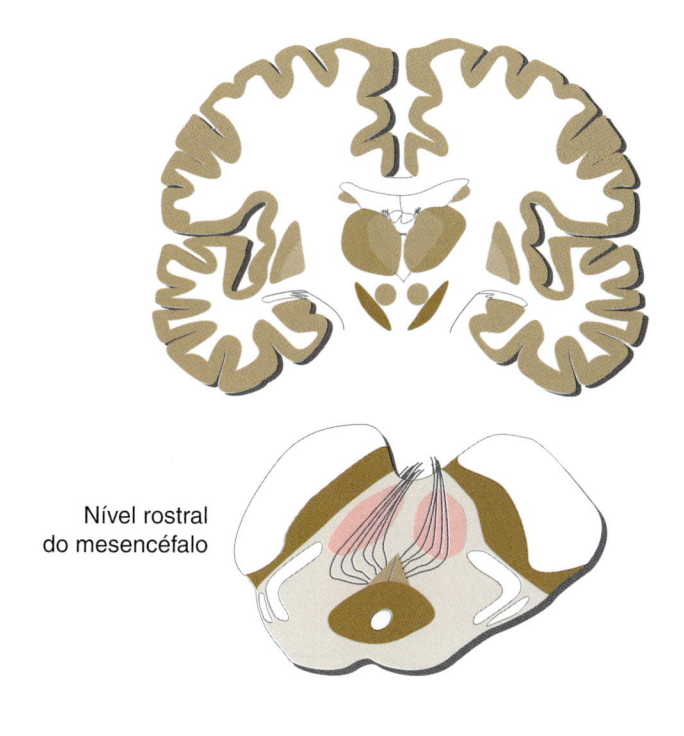

Nível rostral
do mesencéfalo

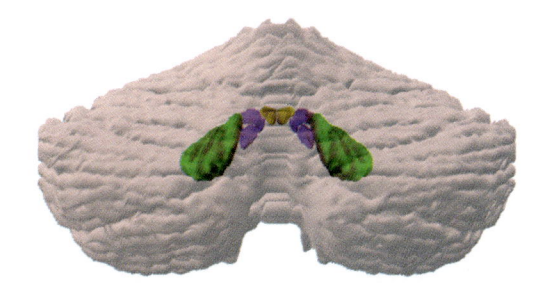

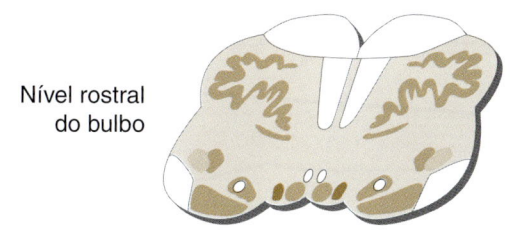

Nível rostral
do bulbo

**FIG A3.20** *Outputs* cerebelares.

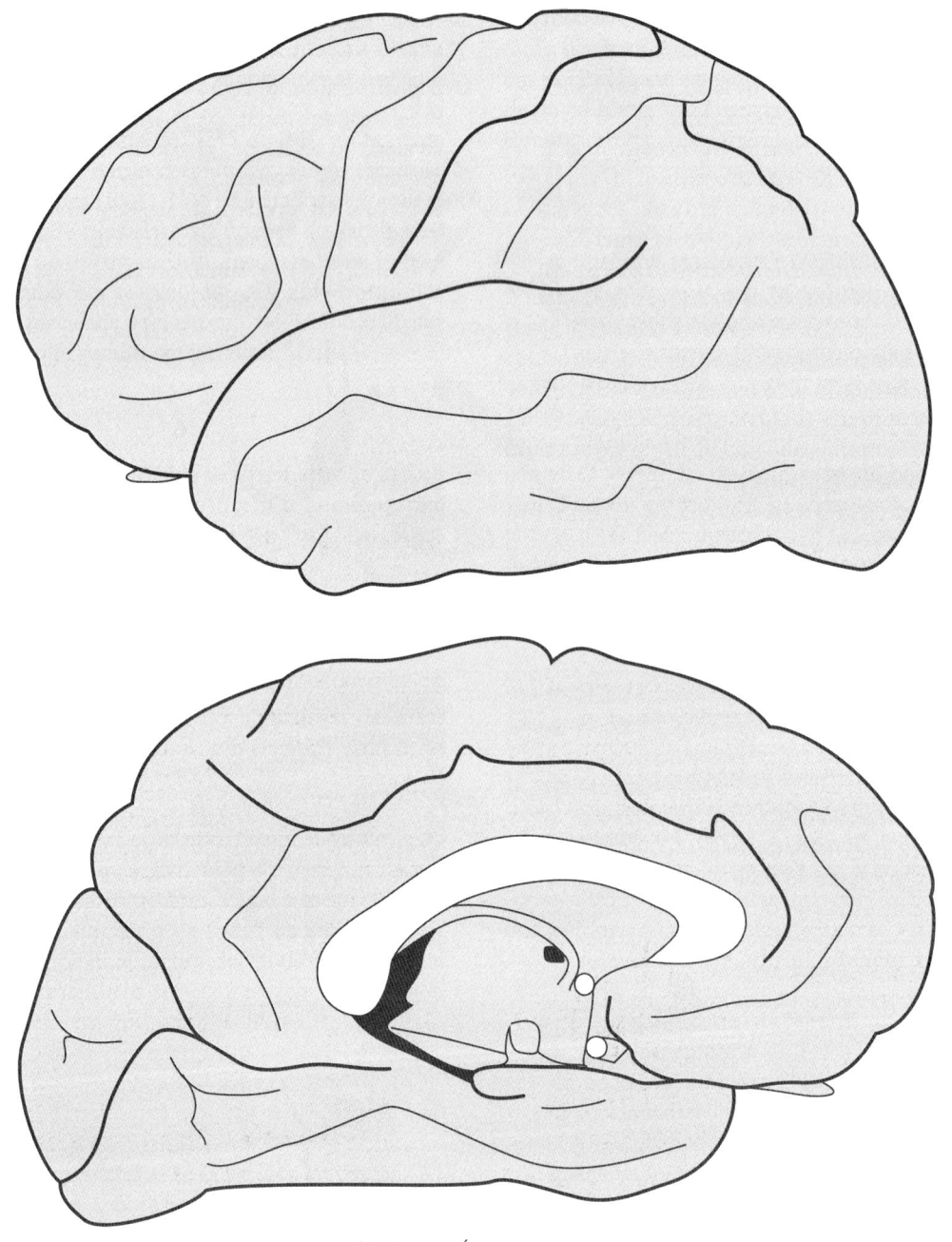

**FIG A3.21** Áreas corticais.

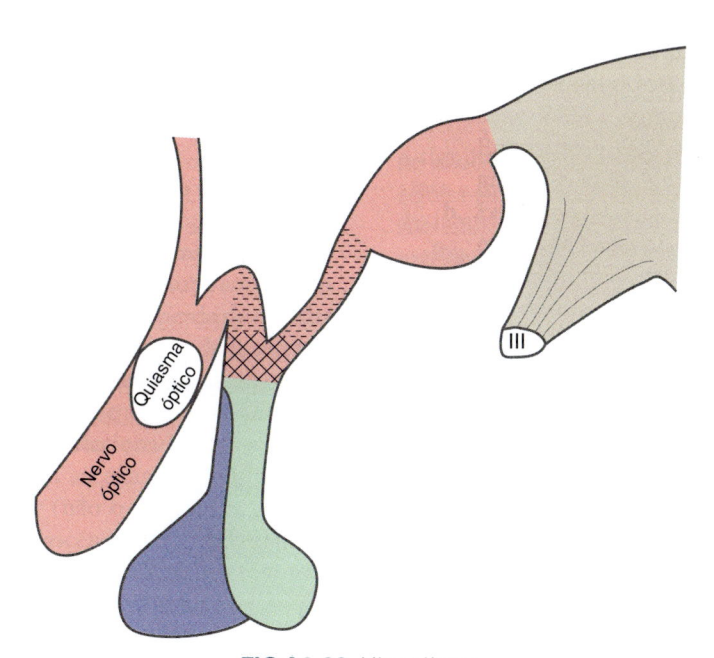

**FIG A3.22**  Hipotálamo.

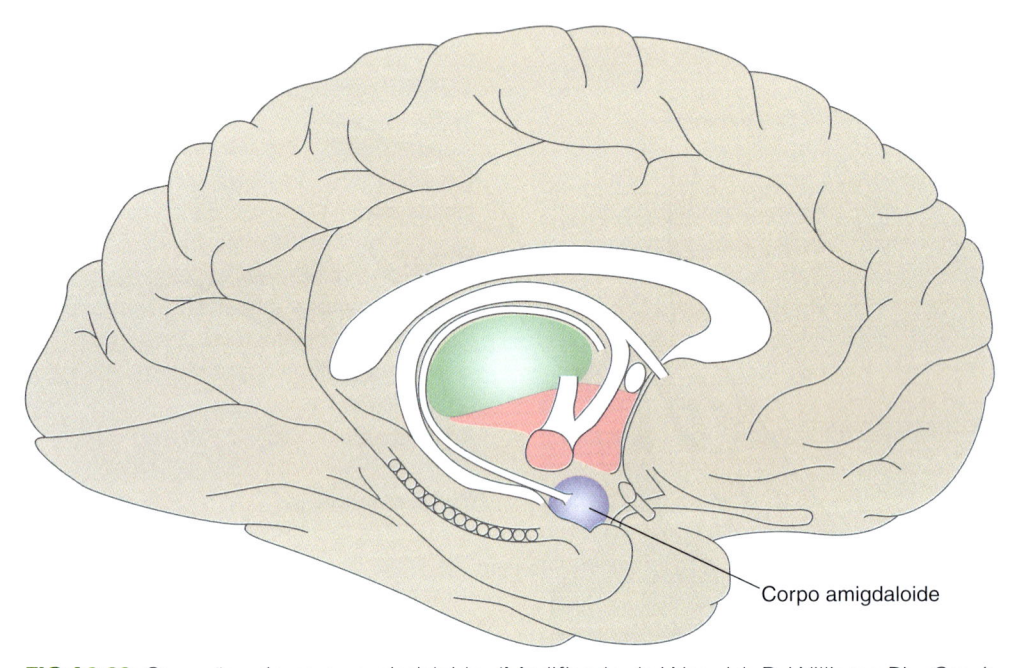

Corpo amigdaloide

**FIG A3.23** Conexões do corpo amigdaloide. (Modificado de Warwick R, Williams PL: *Gray's Anatomy, Br* 35th ed. Filadélfia, WB Saunders, 1973.)

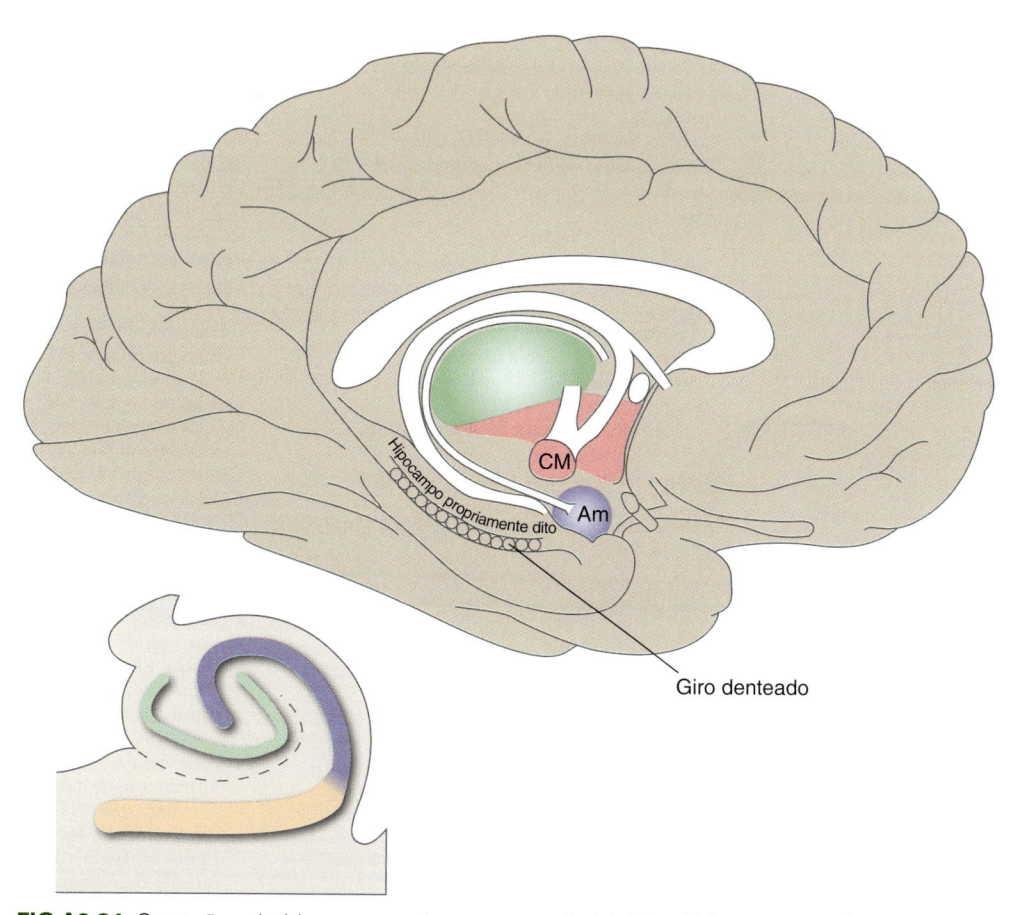

**FIG A3.24** Conexões do hipocampo. *Am,* corpo amigdaloide*; CM,* corpo mamilar. (Esquema maior modificado de Warwick R, Williams PL: *Gray's Anatomy, Br.* 35th ed. Filadélfia, WB Saunders, 1973.)

# ÍNDICE